Verlag für Naturmedizin und Bioenergetik

Praktisches Handbuch der Homöopathie

mit Indikationsverzeichnis

 Verlag für Naturmedizin und Bioenergetik

CIP-Kurztitelaufnahme der Deutschen Bibliothek:
Klokow, Jürgen:
Praktisches Handbuch der Homöopathie mit Indikationsverzeichnis
Jürgen Klokow
Deggendorf: Verlag für Naturmedizin und Bioenergetik 1994
ISBN 3-9800985-8-3

1.Auflage 1994
©Verlag für Naturmedizin und Bioenergetik, 94469 Deggendorf

Einbandgestaltung/Titelei: Walter Binder, Deggendorf
Gesamtherstellung: Druckerei Wiener Verlag, A-2325 Himberg
ISBN 3-9800985-8-3

Inhalt

VORWORT

In der heutigen Zeit ist der Mensch in einer hochtechnisierten Welt Tag für Tag ungeheueren körperlichen, seelischen und krankmachenden Belastungen ausgesetzt.

Hier kann die Homöopathie, wie keine andere medikamentöse Heilmethode das Gleichgewicht des erkrankten Organismus wieder herstellen.

Zeitmangel ist die große Schwierigkeit für die Einarbeitung in die Homöopathie für den Praktiker. So ist aus der Praxis heraus dieses Buch entstanden.

Mit diesem Werk bin ich einen neuen Weg in der Homöopathie gegangen, weil mir das Suchen nach bestimmten Indikationen immer zu langwierig war. Ich habe dieses Buch wie ein Nachschlagewerk gestaltet und alle Indikationen, welche die Homöopathie bei Arzneimittelprüfungen herausgefunden hat, und auch die Modalitäten alphabetisch geordnet aufgeführt.

Zum besseren Verständnis führe ich hier ein Beispiel an:

ERKÄLTUNG:
hier sind zunächst die Mittel aufgeführt, die alle bei Erkältung wirken:
Abrot. - Spong.
Darunter folgen die speziellen Indikationen, von
- Abgeschlagenheit mit, bis - wiederkehrende immer,

damit der Betrachter gezielt die entsprechende Erkältungsform angehen kann.

Diese sollte man mit tiefen Potenzen angehen, weil es eine akute Krankheit ist. Siehe auch In Anhang "Die Potenzwahl."

Um nun aber auch chronische Krankheiten zu behandeln, sollte der Betrachter den Fragebogen zu Hilfe nehmen, um mit den dort aufgeführten Fragen ganz gezielt die "Krankheit der Person" zu erfragen, unter Berücksichtigung der im hinteren Teil aufgeführten "Modalitäten."

Das so herausgefundene Mittel sollte dann aber zur Sicherheit in einer geeigneten Arzneimittellehre auf die Pathogenese hin überprüft werden, bevor es dem Patienten verordnet wird.

Sollten mir Fehler unterlaufen sein, bitte ich Sie im Hinblick auf mein echtes Bemühen zu verzeihen.

In der Hoffnung, daß mein Werk dem Behandler hilft, das richtige Arzneimittel zu finden, hat es sich angesichts dieser Gewißheit gelohnt, keine Mühe gescheut zu haben, kranken Menschen zu helfen.

Homöopathie und Phytotherapie aus kypernetischer Sicht

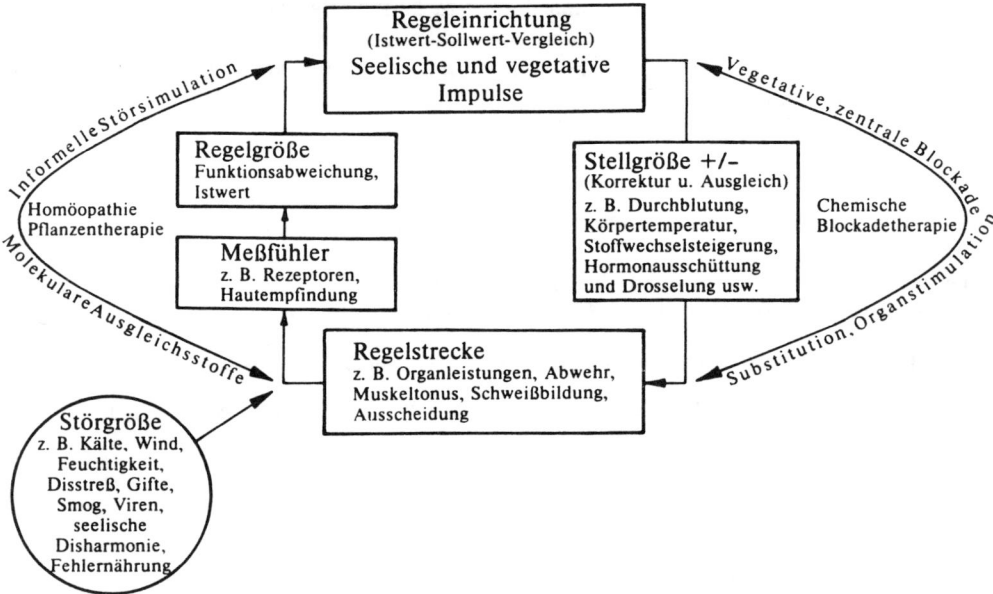

Regeleinrichtung
(Istwert-Sollwert-Vergleich)
Seelische und vegetative Impulse

Informelle Störsimulation

Vegetative, zentrale Blockade

Homöopathie
Pflanzentherapie

Regelgröße
Funktionsabweichung, Istwert

Stellgröße +/–
(Korrektur u. Ausgleich)
z. B. Durchblutung, Körpertemperatur, Stoffwechselsteigerung, Hormonausschüttung und Drosselung usw.

Chemische
Blockadetherapie

Meßfühler
z. B. Rezeptoren, Hautempfindung

Molekulare Ausgleichsstoffe

Substitution, Organstimulation

Regelstrecke
z. B. Organleistungen, Abwehr, Muskeltonus, Schweißbildung, Ausscheidung

Störgröße
z. B. Kälte, Wind, Feuchtigkeit, Disstreß, Gifte, Smog, Viren, seelische Disharmonie, Fehlernährung

HAHNEMANN

Der deutsche Arzt Samuel Hahnemann wurde am 10.04.1755 in Meißen an der Elbe geboren und starb am 2.07.1843 in Paris. Er ist der Begründer der Homöopathie.

Als Werkstudent verdiente Hahnemann sein Geld mit Übersetzungen und erhielt dadurch tiefe Einblicke in die medizinische, pharmakologische und chemische Literatur dieser Zeit. Bei der Übersetzung der "Materia Medica" von Cullen, ein damals bedeutender schottischer Pharmakologe, stieß er auf die Behauptung des Verfassers, Chinarinde würde Wechselfieber durch ihre magenstärkende Wirkung heilen.

1790 unternahm Hahnemann seinen ersten Selbstversuch. Das war die Geburtsstunde der Homöopathie.

1796 formuliert Hahnemann im Hufeland Journal das neue Prinzip der Arzneimittelprüfung am Gesunden, das im" Organon der Heilkunst", vorgestellt erstmalig 1810, endgültig festgelegt wird:

Organon Einleitung;

> "Wähle, um sanft, schnell, gewiß und dauerhaft zu heilen, in jedem Krankheitsfalle eine Arznei, welche ein ähnliches Leiden für sich erregen kann, als sie heilen soll."

D.h. Ähnliches möge durch Ähnliches behandelt werden (Similia similibus curare).

Da die Homöopathie eine Regulationstherapie ist, regt sie den Selbstheilungsprozess des Organismus an und steuert ihn.

Hahnemann hat bei seiner Arzneianwendung drei Prinzipien entwickelt:

1. Arzneiprüfung am Gesunden;
2. Ähnlichkeitsregel;
3. Individuelles Krankheitsbild.

Das individuelle Krankheitsbild sollte mit der an Gesunden festgestellten Arzneiprüfung übereinstimmen. Das dann herausgefundene Arzneimittel nennt man das "Simile".

Deutlicher heißt es im Organon § 14:

> "Es gibt nichts krankhaftes Heilbare und nichts unsichtbarer Weise krankhaft verändertes Heilbare im Inneren des Menschen, was sich nicht durch Krankheits-Zeichen und Symptome dem genau beobachtenden Arzte zu erkennen gäbe, -ganz der unendlichen Güte des allweisen Lebenserhalters der Menschen gemäß."

Dieser Ersatz des mystischen Krankheitsbegriffes, der verstimmten Lebenskraft, durch die Gesamtheit der mit unseren Sinnesorganen festgestellten Symptome ist deshalb von so großer Bedeutung, weil hier Hahnemann der Homöopathie ihre klare und exakte wissenschaftliche Grundlage gegeben hat.

DIE HOMÖOPATHISCHE ARZNEI

Durch: Arzneiprüfung am Gesunden, (Versuchspersonen)
  Ergebnisse der Toxikologie und Pharmakologie
  Anwendung beim Kranken
  Anwendung und experimentelle Untersuchung an Tieren
bemüht sich die Homöopathie um eine genaue Kenntnis der Arzneiwirkung. Das Arzneimittelbild ergibt sich aus diesen Beobachtungen.
Die verwendeten Arzneistoffe stammen überwiegend aus dem Naturbereich: Pflanzen, Tier und Mineral, einige aus der Retorte.
Zur Aufbereitung der Rohstoffe hat Hahnemann eine spezielle Arbeitstechnik angegeben: Verreibung oder Verschüttelung. Dabei wird eine stufenweise Minimierung und Aufschließung des Rohmaterials mit Wirksamkeitssteigerung erreicht. Diese Arzneizubereitung nennt man Potenzen. Jede Droge hat ein Doppelgesicht: Gift und Arznei, denn was ein Stoff macht, kann er auch heilen.
Organon § 144: "Von einer solchen Arzneimittellehre sei alles vermutet, bloß Behauptete oder gar Erdichtete gänzlich ausgeschlossen; es sei alles reine Sprache der sorgfältig und redlich befragten Natur."

Die Homöopathie bezieht die Kenntnis der Arzneiwirkung aus folgenden Quellen:
1. Arneimittelprüfung am Gesunden,
2. Ergebnisse der Toxikologie und Pharmakologie
3. Anwendung bei Kranken
4. Arzneianwendung bei Tieren
(Ergebnisse der Veterinärmedizin)

Arzneimittelbild: das ist die Zusammenfassung der Einzelerkenntnisse der Arzneiwirkung.

Potenzierung der Arznei.
1827 erscheint der Ausdruck "Potenz" zum ersten Mal bei Hahnemann.
1839 schreibt er:" Homöopathische Dynamisationen (Potenzen) sind wahre Erweckungen der in natürlichen Körpern während ihres rohen Zustandes verborgen gelegenen, arzneilichen Eigenschaften."
Zubereitung und Mischungsverhältnis.
Flüssige Stoffe werden aus der Urtinktur in jeder Stufe der Potenzierung durch 10 kräftige, abwärts geführte Schüttelschläge gemischt.
Die Durchmischung mit dem Trägerstoff (Wasser, Alkohol und Milchpulver) erfolgt in jeder Stufe im Verhältnis 1 + 9 = 10 (Dezimalskala = D) oder 1 + 99 = 100 (Centisimalskala = C)
Hahnemann entwickelte in den letzten Jahren die Potenzierung über Streukügelchen, welche LM-Potenzen genannt werden.

EINWEISUNG IN DIE HOMÖPATHIE

EXPLORATION (Ausfragen des Patienten)

In einem umfassenden Spontanbericht (Anamnese) erhalten wir auf die Frage WO:
    Auskunft über die Beschwerden, deren
    Ort, das Aussehen und die Ausdehnung
auf die Frage WIE: Auskunft über
    Schmerzen, Empfindungen und Art der Ausscheidungen
auf die Frage WANN: Auskunft über den
    Beginn, die auslösenden Ursachen und die
    Umweltbeeinflussung, bessernde oder verschlechternde
    (Modalitäten)
auf die Frage WER: Auskunft über die
    Diathese = Anlage
    Konstitution = Aussehen, Benehmen, Empfinden und Fühlen
auf die Frage WAS: Auskunft über die
    Medizin der Person = was ist das für ein Mensch mit seiner
    Krankheit, seiner Umwelt und seinem Schicksal

RUBRIZIEREN (entsprechende Rubriken aufsuchen)

1. Lokalisation:
   Untersuchen der örtlichen Beschwerden
2. Konstitution:
   Anlage, Aussehen, Benehmen, Einbildung, Empfindung, Gang, Haltung, Lage,
   Schmerzen, Sprache, Stimme
3. Das Individuelle:
4. Besserung und Verschlimmerung:
5. Ätiologie:
   Krankheitsauslösende Ursachen und Faktoren

HIERARCHISEREN (Wertung der Beschwerden)

Entscheidend ist:
1. das Auffallende, Charakteristische, Eigenartige, Krankmachende, Sonderbare
2. in der Konstitution
3. in den krankmachenden Ursachen (Ätiologie)
4. in der Lokalisation
Durch die Wertung der Beschwerden verringert sich die Rubrikenanzahl und führt damit
zum Wesentlichen.

ANALOGISIEREN (Vergleichen)

Die herausgefundenen Mittel werden nun in einer Arzneimittellehre verglichen, um so die passende, ähnlichste Arznei zu finden, nämlich das Simile.

DIE POTENZWAHL:

"Allein die Dosis macht es, daß ein Ding kein Gift ist!" (PARACELSUS)

tief	bei organischem Befund	=	0 - D 6
mittel	bei funktionellen Störungen	=	D 12 - D 21
hoch	bei psychischen Symptomen	=	C 30 - und höher

Für alle homöopathischen Mittel gilt:

1. Die Potenz des Mittels muß der Reizbarkeit des Kranken entsprechen.

2. HOHE POTENZ (D12, D30 etc.) bei erhöhter Reizbarkeit, z.B. der homöopathischen Reaktions-Typen, der Kranken mit Diathesen, Allergien und chronischen Leiden. Die Gabe dieser Potenzen erfordert größere Intervalle; Tage, Wochen, Monate.

3. TIEFE POTENZEN (0, D1, D3. D6) bei Patienten mit akuten Erkrankungen und wenn eine spezielle Organwirkung beabsichtigt wird.
Die Gabe dieser Potenzen erfordert kurze Intervalle; Stunden.

4. LM-POTENZEN sind flexibel, man kann täglich geben, aber man kann auch warten.

5. STARK WIRKENDE MITTEL z. B. Schlangengifte, Schwermetalle,werden nicht in zu tiefen Potenzen angewandt:
Lachesis nicht unter D8, D12,
Naja nicht unter D8,
Mercurius solubilis nicht unter D6, besser D12,
Phosphorus nicht unter D6, besser D12,
Jodum und Phosphor wirken als Calciumsalze weniger stark und können als Calcium jodatum D3 bzw. Calcium phosphoricum D6 verordnet werden, besonders wenn eine organotrope Wirkung auf Schilddrüse (Calc-j.) und Mandeln (Clac-ph.) erfolgen soll.

6. ECHINACEA muß in der Urtinktur (0) gegeben werden (Entgiftung bei Infektintoxikationen, Lymphgefäßentzündung).
Das Gleiche gilt für die Herzmittel: Adonis, Apocynum, Cactus, Convallaria, Crategus, Digitalis, Laurocerasus, Scilla und Strophantus; toxische und therapeutische Dosis liegen bei ihnen so dicht beieinander, daß man die Tropfenzahl der Eingabe der individuellen Empfindlichkeit des Kranken anpassen muß.

Die "homöopathische Dosis" ist also ein recht relativer Begriff!

REZEPTIEREN (Verschreiben)

Nachdem jetzt die Arznei, oder auch zwei, gefunden ist, suchen wir die geeignete Arzneiform und Menge, die Potenzart und Potenzhöhe, die Gabenmenge, Gabengröße und Gabenfolge.

Die Arzneistoffe werden rezeptiert:

flüssig	=	dil.	=	Dilutio
trocken, Pulver	=	trit.	=	Trituratio
Tablette	=	tabl.	=	Tabletten
Streukügelchen	=	glob.	=	Globuli

Als Beispiele der homöopathischen Verordnungsweise folgen einige Rezepte:

Rp.

       Aconitum D4 dil. 10,0 Orginal DHU
       D.S. Zweistündlich 5 Tropfen
       (in einem Löffel Wasser)

Rp.

       Echinacea 0 10.0 Orginal DHU
       D.S. Dreimal täglich 10 Tropfen
       (ein bis zweistündlich 10 Tropfen
       in akuten Fällen

Rp.

       Mercurius solubilis D4 trit. 10,0 DHU
       D.S. Dreimal täglich eine Messerspitze
       trocken auf der Zunge zergehen lassen

Rp.

       Calcium phosphoricum D3 tabl. 10,0 Orginal DHU
       D.S. Dreimal täglich eine Tablette eine halbe
       Stunde vor dem Essen trocken auf der Zunge
       zergehen lassen.

Rp.

       Chamomilla D30 glob. 10,0 Orginal DHU
       D.S. Dreistündlich 5 Kügelchen trocken
       auf der Zunge zergehen lassen

ANAMNESE-FRAGEBOGEN

Name:

Anschrift:

Beruf:

Geboren:

Telefon:

Stand: Kinder:

Größe: Gewicht:

Alter der Eltern, Vater: Mutter:

Welche Familienkrankheiten sind Ihnen bekannt:
Asthma, Epilepsie, Gefäßkrankheiten, Geisteskrankheiten, Geschlechtskrankheiten, Herzkrankheiten, Krebs, Rheumatismus, Schlaganfall, Selbstmord, Steinkrankheiten, Tbc., Zuckerkrankheiten?

Welche Infektionskrankheiten haben Sie durchgemacht:
Diphterie, Feuchtblattern, Geschlechtskrankheiten, Keuchhusten, Kinderlähmung, Malaria, Masern, Mumps, Prathypus, Röteln, Ruhr, Scharlach, Tbc., Tetanus, Tropenkrankheiten, Typhus?

Welche Allgemeinkrankheiten haben Sie gehabt:
Allergien, Ekzeme, Erfrierungen, Erkältungen, Fieberblasen, Krebs, Lymphkrankheiten, Medikamentenempfindlichkeit, Warzen?

Welche Impfungen haben Sie bekommen:
Diphterie, Keuchhusten, Masern, Pocken, Polio, Röteln, Scharlach, Serum, Tetanus?

Welche Organkrankheiten haben Sie durchgemacht:
Anämie, Augen, Asthma, Bauchspeicheldrüse, Blase, Blut, Bronchien, Brustdrüse, Darm, Drüsen, Eierstock, Gallenentzündung, Gallensteine, Gebärmutter, Gefäße, Gelbsucht, Gelenke, Gemüt, Geschwüre, Gicht, Haare, Hals, Haut, Herz, Kiefer, Knochen, Kopf, Krampfadern, Leber, Lunge, Magen, Mandeln, Milz, Muskeln, Nägel, Nase, Nebenhöhle, Nerven, Nierenentzündung, Nierensteine, Ohren, Prostata, Rheumatismus, Schilddrüse, Tbc., Wirbelsäule, Zähne?

Welche Operationen sind an Ihnen vorgenommen worden:
Augen, Bestrahlung, Blase, Blinddarm, Bruch, Darm, Eierstock, Gallenblase, Gebärmutterentfernung, Hämorrhoiden, Herz, Kiefer, Knie, Kopf, Krampfadern, Kropf, Lunge, Magen, Mandeln, Nase, Nebenhöhle, Niere, Ohren, Prostata, Zahnsanierung?

Welche Verletzungen hatten Sie:
Erfrierungen, Geburtsverletzung, Gehirnerschütterung, Knochenbrüche, Kriegsverletzung, Schreck, Unfall, Verbrennungen?

Wann ist Ihre schlechteste Tageszeit:
Erwachen, Aufstehen, Vormittag, Mittag, nach Tisch, Nachmittag, Abend, vor Mitternacht, nach Mitternacht, Stunde?

Wann ist ihre schlechteste Jahreszeit:
Frühjahr, Sommer, Herbst. Winter?

Welche Rolle spielt der Mond bei Ihnen:
Vollmond, Neumond, zunehmender Mond, abnehmender Mond?

Wie fühlen Sie sich:
Vor dem Essen, während des Essens, nach dem Essen?

Wie fühlen Sie sich:
Vor der Regel, während der Regel, nach der Regel, Pubertät, Menopause?

Wie vertragen Sie Wärme:
Abneigung, Bäder, gut, Hitze, Kleider, Ofen, schlecht, Sonne, Verlangen nach, warme Umschläge, Zimmer?

Wie vertragen Sie Kälte:
Abneigung, eisige, feuchte, gut, kalte Umschläge, schlecht, trockene, Verlangen nach, windige?

Sind Sie wetterempfindlich:
Föhn, Gewitter, Nebel, Regen, Schnee, Sturm, Wetterwechsel, Wind, Zugluft?

Welchen Aufenthalt mögen Sie:
Freien im, frische Luft, Gebirge, Meer. Reisen, Zimmer?

Sind Sie sehr druck-, oder berührungsempfindlich:
Anfassen, Anschlagen, Brust, enge Kleider, Füße, Gelenke, Genitale, Hals, Hartliegen, Massieren, Waschen, Wunden, Taille?

Wie fühlen Sie sich:
Anfangsbewegung, Anstrengung, Aufrichten, Aufzugfahren, Autofahren, Bücken, Fliegen, fortgesetzter Bewegung, Gehen, Karussel, Liegen, Ruhe, Schiffahren, Sessellift, Sitzen, Stehen, Treppensteigen, Umdrehen, Verheben?

Sind Sie empfindlich gegen:
Geräusch, Geruch, Lärm, Licht?

Wie ertragen Sie:
Alleinsein, Kränkung, Widerspruch?

Wie fühlen Sie sich in Gesellschaft?

Wie reagieren Sie:
Darandenken, Davonsprechen, Freude, Prüfungen, Trost, Zuspruch?

Kann man Sie von den Beschwerden ablenken:
Arbeit, Essen, ja, Musik, Verständnis, Zuspruch?

Wie ist Ihre Stimmung:
Deprimiert:
beleidigt, empfindlich, gekränkt, lebensüberdrüssig, verzweifelt, weinerlich?
Exaltiert:
aufbrausend, gereizt, hastig, jähzornig, nervös, ungeduldig?
Extravertiert:
froh, gesellig, heiter, kontaktfreudig, optimistisch, spielfreudig?
Introvertiert:
ernst, gehemmt, grüblerisch, pessimistisch, still, verschlossen?

Wie ist Ihr Benehmen:
ablehnend, albern, arbeitsscheu, argwöhnisch, begeister, boshaft, eifersüchtig, eigensinnig, entschlußlos, feig, gefühllos, gehässig, gewissenhaft, geschäftig, geschwätzig, gri-
massieren, herrisch, hochmütig, jammernd, kritisch, langweilig, launenhaft, liebesbe-
dürftig, lügen, menschenscheu, mißtrauisch, mitfühlend, nachgiebig, nachtragend, pedantisch, phantastisch, rührselig, schadenfroh, schamhaft, schamlos, unfolgsam, ungeduldig, unruhig, unzufrieden, verträumt, zornig?

Haben Sie Angst:
Ahnungen, Alleinsein, Armut, Dunkelheit, Einbrecher, Erwachen, Geisteskrankheit,
Geräuschen, Gesellschaft, Gespenster, Gewissen, Gewitter, Mäusen, Mißerfolgen,
Platzangst, Prüfungen, Schlangen, Spinnen, Sterben, Tieren, Zukunft?

Haben Sie Sorgen:
Ärger, Aufregung, Ehe, Heimweh, Kränkungen, Kummer, sexuelle?

Wie ist Ihr Gedächtnis:
Namen, Vergeßlichkeit, Verschreiben, Versprechen, was Sie tun wollen, Zahlen?

Wie ist Ihre Konzentration:
abgelenkt, arbeitsscheu, dumm, faul, interesselos, nachlässig, schlampig, schulschwie-
rig, unkonzentriert, zerstreut?

Wie geht es mit dem Lernen:
Abneigung, leicht, schwer, Unfähigkeit, Verlangen nach?

Leiden Sie unter Einbildungen?

Haben Sie Wahnvorstellungen:
Besessenheit, Größenwahn, Menstruationswahn, religiöser Wahn, Säuferwahn, Verfol-
gungswahn?

Leiden Sie unter Zwangsvorstellungen:
Brandstiftungszwang, Entkleidungszwang, Mordzwang, Stehlzwang, Wanderzwang?

Wie ist Ihr Appetit:
Ekel, gut, Heißhunger, nachts, normal, schlecht?

Was genießen Sie besonders gern, A:
Was davon haben Sie gar nicht gern, B:
Was davon vertragen Sie nicht, C:
Alkohol, Brot, Eier, Fisch, Fett, Fleisch, Gemüse, Kaffee, Kartoffeln, Käse, Mayonaisen, Milch, Nikotin, Obst, Pikantes, Salate, Salz, Saures, Süßes, Tee, Teigwaren, Torten?

Wie ist Ihr Durst:
bei Fieber, groß, kalt, klein, nachts, normal, warm, wenig, viel?

Wie ist Ihr Stuhlgang:
abends, bleistiftförmig, blutig, breiig, Drang ohne Erfolg, drängend, dranglos, dunkel, dünn, durchfällig, fettig, geformt, hart, hell, inkontinent, knollig, krampfartig, morgens, nachts, normal, schleimig, schmerzhaft, schmerzlos, stechend, Tag,jeden..., täglich, trocken, übelriechend, verstropft, wäßrig, wegspritzend, wundmachend, Würmer, ziegenkotartig, zurückschlüpfend?

Wie ist Ihre Harnentleerung:
dunkel, häufig, hell, inkontinent, nachts, normal, satzig, schmerzhaft, viel, wenig, übelriechend?

Schwitzen Sie:
Achsel, Aufregung, Brust, erleichternd, erschöpfend, Fieber, Füße, Gesicht, Hände, Hinterkopf, kalt, klebrig, Kopf, leicht, nachts, Nacken, partiell, Rücken, schwer, Stirn, total, übelriechend, unangenehm, verfärbend, warm?

Wann hatten Sie:
Ihre erste Regelblutung?
Ihre letzte Regelblutung?

Welchen Abstand haben Ihre Regelblutungen?

Wie viele Tage dauert Ihre Regelblutung?

Wie ist Ihre Regelblutung:
normal, schwach, stark?

Wie sieht Ihre Regelblutung aus:
dunkel, hell, klumpig, übelriechend?

Habe Sie Schmerzen oder Beschwerden bei der Regel:
Heisei eit, Mittelzeit, Menopause, nach, Pubertät, vor Beginn, während?

Haben Sie Ausfluß:
blutig, dick, dünn, gelb, keinen, schleimig, stark, weiß, wenig, wundmachend, übelriechend, zäh?

Wie viele Geburten: Fehlgeburten:

Wie steht es mit Ihrem Schlaf:
abgedeckt, Aufschreien, ausgestreckt, Bauchlage, Durchschlafen kann nicht, Einschlafen kann nicht, flach, Füße herausgestreckt, gut, hoch, kalte Füße, kniend, Linkslage, Rechtslage, Reden im, ruhig, Rückenlage, schlecht, sitzend, unruhig, zugedeckt, zusammengerollt?

Haben Sie besondere, immer wiederkehrende Träume:
angenehme, ängstliche, erotische, erschöpfende, schreckliche?

Wie ist Ihre Wärmeregulation:
Fieberneigung, Frost, frostig, Hitze, hohes Fieber, Kälte, kalte Füße, kalte Hände, Schüttelfrost, Schweiß, subfebril, Wallungen?

Weiche Beschwerden und Sorgen haben Sie jetzt:
Wo befinden sich Ihre Beschwerden?
Wohin strahlen die Schmerzen aus?
Wann treten die Beschwerden auf?
Wodurch wurden die Bschwerden ausgelöst?
Wann und wodurch werden die Beschwerden besser oder schlechter?

Leiden Sie unter:
Augen-, Asthma-, Ausfluß-, Bauch-, Bauchspeicheldrüsen-, Blasen-, Bronchien-, Brustdrüsen-, Darm-, Drüsen-, Eierstock-, Gallen-, Gallenstein-, Gefäß-, Gelenks-, Hals-, Hämorrhoiden-, Haut-, Kiefer-, Knochen-, Kopf-, Leber-, Lungen-, Magen-, Mandel-, Muskel-, Nasen-, Nebenhöhlen-, Nieren-, Nierenstein-, Ohren-, Prostata-, Regel-, Schilddrüsen-, Schwangerschafts-, Schwindel-, Stirnhöhlen-, Tuberkulose-, Venen-, Wirbelsäulen-, Zahnbeschwerden?

Wie sind Ihre Haare?

Wie sind Ihre Nägel?

Wie ist Ihr Blutbefund?

Haben Sie Diabetes?

Wie ist Ihr Nervenzustand?

Waren Sie kurz vor Ihrer jetzigen Erkrankung in Behandlung?
Um welche Krankheit handelte es sich dabei und womit wurden Sie behandelt?

A

Abdecken
- Hitze, will sich in der   Acon.
- Scheu vor dem   Nux-v.

Abendbrot
- essen will nicht   Cycl.

Abendmensch   Magn-c., Sep., Valer.

Abführmittel   Cean., Elat.

Abgenützte Menschen   Crat.

Abgespanntheit   Ac-sulf., Acon., Anhal., Arist., Bapt., Berb., Beryl., Bufo., Cad., Card., Cepa., Chin., Cob., Colch., Dros., Eucal., Heder., Kali-c., Mandr., Olnd., Phyt., Sel., Sep., Stront.
- abends voll trauriger Gedanken   Ac-form.
- allgemeine   Aloe.
- Arbeit nach geistiger   Ac-picr.
- Lähmungserscheinungen, bis zu   Caust.
- rasche   Phos.
- Schlaflosigkeit nach   Ac-picr.
- Sitzen, nach langem   Beryl.

Abgestumpfte Menschen   Cedr.

Ablatio retinae   s. Netzhautablösung

Ablehnende Menschen   Cic.

Abmagerung   Ac-acet., Ac-m., Bapt., Beryl., Calc-c., Calc-ph., Carb-v., Cauloph., Clem., Cocc., Guaj., Helleb., Hydrast., Kali-j., Lues., Perub., Phos., Sil., Stront., Sulf., Syph., Syz., Thal., Thuj., Tub.
- Appetit trotz gutem   Abrot., Ac.-fl., Brom., Heder., Jod., Nat-m., Sec.
- Armen an den   Arum.
- Aussehen, mit gealtertem   Arg-nitr.
- Beinen an den   Abrot., Arum.
- essen kann nicht   Crot.
- fortschreitende   Ars.
- Gesicht im   Sel.
- Händen an den   Sel.
- Heißhunger trotz   Bary-c., Lyc.

- Kachexie bis zur	Ars-j.
- Kinder der	Sars.
- Oberschenkel der	Sel.
- starker	Uran.
- Vielessens trotz	Bary-c., Lyc.
- zunehmende	Graph.

Abortus — Apis., Arn., Canth., Cham., Plb, Sep.

- Blutungen bei	Croc.
- drohender	Cimic., Coff., Op., Puls., Ruta., Sabin., Vib.
- habitueller	Kali-c.
- Kummer durch	Ac-succ.
- Nachrichten, durch schlechte	Ac-succ.
- Neigung zum	Ac-form., Ac-succ., Bapt., Bell., Camph., Canth., Cauloph., Croc., Crot., Ferr-ph., Helon., Ipec., Kali-nitr., Lues., Mang., Merc-sol., Nux-m., Plb.,Tab., Thal., Thuj., Tub.
- Schreck nach	Acon.
- septischer	Pyrog.
- verschleppter	Sec.

Abszess — Arn., Myr., Nux-v.

- beginnender	Merc-sol.
- Eiter mit dünnem,	
- bläulichem, übelriechendem	Sil.
- Eiterung beschleunigt	Mang.
- Eiterung, mit stinkender	Lues.
- Haut an der	Echin.
- Heilung beschleunigt	Mang.
- heißer	Sil.
- kalter	Sil.
- Klopfen mit viel	Hep.
- offener	Calc-s.
- Ohren an den	Bell.
- Rändern, mit lividen	Tarant-cub.
- Schleimhäuten an den	Echin.
- Schorfen mit	Tarant-cub.
- Serosa an den	Echin.
- Stechen mit	Hep.

Absonderungen — s. Sekrete

Abspannung — Gels.

- Herzklopfen mit	Hyper.

- große	Puls.
- ungewöhnliche	Rhus-t.
- wechselt mit Spannung	Phos.

Abstillmittel Lac-c.

Abwärtsfahren
- Angst beim Bor.
- Benommenheit beim Calc-fl.
- Schädeldruck beim Calc-fl.

Abwärtssehen
- kann nicht Arg-nitr.

Abwehrschwäche Abrot., Ac-form., Ferr-ph.
- Infektanfälligkeit Echin.
- Fokaltoxikose bei
  s.a. Widerstandskräfte Echin.

Abzehrung s. Kachexie

Achillensehnenschmerz Valer.

Achseldrüsentuberkulose Tub.

Achselschweiße Heder., Rauw.
- Anstrengung,bei geringster Sel.
- Frieren mit Sel.
- gelb sich verfärbende Magn-m.
- Kälte mit Sel.
- klebrige Rhod.
- profuse Rhod.
- schwächende Ac-nitr., Rhod.
- stinkende Ac-nitr.
- übelriechende Ac-nitr., Lac-c., Magn-m., Petr., Sep., Sil.
- Zwiebelgerunch mit Bor.

Adam-Stokes-Anfälle Cupr., Hyosc.

Adenoide Calc-c.

Adenokarzinom Beryl.

Adenom
- malignes Calc-fl.
- toxisches Calc-fl.

Aderhautentzündung Ars., Cedr., Kali-c.

Adern
- Auftreibung der Spong., Stront.

- Erweiterung der	Glon.
- klopfende	Chin.

Addison (Morbus) Ac-lac., Ac-m., Ac-ph.

Adynamie Ail., Ars.
- Kachexieneigung mit Helleb.
- Muskeln der Staph.
- Organe der Staph.

Affektionen
- alle neigen dazu, chronisch zu werden Sulf.

Affektwechsel Ign.

After
- Beißen im Spong.
- Blutungen aus dem Ac-nitr., Carb-v., Crot.
- Druck im Abrot., Aesc., Anac., Collins.
- Entzündung des Zing.
- Feuchtigkeit am Anac.
- Fissuren am Ac-fl., Ac-nitr., Agn., Alum., Ars., Berb., Calc-fl., Calend., Carc., Caust., Cham., Cond., Graph., Hydrast., Lues., Mez., Paeon., Phyt., Plb., Rat., Rhs-t., Syph.
- Geschwüre am Ac-nitr., Lues.
- Jucken am Abs., Ac-fl., Ac-form., Ac-m., Ac-ox., Ac-succ., Aloe., Alum., Ambr., Anac., Ant-c .Carb-v., Card., Caust., Chin., Cin., Croc., Croton., Euphr., Flor., Graph., Hydroc., Hyosc., Paeon., Rad., Spig., Spong., Stann., Sulf., Teucr-mar., Ther., Verb., Zinc.
- Kältegefühl im Tereb.
- Klopfen im bei Durchfall Lach.
- Kribbeln im Tereb.
- Nadelgefühl im Cact.
- Nässen des Ac-nitr., Berb., Caust., Magn-m., Sep., Thuj., Vib.
- Reißen im Mez.
- Rhagaden am Caust., Cepa., Petr., Thuj.
- Risse im Beryl., Nat-m.
- Schrunden am Magn-m.
- Schwere im Cact.
- Sekrete stinkende Thuj.
- Stechen im Cact., Con., Croc., Ign., Jugl-reg., Puls., Sep.

- Trockenheit im   Nat-m.
- Unsicherheitsgefühl im   Aloe.
- Verengung des   Lues.
- Verschlossen wie   Nat-m.
- Wundheit des   Beryl., Caps., Merc-sol., Nat-m., Rauw., Sulf., Thuj.
- Wundheitsgefühl im   Graph.
- Ziehen im   Mez., Valer.
- Zusammenschnüren des   Lach., Plb.

Afterbrennen   Abrot., Abs., Ac-form., Ac-m., Ac-picr., Aesc, Aloe., Amm-c, Anac., Ant-c., Calc-c., Carb-v, Collins., Coloc., Croton., Euph., Graph., Ham., Kali-c., Magn-m., Mandr., Nat-m., Olnd., Paeon., Phos., Rheum., Stann., Stront., Sulf., Zinc.

- Bettwärme in der   Jugl-reg.
- Durchfall nach   Canth., Caps., Kreos.
- Feuer wie   Iris.

Afterekzem   Ac-form., Ac-nitr., Ac-ox., Beryl., Calc-ph., Calend., Caps., Carc., Card., Caust., Erig., Graph., Magn.c., Med., Paeon., Petr., Rad., Sulf., Thuj.

- brennendes   Ac-benz., Spig.
- juckendes   Ac-benz., Agn., Spig.
- nässemdes   Ac-benz., Agn., Calc-fl., Spig
- Splittergefühl mit   Calc-fl.
- Tenesmen mit   Ac-benz.
- Wurmkindern bei   Spig.

Afterfistel   Ac-nitr., Calc-fl., Sil.
- wechseln mit Lungensymptomen   Calc-ph.
- Tuberkulotikern bei   Berb.

Afterkrämpfe   Cauloph., Cupr., Lyc.
- Harndrang mit   Sars.
- heftige   Cocc.

Afterschließmuskel
- Krämpfe des   Plb., Mez.
- Schwäche des   Aloe., Apis., Apoc., Med.

Afterschmerz   Beryl., Cycl.
- brennender   Canth.
- kolikartiger   Canth.
- schneidender   Canth.

- Stuhldrang mit	Form.
Aftervorfall	Graph., Ign., Lyc., Magn-m., Med., Podo.
Aggressive Menschen	Cann.
Agonie	Carb-v., Hyosc.
Agranulozytose	Croton, Lach.
Akkomodationskrampf	Jab.
Akkomodationsstörungen	Atrop-s., Cic., Cin., Con., Kres., Lil., Mang., Visc.
- Punktfixierung bei	Lachn.
- Rauchern bei	Cann.
- Trinkern bei	Cann.
Akne	Ac-benz., Ac-nitr., Ac-picr., Ac-sulf., Arist., Berb., Calc-fl., Calc-ph., Cimic., Con., Graph., Hep., Jod., Kali-c., Kali-j., Kreos., Magn-c., Mandr., Nux-v., Sulf., Sulf-j., Tub.
- conglobata	Brom
- Gesicht im	Heder., Jugl-reg.
- hormonelle	Sang.
- juveniles	Kali-br., Sel., Tub.
- Kinn am	Jugl-reg.
- Knoten	Cob.
- Körper am gamzem	Heder.
- Mädchen junger	Bufo., Cycl., Ferr-ph., Jugl-reg,
- Pusteln	Cob., Led., Med., Sep.
- Regel während der	Kali-ars.
- rosacea	Abrot., Ac-fl., Arum., Aur., Kali-br., Rhs-t., Sang., Sep.
- seborrhoische	Sel.
- Stirn an der	Sep., Sil.
- Stirn- Haar- Grenze an der	Nat-m.
- vulgaris	Arist., Sel.
Akroparaesthesien	Cocc., Sec.
Akrozyanose	Ac-lac., Arist.
Akutes Mittel	Kalm.
Alkohol (Genuß)	
- Benommenheit nach	Calc-fl., Led.
- blaß nach	Cact.
- Blutandrang bei	Meph.

- Folge von	Ac-benz.
- Gesichtshitze bei	Lach.
- Kopfschmerz bei	Mandr., Meph.
- Schädeldruck bei	Calc-fl.
- Schwindel bei	Meph.
- Supraorbitalkopfschmerz bei	Sel.
- Unverträglichkeit von	Picro
- Verlangen nach	Sulf.
- Zyanose durch	Cact.

Alkoholismus   Apoc., Nux-v., Quer-glan-Spir., Sulf.
- Folge von   Aur., s.a. Trinker

Allergie(n)   Ac-form., Ac-sal., Ac-succ., Aral., Beryl., Cardios., Cimic., Cycl., Form., Galph., Magn-m., Ran-b., Sabad.

- Erdbeeren gegen   Ac-ox.
- Fußscheiß wechselt mit   Sil.
- Zucker gegen   Ac-ox.

Allergische Diathese   Vib.

Alleinsein
- Angst vor dem   Ant-tart., Con., Kali-c., Lyc., Phos., Puls., Rad.
- möchte gern   Ambr., Bufo., Nat-m., Staph.

Alpträume   Ac-succ., Acon., Cycl., Kres., Lac-c., Lues., Paeon.

- angstvolle   Sil.
- Körper, als ob er mit einem Draht zusammengeschnürt wäre   Cact.
- Körper, als ob er in einem Käfig wäre   Cact.
- lebhafte   Acon.
- schreckliche   Bapt., Sil.
- unruhige   Sil.

Alopetia areata   Kali-ph.

Altern, frühzeitiges
- geistig   Agn.
- körperlich   Agn.
- seelisch   Agn.

Alte Menschen
- hagere   Ac-nitr.
- menschenscheue   Bari-c
- mißtrauische   Bari-c.

- verdrießliche	Bari-c.
- Verstopfungsdiarrhö mit	Ant-c.

Alters-Asthma, mit dyspeptischen Beschwerden — Ant-s.

- Brand	Ac-fl.Carb-v., Sec.
- Bronchitis	Bari-c., Bari-m.Rumex.Vanad.
- Erscheinungen	Carb-v.
- Gangrän	Ars., Carb-v.
- Jucken	Ac-fl., Ac-sulf., Ars., Arum., Bari-c., Calc-c., Calc.fl., Carb-v., Con., Cupr., Dol., Fagop., Kreos., Lyc., Mez., Spong., Stront.
- Kachexie	Con., Phos.
- Leiden	Teucr-sc.
- Libido nachlassende	Visc.
- Libido vermehrte	Visc.
- Mittel	Arn., Gins.
- Schwäche	s. Marasmus
- Schwindel	Con., Phos., Visc.
- Sichtigkeit	Bari-c.
- Taubheit	Bari-c.
- Warzen	Bari-c., Carc.
- Zittern	Vanad.

Altersherz — Bari-c., Bari-m.

- myasthenisches	Crat.
- myocardgeschädigtes	Apoc.

Ameisenlaufen — Abs., Ac-form., Ac-picr., Ac-sal., Agar., Ambra., Cact., Hep., Hyper., Ign., Kres., Magn-m., Melil., Olnd., Petr., Phos., Plat., Rhod., Sec., Tab., Tarant., Tub.

- Finger in den beginnend, zum Becken und der inneren Seite der Oberschenkel bis zu den Füßen ausstrahlendes	Thal.
- Füßen von den, zum Gehirn ausstrahlendes	Helod.
- Oberschenkel von den, bis zu den Zehen ausstrahlendes	Gnaph.

Amenorrhö — Arist., Bell., Brom., Canth., Castor., Chin., Cimic., Ferr-ph., Graph., Helon., Kali-c., Mang., Psor., Senec., Tab., Thal., Tub.

- Erkältung bei, durch Unterdrückung	Dulc.

- Füße durch nasse, kalte	Puls.
- Herabdrängen, mit schmerzhaftem	Cauloph.
- Kaltbaden nach	Ant-c.
- Krämpfen mit	Cauloph
- Liebeskummer aus	Helleb.
- Mädchen bei jungen	Apis., Calc-c.
- Schreck nach	Op.

Amöbendysenterie   Ipec.

Amputationsschmerz   Cepa., Hyper.

Amyloidose   Phos.

Analepticum   s. anregendes Mittel

Anämie   Abrot., Abs., Ac-acet., Ac-fl., Ac-form., Ac-nitr., Ac-picr., Ac-sal., Ac-succ., Agn., Ars., Bari-c., Berb., Beryl., Bor., Bov., Brom.,Cad., Calc-c., Calc-ph., Carb-v., Carc., Cauloph., Chin-ars., Cob., Cocc., Con., Cupr., Cycl., Dros., Eucal., Ferr., Ferr-ars., Graph., Guaj., Helleb., Hep., Hyosc., Hyper., Ign., Irid., Kali-c., Kali-nitr., Kres., Lach., Lyc., Magn-m., Mang., Med., Nicc., Podo., Psor., Senec., Sil., Stann., Thuj., Tub., Vanad.

- Frostigkeit mit	Chin.
- Herzklopfen mit	Nat-m.
- Kopfschmerzen mit	Nat-m.
- Pulsationen mit	Nat.m.
- Scheinplethora mit	Ferr-ph.
- Schwäche mit	Nat-m.
- Tonikum	Hydrast.

Anämische Zustände
- Scheitelkopfschmerz mit	Hyper.
- Zirkulationsstörungen mit	Hyper.

Anasarka   Aal-ser., Ac-acet., Apoc., Arum., Colch., Crat., Helleb., Kali-c., Prun., Scil., Stram., Tereb.

Anästhesie   Plb.

Anfälle
- epileptiforme	Thal.
- plötzlich auftretende	Abs.

Anfälligkeit
- große, bei bestem Aussehen   Ferr.

Anfangsmittel   Sulf.

Angespannte Menschen   Hirud.

Angiospastische Zustände (Reynaud-Bürger)   Tab.

Angina   Apis., Arum., Crot., Echin., Ign., Lac-c., Nicc., Plb., Sabad., Sil.
- Abszessbildung mit   Guaj.
- Angst mit   Naja.
- beidseitige   Phyt.
- bösartige   Ail., Lach., Phyt.
- diphterische   Lach., Merc-sol.
- eitrige   Hep., Merc-sol.
- Entzündung, mit feurig- roter   Phyt.
- follikulans   Kali-m.
- häufige   Thal.
- Herbst im   Dulc.
- Herzbeteiligung mit   Naja.
- lakunaris   Hep.
- linksseitige   Lach.
- rechts von, nach links wandernde   Lyc.
- rechtsseitige   Chelid.
- rezidivierende   Bari-c., Thuj.
- scharlachartige   Canth.
- Schmerzen mit heftigen   Phyt.
- Schleimhaut, mit rosa-roter   Bell.
- Schluckbeschwerden mit   Bell., Bellis.
- Schwellung mit   Ail.
- Schwellung, mit blau-roter   Merc-sol.
- Seitenstrang-Angina   Calend., Echin., Phyt.
- septische Lach.,   Naja.
- Splittergefühl mit   Hep.
- Tonsillarabszess mit   Hep.
- tonsillaris   Guaj., Hep.
- Würgen mit   Naja.
- Zusammenschnüren mit   Naja.

Angina abdominalis   Cact., Diosc., Latrod., Magn-ph., Tab.

Angina diaphragma   Agar.

Angina pectoris

Ac-ox., Acon., Ars., Aur., Bellis., Bufo., Cact., Conv., Crot., Cupr., Glon., Kalm., Latrod., Magn-ph., Magnol., Olnd., Phyt., Spig., Tab., Tarant., Vip.

- Ausstrahlung der Schmerzen in den Nacken und linke Schulter   Naja.
- Beschwerden   Myrt.
- Regelbeschwerden bei   Cimic.
- Syndrom   Agar., Espel.
- Zustände, mit Ausstrahlung in den linken Arm   Mandr e rad.

Angst

Abrot., Abs., Ac-acet., Ac-benz., Ac-succ., Acon., Agn., Aloe., Amm-c., Apis., Arg-nitr., Arn., Aur., Bism., Calc-ars., Calc-c., Camph., Cham., Chin., Chin-ars., Cic., Colch., Crot., Cupr., Glon., Jod., Kalm., Lach., Latrod., Lauroc., Lycop., Mandr., Sabad., Sec., Tab., Ther., Verat., Visc.

- abends   Brom.
- Alleinsein vor dem   Ant-t., Con., Kali-c., Lyc., Phos., Puls., Rad.
- Bett, in das allein zu gehen   Caust.
- Brustkorbberührung bei   Spig.
- Donner vor dem   Rhod.
- Dunkelheit in der   Carb-v., Med.
- Durchfall mit nervösem   Coff., Gels.
- Essen während des   Cann-ind.
- Fahrzeug, im geschlossenen   Cimic.
- Fremden vor   Ambra.
- Gähnen beim, den Kiefer auszurenken   Nux-m.
- Gegenständen vor spitzen   Sil., Spig.
- geisteskrank zu werden   Med.
- große   Pyrog., Spig., Vip.
- Hautverfärbung, mit livider   Ac-hydroc.
- Höhe aus der zu fallen   Hyper.
- Hunden vor   Tub.
- klebrige   Carc.
- Krankheit vor schwerer   Lil.
- Leben vor dem   Carc.
- Leute zu sehen   Stann.
- Magen im, nach dem Essen   Cact.
- Magengegend in der   Kali-c.
- männl., Geschlecht, vor dem   Puls.

- Menschen vor	Carc.
- namenlose	Vip.
- nervöse	Vacc.
- Schlaflosigkeit mit	Vip.
- sterben zu müssen	Cact., Mosch., Naja.
- Tieren vor	Tub.
- Tod vor dem	Carc.
- Todesfurcht bis zur	Ars.
- tödliche	Ac-hydroc.
- Treppensteigen beim	Ac-nitr.
- Versagen zu	Arg-nitr.
- Verstand, den zu verlieren	Cann-ind., Manc.
- voller	Heder.
- Wasser vor fließendem	Stram.
- Zukunft vor der	Dig.

Angstgefühl Arg-nitr., Ars., Jab.
- drückendes, mit Zwang zum Tiefatmen Stroph.

Ängstlich Ac-ph., Anhal., Ars., Atrop-s., Calend.,
Canth., Carbon-s., Graph., Kali-bi.,
Kali-c., Kali-j., Kali-nitr., Kali-ph.,
Kalm., Lach., Magn-c., Mang., Merc-sol.,
Plat., Puls., Sil., Stann., Stram.,

- abends	Hep.
- Frieren mit innerem	Coff.
- Gewitter bei	Nat-m.
- Herzklopfen mit	Croton.
- nachts besonders	Carb-an., Hep.
- Ruhe bei	Jod.
- überaus	Mosch.

Angstschweiß Ac-succ., Ambr., Ant-c., Bari-c., Carb-v.,
Plat.

- kalter auf der Stirn	Ac-acet.
- Kalter auf der Brust	Cact.

Angstzustände Ac-hydroc., Brom., Carc., Glon., Kali-ph.,
Latrod., Plat., Plb., Verat.

- kardiale	Stroph.
- nächtliche	Cact.
- zentrale	Kali-br.

Anisokorie Lues.

Anlehnen will sich immer Stann.

Annäherung weist jede ab Carc.

Anregendes Mittel   Amm-c., Arn., Camph., Coff., Verat.

Anstrengung
- Atemnot bei jeder   Chin.
- Benommenheit bei   Beryl., Mez., Mill.
- blaß bei geringster   Cact.
- Blutandrang bei jeder   Chin., Mill.
- Erschlaffung bei geringster   Calc-c.
- Herzklopfen bei jeder   Chin.
- Kopf heißer, mit Völle und Wallungen   Calc-c.
- Kopfschmerz bei   Mez., Mill., Nat-c.
- Lähmung nach   Ac-ox.
- Muskelschmerzen nach   Ac-lac.
- Nasenbluten bei   Amm-c.
- Schwäche nach   Ac-ox., Beryl.
- Schweiße bei   Hep., Tub.
- Schwindel bei   Calc-c., Mill.
- Supraorbitalkopfschmerz bei   Sel.
- Wechsel von Obstipation und Durchfall
  bei   Thea.
- Zyanose bei geringster   Cact.

Anstrengung, geistiger
- Herzklopfen nervöses bei   Ac-picr.
- Kopfschmerzen bei   Aur.
- Schwächekopfschmerz mit Schwindel
  bei   Ac-ph.

Anstrengung, körperliche
- Schmerzen entlang der
  Kopfknochennähte bei   Calc-ph.
- Schwächekopfschmerz mit Schwindel
  bei   Ac-ph.

Antidot
- Jod zu   Phos.
- Salzgenuß bei übermäßigem   Phos.

Antidyskratisches Mittel   Hydrast.

Antipsorikum   Gnaph., Sep.

Antispastisches Mittel
- Blase der   Coloc.
- Darm des   Coloc.
- Magen des   Coloc.

Antriebslos	Ac-sulf., Anhal., Aran-d., Tarax.
Antwortet langsam	Helleb.

Aorta
- Aneurysma der — Aur.
- Entzündung der — Aur., Jod., Lues., Spong.
- Schmerzen der — Ac-lac.
- zusammengequetscht wie — Tarant.

Apathie — Apis., Berb., Card., Gels., Helleb., Kali-br., Kali-ph., Mandr e rad., Phyt., Plb., Syph.
- Fieberzuständen bei — Ac-ph.
- geistige — Asar., Nat-c., Phos.
- Nasenkatarrhen bei — Luff.

Aphthen — Abrot., Ac-acet., Ac-benz., Ac-fl., Ac-form., Ac-m., Ac-nitr., Ac-sal., Ac-sulf., Aran-d., Arg-nitr., Aur., Bor., Brom., Carb-v., Carc., Cauloph., Caust., Helleb., Hydrast., Jod., Kali-c., Kali-m., Led., Lues., Magn-c., Med., Merc-sol., Thal.
- Mund im — Mandr., Tub.
- Rachen im — Plb.
- Zunge auf der — Carb-v., Mandr., Sars.

Apoplexie — Arn., Bell., Crot., Erig., Hyosc., Hyper., Kali-nitr., Plb., Stront., Vip.
- Atemnot mit — Ac-hydroc.
- drohende — Bell., Coff., Glon.
- Gesichtshitze mit — Lach.
- Krämpfen mit — Olnd.
- Lähmung mit — Olnd.
- Säufer der — Helleb.
- Taubheit mit, nach Anfall — Ac-hydroc.
- Zustände nach — Bari-c., Kali-nitr., Oena., Op.

Apoplexiegefahr	Bell., Coff.
Apoplektischer Habitus	Aur.
Apoplektisch-plethorischer Typus	Aur.

Appetit
- abends gesteigerter — Hyper.
- abends guter — Ac-benz.
- Augen sind größer, als der — Cin.

- Erwachen, plötzlicher beim	Psor.
- Essen beim, kommt der	Lyc.
- Flüssiges kann nur schlucken	Bapt.
- großer	Nat-m., Stann., Stram.
- großer überaus	Acon.
- größer als der Hunger	Bry.
- ißt dennoch langsam	Acon.
- launenhafter	Caps.
- Mangel an	Bapt.
- morgens gesteigerter	Hyper.
- riesiger, wenn es ihr gut geht	Arist.
- Spazierengehen, plötzlicher beim	Psor.
- Speisen auf, die er sieht und riecht	Colch.
- übermäßiger	Sec.
- ungewöhnlicher	Tab.
- unregelmäßiger	Aur.
- verminderter beim Essen	Bor.
- vermehrter	Rauw.
- wechselhafter	Cham., Cimic., Ferr-ph., Podo.
- wenig	Ac-lac., Aran-d., Berb., Cycl., Gels., Helleb., Phyt.
- worauf weiß nicht	Puls.

Appetitanregendes Mittel   Gent-l.
- Steigerung der Magensaftsekretion mit   Srych.

Appetitlosigkeit   Abrot., Ac-acet., Ac-fl., Ac-form., Ac-hydroc., Ac-succ., Ant-c., Apis., Ars., Berb., Beryl., Calc-ph., Chin., Chin-ars., Cond., Con., Crat., Dig., Dulc., Ferr., Ferr-ars., Heder., Iber., Ipec., Kreos., Kres., Lues., Lyc., Magn-c., Merc-sol., Mez., Myr., Nat-m., Olnd., Op., Petr., Phyt., Picro., Plat., Rauw., Rhod., Rhs-t., Sep., Sil., Spig., Stront., Sulf., Tarax., Tereb., Zinc.

- Abmagerung mit	Sec.
- Angst aus, etwas zu essen	Croton.
- Aufregung vor	Ac-ph.
- Dinge, wenn er die bekommt	Ign.
- Durst mit großem	Psor.
- Durst mit, auf kalte Getränke	Cupr.
- Ekel mit	Acon.
- Erbrechen mit	Thea.
- Erdbeerzunge mit	Tub.

- Erschöpfung aus	Carb-v.
- Erschöpfung mit	Sec.
- Essen, muß trinken beim	Ac-nitr.
- Essen strengt ihn an	Ac-picr.
- Essen, wenn es angeboten wird	Phos.
- Gram aus	Ac-ph.
- Hunger bei	Med.
- Hunger trotz	Caust., Staph.
- Kollaps, bis zum sich steigernde	Colch.
- Kopfschmerz mit	Anac.
- Krampfzuständen mit	Mar.
- Krankheit bei	Cepa.
- Mädchen, bei jungen	Ac-ph.
- morgens	Ac-benz.
- morgens mit Übelkeit	Guaj.
- Nahrungsaufnahme, trotz reichlicher	Anhal.
- Nahrungsverweigerung bis zur	Arn.
- nervöse	Ac-ph., Lac-c.
- Schwäche aus	Carb-v.
- Schwächezuständen mit	Thal.
- Sorgen wegen	Ambr.
- Übelkeit mit	Thal.
- Unruhe aus	Bell.
- völlige	Stram., Thal.
- wechselt mit Appetit	Cimic.
- wechselt mit Brechreiz	Cimic.
- wechselt mit Heißhunger	Nux-m., Nux-v., Thuj.
- wechselt mit Hunger	Naja., Valer.
- Wutanfällen, steigert sich bis zu	Colch.
- zunehmende	Crot., Hydrast.

Appetitverlust   Cad., Calc-fl., Thea.

- Aufregung vor	Ac-sal.
- Durst ohne	Coloc.
- Gewichtsverlust mit	Cean.
- Übelkeit vor	Ac-sal.
- völliger	Tarant.

Appendizitis   s. Blinddarmentzündung

Arbeit

- geistiger, unfähig zu	Ac-picr., Kali-ph.
- körperlicher, unfähig zu	Ac-picr.
- Lust zur	Lauroc.
- tut weh	Magn-ph.

- Unlust zur	Hirud., Kali-bi., Lauroc., Mandr e rad., Nux-v., Stel., Tarax., Zinc.

Ärger (ärgerlich) — Acon., Bell., Verat.

- Bagatellen über	Bari-c.
- Benommenheit bei	Mez.
- Blutandrang bei	Tab.
- Durchfälle bei	Coloc., Staph.
- Folgen langanhaltende, nach	Petr.
- Gehörgangsschmerzen nach	Cham.
- Gesichtsflecke rote, bei	Ac-succ.
- Heißhunger nach	Coloc.
- Herzklopfen mit ängstlichen, bei	Croc., Croton.
- Kinder über	Ant-t.
- Kopfschmerzen bei	Mez., Tab.
- Kreuzschmerzen bei	Bry.
- Lebergegend, Druck und Stiche in der, bei	Bry.
- Leiden körperliche, bei	Ign.
- Magenschmerzen krampfartige, bei	Cham., Staph.
- Migräne nach	Tab.
- Mutter wenn welchen hat, Kinder erbrechen Muttermilch	Valer.
- Nierenschmerzen bei	Bry.
- Ohrenschmerzen bei	Cham.
- Rückenschmerzen bei	Bry.
- Schmerzen bei	Coloc.
- Schwäche nach	Staph.
- Schweiße bei	Coloc.
- tagsüber	Bry.

Argwöhnische Menschen — Guaj.

Arme(n)

- Ameisenlaufen über die	Collins.
- betäubt wie	Carb-s.
- bewegt ständig einen, während der andere gelähmt ist	Helleb.
- Bewegung krampfhafte der	Op.
- Bewegun rhythmische der	Stram.
- Bewegung unwillkürliche der	Mygal., Stram.
- Bleigefühl in den	Ac-ox.
- Brennen in den	Lachn.
- Drücken in den	Clem.
- Einschlafen der	Ambr., Croc., Meli., Rhod., Teucr-mar.
- Einschlafen des rechten	Lil.

- Erschlaffung der	Plat.
- Erschwerung der	Plat.
- Flexorenkrämpfe der	Tab.
- Fremdheitsgefühl in den	Mandr.
- gelähmt wie	Latrod., Zinc.
- Gelenkbeschwerden wandernde, in den	Ac-succ.
- Kälte in den	Ac-ox., Beryl., Magn-c.
- Klötze wie schwere	Arist.
- Kraftlosigkeit der	Tab.
- Krämpfe in den	Cin., Nat-m., Tarant.
- Kribbeln in den	Rhod.
- Lähmigkeit der	Cocc.
- Muskelbeschwerden wandernde, in den	Ac-succ.
- pelziges Gefühl in den	Phos.
- Pflockgefühl in den	Plat.
- Reißen in den	Cad., Psor., Sil., Visc.
- Reißen längs der	Nicc.
- Reißen nachts in den	Ferr-ph.
- Reißen rheumatisches in den	Ferr.
- rheumatisches Bohren in den	Ferr., Ran-b.
- Ruhelosigkeit in den	Cad.
- Rucken in den	Valer.
- Schwäche der	Spig.
- Schwächegefühl in den	Ac-picr., Beryl., Nat-m.
- Schwellungsgefühl in den	Collins.
- Schwere in den	Ac-ox., Beryl., Nat-m.
- Sensibilität verminderte, der	Cab-s.
- Spannung in den	Beryl.
- Stechen rheumatisches, in den	Ferr.
- Taubheit der	Ambr., Cocc., Coloc., Latrod., Mandr., Rhod.
- Taubheit der, morgens	Magn-m.
- Taubheitsgefühl beim Daraufliegen, in den	Sil.
- Unruhe in den	Glon., Tarant.
- Unsicherheit der	Cocc.
- Venenstauungen in den	Sulf.
- Ziehen in den	Clem., Lachn., Visc.
- Ziehen klammartiges, in den	Valer.
- Zittern der	Cad., Hyosc., Lath., Spig., Tarant., Valer.
- Zucken in den, wie elektrische Schläge	Thea.
- Zuckungen in den	Phyt., Valer., Zinc.
- Zuckungen konvulsive der	Arg-nitr., Plb., Verat.

Armbeugenekzeme
- nässende, juckende   Cupr.

Armgelenkschmerzen
- reißende   Berb., Magn-m.
- spannende   Berb.
- stechende   Berb.

Armgelenkschwellung
- Erguß mit   Thal.

Armkrämpfe   Cin.
- nächtliche   Bufo.

Armschmerzen   Aran-d., Cact., Carb-s., Hyper., Magn-c.,
                                        Mandr.
- Bewegung bei   Ran-b.
- gichtische   Guaj.
- lanzierende   Petr.
- neuralgische   Coff., Diosc.
- rechts   Wye.
- reißende   Berb., Caps.
- spannende   Berb.
- stechende   Berb.
- tiefsitzende   Eupat-perf.
- verrenkt wie   Eupat-perf.
- ziehende   Caps.

Arm-Schulter-Neuralgien
- nachts   Ac-ph.

Armstreckmuskellähmung   Plb.

Arrhythmie   Bellis., Conv., Iber., Lycop., Naja., Spart.,
                                        Tab.
- absoluta   Scil.

Arrogante Menschen   Plat.

Arterielle Kongestionen   Op.
- Pulsieren mit, in den betroffenen Teilen   Cact.

Arterielle Pulsationen   Cact.
- Arterien in allen   Kres., Lil.
- Kopf mit hochrotem   Bell.
- Körper am ganzen   Bell.

Arteriosklerose
All-s., Alum., Ambr., Aur., Aur-j., Bari-m., Bellis., Calc-c., Calc-ph., Cob., Cocc., Con., Cupr., Fuc., Glon., Jod., Kali-j., Kali-ph., Kres., Op., Tab., Vanad., Verat., Visc.

- Angina pectoris mit   Arn.
- cerebrale   Hyper., Sec.
- Herzstörungen mit   Bari-c.
- Hochdruck mit blassem   Plb.

Arteriosklerotische Hypertension   Bari-j.

Arteriosklerotischer Symptomenkomplex   Crat.

Arthritiden, subakut und chronisch   Ac-form., Ac-sulf., Aran-ix., Cardios., Kali-c.

Arthritis
- akute   Med.
- chronische   Med.
- deformans   Icht., Med.
- Fingergelenke der   Cauloph.
- Gelenke der kleinen   Cauloph.
- Gelenk-knacken mit   Nat-ph.
- Halswirbelsäule der   Lachn.

Arthritische Diathese   Nat-m.

Arthropathien   Mang.

Arthrosen, subakut und chronisch   Ac-form., Ac-sulf., Aran-d., Aran-ix., Lues., Mandr., Stann., Stront., Visc.

- Klimakterium im   Cimic.

Arthrosis deformans   Ac-fl., Ac-form., Calc-c., Calc-fl., Phos., Thuj.

- Gelenke der großen   Caust.
- morgens   Heder.
- Ruhe in der   Heder.

Arzneimittelausschläge   Cardios.

Arzt, den aufzusuchen
- Abneigung gegen   Arn.

Askariden   s. Würmer

Assimilation
- mangelhafte   Sil.

Asthenische Personen	Phos.
Astigmatismus	Anhal., Lil.
Asthma	Aral., Arg-nitr., Ars., Ars-j., Bufo., Card., Chin-ars., Ipec., Jod., Kali-br., Napht., Paeon., Phos., Psor., Rumex., Stict., Stram., Sulf., Thuj., Tub., Verat., Vib., Visc.
- Alkoholgenuß nach	Chlol.
- alter Leute	Dulc., Nat-m., Senec.
- Angst mit	Lach.
- Auswurf mit schwer löslichem	Grind.
- cardiale	Ac-Hydroc., Apoc., Ars., Cann-ind., Carb-v., Eucal., Glon., Kres., Verat.
- feuchtes	Dulc.
- Flüssen, bei Aufenthalt an	Nat-s.
- Fußschweiß, durch vertriebenen	Ol-an.
- Husten	Ant-s.
- Gewitter bei	Lues.
- Kälte bei	Hyper.
- Klima bei feuchtem	Nat-s.
- Luftunreinigkeiten, beim Einatmen von	Nat-ars.
- nervöses	Ac-succ.Ambr., Ars., Atrop-s., Cann-ind., Ign., Magn-ph., Meph., Stram.
- Rechtslage in	Lues.
- Schwindsüchtigen der	Spong.
- Seen, bei Aufenthalt an	Nat-s.
- Sommer im	Lues.
- Staubeinatmen durch	Nat-ars., Poth.
- Stimulantien nach	Chlol.
- Trinker der	Nux-v.
- Trockenheitsgefühl mit	Seneg.
- uraemicum	Glon.
- Wärme bei	Hyper.
- Wetter bei feuchtem	Lues., Grind.
- Wetterwechsel bei	Hyper.
- Wohnung in feuchter	Nat-s.
- Wundheitsgefühl mit	Seneg.
Asthma-Anfälle	
- abends	Ipec.
- Brustbeklemmung mit	Coloc.
- Geschlechtsverkehr bei	Ac-succ.
- vormitternächtliche	Coloc., Jod.
- Wetter, bei feucht-warmen	Ipec.

Asthmatische Beschwerden   All-s., Led.
- besser, bei feuchter Wärme   Hep.
- Herzklopfen mit   Spong.
- Herzschmerzen mit   Spong.
- Kälte bei trockener   Hep.
- nächtliche   Spong.

Asthma bronchiale   Ac-form., Ac-hydroc., Ac-nitr., Ac-sulf., Amm-br., Ammi., Ant-ars., Ars., Atrop-s., Bell., Brom., Calad., Calc-c., Calc-ph., Camph., Carb-v., Carc., Cepa., Cocc-c., Cupr., Dros., Dulc., Form., Galph., Heder., Hep., Ign., Ipec., Jod., Kali-bi., Kali-br., Latrod., Led., Lob., Lues., Mandr., Mang., Med., Meph., Phos., Samb., Seneg., Tart-emet., Tereb., Thuj., Tub., Visc.
- Herzschwäche mit   Kali-nitr.
- Kreislaufschwäche mit   Kali-nitr.
- Patienten, bei korpulenten   Blatta.
- Patienten, bei vollblütigen   Blatta.
- Schleimansammlungen, mit zähen   Grind.
- Wetter bei feuchtem   Chin.
- Zimmer im warmen   Amm-c.

Asthma-Mittel
- Expektoration, mit profuser, von zähem, schwerlöslichem Schleim   Grind.

Aszites   s. Bauchwassersucht.

Ataxie   Card., Kali-br., Merc-sol.
- Ameisenlaufen mit   Sec.
- Beinen, mit Prickeln und Taubheit, in den   Sec.
- lokomotorische   Sec., Thal.

Atem(-)
- Geruch   Dros.
- kalter   Camph., Carb-v.
- übelriechender   Caps., Kali-ph.
- Zug, Bedürfnis nach einem tiefen   Calc-c., Ran-b.

Atemnot

s.a. Kurzatmigkeit Abrot., Ac-acet., Ac-hydroc., Ac-picr., Aloe., Amm-c., Apis., Apoc., Arn., Aur., Bapt., Bor., Cann., Carb-v., Colch., Croton., Cupr-acet., Ferr., Ham., Iber., Ipec., Jab., Jod., Kali-nitr., Kreos., Lauroc., Led., Lil., Lob., Mosch., Phell., Plb., Psor., Ran-b., Rhod., Sec., Stann., Tab., Ther.

- angstvolle	Dig.
- Anstrengung, bei geringster	Calc-c., Carc., Chin., Mandr.
- Asthma bis zum	Bell., Card., Cocc-c.
- Asthma wie	Dulc.
- Atemstößen, mit stoßweisen	Ac-ox.
- Aufregung, bei geringster	Carc.
- Aufsetzen muß sich, bei	Ars.
- Bangigkeit mit	Ars.
- Beklemmung mit	Ant-s.
- Bewegung bei	Chin.
- Blutandrang zu den Lungen, mit	Glon.
- Brechwürgen mit	Cocc-c.
- Brustkorbberührung, bei geringster	Spig.
- Brustkorbschmerzen mit	Thal.
- Bruststichen mit	Crot.
- Brustzusammenschnüren mit	Phos.
- Einschlafen beim	Grind.
- erschöpfende	Ars.
- Erstickungsanfällen mit	Grind.
- Gehen, bei schnellem	Magnol.
- Geschlechtsverkehr beim	Ac-succ., Agn.
- Gewichtgefühl auf dem Brustkorb, mit	Cact.
- Gewitter bei	Mandr.
- Herzen vom ausgehend	Phos.
- Herzbeschwerden bei	Abs., Kali-c.
- Herzklopfen mit nervösem	Calc-ph.
- Husten mit	Crot., Eucal.
- Husten mit trockenem	Phos.
- Hustenreiz mit	Cocc-c.
- Hypochonder der	Agn.
- kreislaufbedingte	Rauw.
- Linkslage in der	Magnol.
- morgens beim Erwachen	Lach.
- Nässe bei	Dulc.
- Niederlegen beim	Grind., Sulf.
- Rasseln mit	Chin., Eucal., Pyrog.

- Schreck bei	Carc.
- Tiefatmen, mit Bedürfnis zum	Anhal.
- Treppensteigen beim	Ac-nitr., Agn., Calc-c., Thea.

Atemnotanfälle Ac-benz., Ac-hydroc., Ac-lac., Apis., Senec., Spong.

- Angst mit	Ac-nitr.
- Anstrengung, bei geringster	Ars.
- Herzklopfen mit	Ac-nitr.
- Kindern bei, nachts	Scil.
- nachts	Ac-nitr.
- Schwäche mit	Ac-nitr.
- Treppensteigen beim	Thea.

Atemwege Caust., Ipec., Jod., Samb.
- Reizung der, übermäßige Kali-c.

Atemzentrum Ac-hydroc., Apom., Carb-v., Lauroc., Lob.

- Lähmung des Cond.

Atherom s. Grützbeutel

Atheromatosen Aur., Calc-c.

Atmen
- Angst beim	Poth.
- Angstschweiß beim	Poth.
- Bauchschmerzen bis zum Brustbein, beim	Clem.
- Brustbeengung beim	Med.
- Brustbeklemmungsgefühl beim	Cin.
- Lungenbasisschmerzen, linksseitige, beim	Asclep.
- Lungendruck beim	Ac-ph.
- Lungenstiche beim	Ac-ph., Bry., Canth.
- mühsames	Glon.
- Schmerzen beim	Led., Ran-b.
- tief zu macht Schwierigkeiten	Both., Ran-b.

Atmet
- gern tief und seufzt Podo.

Atmung(s)
- asthmatische	Ac-form., Form.
- aussetzende	Grind.
- beengte	Brom.

- Beklemmung	Caust., Iber., Ipec., Latrod., Naja., Sil., Spart., Spir-ulm., Vario.
- beschleunigte	Apom., Bry., Cob., Eucal., Jod., Thea.
- Beschwerden	Ac-benz.
- erschwerte	Ac-form., Beryl., Form.
- keuchende	Samb.
- krampfhafte	Jod.
- kurze	Bry.
- Liegen auf der kranken Seite bessert	Bry.
- nachts mit Hustenreiz versetzt	Guaj.
- pfeifende	Brom.
- schwere	Samb.
- Stiche während der	Chelid.
- Stillstand der, wegen Brustkonstriktion	Led.
- stoßweise	Ac-ox.
- tiefe, gesteigerte	Cob.
- unregelmäßige	Hyosc.
- verlangsamte	Op.
- Versagen der, akutes	Ac-hydroc.
- vertiefte	Thea.

Atmungsmuskeln
- Krämpfe der, anfallsweise   Nux-v.

Atmungsorgane   Cann-sat., Lach., Lact., Squil., Stann.
- Schleimhäute der   Galph.
- Trockenheit der   Spong.

Atrophien   Jod., Plb., Sec.

Aufblähungen, starke   Carb-v.

Aufbrausende Menschen   Sulf.

Aufdringlichkeit   Bufo.
- sexuelle, der alten Herren   Croc.

Auffahren aus dem Schlaf   Ant-c., Bell., Borax., Cann-ind., Dros., Dulc., Lach., Lues., Zinc.

- Angst vor   Cin.
- Einschlafen, gleich nach dem   Grind.
- Erstickungsanfällen mit   Samb.
- Erstickungsgefühl mit   Grind., Spong.
- Luft mit Ringen nach   Grind.
- nachts, der Kinder   Apis., Helleb., Hyosc.
- plötzliches   Samb.,
- Schrecken mit   Bell., Stram.
- Schreien mit   Bell., Cin.

- Würgen mit	Spong.
- Zittern mit	Cin.
- Zusammenschnürungsgefühl mit	Spong.

Aufgezogen, wie — Kali-j.

Aufklärungsmittel
- wenn Arzneiwirkungen nachlassen — Sulf.

Aufmümpfigkeit — Bufo.

Aufrechthalten
- kann sich nicht — Tub.

Aufregung — Ac-benz., Ac-ox., Acon., Aloe., Canth., Eucal., Tarant.

- blaß bei	Cact.
- Durchfall bei	Ac-succ., Arg-nitr., Coff., Coloc., Ferr-ph., Gels., Magn-c., Staph., Thea.
- Druckgefühl bei	Magn-m.
- Gesichtsflecken mit roten, bei	Ac-succ.
- Harnabgang mit unwillkürlichem, bei	Thea.
- Harndrang mit vergrößertem, bei	Thea.
- Herzklopfen bei	Ac-ph., Cocc., Croc., Croton.
- Hüsteln bei	Arg-nitr.
- Kreuzschmerzen bei	Bry.
- Lebergegend, mit Druck in der, bei	Bry.
- Lebergegend, mit Stichen in der, bei	Bry.
- Nierenschmerzen bei	Bry.
- Patienten bei kranken	Lach.
- Rückenschmerzen bei	Bry.
- Schwäche bei	Cocc.
- Schweißausbruch bei	Coloc.
- Schwindel bei	Cocc.
- schwitzen an Händen und Füßen, bei	Ferr-ph., Gels.
- Zerplatzen zum, bei	Arg-nitr.
- Zittern bei	Zinc.
- zyanotisch bei	Cact.

Aufrichten

- Benommenheit beim	Anac., Berb., Beryl.
- Besinnungslosigkeit beim	Ac-fl.
- Blutandrang beim	Stront.
- Brustwirbelknacken beim	Sulf.
- Halswirbelknacken beim	Sulf.
- Hitze beim	Stront.
- Hüftgelenkknacken beim	Croc.

- Kopfschmerz beim	Heder., Kali-c.
- Lendenwirbelknacken beim	Sulf.
- Schwäche beim	Beryl.
- Schwarzwerden vor den Augen beim	Anac., Cham., Cin.
- Schwindel beim	Ac-fl., Acon., Anac., Cin., Coloc., Con., Heder., Petr., Stront.
- Übelkeit beim	Petr.
- Zittern beim	Jod.

Aufschnupfen — Ant-c.

Aufschreien — Apis., Hyosc., Latrod.
- Schlaf aus dem — Arum., Lues., Stram.
- Schlaf im — Bell., Cham., Cupr., Ferr-ph., Kres., Zinc.
- Stimme mit quiekender — Camph.

Aufschwulken — Lauroc.
- Flüssigkeit, von ranziger — Valer.
- Flüssigkeit, von saurer — Podo.

Aufstehen morgens — Guaj.
- Benommenheit mit — Amm-c., Cann-ind.
- berauscht wie — Rhod.,
- betäubt wie — Rhod., Rhs-t.
- betrunken wie — Rhs-t.
- Brechreiz mit — Nicc.
- Druck mit — Cann-ind.
- Eingenommenheit mit — Podo.
- Erbrechen mit — Sel.
- Kopfschmerz mit — Amm-c.
- Kopfschmerz wechselt mit Durchfall beim — Podo.
- Lumbago mit, gegen 3 Uhr — Kali-c.
- morgens, 3 Uhr — Kali-c.
- Mißmut mit — Guaj.
- Schwäche mit — Con., Nicc.
- Schwarzwerden vor den Augen, mit — Cin.
- Schwindel mit — Amm-c., Cann-ind., Cin., Con., Nicc., Podo., Puls., Sel.
- Widerspenstigkeit mit — Guaj.

Aufstoßen — Abs., Ac-form., Agar., All-s., Aloe., Arum., Aur., Berb., Bufo., Card., Cepa., Cimic., Coff., Coloc., Crat., Glon., Kali-nitr., Lil., Mosch., Naja., Petr., Plat., Rhod., Sulf., Tab., Tell., Verat.
- alles drängt nach oben — Asa.

- alles macht	Ac-hydroc.
- Äpfeln nach	Bellis.
- Angstgefühl mit	Arg-nitr.
- Aufregung bei	Ac-ph.
- Autofahren beim	Cocc.
- ätzendes	Con.
- besser durch Essen	Mandr e rad.
- bitteres	Nicc., Phos.
- Durcheinanderessen nach	Ant-c.
- Eiern, wie von faulen	Ac-m., Magn-s., Psor.
- Eisessen nach	Ant-c.
- Erbrechen mit	Ac-lac.
- Erleichterung ohne	Chin.
- Essen nach dem	Bufo., Hyper., Magn-s., Nicc., Rauw.
- Essen, nach fettem	Dros.
- fades	Valer.
- fauliges	Arn., Valer.
- Fett, wie von ranzigem	Ac-m.
- Gegenwart Fremder in	Ambr.
- Gehen beim	Magn-s.
- Gram vor	Ac-ph.
- heftiges	Arg-nitr., Asa.
- Hunger bei	Plat.
- Kalttrinken nach	Ant-c.
- krampfhaftes	Ign., Nicc.
- konstantes	Strych.
- lästiges	Jugl-reg.
- lautes	Arg-nitr., Plat.
- leeres	Anac., Cauloph., Cob., Dulc., Euph., Guaj., Ipec., Nicc.
- Luft von	Ac-form., Ac-picr., Lauroc., Mandr e rad., Raph., Visc.
- Magen, mit Brennen und Schmerzen im	Dulc.
- Magen bei leerem	Plat.
- Magensaft von heißem, saurem	Fagop.
- mundvolles	Magn-s., Phos.
- Musikhören beim	Ambr.
- plötzliches	Samb.
- ranziges	Graph., Puls.
- saures	Ac-acet., Ac-lac., Ac-ph., Ant-c., Calc-c., Con., Ferr-ph., Form., Guaj., Hydrast., Iris., Lues., Lyc., Magn-c., Nat-ph., Nicc., Nux-v., Phos., Podo., Rob.
- Schluckauf mit langandauerndenm	Nicc.

- Speisen, nach sauren	Ant-c.
- Speisen von	Quas.
- Speisen von, direkt nach dem Essen	Ferr., Magn-s.
- ständiges, alter Dyspeptiker	Nat-c.
- stundenlanges nach dem Essen	Iber.
- übles	Ac-sal., Valer.
- viel	Carb-v., Jugl-cin.
- will immer wieder, kann aber nicht	Graph.

Auftreibung, des Leibes

Abrot.Ac-m., Ac-ph., Ac-picr., Ac-sal., Ac-sulf., Anac., Ant-c., Berb., Beryl., Brom., Calc-c., Calc-fl., Canth., Card., Cocc., Croc., Croton., Helleb., Iber., Ign., Jugl-cin., Kali-j., Kreos., Lith., Mang., Nicc., Nux-m., Petr., Plb., Poth., Sep., Sil., Spig., Stram., Tab., Tarant., Tarax., Thuj., Tub.

- Angst mit	Cic.
- Atmungsbehinderung mit	Caps.
- Autofahren beim	Cycl.
- ballartige	Cycl.
- Bauches des	Cocc., Led., Magn-ph., Stront., Tereb.
- Bauchgrimmen mit	Graph.
- besser im Liegen	Beryl.
- Bersten zum	Caps.
- Blähungen mit viel	Hyosc., Sang.
- Brechreiz mit	Beryl.
- Brennen mit	Sec.
- enorme	Tereb.
- Essen, besonders nach dem	Ambr., Rhs-t.
- Gebärmutterstörungen mit	Cauloph.
- Hartleibigkeit mit	Bari-c., Merc-sol.
- Kältegefühl mit	Sec.
- Koliken mit	Magn-ph.
- Kollern mit	Podo.
- krampfartige	Plat.
- lästige	Stront.
- Luft von	Hyper.
- Mißmut mit	Cic.
- Schwäche mit	Podo.
- Stuhlabgang, mit unfreiwilligem	Hyosc.
- Stuhlzurückhaltung, mit unsicherer	Aloe.
- Trommel wie eine	Aran-d.
- Übelkeit mit	Beryl.
- Verhärtung mit	Sang.

- zerschlagen wie, bei	Rhs-t.

Auftreten
- Blutandrang, bei lautem	Ac-nitr.
- Hitze beim	Ac-nitr.
- Kopfschmerz, hämmernder, beim	Nat-m.
- Kopfschmerz, schwappender, beim	Rhs-t.
- selbstsicheres	Ars.

Aufwachen
	Bell.
- häufiges nachts	Bari-c., Nicc.
- morgens kann nicht	Podo., Stram.
- Schweiße heftige, beim	Samb.

Aufwärtssehen
- Schwindel mit	Petr., Plb., Puls., Thuj.
- Übelkeit mit	Petr.

Augäpfel
- Bewgung pendelartige, der	Cupr.
- Blutandrang zu den	Bapt., Cimic.
- Brennen der	Acon., Arum.
- Druck in den	Anac., Coloc.
- druckempfindliche	Ars.
- gelbliche	Nux-v.
- geschwollen wie	Par.
- groß wie zu	Plb.
- Lichteffekte in den, bei Druck und Berührung	Kali-c.
- Schwere der	Par.
- Tränen scharfe, bei Schmerzen	Coloc.
- verklebte	Stict.
- Völle in den	Cimic.
- Vortreten der	Jod.
- Zerschlagenheitsschmerz in den, nachts	Cocc.
- zitternde, zuckende	Agar., Cic., Cocc., Jod.

Augapfelschmerzen
	Abs., Ac-ox., Bapt., Calc-ph., Cimic., Coff., Glon., Nux-v., Stict.
- bohrende	Arum.
- grabende	Colch.
- halbseitige	Gels.
- heftige	Glon.
- klopfende	Arum.
- Nadelstiche wie	Eupat-perf.
- neuralgische	Acon.
- periodische	Arum.

- rechtsseitige	Prun.
- rheumatische	Acon.
- scharfe	Coloc.
- scharfe, bei jeder Bewegung	Spig.
- schießende	Acon.
- schneidende	Coloc.
- stechende	Arum., Cham., Colch.
- stechende, bei Berührung und Bewegung	Bry.
- ziehende	Colch.

Augen — Aeth., Apis., Atrop-s., Aur., Bell., Cann-ind., Croton., Cycl., Dulc., Euph., Jab., Jod., Kali-m., Mandr., Meph., Merc-sol., Napht., Prun., Ruta., Zinc.

- aufgetrieben wie	Spig.
- aufhalten kann nicht	Nux-m.
- aufmachen kann nicht, morgens	Ac-picr.
- ausdruckslose	Abrot.
- äußere, brennend und geschwollen	Euphr., Graph.
- berührungsempfindliche	Hep.
- blaue (Hämatom)	Ac-sulf., Led.
- blinzelnde	Tub.
- Blitze vor den	Ac-fl., Ac-hydroc., Anhal., Cann-ind., Glon., Hyosc., Thea.
- blutrote	Nux-m.
- Blutungen der	Arn., Crot., Ham., Hirud., Lach., Naja.
- blutunterlaufene	Stram.
- "Boxerauge"	Led.
- Druck hinter den	Cauloph.
- Druck in den	Ac-ph., Ambr., Berb., Calc-c., Caps., Carb-v., Chin., Crot., Spong., Tell.
- Dunkelheit vor den	Thea.
- eingefallene	Ac-succ., Ars., Berb., Calc-c., Cimic., Dros., Sec., Verat.
- Eiterungen der	Abrot., Hep.
- empfindliche	Nicc., Ran-b., Sang.
- Erkältung, jede schlägt auf die	Dulc.
- flackern der	Aran-d., Ther.
- flattern der	Verat.
- Fremdkörpergefühl in den	Calc-c., Caps., Olnd.
- funkeln der	Stram.
- furchtsame	Cimic.
- gelbe	Crot.
- gereizte	Sang.

- gerötete	Ac-nitr., Acon., Aloe., Alum., Ant-c., Aur., Bell., Calend., Cann-ind., Caps., Cepa., Ferr-ph., Lues., Nicc., Ran-b., Sang., Solid., Stram., Verat., Visc.
- glanzlose	Ac-ph., Car-v.
- glänzende	Bell., Op., Stram.
- glasige	Ac-ph.
- große	Cimic.
- groß wie zu	Glon.
- halonierte	Abrot., Ars., Calc-c., Carc., Chin., Cin., Cycl., Hep., Ipec., Olnd.
- heiße	Podo.
- hervorgetriebene	Aloe., Stram.
- hervorstehende	Cic.
- hervortretende	Aur., Jod., Spong.
- hinten nach, wie gezogen	Croton.
- Hitze in den	Strych.
- Hitzegefühl in den	Cycl.
- hochrote	Stram.
- Jucken der	Ac-acet., Ac-benz., Ac-fl., Agar., Berb., Bor., Bufo., Card., Cepa., Euph., Phyt., Plat., Ran-b., Rhod., Tell.
- Kältegefühl in den	Plat., Spong.
- Katarrhe der	Acon., Aesc., Heder., Vinc.
- Klopfen in den	Ipec.
- Kongestive	Lil.
- Krämpfe der	Cupr.
- kranke	Carc.
- Kratzen der	Arist., Calc-c., Lyc.
- leere	Abrot., Ac-succ.
- lichtscheue	s. lichtscheu
- linkes, wie aufgetrieben	Spig.
- matte	Abrot., Carb-v.
- müde	Abrot., Ac-succ.
- Nässe, jede schlägt auf die	Dulc.
- Pulsieren der	Ac-acet., Ac-benz.
- Reißen in den	Bor., Kalm.
- Rhagaden an den	Caust., Plat.
- Ringe unter den	Berb., Spig.
- rotunterlaufene	Arn.
- Sandgefühl in den	Ac-fl., Ac-picr., Ac-sulf., Anhal., Berb., Bor., Card., Caust., Chin., Cob., Heder., Ign., Led., Lith., Lues., Med., Merc-sol., Nat-m., Phyt., Plat., Psor., Seneg.

- Schließmuskelschwäche, der	Atrop-s.
- Schmerzen um die	Crot., Glon.
- schwache	Phos.
- Schwellung der	Aur., Bell., Guaj., Lues., Nux-m.
- Schweregefühl der	Carb-v., Podo.
- Sonnenempfindlichkeit der	Clem., Euphr., Ign., Tarant.
- Stäbchen sehen	Chin., Lith.
- starre	Op., Spong.
- Staubgefühl in den	Ambr.
- Stechen in den	Bor., Hyper., Puls., Rhod., Solid., Spong., Stront., Tub.
- Stumpfheit über den	Nux-v.
- Taubheit der	Plat.
- tiefliegende	Abrot., Carc.
- tränende	s. Tränenfluß
- Trockenheit der	Ac-picr., Arum., Bari-c., Cad., Crot., Cycl., Euph., Flor., Lauroc., Lith., Lyc., Magn-c., Nux-m., Puls., Seneg., Verat., Zinc.
- Verdrehen der	Helleb., Cin.
- verdreht nach oben	Helleb.
- Verdunkelung der	Op.
- Verklebung der	Berb.
- Verletzung der	Ruta.
- Verwirrung über den	Nux-v.
- Wundheitsgefühl in den	Lith.
- Zucken der	Agar., Aran-d., Berb., Cann-ind., Croc., Ign., Ipec., Plat., Stront., Tub.
- Zuschwellen der	Rhs-t.

Augenausfluß

- dicker	Euphr.
- eitriger	Lyc., Sulf., Tell.
- gelber	Arg-nitr.
- milder	Arg-nitr.
- rahmiger	Euphr.
- reichlicher	Lyc.
- schleimig-eitriger	Ant-c., Seneg.
- wundmachender	Euphr.

Augenbrauen

- Ausschläge an den	Staph.
- Furunkel an den	Staph.
- Haare, Ausfallen der	Bufo., Plb., Sel.

Augenbrennen	Ac-acet., Ac-benz., Ac-fl., Ac-nitr., Alum., Arist., Ars., Berb., Cad., Calad., Calc-c., Caps., Carb-v., Caust., Cepa., Cob., Crot., Croton., Euph., Lauroc., Psor., Puls., Ran-b., Sang., Seneg., Solid., Stront., Sulf., Tub., Valer., Verat., Visc., Zinc.
- abends	Nicc.
- Augenbewegung, bei der geringsten	Rhod.
- heftiges, mit scharfen Tränen	Canth.
- Feuer wie	Ruta.
- Lesen beim	Agn.
- Nachtarbeit bei	Agn.
- Sonnenlicht bei	Ac-ph.
- Tränen, mit viel	Phell.
Augenentzündung	Abrot., Ac-nitr., Acon., Ant-c., Aur., Bapt., Con., Croton., Kali-bi., Mang., Merc-sol., Petr., Stann.
- aller Art	Apis.
- akute	Bell.
- Brennen mit	Magn-m.
- chronische	Nat-m., Psor., Thuj.
- Lichtscheu mit	Arg-nitr.
- Rötung mit	Magn-m.
- rheumatische	Rhs-t., Sil.
- Sekreten, mit milden	Arg-nitr.
- skrofulöse	Aeth., Ars., Calc-c., Graph., Jod., Lyc., Rhs-t., Sil., Sulf.
- Tränen mit, beim ins Licht schauen	Magn-m.
Augenflimmern	Ac-sal., Ac-succ., Anhal., Aran-d., Calc-c., Cann-ind., Caust., Coff., Dros., Gels., Jod., Kalm., Op., Petr., Plat., Ther., Verat., Zinc.
- Fernsehen beim	Arn.
- Kopfschmerz bei	Cycl.
- Lesen beim	Arn.
- Liftfahren beim	Dig.
- reiben muß die Augen	Heder.
- Schreiben beim	Aloe.
- verschiedenfarbiges	Cycl.
Augenhöhlen	
- zerbrochen wie, beim Augendrehen	Cupr.

Augenhöhlenschmerzen
- grabende   Colch.
- Nadelstichen wie von   Eupat-perf.
- stechende   Colch.
- Trübsichtigkeit mit   Aloe.
- ziehende   Colch.

Augenhornhaut
- Entzündung der   s. Keratitis
- Flecken auf der   Con.
- Geschwüre an der   Apis., Arum., Con., Croton., Kali-bi., Kali-m., Lues., Med., Merc-sol., Podo., Sil., Thal.
- Katarrh der   Ant-c.
- Pusteln an der   Croton.
- Trübung der   Aeth., Cann-sat., Croton., Euphr., Lues., Zinc.

Augenkopfschmerz   Lil.
- Augen muß schließen und kühlen   Aloe.
- anämisch-neuralgischer   Spig.
- berstender   Vacc.
- besser durch Essen   Lith.
- bleiernder   Carb-v.
- drückender   Carb-v.
- morgendlicher   Tell.
- nächtlicher   Med.

Augenkrankheit
- luetisch-tuberkulinische   Ac-nitr.
- skrofulöse   Bari-c., Caust., Euphr.

Augenmuskel   Gels.
- Augenrollen   Cin.
- Krämpfe der   Ac-hydroc., Cin.
- Lähmung der   Caust., Con., Dulc., Gels., Hyosc., Lues., Olnd., Tab.
- Schwäche der   Carc.
- Schwäche der Raucher   Nux-v.
- zucken der   Croc.

Augenneuralgien   Cupr., Magn-ph., Spig.
- Benommenheit mit   Lachn.
- Konvulsionen mit   Coff.
- Schwere mit   Lachn.
- Schwindel mit   Lachn.

Augenschleimhaut
- Empfindlichkeit der   Jugl-reg.
- Reizung der   Ipec.
- trockene   Flor.

Augenschließen, beim
- Übelkeit und Erbrechen, Flimmern und Flackern   Ther.

Augenschmerzen
Ambr., Bell., Coloc., Echin., Gels., Grind., Hep., Ign., Ipec., Kalm., Lach., Led., Lues., Naja., Nat-ars., Par., Podo., Ran-b., Rumx., Strych., Vib., Visc.

- Anstrengung nach   Meph.
- Augapfel am   Aur., Eupat-perf.

s. auch Augapfelschmerzen

- Auge, am linken   Spig.
- Augenbewegung, bei der geringsten   Rhod., Spig.
- auseinander pressende   Ac-lac.
- berstende   Rhs-t.
- Blick auf einen Gegenstand, bei   Ac-lac.
- bohrende   Spig.
- brennende   Ac-m., Apis., Phyt.
- Brennen, mit, bis in die Nasen-umgebung   Cedr.
- drückende   Amm-c., Spig.
- hämmernde   Ham.
- intensive   Lil.
- Lesen beim   Cob., Plat.
- Lichtsehen beim   Mang., Plat.
- Lidrandentzündung mit   Ruta.
- Nahsehen beim   Mang.
- nervöse   Spig.
- neuralgische   Cedr.
- prickelnde   Phyt.
- reißende   Rhs-t.
- Rückenlage in   Ac-mur.
- scharfe   Cedr., Spig.
- Scheitel, gegen den ausstrahlende   Cimic.
- schießende   Cedr., Cimic.
- Schreiben beim   Cob.
- stechende   Amm-c., Apis., Hyper., Spig.
- Vorwärtsbeugen beim   Med.
- ziehende   Rhs-t.

Augenschwäche	Alum., Chin., Mang., Phos., Quas.
- Blutarmut durch	Cycl.
- Überanstrengung nach	Ruta.
Augenstörungen	Ac-hydroc., Lil.
- Farbensehen mit	Cin.
- Schielen mit	Cin.
- Trübsichtigkeit mit	Cin.
Augentränen	s. Tränenfluß
Augenweißes	
- Brennen im	Stront.
- Rötung des	Stront.
- Stechen im	Stront.
Augenwinkel(n)	
- Brennen im	Clem., Petr.
- Ekzeme an den	Caust.
- Entzündung der	Clem., Staph.
- Jucken der	Ac-m., Staph.
- Rötung der	Ac-m.
- trockene	Petr., Staph.
- wunde	Petr.
- verkrustete	Staph.
- zucken der	Cann-ind.
Aura	Cupr-acet., Oena.
Ausfluß	Ac-nitr., Arg-nitr., Chin., Cocc., Ign., Phyt., Podo., Zinc.
- anämischer Frauen und Mädchen	Ferr.
- ätzender	Ac-hydroc., Alet., Ambr., Arum., Bov., Con., Hydrast., Jod., Kreos., Mez.
- Beckenorgane, bei Senkung der	Stann.
- blutiger	Ac-nitr., Ac-sal., Ac-sulf Aran-d., Arg-nitr., Arist., Arn., Aur., Bell., Bellis., Carc., Cham., Colch., Crot., Hydrast., Kreos., Lac-c., Lues., Murx., Phos., Ran-b., Sec., Tarant., Thlaspi., Verat.
- Blutwasser wie	Cocc.
- blutig- schleimiger	Ac-acet.
- bräunlicher	Sec.
- brennender	Ac-lac., Ac-nitr., Ac-sal., Amm-c., Berb., Beryl., Calc-c., Caps., Clem., Merc-sol., Phos., Sulf.
- cremeartiger	Magn-s., Nat-ph., Puls.

- dicker	Ac-sal., Alum., Aur., Bari-c., Bor., Croc., Dros., Hydrast., Magn-s., Murx., Puls.
- dunkler	Card., Thlaspi.
- dünner	Ac-fl., Ac-form., Arum., Led., Nat-m., Sel., Tab., Tarant.
- eitriger	Ac-nitr., Arg-nitr., Chin., Cocc., Led., Sabin., Tell.
- eiweißartiger	Plat.
- eiweißhaltiger	Calc-c.
- entzündlicher	Ther.
- Erkältung nach	Puls.
- erregender	Agar., Bufo.
- erschöpfender	Ipec.
- fadenziehender	Croton., Hydrast.
- faulriechender	Kreos., Pyrog.
- fleischfarbener	Ac-nitr., Arg-nitr.
- Fleischwasser wie	Ars.
- fressender	Hyper., Ran-b., Rhs-t.
- Gebärmutterverlagerung bei	Stann.
- Geburt während der	Ipec.
- geilmachender	Hyosc.
- gelblicher	Bari-c., Calc.fl., Hydrast., Fagop., Kres., Lues., Pulx., Thuj.
- gelblich-brauner	Mandr.
- gelblich-grüner	Murx., Nat-s., Puls., Sep.
- gelblich-weißer	Stann.
- Geschwüren bei	Phos.
- gold-gelber	Kali-s., Nat-ph.
- grüner	Lach., Lues., Thuj.
- Harnabgang nach	Magn-m.
- heißer	Bell., Cepa.
- heller	Rhs-t.
- Hinfälligkeit, mit großer	Bapt.
- intermenstrualer	Sec.
- juckender	Ac-lac., Ac-nitr., Ac-ox., Ac-ph., Acon., Agar., Agn., Aloe., Ambr., Amm-c., Anac., Anhal., Ant-c., Apis., Aran-d., Arist., Arum., Berb., Beryl., Bor., Bofo., Calc-c., Canth., Caps., Card., Collins., Con., Crot., Dros., Eupat-perf., Graph., Helod., Hyosc., Hyper., Jod., Led., Lil., Lues., Mang., Nux-v., Petr., Plat., Ran-b., Rhs-t., Sep., Spig., Spong., Staph., Stront., Sulf., Tarant., Tell., Ther., Thuj.

- Käse nach riechender	Hep.
- klebriger	Alum., Bor., Calc-c., Cepa., Spig., Tarant.
- kleisterartiger	Bor.
- kolikartiger	Cham.
- Kratzspuren bei	Agar.
- Kreuzschmerz mit	Mandr.
- Kreuzschmerz, wechselt mit	Murx.
- langwieriger	Arg-nitr.
- Leibschmerzen mit	Mandr.
- libidinöser	Arist., Canth., Lil., Lyc.
- Mädchen junger	Puls.
- Mädchen kleiner	Calc-c., Cauloph.
- milchiger	Calc-c., Calc-fl., Caps., Ferr-ph., Hyper., Sil.
- milder	Ac-nitr., Cad., Calc-fl.Card., Kali-c., Puls., Ran-b.
- Polypen bei	Phos.
- prickelnder	Spig.
- profuser	Amm-c., Apis.
- psychische Symptome wechseln mit	Murx.
- Pubertät nach der	Puls.
- Regel statt der	Lac-c.
- Regel, vor und nach der	Thlaspi.
- reichlicher	Acon., Alum., Graph., Jod., Pulx.
- reizender	Graph.
- Rötung mit	Agar.
- scharfer	Ac-fl., Ac-form., Ac-hydroc., Ac-nitr., Amm-c., Apis., Aral., Arg-ntr., Bov., Canth., Carb-v., Con., Lil., Merc-sol., Naja. Nat-m., Phos., Ran-b., Sabin., Sulf., Tell.
- Scheidenjucken, mit heftigem	Sulf.
- Schenkeln, läuft an den herunter	Alum., Ant-c.
- Schleim mit nicht reizendem	Kali-m.
- schleimiger	Ac-ox., Ac-nitr., Ac-sal., Ac-sulf., Aloe., Ambr., Ars., Aur., Berb., Bry., Cact., Canth., Caps., Card., Cauloph., Cepa., Cham., Chin., Crot., Dros., Kali-c., Kali-s., Magn-c., Naja., Nicc., Nux-v., Puls., Stann. Stront., Sulf., Ther., Tub., Verat.
- schleimig-eitriger	Carc.
- schleimig-grüner	Hydrast.
- schmerzhafter	Ac-lac., Ac-m., Card., Magn-c., Mang., Merc-sol.
- schmieriger	Bari-c., Kreos., Sec.

- schmutziger	Berb.
- schwächender	Ac-lac., Gels.
- schwarzer	Naja., Sel.
- Schwellung mit	Agar.
- Schweregefühl mit, in der Gebärmutter	Cimic.
- starker	Cauloph.
- Stechen mit, in den Teilen	Con.
- steifer	Lach.
- stinkender	Ac-m., Ac-nitr., Kreos., Pyrog., Sulf., Tell.
- Stuhlabgang nach	Magn-m.
- transparenter	Alum.
- trichomonadenhafter	Alum., Lil.
- übelriechender	Abs., Ac-fl., Ac-lac., Ac-sulf., Anhal., Aral., Arum., Bapt., Bari-c., Bell., Bufo.Carb-v., Carc., Chin., Clem., Colch., Coloc., Croc., Crot., Guaj., Ipec., Jod., Kres., Magn-c., Mandr., Med., Merc-sol., Mez., Petr., Pulx., Sec., Sel., Sil., Tab., Tarant., Thlaspi., Verat.
- vermehrter	Stront.
- Völlegefühl mit, in der Gebärmutter	Cimic.
- wäßriger	Ac-form., Amm-c., Ant-c., Ars., Ferr-ph., Graph., Hydrast., Lil., Lues., Magn-c., Nat-m., Nicc., Puls., Sil., Spong.
- weißer	Ac-nitr., Alet., Alum., Ambr., Arist., Aur., Bor., Calc-c., Cycl., Ferr., Gels., Graph., Hydrast., Hydroc., Kali-m., Kali-s., Kreos., Lach., Magn-m., Nat-m., Phos., Plat., Sabin., Sec., Senec., Stann., Stram., Stront.
- weiß-gelblicher	Acon., Bry., Jod., Kreos., Magn-c.
- wollüstiger	Agn., Calc-ph., Coff., Colch., Con., Hyosc., Tub.
- wundmachender	Ac-form.Ac-hydroc., Ac-nitr., Ac-sulf., Acon., Agar., Ambr., Amm-c., Anac., Aran-d., Arn., Ars., Arum., Bapt., Bellis., Beryl., Calc-c., Carb-v., Cepa., Chin., Ferr-ph., Heder., Helod., Hep., Hydrast., Jod., Kres., Lyc., Mang., Merc-sol., Mez., Petr., Rhs-t., Sep., Sil., Spig., Spong., Stront., Tab., Tell., Thuj.
- zäher	Acon., Alum., Bellis., Cad., Croc., Guaj.
Ausgelassen und heiter erst, dann bedrückt und traurig	Plat.

Ausgeschneuzt werden
- Krusten   Kali-bi.
- Schleimfetzen, feste, grünliche   Kali-bi.

Aushusten
- kann nicht genügend   Beryl.
- Membranen von   Jod.
- Schleim von reichlichem, bessert alle
  Beschwerden   Lach.

Ausschläge(n)   Arn., Bov., Manc., Sec.
- Abhäuten mit, in den Ellenbogen   Scil.
- aller Art   Sep., Sulf.
- Asthma wechselt mit   Calend.
- Augenbrauen an den   Staph.
- Augen um die herum   Croton.
- Beißen mit   Phyt.
- berührungsempfindliche   Arg-nitr.
- besser durch kalte Waschungen   Ars.
- besser durch Kratzen   Croton.
- Bläschen mit   Phyt.
- bläschenförmige   Bufo., Lach.
- blasenartige   Ant-c.
- bläulicher Verfärbung mit   Lach.
- braun-rote   Syph.
- brennende   Ac-benz., Ac-hydroc.Ac-succ., Ars.,
  Berb., Phyt., Rhs-t., Sep., Staph., Stront.,
  Teucr-mar., Thuj., Urt.
- brennend in Bettwärme   Ac-succ.
- Brust auf der   Caps., Valer.
- bullöse   Rhs-t.
- chronische   Sep., Tub.
- eiskalte   Ac-hydroc.
- eiternde   Thuj.
- ekzemartige   Fagop.
- erysipelartige   Apis., Hydrast., Rhs-t.
- exanthemartige   Amm-c.
- Exantheme kommen nicht richtig heraus   Ant-t.
- feuchte   Stront.
- flechtenartige   Mang., Phyt.
- Flecken als, auftretende   Urt.
- flohstichartige   Teucr-mar.
- frieselartige   Hyper., Urt.
- frostige   Bari-c.
- Gelenkbeugen in den   Cupr.

- Geruch, mit unangenehmem	Syph.
- Gesicht im	Caps., Carb-v., Croton., Fagop., Hep., Hydrast., Nat-m., Prim., Sars., Urt.
- geschwollene	Prim.
- geschwürige	Ac-hydroc.
- hartnäckige aller Art	Calc-c., Rhs-t., Tub.
- Hautstellen, an unbedeckten	Fagop.
- Heilung, mit schlechter	Arg-nitr.
- herauskommen wollen nicht recht	Ail., Zinc.
- herpesähnliche	Caps.
- Hitze mit	Urt.
- impetiginöse	Apis.
- Jucken, mit starkem, abends beim Auskleiden	Rumx.
- Jucken mit unerträglichem	Mez.
- juckende	Ac-benz., Ac-succ., Ambr., Apis., Arg-nitr., Ars., Bari-c., Berb., Croton., Cupr., Eupat-perf., Lil., Phyt., Prim., Psor.Rhs-t.Sars., Sep., Staph., Stront., Teucr-mar., Thuj., Urt.,
- Kindesalter im	Viol-t.
- Kinn amPrim,	Sep.
- kleinpapulöse	Magn-s.
- Knötchen mit	Phyt.
- knotenförmige	Erig.
- Kopf am	Sars.
- Kopfhaut auf der	Caps., Staph.
- Körper am ganzen	Magn-s.
- krätzeähnliche	Psor., Verat.
- Kratzen bessert nicht	Arg-nitr.
- Kratzen verschlimmert	Ars.
- Kratzzwang mit	Teucr-mar.
- krustenbildende	Psor.
- kupferfarbige	Carb-v., Syph.
- langwierige	Psor.
- Leistengegend in der	Bufo.
- livider Verfärbung mit	Lach.
- masernartige	Dros.
- miliarartige	Valer.
- Mund um den	Led.
- nachts schlimmer	Prim.
- Nase um die	Led., Sars.
- Naseneingang am	Lach.
- Nässe verschlimmert	Sulf.

- nässende	Petr., Thuj.
- nervöser.	Ac-succ., Arg-nitr.
- nesselartige	Ac-form., Form., Urt.
- Ohren an den	Staph.
- papulöse	Cycl., Gels., Kali-s., Led., Prim.
- pemphiginöse	Anac.
- periodisch schlimmer werdende	Tub.
- pockenartige	Apis., Hydrast.
- purpurartige	Glon.
- pustulöse	Anac., Con., Clem., Rhs-t.
- psoriasisähnliche	Glon., Sars.
- rauhe	Lith.
- Regel vor der	Dulc.
- rezidivierende	Rhs-t.
- rissige	Ac-hydroc.
- rote	Led., Phyt., Prim.
- Rücken auf dem	Valer.
- Schafspocken wie	Kali-bi.
- scharlachartige	Anac., Croc., Hyosc., Ipec., Rhs-t., Tereb.
- Schlaflosigkeit mit um 1 Uhr	Ran-s.
- Schmerzen mit brennenden	Mez.
- Schmerzen mit schießenden	Mez.
- schmerzhafte	Valer.
- schorfige	Hep.
- schuppenartige	Calc-ph.
- schuppende	Graph.
- segmentäre Anordnung der	Ran-s.
- Sekretabsonderungen, mit klebrigen, nach Schimmel riechenden	Graph.
- skarlatinforme	Apis.
- Stamm am	Bufo.
- stechende	Arg-nitr.
- Stirn auf der	Caps., Led., Magn-m.
- Stirngrenze an der	Bufo., Erig., Nat-m.
- trockene	Ac-hydroc., Verat.
- unreine	Caps.
- unterdrückte	Cupr., Psor.
- Unterschenkel an den	Erig.
- urtikarielle	Rhs-t.
- verdrängte	Psor.
- vesikuläre	Clem.
- Wangen an den	Led.
- Waschmittel durch	Cardios.
- weiße	Valer.

- zurücktretende, mit folgendem Kollaps   Camph.

Ausschnauben
- Blut, immer etwas beim   Cinnb.
- Druck bei jedem   Cinnb.
- Klopfen bei jedem   Cinnb.
- Krusten, von blutigen   Kali-bi., Stront.
- Schleimfetzen, von grünlichen   Kali-bi.
- Schmerz über der Nasenwurzel bei
  jedem   Cinnb.
- ständig muß   Stict.

Ausschwitzungen
- fibrinöse   Kali-m.
- weißgraue   Kali-m.

Aussehen   s. Gesicht

Äußeres,
- achtet sehr auf sein   Ars.

Ausspucken
- dauernd muß   Led.

Austrocknung   Lues.

Auswurf
- Angst mit   Acon.
- Asthma, bei feuchtem   Grind.
- bitterer   Merc-sol., Puls.
- Blutbeimengung mit   Mang.
- blutiger   Abrot., Abs., Ac-hydroc., Ac-sulf., Acon., Agn., Aloe., Amm-c., Bry., Calc-c., Canth., Carb-v., Crot., Cupr., Dros., Jod., Kali-nitr., Mez., Sec., Sep.
- blutstreifiger   Ferr., Ferr-ph., Phos., Zinc.
- brenzlich riechender   Dros.
- dicker   Calc-fl., Puls.
- dunkler   Elaps.
- eitriger   Ac-nitr., Calc-c., Carb-v., Dros., Elaps., Guaj., Hep., Kreos., Lith., Lyc., Plb., Sep., Sil.
- ekelhaft schmeckender   Dros.
- erschwerter   Mang., Mez.
- fadenziehender   Cocc-c.
- geballter   Abrot.
- gelblicher   Ant-t., Calc-c., Par., Puls.
- gelb-grüner   Lyc., Stann.

- gelb-schleimiger	Dros.
- gelb-weißer	Lauroc.
- geringer	Sec.
- Geruch, mit fauligem	Arum., Bals.
- Geruch, mit modrigem	Bor.
- grünlicher	Kali-j.
- heller	Calc-fl., Cocc-c.
- klarer	Cad.
- klebriger	Phell.
- klumpiger	Abs., Ac-benz., Ac-succ., Kali-nitr.
- mißfarbiger	Phell.
- reichlicher	Grind., Hep., Lyc., Mez., Par., Stann.
- reichlicher beim Husten	Lauroc.
- rostfarbener	Rhs-t.
- salziger	Ac-hydroc., Kali-j., Lyc., Magn-m., Merc-sol., Sep.
- scharfer	Amm-c.
- schleimiger	Ac-benz., Ac-hydroc., Ac-ph., Agn., Aloe., Amm-c., Calc-c., Calc-fl., Cupr., Ferr-ph., Guaj., Hep., Jab., Kali-nitr., Merc-sol., Mez., Plb.
- Schleimklumpen, mit blutigen	Sel.
- Schleimklumpen, mit festen	Mar.
- schwer löslicher	Acon., Amm-c., Ant-s., Ant-t., Arum., Grind., Hep., Jod., Sil.
- schwer löslicher, im Freien	Ac-sulf.
- spärlicher	Lith.
- süßlicher	Magn-m., Stann.
- Stärke, wie gekochte	Arg-nitr.
- stinkender	Carb-v., Guaj.
- strähniger	Cocc-c.
- übelriechender	Ac-nitr., Arum., Phell., Sep.
- vikariirender	Puls.
- wäßriger	Calc-fl.
- weiß-gelber	Ant-s.
- wenig	Bry., Sang.
- Würgen mit	Cocc-c.
- zäher	Ant-s., Ant-t., Aur., Bry., Cad., Calc-fl., Cham., Cupr., Jod., Puls.

Auszehrung Abrot.

Autofahren
- Aufstoßen beim	Cocc.
- Brechreiz beim	Cocc.

- Blutandrang beim	Tab.
- Erektion beim	Calc-ph.
- Gähnen beim	Cocc.
- Kopfschmerzen beim	Tab.
- Leeregefühl im Magen, beim	Cocc.
- Migräne beim	Tab.
- Schwindel beim	Cocc., Petr.
- Übelkeit beim	Cocc., Petr.
Autointoxikation	Berb.
- Ernährungsstörungen durch	Alum.
Automatische Zentren	
- Reizung der	Tab., Valer.
Autorasen	
- Hitze und Blutandrang zum Kopf beim	Ac-nitr.
Azetonämie	Ac-hydroc., Crac., Ign.

Backenknochen
- Druck krampfhafter, über den   Hyosc.
- Stiche in den   Guaj.
- Verdickung knotige, der   Thuj.

Backenknochenschmerzen
- linksseitige, bis in die Ohren, Nase und   Thuj.
  Zähne ausstrahlende

Bagatellen
- irritieren ihn über alle Maßen   Hep.

Bagatellkrankheiten, Anginen, Bronchitis und Schnupfen
- rezidivierende   Tub.
- Rückfälle, ständige   Sulf.

Balggeschwülste   Sil.

Bändergewebe
- entzündliche Prozesse am, bei allen
  Gelenken   Calc-fl., Kali-j.

Bänderrheumatismus   Bry.

Bänderschwäche
- Adnexe der   Calc-fl.
- Uterus des   Calc-fl.

Bandgefühl   Cocc.
- Kopf um den   Ac-nitr., Carb-v.

Bandscheibenschäden   Harp., Heder., Pich., Visc.

BandwurmCroton.

Bangigkeit   Helod., Ther.
- Bauch im   Aur.
- Frieren, mit innerem   Coff.

Barlow (Morbus)   Ac-hydroc.

Barometermittel   Rhod.

Bartflechte   Cic., Graph.

Bartholinits   Bell.

Basedow	Ac-nitr., Ac-sulf., Ars., Bell., Brom., Cact., Chin., Chin-ars., Crot., Cupr-ars., Ferr-ph., Glon., Heder., Jod., Lach., Lycop., Naja., Nat-m., Phos., Plb., Sec., Spong., Tub.
- Bleibasedow	Plb.
- Vollbasedow	Thyr.
Basedowherz	Adon., Bell., Cact., Conv., Jod., Naja.
- Reizbarkeit, mit großer	Lycop.
- Schwäche mit	Lycop.
Baßstimme	Caust.
- tiefe	Verb.
Bauch(es)	
- Angst im	Aur., Stram.
- Berührungs- empfindlichkeit des	Cupr.
- Beschwerden im	Zinc.
- Blähungen voller	Nat-c.
- Brennen im	Dulc., Guaj., Ran-b.
- brettharter	Cupr.
- dicker	Calc-c., Lyc.
- druckempfindlicher	Bry., Flor., Sil.
- Einziehung der rechten Seite, des	Plat.
- Empfindlichkeit des	Sep.
- gespannter	Calc-c., Poth.
- Gurgeln im	Croton.
- halbkugelförmiger	Lyc.
- harter	Carc., Quas.
- Herabsinkungsgefühl im	Croc.
- Hitze im	Stram.
- Kältegefühlim	Meph., Tereb.
- Kneifen im	Helleb.
- Kollern im	Magn-c.
- Kribbeln im	Tereb.
- Leere im	Croc.
- meteoristisch gespannter	Lyc.
- Poltern im	Sep., Spong.
- Quaken im	Thuj.
- Rumoren im	Abrot., Anhal., Bapt., Cob.
- Rumpeln im	Ac-picr., Agar., Ars., Card., Mez., Nux-m.
- Schneiden im	Agn., Calad., Canth., Cin., Dulc.,
- Schwäche im	Ac-ph.
- Schwappen im	Croton.
- Schwere im	Magn-c.

- Spannungsgefühl im	Flor.
- Sprudelempfindung im	Berb.
- Stechen im	Cin., Plat.
- tympanitischer	Quas.
- Wundheitsgefühl im	Cupr.
- zusammengeschnürt wie	Cacl-c., Canth.

Bauchdecke

- Berührungsempfindlichkeit der	Tell.
- harte	Plb., Tell.
- kahnförmig eingezogene	Plb.

Bauchdeckenschmerzen

- kneifende um die Nabelgegend	Tell.
- Schwangerschaft in der	Bellis.

Bauchdrüsen   Amm-c.

Bauchfellcarzinose

- Aszitis mit	Abrot.

Bauchfellentzündung   s. Peritonitis

Bauchgrimmen   Ac-hydroc., Ac-succ., Aloe., Alum., Cupr., Merc-sol.

- Trinken nach jedem	Croton.

Bauchknurren   Thuj.

- Schlaf im	Cupr.

Bauchkoliken   s. Koliken

Bauchkrämpfe   Calc-c.

- anfallsweise auftretende	Thal.
- Gasauftreibung mit	Rad.
- Gebärmutterstörungen bei	Cauloph.

Bauchmuskeln

- eingezogene	Sec.
- Krämpfe der	Cupr., Sec., Tab.
- Schmerzen der	Bellis., Hyosc.
- schwache	Cocc.
- wund wie	Bapt.

Bauchraum

- Krampfzustände im	Latrod., Sep.

Bauchschmerzen   Calend., Canth., Cin., Coff., Croc., Dros., Guaj., Magn-ph., Sabad.

- Alkohol nach	Tarant.

- Atemholen beim	Clem.
- Beine muß anziehen bei	Bry.
- berstende	Lac-c.
- besser durch Ausstrecken	Aran-ix.
- besser durch Rückwärtsbeugen	Aran-ix.
- brennende	Acon., Ars.
- Brustbein bis zum	Clem.
- dumpfe	Hydrast., Mez.
- Durchfall mit	Rhod., Zinc.
- Durchfall, mit gelb-saurem	Dulc.
- Durchfall, mit profusem	Dulc.
- Durchfall, mit saurem	Calc-c.
- Druck mit, zum Herzen hin	Nux-m.
- drückende	Amm-c.
- Erkältung nach	Dulc.
- Erbrechen mit	Dulc.
- Gasbildung mit	Kres.
- Gegenwart Fremder in	Ambr.
- Harnen beim	Agn., Clem.
- heftigste	Bell., Cupr.
- Husten beim	Clem.
- Kältegefühl mit	Petr.
- klopfende	Quas.
- kneifende	Petr.
- kolikartige	Ac-picr., Amm-c., Bor., Calc-c., Caps., Dulc., Ferr-ph., Lac-c., Nux-m., Podo., Ran-b., Spig., Tarant.
- krampfartige	Acon., Cob.
- Krampfen mit	Ars., Zinc.
- lebhafte	Arist.
- neuralgische	Diosc.
- Plätschern in den Gedärmen mit	Kres.
- Rumpeln mit	Ars.
- schlimmer durch Sitzen	Aran-ix.
- schlimmer durch Zusammenkrümmen	Aran-ix.
- schneidende	Ac-nitr., Acon., Amm-c., Ars., Dulc., Hydrast., Hyper., Mez., Ran-b., Stront., Zinc.
- stechende	Ac-nitr., Quas.
- Stuhlentleerung, vor jeder	Dulc.
- überall im Bauch	Psor.
- Wetter, bei nassem, kaltem	Dulc.
- zusammenkrümmen muß sich bei	Bry.
- zusammenziehende	Hep., Kreos.

Bauchschneiden	Ac-lac., Agn., Beryl., Brom., Cact., Calend., Cin., Coloc., Dulc., Gels.
- Auftreten beim	Bari-c.
- Blähungen, mit stinkenden	Stront.
Bauchschweiße	
- kalte	Anac.
- klebrige	Anac.
Bauchspeicheldrüse	s. Pankreas
Bauchwassersucht	Abrot., Ac-acet., Ac-sulf., Apoc., Arum., Card., Colch., Helleb., Lyc., Olnd., Scil.
- Herzkrankheiten bei	Aals.
- Neigung zu	Uran.
- Nierenkrankheiten bei	Aals.
- Zirrhose bei	Quas.
Bechterew (Morbus)	Ac-fl., Ac-form., Aur., Calc-c., Calc-fl., Calc-ph., Carc., Harp., Stront., Tub.
Becken	
- Herabdrängen im	Aloe.
- Zusammenschnürungsgefühl um das	Cact.
Beckenbänderschwäche	Alet., Helon.
Beckenbindegewebe	Helon.
- Entzündung des	Med., Merc-sol., Sabal., Sep., Sulf., Thuj.,
- schlaffes	Calc-fl.
Beckenbodenschwäche	Helon.
Beckenorgane, der Frau	Sabin., Sep.
- Bearing down der	Onos., Sep.
- Entzündung der	Echin., Senec.
- Erkrankung der, chronische	Med.
- Kongestionen der, mit Wallungen und Gefäßpulsationen	Sabin., Sang.
- Kolikschmerzen mit	Vib.
- Krämpfe in den	Vib.
- Senkungsbeschwerden der	Onos., Sep., Stann.
- Venostase der	Puls.
Beckenregion	
- Schmerzen in der	Lil.
Beckenschmerzen	
- Gebärmutter gegen die drängende	Vib.

Beckenstauungen	Berb.
Beckenvenen	Collins., Sep.
Bedecktsein will,	
- trotz Fieberhitze	Nux-v.
Bedrückte Menschen	Hirud.
Beeindruckbar durch äußere Einflüsse	Phos.
Beengung	Abrot., Anhal., Bellis.
- Empfindung von	Tarant.
- Hals am	Bufo.
- Kleiderdruck erträgt nicht	Lyc.
- Leber um die	Tab.
- Windabgang bessert	Lyc.
Befürchtungen	
- eingebildete	Sabad.
Begeistert ist rasch	Phos.
Begreift schwer	Nat-c.
Beine	
- Anwinkeln der, morgens um 3 Uhr	Magn-m.
- bewegt ständig eins, während das andere gelähmt ist	Helleb.
- Bewegung choreaartige, der	Thal.
- Bewegung krampfhafte, der	Op.
- Bewegung rhythmisch-unwillkürliche, der	Stram.
- Bewegung unwillkürliche, der	Myg.
- bleierndes Gefühl in den	Ac-ox.
- Brennen in den	Lachn., Stann.
- Brennen zwischen den	Hep.
- dicke, wie Pfosten	Aur.
- Einschlafen der	Croc., Melil., Rhod., Teucr-mar.
- entblößen muß die	Plat.
- Ermüdung der	Nux-m.
- Flexorenkrämpfe der	Tab.
- Fremdheitsgefühl in den	Mandr.
- gelähmt wie	Zinc.
- Gewebe der, ist resistent und verdickt	Aur.
- Hautverfärbung, schwärzliche, an den	Crot.
- Hitze in den	Stann.
- Hitze, angenehme äußere, der	Ther.
- Hitze der, nachts im Bett	Meph.

- Jucken der, nachts	Ambr.
- Jucken zwischen den	Hep.
- Kälte in den	Ac-ox., Beryl., Helod., Ther.
- Kältegefühl mit Schmerzen in den	Magn-c.
- kalte, bei heißem Kopf	Cob.
- Klötze wie schwere	Arist.
- Kraftlosigkeit der	Stann., Tab.
- Krämpfe in den	Agar., Cin., Iris., Nat-m., Nux-m., Tarant.
- Krämpfe nachts in den	Bufo.
- Kribbeln in den	Rhod.
- kurze	Calc-fl.
- Lähmigkeit in den	Ac-picr., Cob., Kres., Op., Stann., Thea.
- Müdigkeit in den	Plat., Samb., Visc.
- Reißen in den	Ferr., Nicc., Sil.
- Reißen nachts in den	Ferr-ph.
- rötlich verfärbte	Aur.
- Rucken in den	Valer.
- Schwäche in den	Ac-form., Ac-ph., Ac-picr., Anac., Bari-c., Beryl., Nat-m., Nicc., Nux-m., Olnd., Onos., Op., Ruta., Sabad., Spig., Valer.
- Schwarzwerden der	Tarant., Tarant-cub.
- Schwellung der	Aur., Lyc., Samb.
- Schwere in den	Ac-ox., Ac-picr., Ac-sulf., Ambr., Bari-m., Beryl., Cact., Cob., Flor., Nat-m., Ther., Verb.
- Spannung in den	Beryl.
- Stechen in den	Ferr.
- Steifigkeit der	Ac-sulf., Beryl., Sil., Vacc., Visc.
- stillhalten kann die nicht	Thal., Visc.
- Taubheit in den	Helod., Mandr., Lac-c., Onos., Plat., Rhod., Samb., Thea.
- Treppensteigen beim, Schwere und Steifigkeit in den	Podo.
- Unruhe in den	Caust., Glon., Magn-m., Tarant.
- Unruhe in den, beim Sitzen	Zinc.
- Unsicherheit in den	Arg-nitr., Sulf.
- Venenstauungen in den	Flor., Puls., Ruta., Sulf.
- Versagen der	Bufo.
- Ziehen in den	Lachn., Valer.
- Zittern der	Agar., Bari-m., Helod., Hyosc., Lath., Nicc. Olnd., Ruta., Spig., Stann., Tarant., Valer.
- Zucken in den	Agar., Arg-nitr., Helod., Phyt., Sabad., Valer., Verat., Zinc.

- Zuckungen, konvulsivische der	Plb.
- Zusammenklappen der, beim Hinsetzen	Stann.

Beinschmerzen — Ambr., Aran-d., Hyper., Psor., Vario.

- bohrende	Amm-c.
- brennende	Amm-c.
- heftigste	Jod.
- krampfartge	Cact.
- lanzierede	Petr.
- linken Bein im	Jod.
- nachts	Jod., Med.
- neuralgische	Diosc.
- reißende	Caps.
- rheumatische	Ferr., Lac-c.
- schwere	Cact.
- Stehen bessert	Jod.
- tiefsitzende	Eupat-perf.
- verrenkt wie	Eupat-perf.
- ziehende	Caps., Rhod.

Beleidigt ist leicht — Anac., Petr., Phos., Sars., Staph.

Bellhusten — Canth., Cob.

- Heiserkeit mit	Dros.
- Reihenfolge, in schneller	Corall.
- trockener	Dros.

Benehmen

- maßlos im	Croc.
- ungebührliches	Plat.

Benommen(heit) — Ac-hydroc., Arg-nitr., Bapt., Bor., Calc-ph., Card., Cepa., Cocc., Ferr-ph.Glon., Lauroc., Lyc., Lycop., Merc-sol., Naja., Op., Phell., Spart., Tereb., Vib., Visc.

- Abwärtsfahren beim	Calc-fl.
- Akoholgenuß bei	Calc-fl., Led.
- alten Leuten bei	Bari-c.
- Anstrengung bei	Beryl.
- Aufrichten beim	Berb., Beryl.
- benebelt wie	Ac-m., Apoc.
- besser durch Druck mit beiden Händen	Apis.
- besser nach Essen und Trinken	Beryl.
- besser in frischer Luft	Ars., Beryl.
- beschwingt wie	Bufo.
- betäubt wie	Led.

- betrunken wie	Abs., Led., Meph.
- Bewegung bei jeder	Bell.
- Bewußtseinsstörung mit	Anhal.
- Bücken beim	Berb., Beryl., Calc-fl.
- Dämmerung in der	Berb.
- dreht sich alles bei	Bari-c.
- Erschütterung bei jeder	Bell.
- Essen beim	Led.
- Gefühl mit schwerem, dumpfem im Kopf	Gels.
- Gehen beim	Led., Zinc.
- Hitze bei	Calc-fl.
- Hitze mit	Plat.
- Kopf im	Ac-acet., Croton., Dros., Quas., Rob.
- Kopfschmerzen mit	Agn., Croc.
- Mittagessen nach dem	Berb.
- nachts	Nux-m.
- Niedergeschlagenheit mit	Clem.
- Schädeldruck mit	Calc-fl.
- Schweigsamkeit mit	Arn.
- Schwindel bei	Ac-sulf., Acon.
- Schwindel mit	Clem., Cob.
- starke	Oena., Phos.
- Stirnschweiß mit kaltem	Colch.
- tagsüber	Ac-sal., Mandr., Nux-m., Tarant.
- Treppensteigen beim	Aloe.
- Zimmer im warmen	Ars., Bry.
- Zugluft bei	Mez.

Berauscht wie   Bufo., Phos.

Bergsteigen
- Brechreiz beim	Bor.
- Übelkeit beim	Bor.

Berührung
- Benommenheit bei	Mez.
- Kopfschmerz bei	Mez., Spig.
- Schmerzen löst jede aus	Ac-ox.
- Schwindel bei, morgens	Spig.

Berührungsempfindlichkeit   Ant-c., Apis., Euph., Lil., Magn-c., Mang., Mez., Strych., Thal.

- allgemeine	Magn-m.
- Augen der	Cepa.
- Gefäße der	Croton.

- Genitale, der weiblichen	Ac-m.
- Gesicht im	Caps.
- Haut der	Ac-sulf.
- Knochen der	Cepa.
- Knochenhaut der	Ac-succ.
- kranken Teile der	Arn.
- Leber der	Colch.
- Prickeln mit	Spig.
- Röhrenknochen, der langen	Ac-succ.
- schmerzhafte	Ran-b.
- Tibiakante der	Ac-nitr.
- überaus große	Plat.
- unerträgliche	Acon.

Berufskrämpfe — Ac-picr., Magn-ph.

besorgte Menschen — Ac-succ., Lues.

Bestrahlung
- Fibrose nach — Ac-fl.
- Zustände nach radioaktiver — Rad.

Beschäftigung(s)
- Angst vor ungewohnter — Ambr.
- bessert — Helon.
- Krämpfe — Ac-picr., Gels., Hyper., Magn-ph., Nux-v., Ran-b.
- lenkt ab — Helon.
- Neurose — Hyper.

Beschwerden
- flüchtige — Puls.
- geistig Tätiger — Nicc.
- links von, nach rechts ziehende — Lac-c.
- nervöse — Nicc.
- periodisch auftretende — s. dort
- Seite, von einer zur anderen wandernde — Sabad.
- Seitenwechsel, häufige der — Cocc., Lac-c.
- wandernde — Puls.
- wechselhafte — Poth., Puls.
- wetterabhängige — Kalm.
- Wetterwechsel verschlimmert die — Erig., Phos., Psor., Rhod., Sil., Spig.
- Wiederkehren der, nach Monaten und Jahren — Vip.
- widerspruchsvolle — Asa.

Betasten
- fühlt weniger als normal, beim   Helleb.

Betäubt wie   Led., Nux-m.

Betäubung   Abs., Chelid., Op., Vip.
- Gefühl von   Phos.
- Puls mit schnellem   Hyosc.

Betet ständig   Stram.

Betriebsamkeit voller   Heder., Kali-j.

Bett
- hart wie zu   Arn., Bapt., Pyrog.
- Platz findet keinen im   Ars., Phyt., Pyrog.
- Ruhe findet keine im   Phyt.
- schreit im   Cin.
- wirft sich fortgesetzt herum, im   Ambr., Arn., Cin.

Bettdecke
- zupft dauernd an der   Ac-m., Helleb., Stram.

Bettnässen   s. Enuresis

Bettwärme
- Afterjucken in der   Jugl-reg.
- unerträglich ist die   Led.
- Unterdrückungsekzeme in Ellenbogen-
  und Kniebeugen, in der   Zinc.
- Verrenkungsschmerz in der   Sulf.
- Verstauchungsschmerz in der   Sulf.

Beugesehnen   Ruta.

Beulen, eitrige   Sec.

Bewegung
- Abortusblutung bei leichtester   Croc.
- Angstgefühl bei   Ipec.
- Atemnot bei   Chin.
- Augenkopfschmerz bei   Bellis., Colch.
- Benommenheit bei   Mill.
- Blutandrang bei   Chin., Gels., Mill.
- Blutwallungen bei   Glon.
- Bruststiche bei   Ac-form.
- dauernd in   Kali-j., Tarant.
- Drehschwindel bei   Tab.
- Erbrechen bei   Ther.

- Erschöpfung bei jeder — Gels.
- fahrige — Agar.
- Gehirn, als ob das zerschlagen würde, bei — Tell.
- Gesichtsröte bei — Glon.
- Herzklopfen bei — Caps., Chin., Cocc.
- Herzstiche bei — Ac-form.
- Hinterhauptkopfschmerz bei — Colch.
- Hitze bei — Glon.
- Husten, trockener bei — Beryl.
- Knochen wie zerbrochen bei — Eupat-perf.
- Kopfschmerz bei — Caps., Eupat-perf., Kali-c., Mill., Tab.
- Kopfschmerz kongestiver, bei — Bufo.
- Kopfknochennahtschmerzen bei — Calc-ph.
- krampfartige — Agar.
- Migräne bei — Gels.
- Nagelkopfschmerz bei — Arn.
- Nasenbluten bei — Glon.
- Schläfenkopfschmerz bei — Cob.
- Schwäche bei — Cocc.
- Schwindel bei — Cocc., Glon., Mill.
- Schwitzen bei — Glon.
- Stirnkopfschmerz bei — Bell., Jugl-reg.
- Übelkeit bei — Ther.

Bewegungs
- apparat — Caust., Puls.
- drang, fortgestzter — Jod., Rhs-t.
- empfindlichkeit — Colch., Mez.
- fluß — Valer.
- schmerz im Leib — Bry.
- störungen — Tab.
- verlust — Stram.
- zwang, dauernder — Caust., Tarant.

Bewußtseinsstörungen — Anhal., Cann-ind.
- Schwäche mit — Ac-hydroc.
- Traum, alles geschieht wie im — Anac.

Bienenstich — Cepa., Led.

Bifurkationshusten — Rumx., Stict.

Bindegewebe — Arn., Aur., Calc-hyp., Led., Merc-sol., Rhs-t.

- Affektionen, chronische am — Merc-sol.
- Blutgefäße der — Ac-fl.

- Gelenke der	Kali-j.
- Geschwulst, gutartiges am	Sil.
- Kapillaren der	Ac-fl.
- Muskeln der	Ac-fl., Kali-j.
- Rheumatismus im	Bry.
- Schmerzen am	Phyt.
- Schwäche des	Alet., Calc-fl.
- Sehnen der	Ac-fl.
- Verhärtung des	Ac-hydrof., Calc-fl., Lap-a.

Bindegewebsmittel Sil.

Bindegewebsschwächling Sulf.

Bindehaut Cepa., Ipec., Kali-s., Seneg.
- blutüberfüllte	Helleb.
- Beißen an der	Euphr.
- Brennen der	Mez., Op.
- gelb verfärbte	Chion.
- gereizte	Euphr., Ipec., Phell., Ran-b., Visc.
- gerötete	Apis., Bufo., Ferr-ph., Ipec., Lyc., Mandr., Mez., Op., Podo., Sulf., Thuj.,
- geschwollene	Apis., Bufo., Ferr-ph., Dig., Mandr., Rhs-t., Thuj.
- injizierte	Euphr.
- jucken der	Mez.
- schmutzig-gelb verfärbte	Chelid.
- Trockenheit der	Graph., Mez., Nat-m.
- wund wie	Lyc.

Bindehautentzündung Acon., Ail., Apis., Arg-nitr., Ars., Atrop-s., Bari-c., Bell., Bellis., Brom., Cad., Calc-c., Calc-fl., Calc-ph., Card., Caust., Cepa., Cham., Colch., Croton., Dulc., Euph., Ferr-ph., Gels., Ipec., Kali-bi., Kali-c., Kali-m., Kres., Led., Lyc., Mandr., Med., Meph., Merc-sol., Mez., Nat-ars., Nat-m., Nux-v., Op., Phyt., Podo., Puls., Rhs-t., Sabad., Sep., Sil., Stram., Tarant., Teucr-mar., Thal., Thuj., Vacc.

- allergische	Ac-form.
- besser durch Kaltwaschen	Arg-nitr.
- chronische	Ac-sulf., Carc., Hep., Petr., Psor., Sulf.
- eitrige	Calc-s., Hydrast., Merc-sol.
- Hornhautwinkel, im internen	Zinc.

- Juckreiz mit	Ac-sulf., Bor.
- phlyctänulosa	Rhs-t.
- rezidivierende	Tub.
- Rötung mit	Ac-sulf.
- Sandgefühl mit	Ac-sulf.
- Schleimabsonderung, mit eitriger	Rhs-t.
- Schleimabsonderungen, mit reichlichen	Seneg.
- Schleimabsonderungen, mit scharfen	Rhs-t.
- Sekret, mit ätzendem	Euphr.
- Sekret, mit brennenden	Euphr.
- skrofulöse	Aeth., Petr.
- Überanstrengung nach	Clem.

Bindehautgeschwür Lues.

Bindehautkatarrh Ant-c., Arg-nitr., Beryl., Croc., Meph., Nat-m., Rad., Tab.

- chronischer	Alum.
- Fremdkörpergefühl mit	Olnd.
- Lidschwellung mit	Hydrast.
- Sandgefühl mit	Seneg.
- Schleimabsonderung, mit dick-weißer	Hydrast.
- Schleimabsonderung, mit gelblicher	Hydrast.
- Schleimabsonderung, mit weiß-grauer	Kali-m.
- Tränenfluß, mit reichlichem	Hydrast., Jod.
- Tränenreiz mit	Seneg.

Bißstelle
- Anschwellung mit heftiger, harter   Vip.

Bitter alles schmeckt,
- außer Schwarzbrot   Stront.

Bizepsschmerzen
- wie elektrische Schläge Valer

Blähungen Abs., Ac-fl., Ac-form., Ac-lac., Ac-nitr., Ac-ph., Ac-picr., Ac-sal., Ac-succ., Ac-sulf., Agar., Ambr., Ant-c., Aran-d., Arist., Asar., Bellis., Berb., Beryl., Bufo., Cad., Calc-fl., Carc., Card., Caust., Chin., Con., Ferr-ph., Glon., Helod., Ign., Lil., Lues., Lyc., Mandr., Nux-m., Olnd., Phell., Rhod., Stront., Tab., Valer.

- abdominale	Lues.
- abends	Lith.
- Aufstehen beim	Diosc.

- bessern nicht	Raph.
- Blasenschneiden bei	Mang.
- Durchfall bei	Agn.
- Druck mit	Aur.
- eingeklemmte	Raph.
- erleichternde	Eupat-perf., Lith.
- faulig riechende	Sil.
- Gebärmutterstörungen mit	Cauloph.
- Harnröhrenschneiden bei	Mang.
- heiße	Teucr-mar.
- Herumgehen beim	Diosc.
- intestinale	Raph.
- kolikartige	Colch.
- Kollern im Leib mit	Arg-nitr., Lyc.
- Krämpfen, mit heftigen	Nat-m.
- Lastgefühl mit	Nat-m., Raph.
- laute	Tell.
- Leibkneifen mit	Guaj., Nat-m.
- Magen im	Abrot.
- massive	Olnd.
- Morgendurchfällen mit	Cepa.
- periodische	Cin.
- Platzen zum	Aloe., Arg-nitr.
- reichliche	Ac-form., Cob., Coloc., Graph., Mang., Spig., Tell., Teucr-mar., Zinc.
- Rumpeln im Leib mit	Lyc.
- Scheide durch die	s. Vagina, Windabgang
- schmerzhafte	Ac-ox., Raph.
- schwer abgehende	Ac-ox.
- starke	Cepa., Petr., Pop.
- stinkende	Arum., Asa., Bry., Carb-v., Cepa., Cob., Coff., Eupat-perf., Graph., Lith., Mez., Olnd., Petr., Rauw., Tell.
- Stuhlabgang mit unfreiwilligem	Abrot., Ac-m., Olnd., Sil.
- Stühlen bei harten	Agn.
- übelriechende	Carb-v., Graph., Guaj., Psor., Spig., Staph., Teucr-mar.
- versetzte	Cocc., Guaj., Nat-m., Staph.
- Völle mit	Nat-m.
- warme	Carb-v.

Blähungsdurchfälle

- Koliken mit	Ac-lac.

Blähungsgefühl
- Leere vor — Cepa.
- Schwäche vor — Cepa.

Blähungskoliken — Ac-sulf., Aloe., Brom., Cepa., Cocc., Colch., Diosc., Kali-c., Lach., Mill., Nat-s., Op., Rob., Sars., Tab.

- bücken kann sich nicht bei — Arum.
- heftige — Arum., Cham.
- Kindern bei — Croc.
- nachts — Chin.
- schmerzhafte — Ac-benz., Cham.
- Zornausbrüchen mit — Cham.

Blähsucht — Ant-c., Bari-c., Berb., Brom., Cimic., Cin., Cocc., Coff., Collins., Diosc., Gins., Ign., Jugl-reg., Lues., Nicc., Op., Sang., Sec., Sil., Valer., Zinc.

- Angst, mit zittriger — Arg-nitr.
- Durchfällen mit — Tereb.
- Herzklopfen mit — Arg-nitr.
- Lebergegend, mit Druck in der — Arg-nitr.
- Platzen zum — Kali-c.
- Plexus solaris, mit Drcuk am — Arg-nitr.
- starke — Phos., Tereb.
- Völle mit — Spig.

Bläschen — Alum., Ant-c., Apis., Arist., Calend., Calc-c., Chin., Clem., Cob., Guaj., Helleb., Kali-c., Kres., Lyc., Mill., Rhs-t.

- abfallende — Tell.
- abtrocknende, mit weißen Schuppen — Tell.
- Achselhöhle in der — Jugl-reg.
- akneforme — Aran-d.
- allergische — Ac-sal.
- Alter im — Ac-fl.
- aufplatzende — Lup.
- Augenbindehaut an der — Dig.
- braun- rötliche — Lues.
- brennende — Anac., Croton., Jugl-reg., Ran-b., Ran-s.
- dunkelbraune — Ran-b.
- durchscheinende — Ran-b.
- Eichel an der — Ac-nitr.
- eingetrocknete — Tell.
- eiternde — Mez., Psor., Sars.
- Entkleiden beim — Rumx.

- entzündlichem Grund auf	Tell.
- erhaben leicht	Ran-b.
- Fingern an den	Ran-b., Sars.
- Fingern zwischen den	Sel.
- Flüssigkeit, mit gelber	Psor.
- Gelenken an den	Sep.
- Genitalien an den	Sars.
- Gesicht im	Aur., Con., Croton., Lup., Valer., Zinc.
- Gruppen, in angeorneten	Card., Ran-b.
- Haargrenze an der	Aran-d., Merc-sol., Tell.
- Händen an den	Lup.
- Handrücken auf dem	Cad.
- Haut auf geröteter	Crot.
- Heilung schlechte, der	Ac-m.
- hellrote	Dulc.
- Hinterkopf am	Tell.
- Hoden am	Croton.
- Inhalt mit klarem	Ran-b.
- juckende	Ac-fl., Ac-sal., Anhal., Croton., Cycl., Jugl-reg., Ran-b., Ran-s., Sel.
- kleine	Ran-b., Tell.
- Kopf am	Aur.
- Körper am	Zinc.
- kreisförmig angeordnete	Tell.
- Licht, beim ersten	Ac-fl.
- Lippen auf den	Ac-nitr., Anac., Mang., Nat-m., Sulf.
- Mund im	Thuj.
- Mundwinkel im	Caust.
- Nacken im	Tell.
- Nase in der	Psor.
- nässende	Bellis., Card., Croton., Mez., Psor., Sars., Stront.
- Ohren hinter den	Petr., Staph., Tell.
- Ohren um die	Olnd.
- Schamlippen auf den	Staph.
- schmerzhafte	Anac., Ran-s.
- Sonnenschein im	Ac-fl.
- spitze	Dulc.
- stechende	Croton.
- verschorfende	Anac., Croton., Lup., Mez.
- Warmbaden beim	Ac-fl.
- zahlreiche	Croton.
- Zehen zwischen den	Sel.
- Zunge auf der	Anac.

- Zungenrand am	Thuj.

Bläschenekzeme Mang.
- brennende Croton.
- Naseneingang am Croton.
- nässende Croton.

Blase (Harn-) Agar., Alum., Arist., Canth., Caust., Cin., Dulc., Equis., Eupat-perf., Hydroc., Hyosc., Lup., Nux-v., Paeon., Pall., Pareir., Petros., Pich., Plant., Pop., Sabal., Senec., Sel., Tereb., Uva.
- Brennen in der Apoc., Ars., Cann-ind., Canth., Caps., Lith., Magn-c., Nux-v., Petr.
- Drängen in der Magn-ph.
- Druck auf der Pulx., Sep.
- Gefühl, wie nicht entleert Thuj.
- Gefühlslosigkeit in der Stann.
- gelähmt wie Thuj., Visc.
- geleert werden kann nicht mit einem
  Mal Clem.
- Harndrang mit ständigem, in der Abrot.
- Reißen in der Nux-v.
- Schneiden in der Beryl., Canth., Petr.
- schwache Hep.
- Spannen in der Gnaph.
- Stechen in der Cann-ind.
- überfüllt wie Sabal.
- Überlaufen der Cob.
- vegetative Funktion, der Caust.
- voll zu Abrot., Equis.
- Vollheitsgefühl in der Gnaph.
- Wundheit in der Ac-lac., Equis.

Blasen (Haut-) Canth., Ipec., Ran-b., Sec.
- berührungsempfindliche Apis.
- Brandblasen Ac-sal., Canth.
- brennende Apis.
- eitrige Rhs-t.
- Erythembildung auf der Haut mit, bei
  Fieber Euph.
- juckende Apis., Clem.
- nässende Clem.
- stechende Apis.
- wärmeempfindliche Apis.
- Wasserblasen Ac-sal., Canth., Euph., Ipec., Rhs-t.

Blasenatonie   Magn-m.

Blasenbeschwerden
- Gebärmutterstörungen mit   Senec.
- Sitzen auf kaltem Stein, von   Dulc.
- Unterkühlung durch   Dulc.

Blasenblutungen   Abrot., Ac-nitr., Cact., Erig., Ham., Ipec.,
                                      Kreos., Nux-m., Sec.
- hellrote   Mill.

Blasenentzündung   Ac-benz., Ac-form., Ac-nitr., Alum.,
                                      Arg-nitr., Arist., Beryl., Bor., Cann-ind.,
                                      Caps., Clem., Croton., Dulc., Equis., Lyc.,
                                      Magn-c., Merc-sol., Paeon., Rareir., Petr.,
                                      Pich., Quas., Sabal., Sabin., Sars., Scil.,
                                      Senec., Sep., Sil., Solid., Sulf., Tereb.,
                                      Thuj., Tub., Urt., Viol-t.
- akute   Canth., Nux-v., Pop.
- Alkoholgenuß nach   Nux-v.
- Blasenoperation nach   Helleb.
- Blutungen mit   Canth.
- Brennen mit   Canth.
- chronische   Cocc-c., Chim., Pich., Pop.
- Durchnässung nach   Acon.
- Dysurie mit   Lith.
- eitrige   Cann-sat., Cocc-c.
- Erkältung nach   Nux-v.
- Frauen, bei jungverheirateten   Staph.
- Hämaturie mit   Canth.
- hämorrhagische   Lach., Thal.
- Harndrang, mit schmerzhaftem   Canth.
- Harnröhrenbrennen mit   Coloc.
- Harnverhalten mit   Acon.
- heftigste   Canth.
- Kälte durch   Asar., Arist.
- Prostatahypertrophie von   Nux-v.
- Schleim im Urin, mit   Eupat-pur., Cann-sat.
- Spasmen in der Blase mit   Folia.
- Tenesmen mit   Coloc.
- Unterkühlung nach   Acon.

Blasengegend
- Schmerzen in der   Cepa.

Blasenhals
- Brennen im, beim Urinieren   Cham., Zinc.

- Drang im, beim Urinieren	Croton.
- Reizung im	Calc-ph., Petros., Sabal., Senec.
- Schmerzen im, beim Urinieren	Eupat-perf.
- Schneiden im	Guaj., Zinc.
- Stechen im	Guaj.

Blaseninkontinenz — Op.

Blasenkatarrh — Arg-nitr., Bell., Camph., Cann-sat., Cocc-c., Dulc., Pareir., Puls., Sabin., Sep., Zinc.

- Inkontinenz mit	Nat-m.
- Leuten, bei älteren	Pop.
- Schleim mit dickem, zähem, im Urin	Hydrast.

Blasenkrämpfe — Agar., Alum., Atrop-s., Bell., Cann-sat., Cauloph., Cin., Clem., Dulc., Helleb., Hyosc., Ign., Ipec., Lauroc., Lith., Rhs-t., Sec., Stram.

- Strangurie mit	Paeon.
- Zyanose mit	Folia.

Blasenlähmung — Agar., Alum., Aur., Bell., Caust., Dulc., Hyosc., Sec.

- Bauchoperation nach	Staph.
- Harnabgang, mit unfreiwilligem	Gels.

Blasenmittel — Sabal.

Blasenmuskulatur
- Schwäche der	Nat-m.

Blasenreizung — Ac-benz., Ac-form., Form., Led.
- Frauenleiden bei	Lil.
- Pollakisurie mit	Hydroc.
- Polyurie mit	Hyosc.

Blasenschmerzen — Berb., Ferr-ph., Med., Napht.
- brennende	Psor.
- dumpfe	Ac-benz.
- Hämaturie mit	Mez.
- Harnlassen beim	Abrot., Cycl.
- Koitus nach	Cepa.
- krampfhafte	Mez.
- Oberschenkel, bis in die ziehende	Pareir.
- schneidende	Ipec., Psor.
- stechende	Equis.
- Urethrareizung mit	Arist.

Blasenschneiden	Amm-c.
- Blähungsabgang bei	Mang.
- Harnabgang ohne	Mang.
Blasenschwäche	Ac-fl., Alum., Apoc., Calc-fl., Caust., Cocc., Hep., Stann.
- Leute alter	Carb-v.
- Tage am	Tub.
Blasensenkung	Sep.
Blasensphinkter	
- Inkontinenz des	Mandr e rad., Plant.
- Schwäche des	Alum., Apoc., Agn.
Blasensteine	Nux-m., Rub.
- Schmerzen mit brennenden, schneidenden und stechenden, die von der Niere bis in die Blase ausstrahlen	Equis.
Blasenstein-Diathese	Pareir.
Blasenstörungen	Caust., Lith., Rhs-t.
Blasentenesmen	Ac-form., Equis., Gins., Magn-c., Napht., Olnd., Pich., Plb., Sabad., Sars., Senec.
- Harnlassen beim	Canth.
Balsentonus	
- herabgesetzter	Mandr.
Blasentuberkulose	Stann.
Blauäugige Menschen	Puls.
Bleiche Menschen	Caust.
Bleichsucht	Abs., Ac-form., Ac-ph., Ac-picr., Alum., Ars., Calc-c., Carc., Cob., Cupr., Cycl., Ferr., Ferr-ars., Ferr-ph., Mang., Med., Nat-m., Phos., Puls., Tub.
Bleikoliken	Alum., Coloc., Croton., Op., Zinc.
Bleivergiftung	Ac-sulf., Coloc.
Blepharitis	s., Lidrandentzündung
Blepharo-Konjunktivitis	Euph., Euphr., Graph., Hep., Hydrast., Kali-bi., Kali-s., Merc-sol., Petr., Seneg., Sil., Staph., Sulf.

Blick
- blutrünstiger   Stram.
- durchdringender   Ac-acet.
- funkelnder   Hyosc.
- gestörter   Hyper.
- leerer   Helleb.
- leidender   Hyper.
- Pupillen, mit erweiterten   Hyper.
- starrer   Hyper.
- stierer   Cic., Hyosc., Hyper.
- unsteter   Helleb.
- verlorener   Ac-acet.
- wilder   Ac-acet., Hyosc., Hyper., Stram.

Blinddarm
- Entzündung des   Acon., Bapt., Bell., Bry., Diosc., Echin., Hep., Lach., Op., Tarax.
- Krämpfe des   Rad.
- Reizung des   Bellis., Coloc.

Blindheit
- hysterische   Ign.
- Migräneanfall vor dem   Iris.
- vorübergehende   Mang., Tab.

Blonde Menschen   Ferr., Puls.

Blut   Carb-v., Chin., Kali-nitr., Lach.
- dünnes   Sec.
- fötides   Sec.
- gerinnt nicht   Lach., Phos., Vip.
- gerinnt schnell   Cact.
- Hämoglobin   Ferr.
- hellrotes   Ac-nitr.
- Körperöffnungen, sickert ununterbrochen aus allen   Sec.
- leukozytenreiches   Graph.
- schwarzes   Kreos., Sec.
- wäßriges   Sec.
- Wunden, sickert ununterbrochen aus den   Sec.

Blutandrang   Ant-c., Arn., Arum., Bellis., Card., Cauloph., Croc., Flor., Glon., Magn-c., Mandr., Merc-sol., Phyt., Rhod., Stram., Valer., Visc.
- Anstrengung bei   Chin.

- Aufregung bei	Gels.
- Auftreten, bei lautem	Ac-nitr.
- Auge zum	Lil.
- Bewegung bei	Chin.
- Blässe mit	Sec.
- Brechwürgen mit	Sec.
- Brennen mit	Lil.
- Brust zur	Ferr., Lil.
- Bücken beim	Ac-nitr., Aur.
- Essen nach dem	Viol-t.
- Gesicht zum	Viol-t.
- Gesichtsröte, mit einseitiger	Rauw.
- Herzen zum	Phos.
- Herklopfen mit	Lil.
- Hitze mit	Abs., Viol-t.
- Klopfen in den Arterien, mit	Op.
- Kopf zum	Abs., Ac-fl., Ac-lac., Ac-ph., Ac-succ., Ac-sulf., Ambr., Apis., Cact., Cham., Chin., Coff., Ferr., Hyper., Jod., Lil., Sec.
- nachts, beim Aufstehen	Spong.
- Nase zu der	Cupr.
- Ohren zu den	Aran-d.
- Ohrensausen mit	Sec.
- plötzlicher	Ferr.
- Prüfungen bei	Gels.
- Röte mit	Abs.
- Schläfen zu den	Ac-acet.
- Schlaganfall bei	Ac-nitr.
- Schlaganfall, wie vor einem	Ac-fl.
- schlimmer im Freien	Tarant.
- schlimmer beim Treppensteigen	Tarant.
- Schwäche mit	Gels.
- Schweiß mit heißem	Cham.
- Schwindel mit	Sec., Spong., Tarant.
- Schwitzen mit	Viol-t.
- Übelkeit mit	Sec.
- Überanstrengung nach	Ac-acet., Aur.
- Wange, die eine rot, die andere blaß, bei	Cham.
- Weingenuß nach	Ac-acet.
- Zittrigkeit mit	Gels.
Blutbildendes System	Phos., Plb., Thal.
Blutbildungsmittel	Chin.

Blutdruck	s.a. Hochdruck
- Abfall	Helod.
- Anstieg	Latrod., Visc.
- erhöhter	Bari-m., Rauw.
- Senkung anfangs, später gesteigerter	Cob.
Blutdruck-Krisen	Glon.
- Gesichtshitze mit	Lach.
Bluterbrechen	Ac-nitr., Ars., Canth., Crot., Kali-nitr., Nux-v., Trill.
Blutergüsse	s. Ekchymatosen, Hämatom
Bluterjunge	Cean.
Blutflecken	Ferr., Lach.
Blutgefäße	s. Gefäße
Blutgerinnung	
- schlechte	Lach., Phos., Vip.
Blutgeschwülste	
- Traumen nach	Led.
Bluthusten	Aca., Ac-nitr., Ac-sulf., Acon., Arn., Bellis., Calc-c., Cact., Card., Chin., Croc., Crot., Dig., Erig., Ham., Ipec., Kreos., Naja., Nux-v., Phell., Sang.
- anämischen der	Ferr.
- Blut, von hellrotem	Led.
- Herzfehlern bei	Lycop.
- Quetschungen nach	Ruta.
- Schwindsucht, bei beginnender	Ferr.
Blutreinigung	
- Frauen, bei stillenden	Urt.
- Rheumatikern bei	Urt.
Blutspucken	Ham., Kreos., Lycop., Naja.
Blutschnauben	Calad.
Blutschwamm	Abrot., Ac-acet., Arum., Calc-fl., Ferr-ph.
Blutstauungen	Aesc., Bellis., Calc-fl., Ferr., Hirud., Sep., Stel., Zinc.
- Benommenheit mit	Murx.
- Kopf im	Ham., Murx.
- Parästhesien mit	Agar.

- Schläfen, mit hämmernden	Ham.
- überall, mit Kopfschmerz	Lil.

Blutstillungsmittel — Arn., Cean., Erig., Ham., Thlaspi., Trill.
- Blut, von hellrotem — Mill.

Blutungen — Ac-m., Ac-ph., Aloe., Coff., Ferr., Hirud.Latrod., Melil., Nat-nitr., Op., Ruta., Thuj.

- After aus dem	Crot.
- akute	Trill.
- aller Art	Trill.
- atonische	Cimic., Crot., Sec.
- aufhörende	Puls.
- Blutandrang, in Folge von	Cact.
- diffuse	Crot.
- dunkle	Bor., Chin., Puls.
- Fall nach	Arn.
- fließende, stetig	Ham.
- Folgen von	Stront.
- frühmorgens	Bov.
- Geburt vor der	Trill.
- Geburt während der	Sec.
- Geburt nach der	Arn., Crot., Thlaspi., Trill., Visc.
- Geschlechtsteilen aus den	Pyrog.
- Geschwüren aus	Mill.
- gußweise	Erig., Trill.
- Hämorrhoidalblutung, bei aussetzen der	Ham.
- heftige	Erig., Trill.
- hellrote	Ac-nitr., Acon., Bell., Erig., Ipec., Mill., Phos., Trill., Vip.
- Hyperämie, in Folge von	Cact.
- intermenstruelle	Bov.
- kapillare	Bov.
- kongestive	Mill.
- Körperöffnungen, aus allen	Crot., Ipec.
- multiple	Ham.
- nachts	Bov.
- Neigung zu	s. Blutungsneigung
- Organen aus allen	Ac-nitr., Acon., Erig., Sec.
- passive	Bov., Carb-v., Chin., Ham., Kreos., Lach., Pyrog.
- Plazenta, von zurückgebliebener	Sabin.
- pnktförmige	Led.
- Regelblutung, bei aussetzender	Ham., s.a. Regel, Aussetzen der

- schwarze	Elaps, Kreos.
- stetig fließende	Ham.
- stinkende	Pyrog.
- Stoß nach	Arn.
- Stuhlgang bei	Ant-c., Mandr.
- Teilen, aus allen	Elaps.
- überall	Phos.
- überall, von Stauungen	Carb-v.
- venöse	Carb-v.
- vikariierende	Abrot., Ham., Phos., Puls., Zinc.
- wiederkommende	Puls.

Blutungsdiathese   s. hämorrhagische Diathese

Blutungsneigung   Ac-acet., Ac-benz.Ac-hydroc., Ac-ox., Agar., Aloe., Ars., Bellis., Berb., Bufo., Cact., Card., Cocc-c., Crot., Equis., Ipec., Kali-nitr., Naja., Nat-m., Nat-nitr., Phos., Sil., Thal.

- allgemeine	Ac-sal.
- Regel, während der	Ac-sal.
- Regel, nach Ausbleiben der	Puls.
- Schleimhäute der	Ac-m.

Blutverlust	Ac-ph.
- Ohnmacht mit	Chin.
- Schwere mit	Chin.
- Schwindel mit	Chin.

Blutverteilung
- ungleichmäßige	Aloe.

Blutwallungen   Ac-acet., Anhal., Bufo., Coff., Eucal., Ferr., Graph., Hirud., Jod., Kali-c., Kreos., Tarant., Tereb.

- arterielle	Sang.
- Beckenorganen zu den	Sabin.
- betrunken wie, bei	Ferr-ph.
- Bewegung bei	Glon.
- Brust zur	Ferr-ph., Glon., Sang., Spong.
- Erschütterungen bei	Glon.
- Fieberbewegung mit	Podo.
- Gefäßsensationen mit	Sabin.
- Genital, zum weiblichen	Croc.
- Gesicht zum	Kali-br., Spong.
- Hitze mit	Glon.

- Kopf zum	Aur., Bell., Ferr-ph., Glon., Podo., Sang., Thuj., Visc.
- Kopfschmerz mit	Podo.
- Menopause in der	Lach.
- Ohrensausen mit	Sang.
- plötzliche Podo	
- Regel, bei Aufhören der	Lach.
- Schwindel mit	Podo., Visc.
- Sonne bei	Glon.
- Straße auf der	Ferr-ph.
- unterbrochen von Frösteln und Schauern	Lach.
- Unterleib vom, bis zum Gesicht ziehende	Sep.
- Wasser fließendes, beim Schauen in	Ferr-ph.
- Weingenuß bei	Glon.

Blutzersetzung — Ac-benz., Carb-v., Chin., Lach., Naja.
- Blutungen mit — Crot.
- hämorrhagischer Diathese mit — Crot.

Blutzirkulation — Thuj.
- Störung der — Glon.

Blutzuckersteigerung — Cob.

Boecksches Sarkoid — Abrot., Ac-fl., Arum., Aur., Beryl., Calc-fl., Con., Sil.

Brachialgie — s. Oberarmschmerzen

Brachialgia paresthetica nocturna — Ac-fl., Ac-form., Anhal., Aran-ix., Cocc., Heder., Mandr., Sec.

Bradycardie — Anhal., Bari-c., Dig., Plb., Rauw., Sabad.
- anfangs und Blutdrucksteigerung, später Tachycardie, Arrhythmie und Drucksenkung — Conv.

Brand — Sec.

Brandblase — Ac-sal., Canth.

Brandwunden — Arist., Hyper.
- schlecht heilende — Caust.

Bräutigamsschmerz — Clem., Staph.

Brechdurchfall — Ars., Camph., Croton., Dig., Diosc., Spig., Vip.
- akuter — Verat.

- Kinder der	Aethus.
Brechmittel	Ipec.
Brechreiz	Ac-acet., Ac-benz., Anhal., Arist., Brom., Cimic., Coff., Coloc., Crat., Croton., Dulc., Kreos., Led., Mandr., Naja., Petr., Phell., Podo., Rhod., Sang., Sec., Spig., Staph., Tab., Tarax., Tart-emet., Tereb.
- Abendessen nach dem	Magn-m.
- Alkohol nach	Aran-d.
- Augenschließen beim	Ther.
- Autofahren beim	Cocc.
- Essen nach dem	Ac-nitr., Cham.
- Essen während des	Bor.
- Feuer, beim Anblick von	Stram.
- Husten beim	Alum.
- Kopfschmerz bei	Cocc.
- Magen bei leerem	Ipec.
- Mahlzeiten, nach reichlichen	Puls.
- Mittagessen nach dem	Magn-m.
- morgens	Abs., Cad., Nux-v.
- nachts um 3 Uhr	Ther.
- nervöser	Ambr.
- Schwindel bei	Ac-sulf.
- Speisen, beim Denken an	Colch.
- Speisen nach fetten	Magn-m.
- Trinken beim	Eupat-perf.
- Wasser, beim Anblick von	Stram.
- Zigarettenrauchen beim	Magn-m.
Brechwürgen	Anac., Ant-t., Camph., Cupr., Dros., Ign., Mez., Oena., Sabad., Staph.
- Mahlzeiten, nach üppigen	Ipec.
- Zunge bei reiner	Dig.
Brennen	Ac-acet., Ac-benz., Ac-m., Ac-ox., Ac-ph., Ac-picr., Acon., Ant-c., Ars., Arum., Brom., Cann-ind., Caps., Coff., Clem., Croc., Croton., Dulc., Eupat-pur., Euph., Folia., Kreos., Lil., Lith., Nux-m., Thal., Verat.
- Gefühl von, bei alten Beschwerden	Phos.
- Hals vom, bis in die Magengrube	Stroph.
- Hitze mit	Aloe., Apis.
- innerliches	Carb-v., Sec.

- Mund vom, bis zum After	Iris.
- Organen an allen	Carb-v.
- Rötung der Teile mit	Apis.
- Schwellung der Teile mit	Apis.
- Stechen der Teile mit	Apis.
- Stellen, an allen befallenen	Canth.
- Teile der kranken	Sulf.
- unerträgliches	Urt.
- Wallungen wechseln mit	Aloe.

Bronchialasthma   s. Asthma bronchiale

Bronchialkarzinom   Ac-fl., Carb-v., Lyc.

Bronchialschleimhaut
- Empfindlichkeit der, gegen kalte Luft	Stict.
- Trockenheit der	Stict.

Bronchialsekret
- Bildung von	Apom.
- Eiweiß wie	Nat-m.
- transparentes	Nat-m.

Bronchiektasien   Aca., Calc-fl., Carb-v., Kreos., Phell., Rad., Stann., Sulf-j., Tereb.

Bronchien   Aca., Ac-benz., Ac-sulf., All-s., Ant-ars., Ant-s., Apom., Aral., Asar., Bellis., Bry., Cham., Cocc-c., Con., Corall., Cupr., Dros., Dulc., Guaj., Hep., Hyosc., Ign., Kali-m., Kali-nitr., Kreos., Magn-c., Mandr., Meph., Napht., Paeon., Phell., Rumx., Scil., Seneg., Stann., Stram., Sulf-j., Teucr., Verat., Visc.

- Brennen in den	Lauroc.
- Rauheit in den	Lauroc.
- Schleimhäute der	Kali-s., Teucr-sc.
- Trockenheit in den	Lauroc., Nat-m.
- Verschleimung der, mit Atemnot	Ant-s., Lyc.
- wund wie	Stann.

Bronchiolitis   Ant-ars., Ipec., Jod., Verat.
- Kinder der	Amm-j.
- Kollaps, mit drohendem	Amm-c.

Bronchitis	Aca., Ac-benz., Ac-lac., Ac-ph., Agar., Amm-c., Ant-ars., Apis., Aral., Asclep., Bell., Bellis., Calc-fl., Canth., Carb-v., Caust., Cepa., Chin., Cocc-c., Croton., Cupr., Cupr-acet., Dros, Eucal., Ferr-ph., Heder., Hep., Ipec., Jod., Kali-c., Kali-s., Lach., Led., Mang., Mandr., Nux-v., Phos., Psor., Puls., Rad., Rumx., Scil., Sep., Sil., Spig., Stram., Sulf., Teucr-mur., Thal., Thuj.
- Absonderungen, mit zähen	Kali-bi.
- adenoide	Bari-c.
- akute	Hyosc., Influ.
- Asthma mit	Kali-j.
- Atemnot mit	Chlor., Grind.
- Auswurf, mit grün-gelbem	Calc-sil.
- Auswurf, mit zähem, festsitzendem	Seneg.
- besser bei Regeleintritt	Seneg.
- Brustkorbschmerzen mit	Calc-sil.
- chronische	Ac-sulf., Alum., Calc-c., Carb-an., Guaj., Kali-j., Lyc., Magn-m., Myos., Nat-m., Seneg., Stann., Tereb., Teucr-sc., Tub., Bals., Calc-s., Hydrast., Kali-bi.
- eitrige	Bals., Calc-s., Hydrast., Kali-bi.
- Emphysematiker der	Calc-c.
- fieberhafte	Tart-emet.
- Giemen mit	Magn-m., Spong.
- Herbst im	Dulc.
- Kinder der	Amm-j., Carc.
- Kindern bei, mit brünetter Gesichtsfarbe	Carc.
- Lösungsmittel gutes, bei chronischer	Ant-s.
- Lunge, als wäre die linke angewachsen, bei	Euph.
- Pfeifen mit	Magn-m.
- quälende	Verat.
- rezidivierende	Bari-c.
- Schleim, mit dickem, weißem	Kali-m.
- Schleim, mit festsitzendem	Amm-j.
- schleimige	Bals.
- Schnupfen, beginnend mit	Visc.
- Staungsbronchitis	Helleb., Naja., Phos., Scil., Spong.
- subakute	Hyosc.
- trockene	Bry., Napht., Paeon., Seneg., Spong., Stict.
- übelriechende	Caps., Kreos., Sulf-j., Tereb.
- Winter im	Amm-c.

- zähe	Paeon.
- Zusammenschnüren mit	Chlor.

Bronchopneumonie — Ferr., Tart-emet.
- fieberhafte — Phos.
- Kindern bei — Amm-j., Ferr-ph.

Bronchospasmus — Latrod.

Brucheinklemmung — Tab.

Brückenschwindel — Brom.

Brünette Menschen — Ac-nitr.

Brust — Ant-t., Merc-sol.
- Affektionen, entzündliche, im ersten
  Stadium, in der — Ferr-ph.
- Atemnot auf der — Arn., Nux-m., Spong.
- Brennen, in der ganzen inneren — Sang., Spong.
- Druck auf der — Seneg.
- Druck in der — Glon.
- Druck unter der — Ac-acet.
- Druckempfindlichkeit der — Clem.
- eng, wie zu — Mosch.
- Hitze in der — Lachn.
- Kältegefühl in der rechten unteren — Kali-c.
- Klumpengefühl in der — Ambr.
- Lastgefühl auf der — Nux-m., Phos.
- Leerheitsgefühl in der — Stann.
- Rasseln auf der — Grind., Op., Phell., Stann.
- Schleim auf der — Lach.
- Schwäche auf der — Ac-ph., Stann.
- Schwere auf der — Lach., Ran-b.
- Stiche in der rechten unteren — Kali-c.
- Stöße, plötzliche, in der linken — Mang.
- Tiefatmen kann nicht — Cupr.
- umschnürt wie — Cact., Mosch., Nux-m.
- Wundheit in der — Calc-c., Ran-b., Seneg.
- zerschlagen wie — Arn.
- zusammendrücken muß die, bei
  heftigem Herzklopfen — Lil.
- zusammengeschnürt wie — Aur., Bufo., Cupr., Dros., Lauroc., Lith., Lob., Valer., Visc., Zinc.
- Zusammenschnürung der, krampfhafte — Mez., Verat.

Brüste, weibliche — Brom., Croton.
- Anschoppung der — Bry.

- Brennen der — Phos.
- Druckempfindlichkeit der — Clem.
- Empfindlichkeit der — Med.
- geschwollene — Aster., Brom., Clem., Onos., Urt., Sang.
- große, sehr — Graph.
- kalte — Graph., Med.
- Milch, strotzen vor bei Müttern nichtschwangeren, und keine bei stillenden — Asa.
- Schlaffheit der — Jod.
- Schmerzen stechende in den — Carb-v., Plb.
- schmerzhafte — Med., Onos., Sang.
- Schrumpfung der — Jod.
- schwindende — Con.
- Stechen in den — Kali-c., Phos., Psor.
- Stillen beim, geschwollen und schmerzhaft — Phyt.
- Unterentwicklung der — Sabal.
- Verhärtung der — Brom., Carb-v., Plb.
- welke — Con.
- wunde, der Schwangeren — Ac-fl.
- zystisch entartete — Aster.

Brustbeengung — Cad., Ferr., Flor., Glon., Lach., Magnol., Nux-v., Sabad., Sep.

- atmen traut sich nicht, zu — Cic.

Brustbein
- Beengung unter dem — Led.
- Brennen unter dem — Clem.
- Druck auf dem — Cycl.
- Druck über dem — Kreos.
- Druck unter dem — Kreos., Led.
- Gefühl, brodelndes unter dem — Lachn.
- Hustenschmerz unter dem — Eupat-perf.
- Stechen unter dem — Cupr., Bor.
- Wundheit unter dem — Psor., Tell.

Brustbeinschmerzen — Ran-b.
- Aufstehen beim, morgens — Lith.
- bohrende unter dem — Cupr.
- Brustbein im unteren — Lac-c.
- nächtliche — Lues.
- Wirbelsäule, bis zur ausstrahlende — Stict.

Brustbeklemmung	Anhal., Ant-c., Apoc., Cin., Colch., Ferr-ph., Ham., Hyper., Lauroc., Lil., Naja., Phos., Psor., Ran-b., Samb.
- Schleimanhäufung durch	Dulc.
- starke	Nux-m.
Brustdrüsen	Clem., Kali-j., Med., Phell., Urt.
- Atrophie der	Jod.
- geschwollene	Puls.
- schmerzhafte	Phyt., Puls.
- Verhärtung der	Carb-v., Jod., Phyt.
- welke	Jod.
Brustdrüsenentzündung	Arn., Bry., Cham., Clem., Croton., Echin., Kali-m., Lach., Merc-sol., Phyt., Rhs-t., Sabal., Sil.
Brustdrüsenerkrankung	Cycl.
Brustdrüsenschmerz	
- Stillen beim, zwischen den Saugakten	Phell.
Brustdrüsenschwellung	
- Hautjucken mit, der entzündeten Umgebung der Brustwarzen	Cast.
- Milchsekretion mit, bei Nervösen	Asa.
Brustdruck	Ac-benz., Ant-c., Jab., Seneg.
- dauernder	Stroph.
- dumpfer	Teucr-sc.
Brustekzem	Ac-form., Caps.
Brustenge	Amm-c., Hep.
- tiefatmen muß immer	Podo.
- Steigen beim	Ac-lac.
Brustfell	s., Pleura
Brustgeschwüre	Hydrast.
Brustgrippe	Eupat.
Brustknoten	Phyt.
Brustkorb	
- Druck im	Ac-ox.
- Krämpfe um den	Visc.

Brustkrämpfe Lauroc.
- Essen nach hastigem Led.
- Trinken nach hastigem Led.

Brustkrebs Ac-fl., Ac-nitr., Ars., Aster., Cad., Con.,
Hydrast.

Brustmuskeln Kalm.
- Schmerzen in den Lac-c.
- Schmerzen, rheumatische in den Rhod.
- Stiche in den Hyper.
- Zucken in den Hyper.

Brustmuskelkrämpfe
- Interkostalneuralgie bei Mez.

Brustmuskelverspannung
- Krampfanfällen, während und nach Hyosc.

Brustmuskelversteifung
- Krampfanfällen, während und nach Hyosc.

Brustschmerzen Eupat., Lil., Nicc., Rhs-t.
- Achselhöhle, bis in die ausstrahlende Phell.
- Angst mit Kreos.
- Atmen beim Asclep.
- Auftreten bei Bellis.
- Beklemmung mit Kreos.
- besser durch Nasenbluten Cepa.
- Bewegung bei Bellis.
- drückende, beim Gehen Stront.
- Glieder, bis in die ausstahlende Bellis.
- heftige Asclep., Rumx., Vip.
- Husten beim Asclep., Cepa., Dros.
- intermittierende, bei Amenorrhö Cauloph.
- Niesen beim Asclep., Cepa.
- Pericarditis, wie bei Asclep.
- Pleuritis, wie bei Asclep.
- rechtsseitige Phell.
- Rücken zum ausstrahlende Phell.
- Spannungsschmerz mit Cycl.
- spondylogene Kalm.
- Sprechen beim Asclep.
- stechende Asclep., Dros., Phell., Ran-b.
- Stillen beim Lac-c.
- Wehen nach den Ac-acet.
- wund wie Rumx.

- ziehende	Cimic.
Brustschweiß	Euphr.
- kalter	Anac.,
- klebriger	Anac., Bufo.
- nachts	Agn., Euphr.
- unangenehm riechender	Bufo.
Bruststiche	Ac-ox., Acon., Paeon.
- Angst mit	Valer.
- Atmen beim	Guaj., Olnd.
- Bewegung bei	Form.
- Herzklopfen mit	Valer.
- Husten beim	Caps., Dros., Merc-sol.
- links oben	Phos., Ther.
- rechts unten	Chelid., Merc-sol.
- Rücken zum ausstrahlende	Phell.
- Schulter über die linke, bis in den Arm ausstrahlende	Kalm.
- Tiefatmen beim	Dros., Kali-c., Merc-sol.
Brusttumoren	Bari-c., Chin., Kali-j.
- entzündliche	Clem.
- Stoß nach	Con.
Brustwand	
- Schmerzen der	Mez.
- Stechen in der	Seneg.
Brustwarzen (weibl.)	Cast-eq.
- blutende	Ham., Phos., Phyt.
- empfindliche	Phyt.
- entzündete	Croton., Sil.
- schmerzhafte	Calc-ph.
- schmerzhafte bei Schwangerschaftsende	Colch.
- Stechen in der rechten während der Schwangerschaft	Spig.
- wunde	Graph.
Brustwarzenrhagaden	Croton., Graph., Petr.
- Stillen beim	Bor., Cast.
Brustwirbelknacken	
- Aufrichten beim	Sulf.
- Bücken beim	Sulf.
- Rückwärtsbeugen beim	Sulf.

Brustwirbelsäule
- Druckempfindlichkeit der   Tell.
- Klopfempfindlichkeit der   Tell.
- Steifheit der   Calc-c.
- Verkrümmung der   Calc-c.

Bücken
- Augendruck beim   Cinnb.
- Augenklopfen beim   Cinnb.
- Augenkopfschmerz beim   Bellis.
- Augenschmerzen beim   Med.
- Beklemmung beim   Ac-fl.
- Benommenheit beim   Anac., Bari-c., Berb., Beryl., Calc-fl., Mez., Mill.
- Blutandrang zum Kopf beim   Ac-nitr., Ign., Meph., Mill., Sulf., Valer.
- Brustwirbelknacken beim   Sulf.
- Erbrechen beim   Ther.
- Gehörgangsschmerzen beim   Cham.
- Halswirbelknacken beim   Sulf.
- Hitzewallungen beim   Ac-nitr., Jod., Sulf.
- Hüftgelenksknacken beim   Croc.
- Kopf, heißer beim   Aran-d.
- Kopfknochennaht- schmerz beim   Calc-ph.
- Kopfschmerz beim   Berb., Cupr., Heder., Ign., Jod., Kali-c., Mandr., Med., Mez., Mill., Rhs-t., Sulf., Valer.
- Lendenwirbelknacken beim   Sulf.
- Nagelkopfschmerz beim   Arn.
- Nasenbluten beim   Amm-c.
- Ohrensummen beim   Croc.
- Ohrenschmerzen beim   Cham.
- Schädeldruck beim   Calc-fl.
- Schläfenkopfschmerz, halbseitiger beim   Puls.
- Schmerzen beim   Ac-fl.
- Schmerzen über der Nasenwurzel beim   Cinnb.
- Schwarzwerden vor den Augen beim   Anac.
- Schwindel beim   Ac-nitr., Anac., Aran-d., Bari-c., Heder., Med., Meph., Mill., Plb., Puls., Valer.
- Schweißausbrüche beim   Jod.
- Spannungsgefühl beim   Berb.
- Stauungskopfschmerz beim   Arist.
- Stiche in der Herzgrube beim   Alum.
- Stiche in der Lebergegend beim   Alum.
- Stirnkopfschmerz beim   Bell., Coloc., Dulc.
- Stirnkopfschmerz, halbseitiger beim   Puls.

- Übelkeit beim   Petr., Ther.
- Vergrößerungsgefühl beim   Berb.
- Völlegefühl beim   Berb.
- Zusammenschnürunggefühl des Herzens
  beim   Lil.

Buchstaben
- Kleinersehen der   Glon.
- Verschwinden der   Cann-ind.

Bulbärparalyse   Naja.

Bürgersche Krankheit   Sec.

C

Charakter	Bufo.
- schwieriger	Lyc.
Chemosis	Apis., Dig., Euphr., Ipec., Kali-bi., Rhs-t.
Cheyne-Stoke-Atmung	Carb-v., Hyosc., Op.
Chininmißbrauch	Nat-m.
Chlorose	s. Bleichsucht
Choanen	
- Pfröpfe, harte in den	Sep.
Cholera	Cad., Croc., Cupr., Sec. Verat., Verat-v.
Cholera nostras	Ac-hydroc., Verat.
Cholerine	Diosc.
Cholesteatom	Calc-fl.
Cholesterinämie	Ac-benz., Berb., Lyc.
Cholesterinentgleisung	Ant-c.
Cholesterinwarzen	
- Bauch am	Cholest.
Chorea	Agar., Bell., Cauloph., Cic., Croc., Cypr., Hyosc., Kali-br., Lyc., Magn-ph., Mygal., Sabad., Stram., Tarant., Visc., Zinc.
Chorea Huntington	Stram.
Chorea minor	Hyosc., Stram., Tarant., Visc.
Choreatische Zustände	Cimic., Cupr-acet., Stram.
Chorioretinitis	Aur.
- Glaskörpertrübung mit	Kali-m.
Colica mucosa	Sulf-j.
Cor hypertonicum	Visc.
Cri encephalique	Apis.

D

Dahindösen   Anhal.

Dämmerung
- Angst in der   Phos.
- Benommenheit in der   Bari-c., Berb.
- Schwindel in der   Bari-c.

Darm   Apis., Camph., Kali-nitr., Lauroc., Merc-dulc., Puls., Rauw.
- Auftreibung des   Nux-m.
- Beengungsgefühl im   Tab.
- Beschwerden des   Tarax.
- Ekzem am   Ac-fl.
- Fistel am   Ac-fl.
- Geschwüre am   Carb-v., Merc-sol.
- Grimmen im   Croc., Crot.
- Kältegefühl im   Tab.
- Karzinom im   Ac-acet., Hydrast.
- Knurren im   Olnd.
- Kraftlosigkeit des   Sep.
- Plätschern im   Ac-m., Ac-ph., Helleb., Kres., Tereb., Stram.
- Quatschen im   Coff.
- Reißen im   Tab.
- Rumoren im   Coff.
- Rumpeln im   Aloe., Ambr., Anac., Bellis., Beryl., Calc-c., Caust., Cycl., Ferr-ph., Helod., Tarant., Tereb., Thuj., Valer.
- Senkung des   Calc-fl., Sep., Stann., Ther., Vib.
- Splittergefühl im   Visc.
- Schneiden im   Tab.
- Stechen im   Helod.
- Störungen, nervöse des   Agar., Arg-nitr., Ign.
- Tenesmus im   Nux-m., Nux-v., Olnd.
- tot wie   Nux-v.
- Tuberkulose des   Phos.
- Untätigkeit, langanhaltende des   Op.
- Verschluß des   Nux-v., Op., Tab., Verat.
- Völle des   Naja., Staph., Tell.
- Vorfall des   Croton.
- zusammengekrampft wie   Plat.
- Zusammenschnürungsgefühl im   Visc.

Darmblutungen

Abrot., Ac-acet., Ac-fl., Ac-hydroc.,
Ac-nitr., Ac-sal., Bapt., Crot., Erig., Ham.,
Hirud., Kreos., Lach., Nux-v., Phos.

- Gichtikern bei   Led.
- hellrote   Mill.
- Pfortaderstauugsfolge, als   Card.
- Trinkern bei   Led.

Darmbrennen

Oena., Visc.
- Drücken beim   Apis.
- Husten beim   Apis.
- Niesen beim   Apis.

Darmerkrankung

- chronische   Poten.
- typhöse   Verat.

Darmkatarrhe

Calc-ph., Hep., Hyper., Led., Nat-c., Sulf.
- blutige   Hydrast.
- chronische   Ac-nitr., Nat-m., Tub.
- schleimig-eitrige   Hydrast.
- Sommer im, akute   Puls.

Darmkoliken

Ac-ox., Ac-sal., Bism., Cocc., Diosc.,
Dulc., Gins., Iris., Magn-ph., Nux-v.,
Plat., Stram., Thal.

- Druck bessert   Tarant.
- heftigeColoc.
- Kind schreit im Schlaf bei   Rheum.
- nächtliche   Mandr e rad.
- Rückenschmerzen mit   Sars.
- schneidende   Coloc.
- Zusammenkrümmen bessert   Tarant.

Darmkollern

Ac-ph., Agar., Aur., Bellis., Card., Caust.,
Gamb., Lyc., Tab., Valer.

- Blähungen mit   Sars.
- Gasauftreibung mit   Sars.

Darmkrämpfe

Ars., Calc-c., Ham., Ign., Lauroc., Luff.,
Sabad., Tab.

- aufsteigende   Agar.
- Durchfällen mit   Rauw.
- Rückenmarksleitungsstörungen infolge   Hyper.
- Säuglinge der   Valer.

Darmlähmung

Arn.
- Bauchoperation nach   Op., Staph.

Darmmittel	Mandr., Nux-v., Petr., Podo.
Darmpoltern	Anac., Bapt., Glon., Olnd., Rhod., Spong.
- Angst bei	Gels.
- Durchfall bei	Agn., Brom.
- Erregungsdurchfällen bei	Gels.
- Essen nach dem	Abies.
- Stühlen, bei harten	Agn.
Darmreizung	
- Durchfallneigung mit	Clem.
Darmschleimhautschwellung	
- Durchfällen, mit blutigen	Rhs-t.
- entzündliche mit Koliken	Rhs-t.
Darmschmerzen	
- Gesichtsröte mit	Rumx.
- Hitze mit	Rumx.
- kolikartige	Olnd.
- Kollern mit	Zinc.
- krampfende	Zinc.
- Rumpeln mit	Zinc.
- schneidende	Zinc.
- Verstopfung mit	Olnd.
- Wirbelsäule bis zur ausstrahlende	Led.
Darmschwäche	Cocc.
- Stuhl geht nur im Stehen ab	Caust.
Darmstechen	Tab.
- Drücken beim	Apis.
- Husten beim	Apis.
- Niesen beim	Apis.
Darmzusammenziehen	
- schmerzhaftes, stundenlanges nach dem Stuhl	Ign.
Daumen	
- Hand in der krampfenden eingeschlagener	Cupr.
- Schwäche, lähmige im	Verb.
- Taubheitsgefühl im	Verb.
Daumenballen	
- Knötchen, harte am	Ther.
- Lähmigkeitsgefühl am	Spong.
- Schmerzen im	Cedr.

Daumengelenk
- konvulsionen im — Cupr.
- linkes — Kreos.

Daumenschmerzen — Manc.
- rheumatisch-gichtische — Graph.
- Schläge, wie elektrische — Valer.

Degenerationsprozesse — Alum.
- Drüsen der — Con.
- langsam fortschreitende — Con.
- Schleimhäute an den — Con.

Dehnen — Guaj.
- Bedürfnis, sich ständig zu — Caust.
- Neigung, sich zu — Led.
- Schlaf im, sich zu — Carb-v.

Dekubitus — Abrot., Ac-fl., Ac-lac., Ac-m., Ac-sulf., Arn., Ars., Arum., Calend., Carb-v., Echin., Ham., Rhs-t., Vip.
- rapider — Pyrog.

Dekompensation
- cardiale — Olnd.
- feuchte — Scil.

Delirium — Acon., Agar., Anhal., Atrop-s., Bell., Croc., Crot., Cupr-acet., Dulc., Kali-br., Nux-m., Oena., Phos., Plb., Pyrog., Vip.
- Beißanfällen mit — Canth.
- betrunken wie — Cic.
- Bewußtseinsverlust mit — Camph.
- Fluchtversuchen mit — Rhs-t.
- Gewalttäigkeiten mit — Verat.
- heftiges — Cic.
- Jammern mit — Cic.
- Klagen mit — Cic.
- murmelndes — Ac-hydroc., Bapt., Bry.
- nachts — Bry.
- ruhiges — Ac-m.
- Schreien mit — Bell., Canth., Cic.
- Singen mit — Cic.
- Tremens — Cann-ind., Hyosc., Lach., Ran-b., Stram.
- Unruhe, mit großer — Hyosc.
- Vision, mit angstvoller — Camph.
- Wutanfällen mit — Canth.

- Zorn mit	Canth.
Deltamuskel	Hyper., Kalm.
- Rheuma im	Ferr-ph., Sang.
- Rheuma im linken	Ferr.
Deltamuskelschmerzen	
- linksseitige	Nux-m.
- rechtsseitige	Ferr.
- reißende	Berb.
- rheumatische	Ferr.
- stichartige	Bellis., Berb.
- ziehende	Bellis.
Dementia	Brom., Helleb., Plb., Verat.
- praecox	Aur., Bari-c.
Demineralisation	Nat-m.
Demoralisation	Anac., Bufo.
Denken	
- erschwertes	Merc-sol., Thuj.
- gesteigertes	Coff.
- Kopfschmerzen beim	Coff., Nat-m.
- Nagelkopfschmerz beim	Arn.
- Schärfung zum	Helleb.
- tut weh	Magn-ph.
- unfähig zu	Con., Meph.
- will nicht	Kali-bi.
Depressionen	Ac-picr., Ac-sal., Agn., Ambr., Anac., Arist., Ars., Aur., Bov., Cact., Calc-ars., Calc-c., Calc-fl., Chin., Coca., Con., Crat., Croc., Dig., Dros., Gins., Helon., Hirud., Kali-br., Kali-c., Kali-j., Kali-ph., Lach., Lyc., Naja., Nat-c., Nat-m., Op., Phos., Psor., Puls., Rad., Rauw., Rhs-t., Sel., Sulf., Thea., Uran., Verat., Zinc.
- alleinsein möchte bei	Cycl.
- arteriosklerotische	Hyper.
- funktionelle	Hyper.
- Gehirnerschütterung nach	Hyper.
- hepatogene	Mandr e rad.
- hypochondrische	Petr.
- Kindesalter im	Sil.
- klimakterische	Sep.
- Koitus nach dem, bei Frauen	Ac-ph.

- Magenüberladung bei	All-s.
- nervöse	Vacc.
- Schreck durch	Ac-ph.
- schwere	Cimic., Cocc.
- Selbstmordgedanken mit	Med.
- Tadel durch	Ac-ph.
- träumt von bevorstehendem Unglück	Cimic.
- Verdruß durch	Ac-ph.
- Verstimmung mit	Cean.
- Weinen mit	Cycl., Lil.
- Wochenbett im	Plat.

Dermographismus Ac-succ., Cimic.
- roter Thal.

Dermatitis Ac-form., Apis., Arn., Beryl., Cardios., Croton., Magn-c., Merc-sol., Rad., Rhs-t.

- Bläschenausschlag mit	Manc., Mez.
- bullöse	Ac-sal., Canth., Euph., Ipec.Rhs-t.
- chronische	Alum., Med.
- erysipelartige	Canth.
- herpetiforme	Lup.
- Jucken mit	Clem., Mez.
- pemphiginöse	Canth.
- pustulöse	Jod., Lup.
- Pusteln mit juckenden, brennenden	Croton.
- skrofulöse	Sars.

Dermatosen Ars., Merc-sol.
- ekzemartige, am ganzen Körper Hydroc.
- photosensible Hyper.

Desorientierung
- räumliche Anhal.
- Straße auf der Cann-ind.
- zeitliche Anhal.

Desperation Psor.

Devote Menschen Stram.

Diabetes Abrot., Ac-acet., Ac-hydroc., Ac-lac., Ac-phos., Ars., Cob., Datisc., Eupat-perf., Helon., Kreos., Lac-c., Lyc., Nat-m., Sec., Syz., Tarant., Uran.

- insipidus Nat-m., Scil.

Diabetiker
- abgemagerte   Ac-sulf.
- heruntergekommene   Ac-sulf.
- verwahrloste   Ac-sulf.

Diabetikerblase   Kreos.

Diabetikerkinder   Ac-ph.

Diaphoretikum   s. schweißtreibendes Mittel

Dicke Menschen   Calc-c.

Dickbauch
- aufgetriebener   Bari-c.

Dickdarm   Chion.
- Entzündung des   Rheum.
- Katarrh, chronischer des   Aloe., Ham.

Diphterie   Amm-c., Apis., Brom., Canth., Carc., Crot., Jod., Lac-c., Lyc., Mang., Merc-sol., Phyt., Pyrog.

- Pfröpfen mit weiß-grauen, in den
  Mandeln   Kali-m.
- septische   Naja.

Diskussion
- weicht jeder aus   Helon.

Distorsion   s. Verstauchung

Diuretikum   Samb., Spart., Spir-ulm., Urt.
- Hydrops bei   Prun.

Doppeltsehen   Ac-hydroc., Amm-c., Anhal., Aur., Cin., Cob., Con., Cycl., Dig., Euph., Gels., Hyosc., Lac-c., Lues., Mang., Nux-m., Olnd., Petr., Sec., Stram., Stroph., Tab., Verat.

- Fernsehen beim   Arn.
- Lesen beim   Arn.
- Niederlegen beim   Spong.

Dornfortsätze
- Druckempfindlichkeit der   Phos.
- Klopfempfindlichkeit der   Phos.

Drängen
- hysterisches   Ign.

- Leib vom, zur Scham	Lil.
- Magen im	Abrot.
- nach oben	Lyc.

Drehen

- Besinnungslosigkeit beim	Ac-fl.
- Blutandrang beim	Stront.
- Hitze beim	Stront.
- Kopf heißer beim	Calc-c.
- Schwäche beim	Con.
- Schwindel beim	Ac-fl., Acon., Calc-c., Con., Puls., Stront.
- Übelkeit beim	Con.
- Wallungen beim	Calc-c.

Drehschwindel — Arg-nitr., Con., Kali-c., Phos., Verat.

- Aufstehen beim	Visc.
- Augenöffnen beim	Alum., Tab.
- Bewegung bei jeder	Tab.
- Bücken beim	Aloe.
- Doppeltsehen bei	Olnd.
- Erde, wenn er auf die sieht	Olnd.
- Fenster, beim Hinaussehen aus dem	Visc.
- Frauen der	Cimic.
- Kopfbewegung bei	Visc.
- Kreis, alles dreht sich im	Alum.
- morgens	Alum.
- nachts im Bett	Cimic.
- Raum im warmen	Tab.
- Reisekrankheit wie bei	Cocc.
- Treppensteigen beim	Aloe.

Dreiste Menschen — Agar.

Drüsen — Ac-nitr., Ars-j., Aur., Bari-c., Bari-j., Bell., Brom., Hep., Hydrast., Merc-sol.Merc-sub., Thal.

- Affektionen der	Nat-m., Sil.
- Atrophie der	Jod.
- Berührungsempfindlichkeit der	Ac-nitr., Ars.
- blau verfärbte	Carb-v.
- blau-rot verfärbte	Naja.
- Degeneration mit maligner	Phyt.
- derbe	Ac-fl., Ac-m.
- druckempfindliche	Ac-sal., Ambr., Ars., Naja.
- Eiterung der	Abrot., Ac-nitr., Bari-c., Calc-c., Caust., Cham., Chin., Hep., Merc-sol., Sil.
- empfindliche	Sil.

D

- endokrine · Ars.
- Entzündung der · Bufo., Caust., Cham., Hep.
- Entzündung der, langzurückliegende · Psor.
- Fisteln an den · Ac-form.
- Geschwüre an den · Hydrast.
- Gewebe der · Jod.
- harte · Ac-nitr., Ac-sal., Aur., Bari-c., Cocc., Sil.
- Karzinom an den · Ac-fl., Bari-c.
- kleine, entlang der Leiste · Ac-ox., Ac-sal.
- kleine, entlang des Nackens · Ac-ox., Ac-picr., Ac-sal.
- leiden, hartnäckige · Carb-v.
- maligne Entartung der · Carb-v.
- sämtliche · Thal.
- Schmerzen an den · Ac-lac., Ambr., Aur., Cham., Cocc.
- schmerzlose · Ac-ph., Bari-c.
- tuberkulöse · Ac-nitr.
- Tumoren an den · Carb-an., Cocc.
- zerfallene · Ac-m.

Drüsenmittel · Hep.
- langsam und tief wirkendes · Sil.

Drüsenschwellungen · Bari-c., Bari-m., Bell., Con., Dulc., Fuc., Graph., Guaj., Hep., Kali-j., Kali-m., Med., Merc-sol., Psor., Sil., Spong., Sulf.

- Fieber mit, ohne Eiterung · Brom.
- generalisierte · Jod.
- harte, mit Eiterungsneigung · Tub.
- Kieferwinkel am · Led.
- multiple mit Induration · Carb-an.
- schmerzhafte · Acon.

Drüsentätigkeiten, alle
- anfangs gesteigerte, später in Atrophie und Induration übergehende · Jod.

Drüsentuberkulose · Ac-acet., Aur., Aur-j., Beryl., Dros.
- Fistelbildung mit · Ac-form.

Drüsenverhärtungen · Ac-fl., Ac-hydrof., Ac-nitr., Alum., Ars., Aur., Cham., Chin., Lap-a., Lyc., Spong.

- druckempfimdliche · Con.
- Hals am · Carb-v.
- Parotis der · Carb-v.
- schmerzhafte · Calc-fl.
- stechende · Con.

Dumm Agar., Lachn.
- morgens Nicc.

Dunkelheit
- sieht besser in der Valer.

Dünndarm Podo.
- Entzündung des Ac-nitr., Bapt., Caps., Colch., Croton.,
Ferr., Helod., Rheum., Sep., Verat.
- Geschwür am Ac-nitr.

Duodenum s. Zwölffingerdarm

Durchblutungssteigerung
- Füßen an den Anhal.
- Händen an den Anhal.
- Hitze mit Anhal.
- nachts Anhal.
- Schweißen mit Anhal.

Durchblutungsstörungen Abrot., Beryl., Tab.
- Angina pectoris bei Ammi.
- arterielle Espel.
- arteriosklerotische Ars., Bari-c., Cupr., Sec.
- Beine der Espel.
- diabetische Ars., Sec.
- Koronarspasmen bei Ammi.
- periphere Anhal., Aran-d., Bari-m., Cocc., Kreos.,
Latrod., Sec.

Durchfälle Bari-c., Bari-m., Calad., Dig., Fagop.,
Form., Gins., Hirud., Ign., Kali-br.,
Lauroc., Led., Meph., Ruta., Sang., Scil.,
Spig., Tarax., Tereb., Vip.
- aashaftem Geruch mit Aran-d., Psor., Rhs-t., Stram.
- Abmagerung mit Nat-m.
- Afterbrennen mit Caps., Stront., Sulf.
- Afterfissuren mit Lues.
- Akoholgenuß nach Calc-fl.
- alles geht in die Hose Arg-nitr.
- alter Leute Bov.
- Angst mit großer Sec.
- Ärger bei Coloc., Staph.
- Aufregung bei s. Aufregung
- Auftreibung mit Stront.
- Bauchgrimmen mit Cupr.

- Blähungen mit	Ac-lac., Ac-m., Chin., Coff., Ferr-ph., Kres., Nat-ph., Nux-m., Sang.
- blutige	Abrot., Ac-acet., Ac-benz., Ac-fl., Ac-hydroc., Ac-nitr., Ac-ox., Ac-sulf., Ant-t., Arg-nitr., Arist., Ars., Bapt., Bell., Calc-ph., Canth., Caps., Chin., Colch., Cola., Crot., Dros., Elaps., Eucal., Helleb., Hydrast., Iris., Kali-nitr., Kreos., Lach., Lues., Med., Merc-sol., Nux-m., Olnd., Petr., Phos., Phyt., Podo., Psor., Rhs-t., Sec., Tab., Visc.
- braune	Bor., Rhs-t.
- breiige	Bapt., Berb., Thal., Valer., Visc.
- brennende	Ac-m., Ac-sulf., Aur., Canth., Lach., Lil., Lues., Psor., Tab., Verat.
- coleraartige	Cupr-ars., Quas.
- Cholera nostras, wie bei	Amm-c.
- chronische	Thuj., Urt.
- Därmen, mit Gurgeln in den	Ac-picr., Phos.
- Därmen, mit Kollern in den	Caust.
- Därmen, mit Plätschern in den	Kres.
- Därmen, mit Poltern in den	Phos.
- Därmen, mit Rumpeln in den	Ac-picr., Caust.
- Darmgeschabsel mit	Phyt.
- Darmkarzinom bei	Jod.
- Darmkoliken mit	Dulc., Ipec.
- dünne	Ac-m., Bell., Brom., Calc-c., Coloc., Diosc., Dros., Eupat-perf., Ipec., Nux-m., Olnd., Sang., Sec., Valer.
- Drängen mit	Con.
- Durchnässung durch	Dulc.
- Duseligkeit mit	Petr.
- dysenterieartige	Crot., Kreos.
- dyspeptische	Cauloph.
- Eiern, nach faulen riechende	Cham.
- Eier wie gehackte	Cham.
- Eiergenuß nach	Chin-ars.
- Eisessen nach	Ipec., Puls.
- eitrige	Ac-nitr., Ars., Caps., Kreos., Merc-sol., Psor.
- Elendigkeit, mit großer	Apoc.
- Erbrechen mit	Sec., Verat.
- Erkältung bei	Caust.
- erleichternde	Ac-ph., Tab.

- Erschöpfung mit	Aethus., Ant-t., Ars., Bapt., Colch., Guaj., Jod., Podo.
- Eßlust, mit vermehrter	Stram.
- Essen nach dem	Brom., Cham., Chin., Croton., Cycl., Ferr., Ferr-ph.
- explosionsartige	Aran-d., Bapt., Gamb., Mandr., Visc.
- Farbe, mit wechselnder	Puls.
- faulriechende	Bellis., Nux-m.
- fette	Ac-picr.
- Fettgenuß nach	Calc-fl., Ipec., Puls Sep.
- Fisch, nach verdorbenen	Cepa.
- Fleischgenuß nach	Calc.fl.
- fortschießende	Apoc.
- Föhnwetter bei	Rhod.
- Fruchtgenuß nach	Calc-ph., Rhod.
- Frühstück nach dem	Thuj.
- gallige	Bry., Hyper., Iris., Nat-s., Nux-m., Phos., Puls.
- gegorene	Stann.
- gelbliche	Apis., Aran-d., Bellis., Cann-ind., Card., Croton., Diosc., Dulc., Flor., Gels., Lith., Merc-sol., Olnd., Podo., Rhs-t.
- gelb-grüne	Aethus., Croton.
- Gemütserregung nach	Coff.
- geruchslose	Verat.
- Gewichtsabnahme mit, bei Kleinkindern	Rheum.
- glasige	Colch.
- graue	Mandr e rad.
- grau-weiße	Ac-benz.
- grünliche	Agar., Apis., Arg-nitr., Bell., Bor., Calc-ph., Caps., Cham., Croton., Cupr., Eupat-perf., Hydrast., Magn-c., Magn-m., Merc-sol., Naja., Phyt., Podo., Psor., Sec., Stann.
- gußartige	Nat-s., Podo.
- Hämorrhoidenbrennen mit	Caps.
- häufige	Ars., Thal.
- Hautausschläge wechseln mit	Croton.
- heftige	Ac-hydroc., Bism., Cic., Cupr., Elat., Glon., Hydrast., Lil., Sulf., Tub.
- heiße	Cham.
- helle	Ac-picr., Brom., Card., Flor., Hydrast., Hyper., Lith., Mandr.
- hell-gelbe	Ac-fl., Cimic., Mandr e rad., Myric., Sil.

- Herbst im	Colch., Coloc., Dulc., Ferr-ph., Ipec.
- hinausschießende	Magn-c., Podo.
- Hinfälligkeit mit	Verat.
- Hitze wechselt mit	Anhal.
- hydrantenartige	Croton., Phos., Podo.
- Kalbfleischgenuß nach	Kali-nitr.
- Kälte wechselt mit	Anhal.
- Kalttrinken nach	Bry.
- Keuchhusten bei	Dros.
- Kindern bei	Arg-nitr.
- Kolik, mit heftigster	Ars.
- kolikartige	Staph., Thal.
- Koliken mit	Ac-lac., Ac-m., Crot., Magn-c., Nat-ph., Psor., Sec., Valer., Zing.
- Koliken mit,in der Blinddarmgegend	Bapt.
- Kollapsanfällen bei	Ther., Verat.
- Kollapsneigung bei	Aethus., Naja.
- Kopfschmerz mit	Amm-c.
- krampfhafte	Stann.
- Krampfkoliken, mit heftigsten	Cupr-ars.
- Kreuzschmerzen mit	Dros.
- langwierige	Nat-m.
- Leib, mit empfindlichem	Crot.
- Leibschneiden mit	Dros.
- lockere	Hyper.
- Magen-Darm-Reizung mit	Clem.
- Magenkarzinom bei	Jod.
- Magenschmerzen mit	Coff.
- Masern bei	Dros.
- Mastdarmvorfall mit	Lues.
- Milchgenuß nach	Ant-c., Calc-fl., Magn-c., Nat-c., Nicc., Puls., Sep., Staph.
- Milchklumpen mit	Valer.
- morgendliche	s. Morgendurchfälle
- morgens um 3 Uhr	Podo.
- morgens um 5 Uhr	Tub.
- nachts	Brom., Ferr., Iris., Lith., Rhs-t.
- nachts um 1 Uhr	Cauloph.
- Neigung zu	Anhal., Cham., Mez., Phell.
- nervöse	Ac-picr., Ambr., Arg-nitr., Coff., Gels., Kali-ph.
- Obstessen nach	Ipec., Magn-m.
- Ohnmachtsanfällen mit	Ther., Verat.
- ölige	Ac-picr.

- Pädatrophie bei	Graph.
- Pastetenessen nach	Stront
- periodische	Stront.
- plötzliche	Ac-hydroc., Ac-ox., Arist., Bellis., Podo.
- Prüfungen vor	Gels.
- Regelblutung, bei Aufhören der	Glon.
- Regeltag am ersten	Amm-c.
- reichliche	Berb., Flor., Heder.
- Reißen mit, längs des Oberschenkels	Rhs-t.
- reiswasserähnliche	Tab., Verat.
- rheumatischen Schmerzen mit, im ganzen Körper	Asclep.
- rötliche	Card.
- ruhrartige	Canth., Graph., Ipec., Kali-bi., Lil., Merc-sol., Verat.
- ruckartige	Euph.
- Rülpsen mit	Nux-m.
- Salat nach	Cepa.
- sauer riechende	Calc-c., Calc-ph., Dulc., Hep., Magn-c., Nat-ph., Rheum.
- scharfe	Bry.
- schaumige	Bor., Ipec., Jod., Visc.
- Schleim, mit viel	Ant-c.
- schleimige	Ac-acet., Ac-fl., Ac-nitr., Ac-sulf., Acon., Aethus., Agar., Ant-t., Apis., Arg-nitr., Arist., Ars., Bapt., Bell., Calc-ph., Canth., Caps., Cedr., Cham., Chin., Colch., Coloc., Crot., Croton., Cupr., Dros., Gels., Helleb., Hep., Hyper., Iris., Lach., Magn-m., Magn-ph., Med., Merc-sol., Naja., Nux-m., Olnd., Petr., Phos., Phyt., Podo., Psor., Puls., Sec., Thal.
- Schließmuskelschwäche mit	Apoc.
- schmerzhafte	Ac-ox., Ac-ph., Ac-sulf., Ant-t., Aran-d., Aur., Bell., Calc-ph., Colch., Coloc., Lith., Lues., Mandr., Med., Paeon.
- schmerzlose	Ac-ph., Ars., Bellis., Bor., Cann-ind., Chin., Ferr., Ferr-ph., Jab., Phos., Podo., Rhod.
- Schmerzen mit heftigen, lanzierenden	Merc-sol.
- schneidende	Coloc.
- Schwäche, mit großer	Aloe., Camph., Podo.
- Schwächegefühl bei	Heder.

D

- schwächende	Ac-picr., Ac-sulf., Con., Echin., Ipec., Petr., Podo., Sec., Tub.
- Schweißausbrüchen mit	Heder.
- Schweißausbrüchen, mit kalten	Verat.
- schwere	Helleb., Rauw.
- septische	Elaps.
- Sodbrennen mit	Flor.
- Sommer im	Acon., Aethus., Apoc., Bry., Calc-ph., Coloc., Dulc., Ferr-ph., Ipec., Iris., Mandr., Nux-m., Puls., Rheum., Rhs-t., Verat.
- Sommer im, der Kleinkinder	Apis., Olnd., Psor., Rheum.
- Sorgen bei	Coff.
- Speisen, nach sauren	Ant-c.
- Spinat wie	Cham.
- Stuhlabgang, mit unwillkürlichem	Aloe., Verat.
- stinkende	Abrot., Ac-fl., Ac-m., Arn., Bapt., Beryl., Dros., Kali-ph., Kreos., Podo., Sil., Sulf.
- Süßigkeiten nach	Arg-nitr.
- Tenesmen mit	Ac-lac., Ac-m., Arist., Cedr., Coloc., Cupr., Gamb., Mandr e rad., Thal.
- thyreotoxische	Calc-fl.
- tonfarbene	Naja.
- Trinken nach	Cin., Coloc., Croton.
- Tuberkulose bei	Cupr-ars.
- übelriechende	Ac-benz., Aur., Colch., Hep., Lach., Lith., Magn-c., Mandr., Tab., Tub.
- Überraschung, bei jeder	Coff.
- unfreiwillige	Arn.
- Unterkühlung nach	Dulc., Gnaph.
- unverdaute	Ant-c., Calc-ph., Ferr., Gnaph., Hep., Olnd., Sang.
- Verstopfung wechselt mit	Abrot., Alet., Arum., Card., Cimic., Clem., Heder., Magn-s., Nat-s., Puls., Sang., Stram., Thea.
- Verstopfung wechselt mit, jeden 2., Tag	Podo.
- Völle mit	Coff., Stront.
- voluminöse	Podo., Visc.
- Wadenkrämpfen mit	Verat.
- Wassertrinken nach	Rhod., Staph.

- wäßrige	Abrot., Ac-acet., Ac-ph., Ac-sulf., Ant-c., Berb., Brom., Calc-ph., Cauloph., Cham., Coff., Colch., Coloc., Crot., Croton., Cupr., Cupr-ars., Cycl., Dros., Dulc., Eupat-perf., Ferr-ph., Gnaph., Helleb., Ipec., Jod., Kali-nitr., Kreos., Lach., Magn-c., Med., Merc-sol., Petr., Phos., Podo., Puls., Sang., Sec., Thuj., Valer., Vib., Visc.
- wegspritzende	Phos., Tub.
- weiche	Dros., Lith., Mandr.
- Weingenuß nach	Ac-ox., Ant-c., Rhod.
- weiße	Dulc.
- weiß-graue	Ac-ph.
- Wundheitsgefühl mit	Lil.
- wundmachende	Ac-sulf., Bry., Cham., Lach.
- zähe	Merc-sol.
- Zahnungen bei	s. Zahnungen
- Zittern mit	Con.
- Zuckergenuß nach	Ipec.
- Zwiebelgenuß nach	Ant-c.

Durchnässung

- Folge von	Rhs-t., Thuj.

Durchschlafstörungen

	Carc., Hep.
- Abgeschlagenheit, große bei	Beryl.
- Delirien, wegen wilder	Gels.
- Gedankenflut wegen	Ac-succ., Gels.
- Müdigkeit vor lauter	Beryl.
- Sorgen wegen	Ac-succ.
- Träume, wegen schrecklicher	Crot.

Durst

	Alum., Bad., Hirud., Sil., Thea.
- abends	Bell., Nicc.
- Alkohol nach	Op.
- Appetit ohne	Amm-c., Tarant.
- Atemnot mit	Anac.
- Beengung bereitet der	Cann-ind.
- Bier auf kaltes	Med., Merc-sol., Petr., Rhs-t.
- Branntweintrinker der	Ran-b.
- brennender	Agn., Beryl., Kali-s., Med., Merc-sol.
- dauernder	Cob.
- Durstlosigkeit wechselt mit	Abs., Ferr-ph., Ipec.
- Erbrechen mit	Op., Phos.
- Erstickungsanfällen mit	Crot.

- Essen bei jedem	Calc-fl.
- Essen nach dem	Ran-b.
- extremer	Uran.
- Fieber bei	Eupat-perf.
- Frieren mit	Cedr.
- Getränke, auf erfrischende	Podo.
- Getränke, auf kalte	Ac-m., Beryl., Croc., Merc-sol.
- Getränke, auf warme	Phyt.
- gieriger	Kreos., Podo.
- großer	Ac-benz., Ac-nitr., Ac-sal., Aloe., Amm-c., Bell., Berb., Beryl., Bry., Caps., Cauloph., Con., Crot., Dig., Eupat-perf., Helleb., Hyosc., Hyper., Kali-c., Kali-nitr., Kres., Magn-m., Naja., Nat-m., Op., Phos., Phyt., Plb., Pulx., Pyrog., Spig., Syz., Tub., Vip., Zinc.
- heftiger	Acon., Camph., Coloc., Heder., Jod., Med., Merc-sol., Nux-v., Petr., Podo., Spig., Stram.
- Hitze, in Folge von	Ac-sal., Anhal.
- Hunger mehr, als	Hep.
- Kaffee, auf dünnen	Visc.
- Kaltes auf	Bism.
- keinen	Sars.
- lästiger	Stram.
- Mangel an	Staph.
- mäßiger	Ac-hydroc.
- Milch, auf kalte	Ac-ph., Med., Merc-sol.
- Mittags um 14 Uhr	Puls.
- Mundtrockenheit mit	Ac-benz., Cauloph.
- Nachmittags	Guaj.
- Nachts	Ac-ph., Ac-picr., Aloe., Eupat-perf., Hyper., Sel.
- periodischer	Ac-benz.
- quälender	Agar.
- Rotwein, auf einen Schluck	Visc.
- Säfte, auf kalte	Verat.
- Sättigungsgefühl, mit raschem	Magn-c.
- Schluck Wasser auf einen, aber jeder wird erbrochen	Apoc.
- Schlucke Wasser, auf kleine	Arn., Ars., Card., Lac-c., Visc.
- Schlucke wenige kann nur trinken	Apis.
- Schlundkrampf mit	Plb.
- Schweißausbrüchen, in Folge von	Ac-sal.

- selten hat	Puls.
- Sodbrennen mit	Caps.
- Speichelfluß mit	Plb., Thal.
- tagsüber wenig	Ac-picr.
- Tag und Nacht könnte trinken	Ac-sulf., Calc-c., Chin., Cob., Tarax.
- trinken muß dauernd	Heder.
- Trinken nach dem	Ran-b.
- Trockenheit, wegen innerer	Anhal., Beryl., Op.
- Übelkeit mit	Anac., Cann-ind., Hyper., Op.
- unregelmäßiger	Ac-acet., Aur.
- unstillbarer	Apis., Apoc., Canth., Lach., Nat-m., Sec., Vip.
- vermehrter	Lil.
- viel	Cham., Chin., Colch., Eucal., Euph., Helod., Kali-br., Magn-c., Olnd., Plat.
- Vormittags um 10 Uhr	Nat-m.
- Wasser, auf große Mengen kaltes	Ac-lac., Ac-m., Ac-ph., Acon., Aran-d., Bry., Bufo., Calc-c., Calc-fl., Cann-ind., Croc., Crot., Nat-m., Podo., Sec.
- Wasser auf kaltes	Bellis., Magn-m., Olnd., Petr., Phos., Spong., Tub., Verat., Vip.
- Wein auf	Rhs-t.
- wenig	Ac-form., Ac-ox., Arist., Con., Gels., Visc.
- Whiskytrinker der	Ran-b.
- Widerwille auf Getränke wechselt mit	Berb., Carc.
- Wundgefühl im Mund mit	Thal.
- Würgen mit	Plb.
- Zitronenwasser auf	Calc-ph.
- Zittern bei	Olnd.
- Zunge, bei trockener	Canth.
- Zusammenschnürungsgefühl mit	Crot., Plb.
Durstlosigkeit	Helleb., Rhod., Stram.
- absolute	Mang.
- Fieber trotz	Apis.
- Hitze trotz	Ac-succ., Nux-m.
- Mundtrockenheit trotz	Ac-succ., Nux-m.
- Speichelfluß, mit viel	Thal.
- Trockenheit trotz	Apis., Nux-m.
- Wundheitsgefühl im Mund, trotz	Thal.
Dysämie	Ars., Hydrast., Sel.
Dyshydrose	Ac-sulf., Kali-c., Magn-m., Nat-m., Sel.
- Fingern zwischen den	Ac-ph.

Dykrasie Ars., Beryl., Hydrast., Kreos., Lach., Merc-sol.

- Frostigkeit mit Mez.

D

Dysmenorrhö Abrot., Ac-form., Ac-picr., Ac-sal., Agn., Alet., Ammi., Anac., Arg-nitr., Ars., Bell., Bellis., Bor., Bov., Brom., Cact., Cad., Canth., Cast., Caust., Cham., Clem., Cocc., Coloc., Croc., Cupr., Cycl., Eupat-perf., Gels., Gnaph., Ham., Ign., Lac-c., Lach., Lues., Magn-m., Nux-m., Nux-v., Phyt., Plat., Poten., Psor., Puls., Rauw., Sabin., Sec., Senec., Sep., Staph., Stram., Tell., Thea., Tub., Valer., Zinc.

- Ausstrahlung mit, zum Oberschenkel hin Con.
- Begleiterscheinungen, mit hysterischen Mosch.
- Blutungen, mit dunklen Cham.
- Blutungen, mit starken Ham.
- Eierstockschmerzen mit Coloc.
- Frauen, bei adipösen Cer-ox.
- Frauen, bei robusten Cer-ox.
- Gebärmuttervorfall mit Collins.
- Herzbeschwerden mit Crot., Lil.
- Kopfschmerzen mit Vib.
- Krämpfen mit Cimic., Magn-c., Magn-ph., Vib.
- Leibkrämpfen mit Diosc.
- Membranen im Regelblut, bei Vib.
- nervöse Diosc.
- Ohnmacht mit Verat.
- Prolapsempfindungen mit Cimic.
- Schmerzen, mit kolikartigen Cham.
- Schüttelfrost mit Verat.
- Schweißen, mit kalten Verat.
- schwere Arist.
- Steißbeinschmerzen mit Med.

Dyspepsie Abies., Ac-lac., Ac-m., Ac-sal., Ac-sulf., Alum., Ant-c., Carb-an., Carb-v., Chin., Coff., Eichh., Ferr., Gins., Ign., Jugl-cin., Kres., Lac-c., Lob., Magn-m., Myric., Phell., Sulf.

- alter Leute Kali-c.
- Anstrengung, nach geistiger Nux-v.
- Appetitlosigkeit mit Carc., Cin.

- Ärger nach	Nux-v.
- atonische	Quas., Zinc.
- Aufgetriebensein mit	Pop.
- Blähungen mit	Arn., Asa., Lyc., Quas.
- chronische	Tab.
- Diätfehlern, bei den geringsten	Nat-c.
- Durchfall, mit blutigen	Eucal.
- Fettgenuß nach	Kali-j., Nat-ph., Puls., Thuj.
- Fleischgenuß nach	All-s.
- Gemüsegenuß nach	Nat-c.
- Gewichtsverlust mit	Carc.
- Heißhunger mit	Cin.
- Kleinkindern bei	Carc.
- Lebensweise, bei sitzender	Nux-v.
- Mehlspeisen nach	Nat-c., Nat-ph.
- Milchgenuß nach	Nat-c.
- nervöse	Ac-ph., Anac., Asa., Cer-ox., Cocc., Ign., Nat-c., Nux-m., Petr.
- Obstgenuß nach	Chin.
- Regelzeit, besonders zur	Bov.
- saure	Calc-c., Caps., Form., Hep., Iris., Lyc., Magn-c., Nat-c., Nat-m., Nat-ph., Rob., Sep.
- Sodbrennen mit	Petr., Quas.
- Sommer im	Bry.
- Stühlen, mit sauren	Rob.
- Vielessen nach	Puls.
- Zuckerüberernährung bei	Nat-ph.
- Zwiebelgenuß nach	Thuj.

Dyspnoe   s. Kurzatmigkeit.

Dystonie   s. vegetative Dystonie

Dysurie   Ac-lac., Ant-t., Cann-sat., Cob., Coff., Crot., Croton., Dulc., Eupat-perf., Equis., Lyc., Op., Pich.

E

Effloreszenzen
- psoriasisähnliche   Glon.

Egoistische Menschen   Aur.

Egozentrische Menschen   Sulf.

Eichel
- Bläschenbildung an der   Ran-b.
- Brennen an der   Cin.
- Brennen an der, nach dem Koitus   Cepa.
- Entzündung an der   Bor., Canth., Napht., Viol-t.
- Geschwüre an der   Ran-b., Thuj.
- Jucken an der   Cann-ind., Cin., Dros., Hep., Mez.
- Ödeme an der   Cycl.
- Stechen an der   Dros., Gnaph., Hep., Mez., Ran-b.
- Wundheit der   Thuj.
- Warzen an der (Feuchtwarzen)   Thuj.

Eichelkranz
- Brennen am   Spig.
- Geschwulst am   Spig.
- Prickeln am   Spig.

Eichelschmerzen
- häufige   Cauloph.
- Harnlassen beim   Pareir.
- scharfe   Cauloph.
- stechende   Abrot., Arum., Cauloph.
- ziehende   Abrot., Arum.

Eierstöcke(n)   Abrot., Apis., Arist., Canth., Cimic., Colch., Ferr., Lach., Lil., Lup., Puls., Sabal., Senec., Verat.

- Atrophie der   Jod.
- Ausbildung, auffallend starke der   Aur.
- Brennen in den   Apis., Plat.
- Drang der, gegen die Scheide zu   Apis.
- Drängen in den   Magn-m.
- Druck in den   Bell.
- groß wie zu   Arg-nitr.
- linksseitig   Arg-nitr., Caps.
- rechtsseitig   Apis., Podo.
- Schwellung der   Ham., Plat., Podo.
- Schwellungsgefühl in den   Nux-m.
- Stechen in den   Ac-benz., Bell., Caps., Con., Sep.

- Tumoren an den	Aur., Lues.
- Unterfunktion der	Arist., Puls.
- Vergrößerungsgefühl in den	Arg-nitr.
- Ziehen in den	Apis.

Eierstocksentzündung — Abrot., Ac-lac., Ant-c., Apis., Bell., Canth., Echin., Heder., Jod., Merc-sol., Plat., Sabal., Sabin., Sulf., Thuj., Tub.

- Ausschweifung nach	Chin.
- chronische	Carc., Sep.
- Frauen, bei älteren	Guaj.
- gichtisch-rheumatische	Guaj.
- linksseitige	Wye.
- schmerzhafte	Wye.
- Verwachsungsbeschwerden mit	Ac-lac.

Eierstocksschmerzen — Ac-succ., Ac-sulf., Arg-nitr., Brom., Bry., Bufo., Cad., Caps., Cimic., Lil., Phos., Plat., Podo., Rhod., Sabal., Tarant., Thal., Thuj., Tub., Zinc.

- Aufregung bei	Thea.
- Ausschweifung nach	Chin.
- ausstrahlende	Podo.
- Bauch in den ausstrahlende	Ham.
- Harndrang, mit häufigem	Vesp.
- Husten beim	Naja.
- Knie, zum linken ausstrahlende	Wye.
- linksseitige	Heder., Lach., Naja., Vesp.
- Oberschenkel, bis in die ausstrahlnede	Cact.
- periodische	Cact.
- Regel, als ob die kommem würde	Nicc.
- Regel während der	Abs., Ac-ox., Thea.
- schneidende	Coloc.
- stechende	Ars.
- ziehende	Ars.
- Zusammenkrümmen zum	Coloc.

Eierstocksverhärtung	Brom., Con., Jod.
- linksseitige	Psor.

Eierstocksverwachsungen	Ac-fl.
- schmerzhafte	Bellis.

Eierstockzysten — Abrot., Ac-fl., Ac-form., Apis., Aur., Aur-j., Jod., Lues.

- schmerzende	Arum.

E

Eifersüchtige Menschen	Apis., Hyosc., Lach., Lil.
Eifersuchtswahn	Hyosc.
Eigensinnige Menschen	Bufo., Spig.
Eigenwärme	
- Mangel an	Olnd.
Eile, immer in	Ac-sulf., Arg-nitr., Med.
Eilig	
- von Gegenstand zu Gegenstand springend	Ambr.
Einatmen	
- Brennen beim	Berb.
- Druck in der Lebergegend beim	Bry.
- Kratzen beim	Spong.
- Pfeifen beim	Spong.
- Reißen beim	Berb.
- Schmerzen, bis zum Bauch ausstrahlende beim	Berb.
- Stechen beim	Berb.
- Stiche in der Lebergegend beim	Bry.
- Wundheitsgefühl beim	Aloe.
Einatmung frei	
- Ausatmung behindert	Chlor.
Einbildungen	Lac-c.
- aller Art	Cann-ind.
- Krankheiten von	Sabad.
Eingenommenheit	Mandr., Nux-v.
- Angst mit	Hyper.
- Aufstehen beim	Jod.
- Blutwallungen mit	Graph.
- Gedanken der	Puls.
- Jammern mit	Hyper.
- Kopfes des	Graph., Magn-m.
- Nasenbluten mit	Graph.
- Niederlegen beim	Jod.
- Schreck mit	Hyper.
- Schwere mit	Hyper.
- Schwindel mit	Graph.
- Setzen beim	Jod.
- Übelkeit mit	Graph.

Einleitungsmittel
- bei Beginn der Behandlung chronischer
  Krankheiten, wenn Psor. zugrunde liegt   Sulf.

Einsame Menschen
Ac-acet.

Einsilbige Menaschen
Cact.

Einschlafen
- Atmung mit stöhnender beim	Valer.
- Beengungsgefühl beim	Lach.
- Erstickungsgefühl beim	Lach.
- Gedankenzustrom beim	Thea.
- Krämpfe beim	Ign.
- Morgen, kann erst gegen	Valer.
- Reden beim	Plat.
- Schmerzen beim, die von kleinen Stellen ausgehen	Ign.
- Schweißausbrüche beim	Puls.
- Spannungen beim	Ign.
- spätes	Graph., Magn-m.
- tagsüber	Calc-ph.
- Würgen beim	Lach., Valer.
- Zuckungen beim	Ac-m., Ign.
- Zuhören beim	Plat.

Einschlafstörungen
	Cin.
- Abgeschlagenheit vor	Beryl.
- Angst vor	Calc-c., Caust., Tab.
- Angst wegen, vor dem nächsten Tag	Arg-nitr.
- Ärger wegen	Caps., Zinc.
- Aufregung vor	Zinc.
- Delirien, wegen wilder	Gels.
- Denken, vor lauter	Nat-m.
- Durst, wegen großem	Ign.
- Freude, vor lauter	Coff.
- Frostgefühl wegen	Lac-c.
- Gedanken, wegen unangenehmer	Ac-fl., Ac-lac., Aloe., Cimic., Hep., Hyper., Lil., Puls., Staph.
- Gedankenzustroms wegen	Anhal., Aran-d., Chin., Coff., Gels., Op., Thea.
- Geräuschempfindlichkeit wegen	Zinc.
- Gespensersehen wegen	Kali-br.
- Grübeln vor lauter	Ambr.
- Hautausschlägen, wegen brennender	Croton.

- Heimweh vor	Caps.
- Hitze wegen	Anac., Puls.
- Hunger vor lauter	Ign.
- Juckreiz wegen	Anac.
- Kränkung wegen	Caps.
- Kratzen muß immer zu	Anac.
- Kummer vor lauter	Ac-succ.
- Liebesenttäuschung wegen	Ac-succ.
- linken Seite auf der	Thuj.
- Müdigkeit vor	Beryl., Lil.
- nervöser Erregung wegen	Tab.
- nachts bis 3 Uhr	Cob.
- nachts bis 5 Uhr	Cob.
- nachts nach Erwachen	Sil.
- Phantasien wegen	Op.
- Schwäche aus	Chin.
- Schweißausbrüchen wegen	Tab.
- sexueller Erregung wegen	Bufo.
- sexueller Gedanken wegen	Bufo.
- Sorgen vor lauter	Ac-succ., Ambr., Cocc.
- stundenlange	Arist.
- Träume, wegen zänkischer	Caust.
- Unruhe vor	Aran-d., Bell.
- Verfolgungsideen wegen	Kali-br.
- Vorstellungen, wegen schrecklicher	Crot., Hyper.
- wirft sich dauernd herum	Phos.

Eisenbahnschwindel Cocc.

Eiterungen Apis., Calc-fl., Carb-an., Guaj., Hep.,
Lyc., Myrist., Psor., Ther.

- aller Art	Sil.
- beginnende	Merc-sol.
- bläuliche	Sil.
- bräunliche	Ac-nitr.
- chronische	Calc-hyp., Pich., Sil.
- dicke	Calc-sulf.
- dünne	Sil.
- Drüsen der	Hep.
- Erregung mit nervöser, am Beginn der	Hep.
- Fieber, am Beginn der	Hep.
- gelbflüssige	Calc-sulf.
- Geschwüre der	Bor.
- grüne	Ac-nitr.
- Haut der	Hep.

- reaktionsträge	Sil.
- Schleimhäuten an den	Hep.
- schmierende	Sil.
- Schüttelfrost, am Beginn der	Hep.
- Subkutis in der	Rhs-t.
- übelriechende	Sil.
- Verletzung nach	Echin.
- weiße	Hep.
- Wunden alter	Bor.

Eiterausschlag Calc-sulf., Hep., Merc-sol., Myrist., Rhs-t., Sars., Sil., Sulf.

- schlecht heilender Staph.

Eiterpusteln Brom.
- Stirn-Haar-Grenze an der Tub.

Ejakulare praecox Bor., Calad., Calc-c., Carb-v., Clem., Lyc., Naja., Sel.

Ekel Agar., Canth., Carb-v., Card., Dig., Eupat-perf., Graph., Ipec., Op.

- Bissen nach wenigen	Rheum.
- Essen beim Denken an	Cocc.
- Essen vor jedem	Ant-c., Ars., Mosch., Nux-m.
- Fett vor	Petr., Tab.
- Fleisch vor	Ars., Petr.
- Schweinefleisch vor	Psor.
- Speck vor	Tab.
- Speisen vor	Anhal., Colch., Hep., Phell.
- Speisen vor gekochten	Petr.
- Speisengeruch vor	Cocc., Tab., Vacc.

Ekchimosen Abs., Ac-benz., Ac-sulf., Carb-v., Tarant.
- diffuse Thal.
- Haut der Vip.

Eklampsie Cimic., Cupr., Glon., Kali-br., Plb., Sec., Verat.

- Albuminurie mit	Helleb.
- Schwangerschaft in der	Helleb.
- Wöchnerinnen bei	Helleb.

Ekstase Cann., Thea.
- Angst nach Kres.
- Depressionen nach Kres.

Ektropium Caps., Graph.

Ekzem

	Ac-m., Ars-j., Aur., Cardios., Fagop., Hydroc., Ichth., Kali-br., Ran-b., Sars., Sulf-j., Zinc.
- Absonderungen, mit honigartigen	Graph.
- After am	Psor.
- akutes	Ac-form., Croton.
- allergisches	Ac-sal., Arist.
- Armbeugen in den	Cupr., Nat-m.
- Auge am	Tell.
- Augenbrauen über den	Agn.
- Bläschen mit	Canth., Nat-m.
- bläschenförmiges	Sep.
- borkenbildendes	Graph.
- brennendes	Ac-form., Ac-sulf., Agn., Caust., Erig., Graph., Kreos., Rhs-t., Staph.
- chronisches	Ac-form., Ac-hydrof., Amm-c., Ant-c., Beryl., Carc., Croton., Graph., Kali-ars., Lues., Med., Psor., Sep., Thuj., Thyr.
- chronisches bei Nierenleiden	Solid.
- dyshidrotisches	Cob.
- eitriges	Croton., Hep., Mez., Thuj.
- exanthemisches	Ac-sal.
- feuchtes	Bov.
- Fingern zwischen den	Psor.
- fleckenförmiges	Vinc.
- frieselartiges	Viol-t.
- Füßen an den	Sil.
- Gelenkbeugen in den	Nat-m., Sep.
- Gesicht im	Ac-picr., Cic., Croton., Prim., Psor., Viol-t.
- Hals am	Arist.
- Händen an den	Cic., Sil.
- Handflächen an den	Anac., Nat-m.
- Handrücken auf dem	Anac., Cad., Mandr., Sep.
- hartnäckige	Caust.
- Hinterkopf am	Nat-m., Olnd.
- Hodensack am	Ac-picr., Croton.
- impetiginöses	Tell.
- juckendes	Ac-acet., Ac-form., Ac-sal., Ac-sulf., Agn., Anac., Ant-c., Arist., Bari-c., Canth., Card., Cupr., Erig., Graph., Kreos., Olnd., Petr., Psor., Rhs-t., Staph., Sulf., Tub., Vinc. Viol-t.
- Kinder der	Calc-sulf., Viol-t.

- Kinn am	Prim.
- Kniekehlen in den	Cupr.
- Kopf am	Arist.
- Kopfhaut auf der	s. Kopfhautekzeme
- Körper am ganzen	Olnd.
- Körperöfnungen an den	Ac-nitr.
- Kratzen bessert	Agn.
- kratzt, bis es blutet	Psor.
- krätzeartiges	Psor.
- kreisförmiges	Sep.
- Kruste mit gelber, harter	Cic., Croton.
- Kruste mit dicker	Bov.
- krustiges	Graph., Mez., Nat-m., Olnd., Vinc.
- langandauerndes	Sep.
- libidinöses	Arist.
- makulo-pustulöses	Ac-benz.
- Meer am	Nat-m.
- multiformes	Clem.
- Nacken am	Tell.
- nässendes	Ac-acet., Ac-ox., Ac-picr., Ac-sulf., Anac., Ars., Bellis., Calc-c., Calc-fl., Cic., Clem., Croton., Cupr., Graph., Jugl-reg., Magn-c., Med., Merc-sol., Mez., Olnd., Petr., Prim., Psor., Rad., Rhs-t., Sep., Sil., Staph., Tarant., Thuj., Tub., Vinc., Viol-t.
- Nase an der	Ac-picr.
- neurotisches	Anac.
- Ohren an den	s. Ohrekzeme
- Ohren hinter den	Jugl-reg., Graph., Nat-m., Olnd., Tell., Viol-t.
- Ohren um die herum	Psor., Scroph-n.
- Ohrmuscheln an den	s. Ohrmuschelekzeme
- papulöses	Cad., Cic., Clem., Dulc., Olnd.
- pustulöses	Cad., Cic., Clem., Dulc., Rhs-t., Sep., Viol-t.
- Schamhaaren an den	Arist.
- schmerzhaftes	Petr.
- schuppendes	Tub.
- seborrhoisches	Ac-ph., Ac-picr., Ac-sulf., Bufo., Calc-c., Graph., Med., Nat-m., Sel., Sep., Staph., Sulf., Thuj., Tub.
- skrofulöses	Viol-t.
- Sonne in der	Nat-m.

- trockenes	Ac-ph., Ars., Bari-c., Bry., Cad., Calc-ph., Card., Caust., Erig., Form., Graph., Kali-ars., Kres., Lyc., Mang., Petr., Psor., Sep., Sulf., Thyr., Viol-t.
- übelriechendes	Psor., Staph.
- unheilsames	Psor.
- unreines	Psor.
- Unterarm am	Arist.
- Unterschenkel am	Arist.
- urtikarielles	Dulc.
- Winter im, rezidivierendes	Psor.
- variköses	Clem.

Elefanthiasis — Aals., Arum., Carb-v., Hydroc.

Elendigkeit — Arist., Glon., Nat-m., Petr., Podo., Sec., Stann., Thea.

- Fettgenuß nach	Calc-ph.
- Milchgenuß nach	Calc-ph.

Ellenbogen — Bellis., Berb.

- Gicht in den	Led.
- Kälte an den	Hep.
- Prickeln in den	Hep.
- Reißen in den	Arg-nitr.
- Rheuma in den	Led., Lith.
- Schweregefühl in den	Arg-nitr.
- Stechen in den	Phos., Ther.
- Steifigkeit in den	Arg-nitr.
- Taubheit in den	Arg-nitr.
- Ziehen in den	Arg-nitr.
- Zucken in den	Led.

Ellenbogenbeugen

- Unterdrückungsekzeme in den	Zinc.

Ellenbogengelenke — Kreos.

- Quetschungsschmerz in den	Amm-c.
- Steifheit in den	Arg-nitr.

Ellenbogenschmerzen

- gichtische	Graph.
- reißende	Aloe., Cycl., Lyc.
- rheumatische	Graph., Visc.
- stechende	Aloe.
- ziehende	Ant-c.

Embolie	Lach., Vip.
- Neigung zu	Ac-hydroc., Naja.
Emmenagogum	Asar., Helleb., Petros.
Emotiv, sehr	Sumb.
Empfängnisbereitschaft	Bor.
Empfindlichkeit	
- Austern gegen	Kali-nitr.
- Berührung gegen	Ac-m., Ac-nitr.
- Fisch gegen	Kali-nitr.
- Gemüse, gegen wasserreiches	Kali-nitr.
- Geräusche gegen	Ac-nitr.
- Getränke, gegen kalte	Ac-form.
- große	Ac-form., Form.
- Herzen über dem	Zinc.
- Kaltbaden gegen	Ac-form., Form.
- Kälte gegen	Ac-form., Form.
- Krebse gegen	Kali-nitr.
- Nässe gegen	Ac-form., Form.
- Obst gegen	Kali-nitr.
- Rütteln gegen	Ac-nitr.
- Streit gegen	Ac-nitr.
Empfindungslosigkeit	Kreos., Op.
Emphysembronchitis	Ac-sulf., Ant-ars., Ant-s., Carb-an., Carb-v., Con., Grind., Hep., Kali-bi., Lyc., Napht., Nat-m., Phos., Seneg., Stann., Tab.
Emphysemhusten	Ac-sulf., Napht.
- alter Leute	Seneg.
- Auswurf mit zähem, schleimigem	Seneg.
Endarterien	
- Entzündung der	Ars., Plb.
- Intimaschädigung allgemeine, sklerosierende	Plb.
Enddarmmittel	Ac-nitr., Aesc., Alet., Alum., Amm-m., Arist., Paeon.
Endgefäße	Kreos.
Endmittel	Ars., Calc-c., Carb-v.
Endokard	Naja., Spig.

Endokarditis	Ac-benz., Ac-lac., Acon., Ars., Cact., Colch., Crot., Kali-c., Magnol., Verat-v., Vip.
- akute	Lach., Naja.
- chronische	Lach., Naja.
- infektiöse	Apis.
- postinfektiöse	Iber.
- rheumatische	Ac-form., Apis., Kalm., Phyt., Spig.
Endokrine Dysharmonie	Cimic., Magn-c.
Endometritis	s. Gebärmutter-Schleimhautentzündung
Engbrüstigkeit	Caps., Dros., Naja., Staph., Vinc.
Engegefühl	Flor., Guaj.
Entbindung	
- lange sich hinziehende mit Erschöpfung	Cauloph.
Enteritis	s. Dünndarmentzündung
Enterokolitis	Coloc., Podo., Poten., Tab.
Enteroptose	s. Darmsenkung
Entfernt	
- alles scheint weit	Ther.
Enthemmte Menschen	Cann-ind.
Entkalkungskrankheiten	Carc.
Entropium	Gnaph.
Entscheiden kann sich nicht	
- für oder gegen etwas	Graph.
Entschlußschwäche	Puls.
- Hysterikern bei	Ac-picr.
- Neurasthenikern bei	Ac-picr.
- Studierenden bei	Ac-picr.
Enttäuschung	
- Heißhunger mit	Coloc.
- schnelle	Phos.
Entwicklungsstörungen	Aur., Calc-c., Calc-ph., Sil.
- geistige	Agar., Bari-c., Carc., Lues.
- Geisteskrankheiten mit, bei jungen Mädchen	Helleb.
- Greisen bei	Agar., Bari-c.

- Kindern bei	Agar., Bari-c., Carc., Med.
- körperliche	Agar., Bari-c., Carc.
- seelische	Lues.
- Studenten bei	Agar., Bari-c.

Entzugserscheinungen

- Drogomanen bei	Calc-ars.
- Trinkern bei	Calc-ars.

Entzündungen — Ham., Led., Merc-sol., Myrist., Sabin.

- akute	Acon., Apis., Bell.
- aller Art	Sulf.
- Anfang am, im 1. Stadium	Ferr-ph.
- Blutungen mit schwarzen	Anthr.
- brennende	Caps.
- dunkelrot verfärbte	Lach.
- eitrige	Merc-sol.
- exsudative	Apis.
- fibröse	Rhs-t.
- heftigste	Bell.
- katarrhalische	Calc-c., Equis.
- lokalisierte	Bell.
- Mund vom, bis zum After	Ac-ox.
- nekrotische	Tarant.
- ödematöse	Apis.
- Organen, an allen	Acon.
- Organen, in fibrösen	Kali-j.
- Schwellungen mit	Anthr.
- septische	Anthr., Lach.
- subakute	Apis.
- Verhärtungen, mit schwarzen	Anthr.
- Zellgewebe am	Apis.
- zentralen Nervensystem am	Merc-sol.

Entzündungsmittel — Hep., Led., Myrist., Nat-nitr.

Enuresis — Agar., Arist., Bell., Calc-c., Carb-v., Carc., Caust., Equis., Ferr., Hyper., Kali-c., Kreos., Lyc., Mandr., Mandr e rad., Med., Petros., Plat., Psor., Rhs-t., Ruta., Seneg., Sulf., Tab., Tarax., Verb.

- Blasenschwäche mit	Urt.
- Durchnässung nach	Thuj.
- Harnausscheidung nachts, mit stark vermehrter	Plant.
- hartnäckige	Sabal.

- Kinder der	Podo.
- Mädchen der	Puls.
- Mädchen bei jungen, anämischen	Ferr-ph.
- nervöse	Cin.
- nachts	Atrop-s., Plant., Tub.
- Schlaf im ersten	Sep.
- Schließmuskelschwäche mit	Nux-v.
- Wurmkindern bei	Spig.

Epiglottis
- zusammenziehen des   Calc-fl.

Epikondylitis   Arn., Ruta.

Epilepsie   Abs., Acon., Agar., Art-v., Atrop-s., Bell., Bufo., Calc-c., Camph., Carc., Chin., Cin., Cocc., Cupr., Hyper., Ind., Kres., Lach., Lues., Nux-v., Oena., Op., Plat., Plb., Sabad., Sec., Stram., Tarant., Vip., Visc., Zinc.

- Anfälle	Glon., Helleb., Ign. Magn-c., Ran-b.
- Aura mit	Ac-hydroc.
- Blutandrang mit, vor dem Anfall	Calc-ars.
- Gefühl bei, als sei der Kopf zu groß	Arg-nitr.•
- Lähmungserscheinungen mit	Helleb.
- luetischer Genese	Kali-br.
- Muskelkrämpfen, mit tetanischen	Ac-hydroc.
- Ohnmacht mit	Ac-hydroc.
- Schaum vor dem Mund bei	Ac-hydroc.
- Schlaf im	Lil.
- Schläfrigkeit mit großer	Caust.
- Schluckauf mit	Cic.
- Schreien mit	Cic.
- Trinker der	Ran-b.
- tuberkulinischer Genese	Kali-br.
- Zyanose mit	Ac-hydroc.

Epileptische Krämpfe   Ipec., Sil. s. a. Krämpfe
- Glieder, mit Verdrehen und Zucken der   Hyosc.
- Stuhlabgang mit   Hyosc.
- Urinabgang mit   Hyosc.
- Zungenbiß mit   Hyosc.

Epitheliome   Hydrast., Magn-m., Ran-b., Thuj., Tub.

Epithelkörperchen   Calc-c.

Epithelverhärtung   Cast-eq.

Erbgrind	Vinc.
Erblindung	Anhal., Ars., Glon., Phos., Plb., Tab.
- beginnende	Dulc.
- dauernde	Sec.
- fortschreitende	Plb.
- ikterische	Plb.
- vorübergehende	Dig., Sec., Thal.
Erbnosoden	Lues., Med., Tub.
Erbsche Dystrophie	Ac-picr.
Erbrechen	Abs., Ac-acet., Ac-form., Ac-m., Ac-sal., Ac-sulf., Acon., Agar., Agn., Alum., Amm-c., Apis., Apoc., Bell., Bellis., Beryl., Brom., Bry., Camph., Chelid., Cic., Cob., Cupr., Cycl., Dirc., Elat., Euph., Ferr-ph., Form., Helleb., Ign., Jab., Jugl-reg., Lob., Melil., Mosch., Paeon., Phyt., Plb., Pop., Psor., Rhod., Stram., Tereb., Thea., Ther., Uran.
- Alkoholgenuß nach	Aran-d.
- alles macht	Ac-hydroc., Hydrast.
- anhaltendes	Verat.
- azetonämisches	Kreos.
- besser durch Essen	Graph.
- bitteres	Kali-bi.
- Blut von	Ac-nitr., Canth., Crot., Phos., Sec., Verat., Vip.
- cerebrales	Apom., Cer-ex., Kreos.
- dunkelgrünes	Podo.
- Durchfällen mit	Cham.
- Durst mit	Olnd.
- Eisgenuß nach	Ars.
- erleichtert	Ant-t., Tart-emet.
- erleichtert nicht	Sang.
- Essen nach dem	Aran-d., Bism., Cin., Dros., Helod., Med., Tarant.
- Essig nach	Ars.
- Fettgenuß nach	Calc-ph.
- Flüssigkeit, nach saurer	Rob.
- Früchten nach	Ars.
- Galle von	Ant-c., Ars., Card., Cham., Crot., Croton., Dros., Eupat-perf., Med., Nat-s., Nux-v., Puls., Sep., Verat., Vip.

- häufiges	Anac., Sep.
- heftiges	Anac.
- Heißhunger trotz	Ferr.
- Herzschwäche mit	Magn-c.
- Hunger nach dem	Cin., Olnd.
- Husten nach	Dros.
- Kaffeegenuß nach	Dulc., Olnd.
- kaffeesatzartiges	Phos., Sec.
- Kopfschmerz mit	Lac-c.
- krampfhaftes	Cauloph., Glon., Magn-c., Podo.
- Leibschneiden mit	Cham.
- Luftaufstoßen mit	Arg-nitr.
- Magen bei leerem	Ipec.
- Magenschmerzen mit	Graph.
- Mahlzeiten, nach üppigen	Ipec.
- Milchgenuß nach	Ant-c., Calc-ph.
- Milchklumpen von	Calc-c.
- morgendliches	Ac-lac., Dros., Guaj., Nux-v.
- Neigung zum	Mez.
- nervöses	Asar.
- Ohnmacht mit	Pulx.
- periodisch wiederkehrendes	Graph.
- Säuglinge der	Aeth.
- saures	Ac-lac., Ac-ph., Ant-c., Calc-c., Calc-ph., Cham., Gels., Iris., Kali-bi., Lyc., Magn-c., Nat-ph., Sep.
- Schleim von	Ac-nitr., Arg-nitr., Ars., Canth., Cin., Cocc., Croton., Dros., Kreos., Med., Nat-m., Nux-v., Petr., Puls., Pyrog., Verat., Vip.
- Schleim von grün-gelbem	Card., Dulc.
- Schwäche mit	Pulx.
- Schweiß mit	Magn-c.
- Schwindel mit	Ac-lac.
- Sichttrübung mit	Lac-c.
- Speisen von	Cocc., Jod., Lach., Petr., Phos., Pyrog., Verat.
- Speisen vom Vortag von	Card.
- Trinken nach	Aran-d., Cin., Cocc., Dros., Helod., Med.
- Übelkeit mit großer	Tab.
- Umdrehen beim	Ipec.
- Unverdautem von	Ferr., Kreos.
- urämisches	Kreos.
- Wasser von	Amm-c.

- Wassertrinken nach	Stann.
- Würgen mit	Colch.
- Zunge, bei reiner	Ipec.

Erdbeerallergie Ac-ox.

Erdbeerzunge Bell.

Erektion(en) Ac-sulf., Helod., Magn-c.

- Abneigung mit, gegen den Verkehr	Clem.
- andauernde	Apis.
- Anlass ohne jeden	Ac-ox.
- Autofahren beim	Calc-ph.
- corda veneria mit	Cann-sat.
- Eichelschmerzen mit	Sil.
- Gedanken mit wollüstigen	Spig.
- Geschlechtstrieb mit gesteigertem	Tab.
- Geschlechtstrieb bei mangelndenm	Diosc.
- geschlechtliches Verlangen ohne	Amm-c., Calc-ph.
- häufige	Apis., Cann-sat., Canth., Rhs-t.
- Harndrang mit	Rhs-t.
- Harnleiterjucken mit	Thuj.
- Harnröhrenausfluß mit eitrigem	Puls.
- Harnröhrenbrennen mit	Cann-ind.
- heftige	Ac-picr., Cann-ind., Caps., Clem., Hep., Lach., Lith.
- Hodensackbrennen mit	Cann-ind.
- Hodenschmerzen mit	Caps., Cham., Magn-m., Sil.
- Impotenz mit	Tab.
- keine	Agn., Helleb.
- Kraft ohne	Spig.
- krankhaft anhaltende	Ac-fl., Ac-nitr., Ac-succ.
- Kreuzschmerzen mit	Magn-m.
- Lust ohne	Spig.
- mangelnde	Aran-d., Arg-nitr., Calad., Magn-m.
- Mittagsschlaf, beim Erwachen aus dem	Lach.
- morgendliche	Lach., Nux-v., Sil.
- nächtliche	Ac-picr., Amm-c., Caps., Cycl., Gnaph., Led., Lith.
- Nebenhodenschmerzen mit	Sil.
- Prostataschmerzen mit	Clem.
- Samenerguß mit	Hep.
- Samenstrangschmerzen mit	Cham., Magn-m., Sil.

- schmerzhafte	Ac-fl., Ac-picr., Ac-succ., Amm-c., Camph., Cann-ind., Cann-sat., Canth., Hydroph., Gnaph., Mang., Sil., Tarant., Thuj., Visc., Zinc., Zing.
- Schwäche aus	Magn-ph.
- schwache	Dros., Ther.
- starke	Cham., Ipec., Mez.
- Urinieren nach dem	Lith.
- wollüstige	Ant-c.

Erfolgssüchtige Menschen — Aur.

Erfrierungen	Agar., Arum., Bor., Echin.
- Akren der	Abrot.
- Geschwüren mit harten	Psor.
- Ohrmuschel der	Abrot.
- Prickeln mit	Colch.
- Schrunden mit	Psor.
- Stechen mit	Colch.

Ergotin-Tabes — Sec.

Erkältung	Abrot., Ac-acet., Ac-benz., Ac-form., Acon., Agar., Aloe., Arist., Bell., Carc., Graph., Lues., Lyc., Magn-m., Petr., Sil., Spong.
- Abgeschlagenheit mit	Eupat-perf.
- Anfangsmittel	Cepa.
- auffällige	Magn-c.
- Bronchitis, hervorgerufen durch	Mang.
- chronische	Tub.
- Durchfällen mit	Ac-nitr., Acon., Cepa.
- fieberhafte	Samb.
- Froschhänden mit eiskalten	Heder.
- Gesichtshitze mit	Nux-v.
- Gesichtsröte mit	Nux-v.
- hartnäckige	Rumx.
- Heilverlauf mit mangelndem	Carc.
- Herbst im, chronische	Grind., Seneg., Teucr-mar.
- jährlich mehrmals	Calc-c.
- Kälte bei trockener	Kali-bi., Tub.
- Katarrhen mit	Ac-picr.
- Katarrhen mit trockenen	Gels.
- Kinder bei lymphatischen	Dros.
- Kindesalter im	Tub.
- Kleinkinder der	Samb.

- Knochenschmerzen mit	Eupat-perf.
- Leibschneiden nach jeder	Dulc.
- Luftwegskatarrhen mit	Sulf.
- Mund mit offenem	Samb.
- Nase mit trockener, verstopfter	Carc., Samb.
- Nässe bei	Tub.
- Neigung große zur	Cinnb., Kali-c., Psor., Sang.
- Niesanfällen mit	Aral.
- Säuglinge der	Samb.
- Schnupfen mit	Bari-c., Cinnb.
- Schweiß mit wenig	Calc-ph.
- Schweißausbrüchen mit profusen	Aral.
- Schwindel mit	Arist.
- Sekret mit reichlichem, transparentem	Calc-c.
- Sekret mit weißlich-schleimigem	Calc-c.
- September im	Dulc.
- Sommerwetter bei	Gels., Sep.
- Stirnhöhlenkatarrh mit	Cin.
- Wetterwechsel bei	Tub.
- wiederkehrende	Bari-m., Cinnb., Lues., Sulf., Tub.

Erkältliche Menschen   Hep., Kali-c., Sil.

Erkältungsmittel   Nux-v.

Ermüdung   Calc-c., Graph.
- geistige   Lyc., Selen.
- Nasenkatarrhen bei allgemeinen   Luff.
- rasche   Phos.
- Träumen unter hellseherischen,
  farbenreichen   Anhal.

Ernährungsmittel   Kali-ph.

Ernährungsstörungen   Bapt., Calc-ph.
- chronische   Abrot.
- Kindern bei   Carc.
- Säuglingen bei   Bor.

Ernährungszustand
- allgemein mangelhafter   Sil.
- reduzierter   Nat-m.

Ernst ist immer   Stram.

146

Erosionen

Abrot., Ac-fl., Ac-lac., Ac-nitr., Arg-nitr., Calc-fl., Hydrast., Kres.

- Ausfluß mit wäßrigem, schleimigem, eitrigem und wundmachendem
Sil.
- blutende
Arum.

Erotomanie

Canth.

Erregung

Ac-ox., Croc., Ferr., Lachn.
- anfangs, dann Betäubung
Hyosc.
- anfangs, dann Lähmung
Agar., Con.
- Angst nach großer
Latrod.
- Aufschreien mit schrillem
Helleb.
- choreatische
Magn-ph.
- Durchfälle bei
Gels.
- Ereignis bei freudigem
Coff.
- gesteigerte
Merc-sol.
- große
Bell., Plat., Sil., Spig., Tarant.
- Herzklopfen mit
Coff., Helleb.
- Hirnkongestion von
Helleb.
- Hitze mit
Coff., Sep.
- hochgradige
Acon., Mosch., Stram., Tarant.
- Hustenanfall jede löst aus
Spong.
- Hyperämie mit, der Meningen und des Großhirns
Stram.
- Klatschsucht mit
Par.
- krankhaft gesteigerte
Magn-ph.
- Kreislaufschwäche mit
Coff.
- motorisch-sensorische, mit aufsteigender Lähmung
Con.
- Musik bei
Tarant.
- nervöse
Cin., Cocc., Meph., Nat-c., Par., Plat., Sep., Sil., Spig., Verat.
- psychische
Tarant.
- psycho-motorische
Mandr.
- subkortikale
Vib.
- starke
Meph.
- Steigerung mit, bis zum Jodbasedow
Jod.
- Unruhe mit großer
Bell.
- zentrale
Kali-br.
- Zittern mit
Coff.

Erröten

Jab., Mandr.
- Erregung bei jeder
Ferr-ph.
- nervöses
Ambr.
- Sprechen beim
Ambr.

- Zorn vor · Ant-c.

Erscheinungen sieht · Thuj.

Erschöpfung · Ac-acet., Ac-picr., Ac-succ., Ac-sulf., Acon., Agn., Ambr., Anac., Apoc., Aven., Bapt., Calc-fl., Calc-ph., Camph., Carb-v., Chin-ars., Cocc., Croton., Dros., Eucal., Gels., Gins., Guaj., Hapl., Heder., Helon., Kali-bi., Lach., Lycop., Magn-c., Med., Mosch., Pass., Puls., Sil., Spig., Stann., Stront.

- abends besonders · Ac-lac.
- allgemeine · Cocc., Sel.
- Anstrengung bei geringster · Kali-c., Spong.
- Durchfall mit · Arg-nitr.
- geistige · Anhal., Calc-ph., Rauw.
- Gesicht mit fahlem · Berb.
- große · Anhal., Cad., Chin., Dig., Phyt., Rhs-t., Sel.

- Herzklopfen mit · Arg-nitr.
- Hinterkopfschmerz mit · Kali-ph.
- Hitze mit · Arg-nitr.
- hochgradige · Carb-an., Cast., Helon., Verat.
- Infektionskrankheiten bei · Rhs-t.
- Infektionskrankheiten nach · Kali-c., Kali-ph., Phos.
- Kindern bei · Magn-ph.
- körperliche · Anhal., Calc-ph., Cocc.
- Krampfdiathese mit · Magn-ph.
- Krankheiten bei akuten · Colch.
- Krankheiten nach akuten · Psor.
- Krankheiten, nach längeren · Ind., Meph.
- nervöse · Ac-ph., Arg-nitr., Ferr-picr., Lup., Meph., Nux-m., Olnd., Sep., Stann., Strych.

- rasche · Calc-ph., Colch.
- Schweißen mit eiskalten · Carb-v.
- Schwindel mit · Arist.
- Schwitzen mit · Arg-nitr.
- seelische · Anhal.
- tagsüber · Anhal., Conv., Hep.
- Zittern mit · Arg-nitr.
- zunehmende · Hydrast.

Erschrecken
- überempfindlich gegen · Tab.

Erschütterung	Bell.
- Besinnungslosigkeit bei	Ac-fl.
- Blutandrang bei	Tab.
- Blutwallungen bei	Glon.
- Gesichtsröte bei	Glon.
- Hitze bei	Glon.
- Kopfschmerz bei	Bry., Con., Spig., Tab.
- Migräne bei	Tab.
- Nasenbluten bei	Glon.
- Schwindel bei	Ac-fl., Glon., Spig.
- Schwitzen bei	Glon.
Erstickungsanfälle	Ac-acet., Ac-hydroc., Amm-c., Carb-an., Cupr., Hyosc., Kali-br., Kali-nitr., Latrod., Lauroc., Mosch., Naja., Op., Spong., Stram., Vip.
- Atemnot mit	Nux-m.
- Auswurf mit schleimigem	Guaj.
- Bewegungen im Bett bei	Spig.
- Heiserkeit mit	Nux-m.
- Herzkreislaufversagen mit	Bor.
- Husten mit trockenem	Guaj.
- hysterische	Nux-m.
- Luftschnappen mit	Ipec.
- Mitternacht nach	Ars., Samb.
- nervöse	Nux-m.
- Niederlegen beim	Ars.
- nachts	Brom., Graph., Guaj.
- Säuglinge der	Bor.
- Zyanose mit	Bor.
Erstickungsangst	Guaj., Latrod., Spong.
Erstickungsbeschwerden	Tarant.
Erstickungsgefühl	Apis., Carb-v., Lach., Lues., Strych.
- abends beim Hinlegen	Podo.
- Angst mit	Dig.
- Atmung mit aussetzender	Grind.
- Auffahren aus dem Schlaf mit	Dig.
- Einschlafen beim	Dig.
- Kehlkopf im	Iber.
- linken Seite, beim Liegen auf der	Visc.
- Schleimrasseln mit starkem	Amm-c.
- Seufzen mit	Helleb.
- Trinken nach dem	Hyosc.

- Wimmern mit	Helleb.

Erstickungshusten   Cann.
- hohler   Chin.
- krampfhafter   Chin., Cupr.
- Schleimrasseln mit   Cupr.
- trockener   Chin.

Ertaubung   Caust.
- fortschreitende   Lues.

Erwachen (erwacht)
- abgeschlagen beim   Echin.
- Alpdruck nach   Bapt., Mez.
- Angst mit   Ac-benz., Lach., Merc-sol., Quas., Sep., Tab., Thea.
- Atemnot mit   Ac-benz., Bapt., Samb.
- Aufregung vor   Merc-sol.
- Augen mit Dunkelheit vor den   Dulc.
- Augenkopfschmerz mit   Bellis.
- Beengungsgefühl mit   Lach.
- benebelt wie   Con.
- Benommenheit mit   Amm-c., Con., Croc.
- Durst wegen   Aloe., Phos.
- Erbrechen muß sich beim   Sel.
- Erschöpfung nach   Bapt.
- Erstickungsanfällen wegen   Graph.
- Erstickungsgefühl wegen   Lach.
- essen um zu   Heder.
- Fieber mit   Lac-c.
- Frost wegen   Berb.
- früh   Nat-c., Visc.
- Gefühl mit, zu fallen   Guaj., Sang.
- gerufen, als hätte ihn jemand   Rhod.
- Glieder, wegen Rucken und Zucken der   Helod.
- Grund ohne   Ac-acet.
- Harndrang wegen   Aloe., Calc-fl.
- häufiges   Aran-ix., Bapt., Calc-fl., Colch., Guaj., Samb., Stront.
- Herzflattern mit   Lil.
- Herzklopfen mit   Ac-acet., Ac-benz., Lil., Merc-sol., Sep., Tab.
- Herzklopfen wegen starkem   Alum.
- Hitze wegen   Ac-benz., Bari-c., Berb.
- Hunger mit   Ac-ox., Phos., Sel.
- Husten mit   Stront.

- Kältegefühl mit eisigem am Herzen	Helod.
- Knochenschmerzen mit	Lues.
- Kollaps mit	Helod.
- Kopf mit Rucken und Zucken im	Helod.
- Kopfrollen mit	Hyosc.
- Kopfschmerz mit	Amm-c., Lues., Naja.
- Leere mit	Ac-ox.
- leicht	Sel.
- Lendenwirbelknacken mit	Helod.
- Liebesbedürfnis nach	Lach.
- Magenschmerzen mit	Hydrast.
- matt nach	Echin., Staph.
- Mitternacht um	Mez.
- morgens	Con., Dulc.
- morgens um 1 Uhr	Quas.
- morgens um 2 Uhr	Ac-benz., Arist., Arn., Kali-c.
- morgens um 3 Uhr	Ars., Calc-fl., Heder., Helod., Nux-v., Plat., Sulf.
- müde nach	Echin., Staph.
- nachts	Ac-ox., Berb., Naja., Sang.
- nachts, ist ganz wach beim	Agn.
- Rucken mit	Stront.
- Rückenschmerzen mit	Hydrast.
- Scheitelkopfschmerz mit	Lith.
- Schläfenkopfschmerz mit	Cob., Lith.
- schläfrig beim	Croc.
- schläft schlecht weiter nach dem	Sulf.
- Schmerzen mit	Mez., Rhod.
- Schreck mit	Bry., Hyosc., Lach., Sang., Stram.
- Schwäche mit	Ambr., Dulc.
- Schweiß mit	Lac-c., Phos., Rhod.
- Schweißausbrüchen mit	Ac-lac., Card., Sulf.
- Schwindel mit	Ambr., Amm-c., Bry., Dulc.
- sexueller Erregung wegen	Calc-c.
- Sodbrennen mit	Ac-ox., Stann.
- Stirnkopfschmerzen mit	Lith.
- Stuhldrang wegen	Aloe., Sulf.
- stumpfsinnig beim	Dulc.
- Stunde, alle halbe	Ac-nitr.
- Träume wegen geiler	Bor.
- Träume wegen lebhafter	Anac.
- Träume wegen schrecklicher	Aran-d., Berb., Calc-c., Colch., Graph., Sel., Stram., Stront.
- Trockenheit wegen	Aloe.

- Übelkeit mit	Ambr., Sel., Stann.
- unausgeschlafen	Con., Guaj., Visc.
- Unruhe mit	Guaj., Lach., Rhod., Thea.
- verwirrt	Croc.
- Würgen mit	Lach.
- zänkisch nach dem	Dulc.
- Zittern beim	Dulc., Hyosc., Merc-sol., Stront.
- Zucken beim	Hyosc.
- Zunge mit trockener	Par.

Erwärmen kann sich nicht   Cann-ind., Thea.

Erwartungsangst   Ac-ox., Arg-nitr.

Erwartungsimpotenz   Arg-nitr., Gels.

Erysipel   Acon., Agn., Amm-c., Anac., Apis., Arn., Bell., Bor., Bry., Canth., Con., Crot., Echin., Hydrast., Merc-sol., Mez., Rhod., Sulf., Verat-v., Vip.

- Brennen mit	Rhs-t.
- bullöses	Euph.
- rezidivierendes	Chin., Graph.
- Stechen mit	Rhs-t.
- typhoides	Lach.

Erythem   Ac-succ., Chin., Croc., Euph., Ferr-ph., Gels., Hydroc., Ipec., Jab., Mang., Mez., Rad., Verat-v.

- Berührungsempfindlichkeit mit	Croton.
- blasenartiges	Ac-sal., Canth., Phyt.
- Brennen mit	Croton., Vesp.
- flohstichartiges	Aran-d.
- Haarkopf am mit Schuppen	Thal.
- Hitze mit	Croton.
- Jucken mit	Croton., Vesp.
- Kopf vom, bis zu den Füßen fortschreitend	Phyt.
- Körper am ganzen	Thal.
- Körperteilen an unbedeckten	Ac-lac.
- kreisförmiges	Arist.
- Masern, wie bei	Ac-sal.
- nesselartiges	Tereb.
- nodosum	Ant-c., Arist., Ars., Crot., Dulc., Jod., Med., Merc-sol., Thal., Tub.
- Scharlach, wie bei	Ac-sal.
- schnakenstichartiges	Bellis.

E

- Stechen mit	Croton., Vesp.
Erythema exsudativa-multiforme	Ran-b.
Erythrodermie	Ac-succ.
Erythrozyten	
- Anstieg der	Cob.
- Bildung der	Mang.
- Destruktion massive, vorzeitige der	Mang.
Essen	
- Abneigung gegen	Aur.
- Appetit ohne kann nicht	Gels., Olnd.
- aufgebläht nach jedem	Bor.
- Bauchgrimmen nach jedem	Croton.
- Beklemmung beim	Cann-ind.
- Benommenheit nach dem	Led.
- bessert alle Beschwerden	Con.
- Blutandrang beim	Sulf.
- Brechreiz nach dem	Amm-c., Cham.
- dauernd muß	Graph., Phos.
- Drücken heftiges im ganzen Körper nach dem	Sel.
- Durchfall nach dem	Cham., Coloc., Croton.
- durstig nach dem	Cin., Phyt.
- Erbrechen beim	Meph.
- Erbrechen nach jedem	Amm-c., Nux-v., Tarant.
- Fieber nach dem	Cham.
- frösteln nach jedem	Tarax.
- Gase voller nach dem	Nux-m.
- Geschmack hat keinen beim	Stram.
- gieriges	Agar., Alum.
- Hast vor lauter kann nicht	Ac-sulf.
- hastiges	Ac-form., Olnd.
- Heißhunger nach dem	Stann.
- Herzgegend, Stiche in der nach dem	Alum.
- Hitzegefühl nach dem	Cimic.
- Hitzewallungen beim	Sulf.
- hungrig nach dem	Cin., Phyt.
- könnte fast immer	Alum.
- Kopfschmerz beim	Sulf.
- langsames, bei gutem Appetit	Acon.
- Lebergegend, mit Stichen in der nach dem	Alum.
- Leeregefühl nach dem	Dig., Stann.

153

- Magendruck nach dem	Hep.
- Magenschmerzen nach dem	Cham., Cimic.
- maßlos im	Croc.
- müde nach dem	Ac-ph., Bapt.
- Ödigkeitsgefühl nach dem	Dig.
- satt wird nicht beim	Stann.
- schiebt das Essen von einer Mundecke in die andere	Calc-ph.
- schläfrig nach dem	Ac-ph., Agn., Nat-m.
- Schläfenkopfschmerz, halbseitiger nach dem	Puls.
- schläft ein beim	Kali-c.
- Schleimerbrechen nach dem	Cin.
- Schwäche, zittrige nach dem	Ant-c., Hyper.
- Schweiße, während des und nach dem	Card., Nat-m.
- Schweregefühl im Magen nach dem	Cact.
- Sodbrennen nach dem	Agn.
- Speisen kommen aus der Nase beim	Ac-nitr.
- Stein wie ein liegt im Magen	Aran-d.
- stets möchte	Ac-form.
- Stirnkopfschmerz nach dem	Jugl-reg.
- Stirnkopfschmerz, halbseitiger nach dem	Puls.
- trinken muß zu jedem	Amm-c.
- Übelkeit nach dem	Cham., Nat-m., Nux-m., Tarant.
- unbeholfenes	Agar.
- Unwohlsein nach dem	Bor., Dig., Puls.
- Verlangen ständig nach, weiß aber nicht worauf	Anhal., Ther.
- verdrießlich nach jedem	Bor.
- Verlegenheitshusten nach dem	Ambr.
- Verschlucken beim	Meph.
- Völle nach dem	Cean., Hep., Nux-v.
- Würgen beim	Meph.

Essen kann nicht

- trotz Hunger	Beryl.
- vor 10 Uhr	Magn-c.

Essen will nicht

- um abzunehmen, obgleich spindeldürr	Bufo.
- trotzdem die Beschwerden dadurch besser würden	Cad.

Essensordnung

- Wert legt auf keine	Cycl.

E

Essig
- alles schmeckt wie   Cin.

Essigkachexie   Ac-acet.

Eugenische Kur
- Anfangs- und Reaktionsmittel   Lues.

Euphorisch   Anhal., Aran-d., Lauroc.
- anfangs, später depressiv   Aran-ix., Kres., Op.
- erst, danach Angst   Kres.

Eustachische Röhre   Bari-m.

Exaltierte Menschen   Cann.

Examensangst   Stroph.

Exanthem
- Abschuppung, mit ungemein starker   Hydroc.
- akneartiges   Spir-ulm., Tart-emet.
- Brennen mit   Staph.
- chronisches   Sep.
- ekzematöses   Nat-m.
- Handrücken auf dem   Mandr.
- impetiginös-crustöses   Thuj.
- Jucken mit   Staph.
- miliarähnliches   Tarant.
- multiforme   Ars.
- nässendes   Ars.
- Nierenleiden bei   Solid.
- pemphiginöses   Anac., Ran-b.
- psoriatiformes   Hydroc.
- purpurartiges   Phos.
- pustulöses   Nat-m., Tart-emet.
- scharlachartiges   Arum.
- Unterdrückung von   Camph.
- urtikariaartiges   Mandr., Urt.

Exhibitionismus   Hyosc.

Exkrete
- ätzende   Carb-v.
- blutige   Carb-v.
- brennende   Sulf.
- grüne   Carb-v.
- scharfe   Carb-v.
- stinkende   Ac-nitr.
- zähe   Carb-v.

Exophthalmus	Ac-lac., Bell., Heder., Spong.
- Augapfelkongestion durch	Helod.
Exostosenbildung	Lues., Stil. Stront.
- Armen an den	Dulc.
- Beinen an den	Dulc.
- Kiefer am	Hekla.
- Skelett am	Calc-fl.
Exsudation	Kali-c.
Exsudative Diathese	Ac-form., Bari-j., Calc-c., Calc-ph., Jugl-reg., Sulf-j., Tub., Viol-t.
Extrasystolen	Bellis., Olnd., Spart. Spig.
Extrasystolie	Visc.
Extremitäten	s. Glieder

F

Facia hippocratia   Carb-v., Verat.

Fad
- alles ist   Thuj.
- alles schmeckt   Stront.

Fahren
- Brechreiz beim   Bor.
- Erbrechen bei schnellem   Ther.
- Schmerzen wehenartige,
  herabdrängende beim   Abrot.
- Schwindel beim   Cocc., Petr.
- Übelkeit beim   Bor., Petr., Ther.
- verträgt nicht   Petr.

Fahren mit dem Fingernagel über Stoff   Asar.
oder Papier, läßt erschauern

Fallneigung
- links nach   Ac-sal., Dros., Zinc.
- seitwärts nach   Cocc.
- Sinnestäuschung mit   Berb.

Fallverletzung   Ham.

Fallsucht   Helleb.

Fallschwindel   Helod.

Farben
- grelle, blenden   Tarant.

Farbensehen   Ac-hydroc., Acon., Anhal., Card., Cycl.,
Dig., Stram., Zinc.
- Umrandungen, farbige   Hyosc.

Farbwahrnehmungs-Störungen   Agar., Cin.

Faszienverhärtung   Calc-fl.

Faule Menschen   Sulf.

Federleicht fühlt sich   Valer.

Fehlgeburt   s. Abortus

Feige Menschen   Ars.

Feigwarzen   s. Kondylome

Feinhörigkeit   Anac., Cocc.

Fermentsekretions-Störungen
- Darm im   Vanad.
- Magen im   Vanad.

Fernsehkopfschmerz   Tub.

Fersen
- Rieseln in den   Cann-ind.
- Schauer in den   Cann-ind.

Fersenbeinschmerzen   Aran-d., Phyt.

Fersenschmerzen   Aran-d., Berb., Cedr., Cepa., Colch., Graph., Led., Valer.

- Auftreten beim   Bor., Mang.
- bohrende   Amm-c.
- brennende   Amm-c., Med.
- Frauen bei   Sabin.
- krampfartige   Crot.
- nächtliche   Kali-j.
- reißende   Cycl., Sabin.
- rheumatisch-gichtische   Med.
- stechende   Sabin.

Fersenspornschmerzen   Cham.

Fettansatz   Phyt.

Fette   s. Lipide

Fettherz   Ant-c., Aur., Kali-c., Phos., Phyt.

Fettintoleranz   Picro.

Fettleibigkeit   Card., Fuc.

Fettsucht   Ant-c., Calc-c., Caps., Graph., Merc-sol., Nat-s., Phyt., Thyr.

- endokrine   Cimic.
- weibliche   Arist.

Fettstoffwechsel   Ant-c., Bari-c.

Fettstühle   Mandr.

Feuchtigkeits-Empfindlichkeit   Aran-d., Cycl.

Feuchtwettermittel   Colch.

Feuerfunkensehen   Aur., Stram.

Feuermal   Ham.

Fibrinmangel   Lach.

Fibrome   Ac-fl., Con., Sil., Sulf-j.

Fibrosa
- Entzündung an den   Guaj.

Fieber   Abs., Ant-t., Euph., Glon., Podo., Stram.,
                                           Tub., Verat.
- abends   Bry.
- Abmagerung mit   Beryl.
- adynamisches   Ac-m., Crot., Elaps., Hyosc.
- akutes   Ars., Nux-v.
- aller Art   Arn.
- allergisches   Ac-sal.
- Allgemeinbefinden, ohne
  Beeinträchtigung des   Ferr-ph.
- alten Leuten bei   Eupat-perf.
- Anfangsmittel   Ferr., Ferr-ph.
- Angst mit   Ferr-ph., Pyrog.
- anhaltendes   Bapt.
- Apathie bei   Gels.
- Appetitlosigkeit bei   Beryl.
- besser morgens um 9 Uhr   Dros.
- biliöses   Eupat-perf.
- Blutandrang mit   Ac-sal., Cauloph.
- Brennen mit   Carb-v.
- chronisches   Ars., Sulf.
- Delirien mit   Vip.
- Drüsenerkrankungen bei   Abrot.
- Durst mit   Acon., Colch., Ferr.
- Durstlosigkeit mit   Apis., Bell., Eupat-perf., Gels., Phos.
- entzündliches   Echin.
- Erregung bei   Coff.
- Erkältung bei   Acon., Amm-m., Asar., Cepa., Cham.,
                                           Dulc., Nux-v.
- Erschöpfung mit   Crot., Gels., Tarant-cub., Tereb.
- Erschöpfung, mit nervöser   Ac-m.
- Frost mit   Ac-sal., Bor., Cepa., Colch., Dros., Dulc.,
                                           Ferr., Pyrog.
- Frost und Hitze wechseln bei   Cham., Tereb.
- Frösteln, mit innerem   Coff.
- Füßen, mit schwitzigen   Ferr-ph.
- gastrisches   Bapt., Eupat-perf., Gels., Rhs-t.
- Gesicht mit blassem   Hyosc.
- Gesicht mit rotem, heißem   Nux-v.

- grippeartiges	Gels.
- Grippe bei	Acon., Dulc., Pyrog., Sabad.
- gutartiges	Bell.
- Händen, mit schwitzigen	Ferr-ph.
- hektisches	Kreos., Lach., Phos.
- Herzbeschwerden mit	Rhs-t.
- Herzklopfen, mit heftigen	Bell.
- Hinfälligkeit mit großer	Chin.
- Hirnhautreizung mit	Ac-sal.
- Hitze mit	Ac-sal., Acon., Cauloph., Cepa., Chin., Colch.
- Hitze mit innerer	Carb-v.
- hohes	Ac-sal., Bapt., Vip.
- Hyperämie mit arterieller	Bell.
- infektiöses	Merc-sol.
- initiales	Bell.
- intermittierendes	Aran-d., Chin.
- Kälteschauern mit	Cepa., Chin.
- katarrhalisches	Cham., Merc-sol., Puls.
- Kinder der	Ferr-ph.
- Knochenschmerzen mit	Eupat.
- Kollaps mit	Naja., Vip.
- Kopfkongestionen mit	Vip.
- Kopfschmerzen mit	Eupat-perf.
- Lebensgefahr mit	Amm-c.
- Lungenkatarrhen bei	Guaj.
- morgens beginnendes	Eupat-perf.
- Muskelschmerzen mit	Puls.
- nachmittags	Dros.
- nachts zunehmendes	Bry., Jod.
- Nachtschweißen mit	Dros., Guaj.
- Ohnmacht mit	Chin.
- periodisches	Cedr. Eupat-perf., Phos.
- Pleuritis bei	Guaj.
- Puls, mit sehr raschem	Pyrog.
- Reaktionsschwäche mit	Amm-c.
- remittierendes	Ac-nitr., Chin.
- rheumatisches	Ac-sal., Acon., Bry., Cauloph., Dulc., Eupat-perf., Gels., Merc-sol., Puls.
- schleichendes	Ac-nitr., Guaj., Phos., Thuj.
- Schleimhauterkrankungen bei	Abrot.
- schwankend in der Höhe	Chin.
- Schüttelfrost mit	Echin., Gels., Pyrog.
- Schwäche mit	Ac-ph., Beryl., Phos.

- Schwächeschweiße bei	Chin.
- Schweißausbrüchen mit	Ac-sal., Ac-ph., Dulc.
- Schweißen mit, an den bedeckten Teilen	Bell.
- Schweißen, mit kalten	Elaps.
- Schweißen mit profusen, die bessern	Bapt.
- septisches	Echin., Lach., Naja., Pyrog., Tarant-cub., Tereb., Vip.
- septisch-typhöses	Ac-hydroc., Ac-m., Bapt.
- Tachykardieanfällen mit	Naja.
- Trinker der	Eupat-perf.
- typhöses	Ac-m., Crot., Elaps., Hyosc.
- Unruhe mit	Eupat-perf., Pyrog.
- Unterdrückung von	Camph.
- Wallungen mit	Cauloph., Jod.
- Zahnungen bei	s. Zahnung
- zehrende	Abrot.

Fieberanfälle

- abendliche	Tarax.
- erschöpfende	Abrot.
- Frost mit kurzem	Ipec.
- Händen mit kalten	Tarax.
- Hitze mit langer	Ipec.
- Kälteschauern mit	Thal.
- Klima, bei feuchtem	Nat-s.
- Magenstörungen mit	Ipec.
- Nase mit kalter	Tarax.
- Nervosität mit	Eupat-perf.
- Ohnmachtsgefühl mit	Eupat-perf.
- periodisch, auf die Stunde	Sabad.
- Schüttelfrost mit	Thal.
- wechselfieberartige	Sabad.
- Wohnung in feuchter	Nat-s.

Fieberblase   Rhs-t.

Fiebergefühl

- ständiges	Jod.

Fieberhitze

- Frost wechselt mit	Tereb.
- Röte mit	Bapt.
- trockene	Acon.

Fiebermittel   Acon., Bell., Cham., Nat-nitr.

- Erkältungskrankheiten bei	Camph.
- Infektionskrankheiten bei	Camph.

F

- Sepsis bei	Chin-ars.

Fieberschauer

- Brennen mit, im Leib	Eucal.
- Durst mit viel	Eucal.

Fiebertemperatur

- leicht erhöhte	Thal., Tub.

Finger — Berb.

- absterben der	Ambr., Heder., Sec., Tab.
- Beugekrämpfe der	Sec.
- Bewegung, unwillkürliche der	Mosch.
- Bläschen zwischen den	Sars., Sel.
- blaue	Sec.
- Durchblutungsstörung der	Sec.
- Einschlafen der	Ac-form.
- Gefühlslosigkeit der	Acon., Anac., Nux-m.
- geschlossen werden können nicht, in Schwangerschaft und Klimakterium	Cauloph.
- Hautrauheit der	Petr.
- Hautrisse zwischen den	Petr.
- Jucken zwischen den	Ac-ph.
- rollt immer etwas in den	Tarant.
- Schrunden an den	Aran-d., Sars.
- Spreizkrämpfe in den	Sec.
- Stechen in den, beim Schreiben	Ran-b.
- steife	Cauloph.
- Taubheit in den	Ac-form., Anac., Arum., Nux-m., Staph.
- Unruhe in den	Kali-br.
- Zappeln der	Samb.
- Ziehen in den, beim Schreiben	Ran-b.
- Zittern der	Dros.
- Zusammenziehen der, krampfartiges	Dros.

Fingergelenke — Ac-lac., Mez.

- Deformation der	Ac-acet., Lith.
- Entzündung der	Ac-fl., Agn., Stel.
- Gicht in den	Ac-acet., Stel.
- Gichtanfälle in den	Ac-ox.
- Gichtknoten an den	Guaj., Spig.
- Konvulsionen der	Cupr.
- Rheumatismus in den	Calc-ph.
- Schwellung der	Led.
- Schwellung, rheumatisch-gichtische	Agn.
- Steifigkeit der	Ant-c., Lith., Sep.

- tuberkulinische   Tub.

Fingergelenksfalten
- Jucken zwischen den   Ac-ph.

Fingergelenksschmerzen
- bohrende   Helleb.
- Durchfall, in Folge von   Podo.
- Erkältung, in Folge von   Podo.
- reißende   Berb.
- rheumatische   Stel.
- spannende   Berb.
- scharfe   Stel.
- schießende   Stel.
- stechende   Berb., Helleb.

Fingergeschwüre
- eitrige   Apis., Arn., Bufo., Hep., Myrist., Pyrog., Sil.
- schlecht heilende   Glon.
- Schwangerschaft in der   Cepa.

Fingerkrämpfe
- Krallenhand mit   Sec.
- Spreizhand mit   Sec.

Fingernägel   s.a. Nägel
- blau verfärbte   Chin., Mez., Petr.
- brüchige   Graph.
- livid verfärbte   Ac-ox.
- Schmerzen an den   Berb.
- verdickte   Graph.

Fingerspitzen
- eiskalte   Chelid.
- Infektionen an den   Teucr-mar.
- Prickeln in den   Dulc.
- Schmerzen in den   Colch., Teucr-mar.
- Schrunden an den, blutende   Petr.

Fingerschmerzen   Colch., Med.
- brennende   Med.
- gichtische   Guaj.
- reißende   Aloe., Lyc.
- rheumatische   Guaj.
- stechende   Aloe.
- Zeigefinger am   Lac-c.
- zuckende   Petr.

F

Fingertremor
- feinschlägiger   Lycop.

Fistel(n)   Ac-nitr., Aur., Calc-fl., Carc., Kali-j., Lues., Psor., Sil.
- Haut der   Ac-fl.
- Schmerzen, mit bohrenden   Asa.
- Splitterschmerz mit   Hep.
- Stechen mit   Asa., Hep.
- trockene   Abrot.
- übelriechende   Abrot.

Fisteleiterung   Phos.
- chronische   Pich.
- Knochen an den   Tub.

Fischschuppenkrankheit   Kres.

Fischvergiftungen   Tereb.

Flechten   Hep., Mez., Psor.
- aller Art   Sil., Sulf.
- Brennen mit   Ac-m., Caust., Lyc., Rhs-t.
- Gesicht im   Ars.
- Handrücken auf dem   Bov.
- hartnäckige   Bov.
- Hautjucken mit   Calc-c.
- Jucken mit   Ac-m., Caust., Lyc., Ran-b., Rhs-t.
- nässende   Merc-sol., Nat-m., Rhs-t.
- Ohren an den   Petr.
- Ohren hinter den   Graph.
- schuppende   Ac-benz., Nat-m.
- Sekret, mit honigfarbenem   Graph.
- Sekret, mit schmierigem   Petr.

Flecken
- Bauch auf dem   Aloe.
- Beinen an den   Aloe.
- blutunterlaufene   Ac-lac., Melil.
- blaue   Ac-ph., Ac-sulf., Led., Melil., Op., Phos.
- blaue, durch Schlag oder Stoß   Ruta.
- braune   Kres.
- braune, erhabene   Thuj.
- brennende   Ac-benz.
- gelbe   Vip.
- Gesicht im   Kres., Tab.
- Gesicht im, bei Aufregung und Ärger   Ac-succ.

- Handrücken auf dem	Thuj.
- juckende	Ac-benz., Aloe., Bell., Puls.
- Kratzen verschlimmert	Aloe.
- kupferfarbige	Ac-benz.
- nesselartige	Puls.
- Oberschenkeln auf den	Cycl.
- rote	Ac-benz., Ac-ox., Bell., Op., Samb., Tab.
- Schulter an der rechten	Tab.

F

Flecken sehen	Ac-nitr.
- farbige	Kali-c.
- grüne	Stront.

Fleischpolypen	Calc-c.

Fliegen	
- Brechreiz beim	Bor.
- Übelkeit beim	Bor.

Flimmerskotom	Cann-ind., Cimic., Glon., Mandr.
- Raucher der	Calc-fl.

Fließschnupfen	Ac-m., Ac-ox., Ac-sulf., Acon., Anac., Ant-c., Bell., Cact., Cad., Calad., Clem., Cupr., Cycl., Graph., Guaj., Kreos., Lac-c., Luff., Mandr., Phell., Phos., Sabad., Sars., Staph., Ther., Zinc.
- allergischer	Beryl.
- anfallsartiger	Sel., Thuj.
- Biergenuß nach	Ac-fl.
- brennender	Ars., Euph., Psor., Thuj.
- chronischer	Sil.
- Eintritt bei, in einen warmen Raum	Heder.
- eitriger	Merc-sol.
- Fischlakengeruch mit	Thuj.
- Freien im	Ars., Calc-ph., Coloc., Jod., Tell., Teucr-mar., Thuj.
- Gruchsverlust mit	Puls.
- grünlicher	Bry.
- Heiserkeit mit	Spong., Tell.
- heißer	Jod.
- Hitze mit großer	Heder.
- Husten mit hartem	Cimic., Nicc.
- Kälte bei	Spong.
- Katarrhen mit reifen	Puls.
- Kopfschmerzen mit	Bellis.
- Krusten mit	Ant-c.

- morgens besser   Dros.
- Nase mit trockener   Rumx.
- Nase mit trockener, verkrusteter   Brom.
- Nasenloch mit einem, das verstopft und geschwürig ist   Ign.
- Nasenlöchern mit wunden   Aral., Beryl., Cepa., Rhs-t.
- Niesen mit   Bor., Meph., Nicc., Psor., Sang., Sep., Spong.
- plötzlicher   Glon.
- Rachenkatarrh mit   Nux-v.
- Rauheit mit   Tell.
- reichlicher   Cepa.
- scharfer   Euph., Sil.
- Schleim mit dickem, gelbem   Ant-c.
- Schleim mit blutdurchstreiftem   Brom.
- Schleim mit wundmachendem, übelriechendem   Ac-nitr.
- Sekreten mit dicken, gelben, übelriechenden   Puls.
- Stadium im ersten   Nux-v.
- starker   Eupat-perf.
- Stockschnupfen wechselt mit   Fagop.
- Tränenfluß mit   Cepa., Tell.
- Tubenkatarrh mit   Nux-v.
- wäßriger   Bellis., Bry., Cepa., Euph., Podo., Sang., Sil.
- Weingenuß nach   Ac-fl.
- Wind bei kaltem, trockenem   Nux-v., Spong.
- Wundheitsgefühl mit   Ign.
- wundmachender   Ars., Bellis., Cepa., Sang.

Flockenlesen   Hyosc., Zinc.

Fluchen   Ac-nitr., Anac.
- grundloses   Stram.
- Schlaf im   Hyosc.
- Verlangen zu   Tub.

Fluor albus   s. Ausfluß

Flüssigkeit
- gleitet hörbar in den Magen   Thuj.
- kann nicht schlucken   Cin.
- rollt beim Schlucken glucksend die Speiseröhre hinab   Ac-hydroc., Cupr.

166

Föhn Acon., Ars-j.
- Kopfschmerz bei Gels.

Fokaltoxikose Berb., Thuj.
- Mittel Phyt.

Fontanellen
- offene Calc-c., Sil.
- schließen sich schwer Calc-ph.

F

Frauen(mittel) Cauloph., Mill. Rad.
- anämische Helon., Puls., Senec.
- Anstrengung nach geistiger Cham.
- arrogante Plat.
- aufdringliche Croc.
- aufreizende Cimic.
- biliöser Typ Sep.
- Blasenbeschwerden mit Senec.
- blasse Cycl., Senec.
- blauäugige Puls.
- blonde Puls.
- Blutstauungen mit Sep.
- bürgerliche Lil.
- Depressionsneigung mit Puls.
- dicke Amm-c.
- dunkelhaarige Ign.
- eckige Cimic.
- eigensinnige Cham., Cin., Croc.
- entschlußschwache Puls.
- Erregbarkeit mit erhöhter Ign.
- erschöpfte Cocc., Helon.
- fette Cimic.
- Fersenschmerzen mit Sabin.
- Frostigkeit mit Sep.
- Füßen mit ungewöhnlich kalten Sabin.
- Fußsohlenschmerzen mit Sabin.
- Gebärmutterbeschwerden mit Helon.
- Gefühlsleben mit übertriebenem Cypr.
- gedrückte Cycl.
- geile Croc.
- Gelenksschmerzen mit Sabin.
- Gemüt, alles wird von dem beeinflußt Plat.
- geschlechtlich sehr reizbare Staph.
- geschwächte Helon.
- heruntergekommene Helon.
- Hitzewallungen mit viel Sep.

- hochfahrende	Plat.
- Hypertonikerinnen, fettleibige	Mandr.
- Hypochondrie mit mimosenhafter	Puls.
- hysterische	Coff., Cypr., Helon.
- Jungfrauen, ängstliche	Lil.
- Klimakterium im	Cimic., Sep.
- Klimakterikerinnen, fettleibige	Mandr.
- Knochenschmerzen mit	Sabin.
- Kollapsneigung mit	Amm-c.
- körperlich geht es ihr gut, dann geistig schlecht und umgekehrt	Plat.
- Krampfbereitschaft mit	Magn-c.
- kränkliche	Helon.
- Kreuzschmerzen mit	Helon.
- kurzatmige	Amm-c.
- launenhafte	Cham., Ign., Sep.
- Leiden mit chronischen	Sep.
- Mädchenmittel	Arist.
- magere	Cimic.
- müde, stets	Amm-c.
- mürrische	Cham.
- neuropathische	Cypr.
- nervöse	Cin., Cocc., Coff., Cycl., Cypr., Magn-c., Puls.
- pigmentreiche	Sep.
- Regelstörungen mit	Senec.
- reizbare	Cypr., Magn-c., Sep.
- Selbstvorwürfen mit	Ign.
- Sexualsphäre, alles wird von der beeinflußt	Plat.
- Schlaflosigkeit der	Cocc., Magn-c.
- Schwäche mit reizbarer	Ign.
- schwanger glaubt im Alter zu sein	Croc.
- stolze	Plat.
- traurige	Cycl.
- überarbeitete	Helon.
- überempfindliche	Cham.
- ungeschickte	Croc.
- verzagte	Puls.
- verzweifelte	Lil.
- weinerliche	Ign., Puls.
- zierliche	Cycl.
Fremd alles erscheint	Nux-m.

Fremder, in Gegenwart
- alles verschlimmert sich   Ambr.
- Harn kann keinen lassen   Ac-succ., Ambr., Nat-m.

Fremdkörper
- Ausstoßung beschleunigte   Sil.

Freßsucht   Ant-c., Graph.

F

Freude
- Blutandrang bei   Tab.
- Depression wechselt mit   Croc.
- Durchfall bei jeder   Coff.
- Kopfschmerzen bei   Tab.
- Migräne bei   Tab.
- Tanz und Rhythmen an, obwohl Musik
  abgelehnt wird   Carc.

Frieren (Frostigkeit)   Abrot., Abs., Ac-acet., Ac-benz., Ac-nitr., Ac-ox., Ac-ph., Acon., Agar., Alum., Ambr., Aran-d., Arist., Ars., Bapt., Bari-c., Bari-m., Berb., Bov., Calc-c., Carb-an., Carb-v., Carc., Card., Cast., Caust., Cham., Cin., Cocc., Colch., Coloc., Cupr., Cycl., Dulc., Euphr., Ferr., Ferr-ph., Gels., Graph., Guaj., Hep., Jod., Kali-bi., Kali-c., Kreos., Led., Lyc., Med., Merc-sol., Nat-m., Nat-s., Olnd., Op., Petr., Phyt., Podo., Puls., Ran-b., Rhod., Rhs-t., Sang., Sep., Sil., Stann., Stront., Tab., Tarax., Thea., Thuj., Tub., Visc., Zinc.

- abends   Cedr.
- allgemeines   Aran-ix., Caps., Lachn., Lyc., Magn-c., Thuj.
- Aufdecken beim   Samb.
- Bett im, kann nicht warm werden   Magn-c.
- Bewegung bei jeder   Nat-m.
- Durst mit großem   Arn., Eupat-perf., Nat-m.
- Einschlafen beim   Puls.
- Entblößen beim   Bor.
- Freien im   Mang.
- Gefühl von   Lac-c.
- Gesicht im   Hydrast.
- große   Sil.
- Haut mit brennender   Sec.

- Herzklopfen mit	Heder.
- Hitze erst, dann	Apis., Echin., Kreos., Plat.
- Hitze mit	Arn., Nux-v., Sec., Solid.
- innerliches	Calc-c., Carb-v., Tell.
- Kaminfeuer, selbst am	Cad.
- Kopfschmerzen mit	Eupat-perf.
- Körper am ganzen	Mez., Phyt., Valer.
- morgens um 2 Uhr	Nicc.
- morgens um 9 Uhr	Dros., Eupat-perf.
- nachts	Eupat-perf.
- Neigung zu	Nux-v.
- Pelze trägt selbst im Sommer	Psor.
- Rücken entlang des	Arum., Cepa.
- Schulter, als ob ein kalter Wind durch die wehem würde	Caust.
- Schulterblättern zwischen den	Caps., Lachn.
- Schweißausbrüchen mit	Heder., Merc-sol.
- Schweiße danach	Echin.
- tagsüber	Ant-c., Cob.
- Trinken beim	Tarax.
- Überrieseln, mit kaltem	Ac-form., Form.
- unten von aufsteigendes	Sabad.
- viel	Arist.
- Wirbelsäule entlang der	Gels., Helod.
- Zimmer im warmen	Aran-ix., Croc.
Frieselausschlag	Led.
- Brennen mit	Grind.
- Körper am ganzen	Viol-t.
- Roseola wie	Grind.
- Schweißausbrüchen nach	Op.
Frigidität	Sep.
Friseurimpetigo	Lith.
Frißt, um andere zu ärgern	Bufo.
Froschhände	
- kalt und feucht	Ac-ph., Heder.
Frostbeulen	Abrot., Ac-m., Ac-nitr., Ac-sulf., Arist., Jod., Plant., Puls., Zinc.
- blaue	Ham.
- brennende	Petr.
- Füßen an den	Croc.
- Händen an den	Croc.

- juckende	Petr.
- werden fühlbar	Glon.
Frostschäden	Abrot., Agar., Arist., Arn., Chin., Zinc.
Frostschauer	Berb., Lauroc., Sang.
- Durst mit	Ferr.
- Gesicht mit rotem	Ferr.
Frühgeburt	Plb.
Frühjahrsstärkung	Arn.
Frühschweiße	Jod.
Frühstücken mag nicht	Cycl.
Fruchtschädigung	Plb.
Funkensehen	Ac-fl., Ac-hydroc., Ac-nitr., Ac-sal., Ac-succ., Anhal., Chin., Dulc., Glon., Hyosc., Jod., Lil., Mang., Mez., Psor., Puls., Verat.
Funktionen	
- Steigerung der geistigen	Thyr.
- Steigerung der vegetativen	Thyr.
- Verlangsamung aller	Stel.
Furcht	Ac-nitr., Agn., Ars., Glon., Hyosc., Kali-nitr., Mang., Phos., Spig.
- macht krank	Ign.
Furunkel	Abrot., Ac-m., Ac-nitr., Ac-sulf., Acon., Alum., Amm-c., Apis., Arn., Ars., Bell., Bellis., Brom., Bry., Bufo., Calc-c., Calc-fl., Calc-sulf., Carb-v., Carc., Cin., Crot., Echin., Graph., Hirud., Hyosc., Jod., Jugl-reg., Kali-br., Lach., Led., Lyc., Mandr., Merc-sol., Myrist., Nat-m., Petr., Phos., Phyt., Psor., Sars., Sil., Sulf., Sulf-j., Thal., Tub.
- Augenbrauen an den	Staph.
- Bildung von	Bufo.
- Brennen mit	Kreos., Tarant-cub.
- eiternde	Hep.
- Gesicht im	Ac-picr., Heder., Mandr.
- Jucken mit	Kreos.
- kleine	Vesp.

- Klopfen mit	Hep.
- Kopfhaut an der	Staph.
- Körper am ganzen	Heder.
- Nacken im	Ac-picr.
- Ohren an den	Staph.
- schwärzliche	Anthr.
- Stechen mit	Hep., Vesp.

Füße (Fuß)

- abgestorbene	Stann.
- Ameisenlaufen in den	Merc-sol.
- Bett, muß die nachts aus dem strecken	Ac-fl., Alum., Magn-m., Sulf.
- Beugekrämpfe der	Sec.
- Brennen der	Apis., Coff., Helod., Nicc., Sang., Sec., Spong., Stann., Stront., Visc.
- Einschlafen der	Ac-succ., Lyc., Phyt.
- eingeschlafen wie	Ac-form., Cocc., Form.
- eiskalte	Ac-hydroc., Cupr., Heder., Kali-c., Manc., Sil., Stront., Tab., Thuj.
- eiskalte, mit Hitze im Gesicht und am Kopf	Stram.
- eiskalte mit Schweißausbrüchen	Eupat-perf.
- eiskalte tagsüber	Nat-ph.
- feucht-kalte	Ac-picr., Heder., Lues., Petr., Ran-b., Sil., Thuj.
- Gefühllosigkeit der	Sec., Stront.
- Gicht in den	Ac-sal.
- Hautabschälen an den	Hyosc.
- heiße	Acon., Aloe., Cham., Eupat-perf., Magn-m., Sang., Sep., Spong., Stann.
- heiße abends nach dem Niederlegen	Stront.
- heiße nachts	Sulf.
- kalt-blaue	Zinc.
- kalt der eine, heiß der andere	Chin.
- kalte	Abs., Ac-m., Ac-nitr., Ac-ph., Ac-picr., Ac-succ., Agn., Aloe., Anac., Apis., Arist., Bari-c., Bell., Brom., Calc-fl., Caps., Carb-v., Carc., Chin., Chin-ars., Croton., Cycl., Ferr., Ferr-ph., Gels., Hyosc., Ipec., Lith., Lues., Lyc., Mandr e rad., Mang., Mez., Naja., Nat-m., Olnd., Op., Plb., Puls., Sabin., Samb., Sec., Sep., Sil., Stann., Stict., Tub., Verat., Visc.
- kalte im Bett	Aran-d.
- kalte bei heißem Gesicht	Melil., Ran-b., Sep.

F

- kalt-schweißige	Calc-c.
- Krämpfe in den	Bism., Gnaph., Zinc.
- Kribbeln in den	Stront.
- Lähmigkeit der	Ac-acet., Sars.
- Prickeln in den	Dulc.
- rechter kälter, als der linke	Lyc.
- Reißen in den	Carb-v.
- Schwäche in den	Ac-acet.
- Schwellung der	Led.
- Schwere in den	Cycl.
- Steifigkeit in den	Sars.
- Streckkrämpfe in den	Sec.
- Taubheit in den	Ac-acet., Ac-ph., Ac-succ., Acon., Apis., Cupr., Lyc., Olnd., Sec., Spong., Stront.
- warm bekommen kann die nicht	Kali-c.
- warme, auffallend	Visc.
- Ziehen im rechten	Flor.
- Zittern der	Apis., Psor., Zinc.
- Zuckungen, konvulsive der	Ipec.

Fußballen

- Rieseln in den	Cann-ind.
- Schauer in den	Cann-ind.
- Schmerzen in den	Led.

Fußgelenke(n)

- Deformation der	Abrot., Ac-acet.
- Erguß in den	Thal.
- Gicht in den	Ac-acet.
- Klammgefühl in den	Plat.
- linkes	Kreos.
- Reißen in den	Arg-nitr.
- Schwellung der	Led., Thal.
- Schweregefühl in den	Arg-nitr.
- Spannung in den	Magn-m.
- Steifigkeit der	Abrot., Arg-nitr.
- Taubheitsgefühl in den	Arg-nitr.
- Verrenkungsgefühl in den	Spig.
- Verstauchungsgefühl in den	Spig.
- Ziehen in den	Arg-nitr.

Fußgelenkschmerzen

	Phyt., Urt.
- bohrende	Helleb.
- reißende	Stann.
- rheumatische	Visc.
- stechende	Helleb.

- ziehende	Stann.

Fußrücken

- Jucken an dem	Led.

Fußsohle(n)

- Berührungsempfindlichkeit der	Thal.
- Brennen der	Ac-fl., Anac., Lac-c., Latrod., Petr., Sulf.
- Geschwür ist wie ein, kann nicht auftreten	Canth.
- Hautabschilferung, schuppenartige an den	Hydroc.
- Hitze an den	Sulf.
- Jucken an den	Ambr., Aur., Hydroc.
- Krämpfe in den	Stront., Verb., Zing.
- Stechen in den	Ign.
- Taubheitsgefühl in den	Sil.
- Überempfindlichkeit der	Thal.
- Verdickung der	Hydroc.
- Zerschlagenheitsgefühl in den	Ign.

Fußsohlenschmerzen

	Cham., Croc., Led., Med., Phos.
- anfallsweise auftretende	Verb.
- Auftreten beim	Bor.
- bohrende	Amm-c.
- brennende	Amm-c.
- drückende	Verb.
- Frauen der	Sabin.
- krampfartige	Verb.
- nächtliche	Kali-j.
- neuralgische	Verb.
- Pflastergehen beim	Aloe.
- reißende	Sabin.
- stechende	Sabin.
- zermalmende	Lil.
- ziehende	Lil.

Fußschmerzen

	Lues.
- brennende	Hydrast., Med.
- reißende	Aloe., Lyc.
- stechende	Aloe.
- zermalmende	Lil.
- ziehende	Lil.

Fußschweiß

	Eupat-perf., Calc-c., Gels., Petr., Rauw., Rhs-t., Tell., Thuj.
- eiskalter	Cupr.

- heißer	Sang.
- kalter	Ac-nitr., Crot., Ipec., Kres., Led., Sulf.
- klebriger	Kres.
- lästiger	Plat.
- saurer	Ac-lac., Calc-ph.
- schwächender	Ac-nitr.
- starker	Ac-lac.
- stinkender	Ac-nitr., Bari-c., Graph., Psor., Sil.
- tagsüber	Sulf.
- übelriechender	Ac-hydrof., Ac-nitr., Sep.
- wechselt mit Erkältung	Sil.

Fußschwielen   Ant-c., Caust., Sil.

Fußvenen
- berstendes Gefühl in den   Lil.

F

G

Gähnen
Ac-form., Ac-sulf., Agar., Apis., Cast., Cin., Croc., Cycl., Guaj., Nux-m., Olnd., Phyt., Spong.

- Autofahren beim — Cocc.
- Bedürfnis ständig zu — Caust.
- Essen beim — Lyc.
- Kiefergelenksverrenkung mit — Rhs-t.
- krampfhaftes — Plat., Rhs-t.
- Magenschmerzen bei — Arg-nitr.
- Neigung zum — Quas.
- Reden beim — Lyc.
- Schlaf im — Carb-v.
- starkes — Rhs-t.
- tagsüber — Ac-ox., Ac-ph., Agn., Brom., Calc-ph., Cob., Coloc., Lyc., Nicc.
- unaufhörliches — Cob.
- ununterbrochenes — Arg-nitr.
- viel — Arum., Ign., Mang.
- Zwang zu — Bor., Cob., Plb.

Gähnkrämpfe
Rhs-t.

Gallenabsonderungen
- streng riechende — Cean.
- vermehrte — Phyt.

Gallenblase(n-)
Aran-ix., Berb., Bry., Camph., Card., Chelid., Chion., Flor., Hydrast., Magn-c., Magn-s., Mandr., Merc-dulc., Nat-s., Podo., Puls., Raph., Sulf., Tarax., Tereb.

- Brennen in der, mit Ausstrahlung zum rechten Schulterblatt — Mandr e rad.
- Dyskinesie der — Heder.
- Empfindlichkeit der — Jod.
- Entzündung der — Bellis., Bor., Bry., Card., Chin., Cholest., Erig., Heder., Hydrast., Lach., Magn-s., Puls., Sep., Tarax.
- Karzinom der — Cholest.
- leiden — Chin., Jod., Magn-c., Mandr., Mandr e rad., Nat-s., Podo., Puls., Sulf., Tarax., Tereb.
- Stauungen in der — Ac-sal., Aloe., Nat-s. Psor., Sulf.
- stenokardische Beschwerden der — Lycop.
- Stiche in der — Berb.

- Störungen der	Puls.
Gallenfieber	Podo.
Gallenkoliken	Arist., Bell., Berb., Calc-c., Card., Chelid., Chin., Chion., Cimic., Coloc., Cupr., Diosc., Erig., Iris., Lyc., Magn-ph., Podo., Tab., Tereb.
- Ärger nach	Cham.
- Essen nach dem	Cham.
- heftigste	Aran-d.
- Krampfzuständen mit	Ammi.
- Liegen beim, auf der rechten Seite	Aran-d.
- Speisen nach fetten	Aran-d., Erig.
Gallenmittel	Mandr., Raph.
Gallenschmerzen	Bapt., Bellis.
- Druckempfindlichkeit mit	Heder.
- heftigste	Coloc.
- hineinschießende	Coloc.
- kolikartige	Coloc.
- plötzlich auftretende	Coloc.
Gallensteine	Berb., Calc-c., Card., Chion., Hydrast., Lyc., Merc-sol., Nat-s., Podo., Tereb., Teucr-mar.
- Koliken mit	Atrop-s., Bell., Chelid., Cholest., Mandr.
- Kopfschmerzen mit	Magn-m.
Galletreibendes Mittel	Podo.
Gallenwege	Flor., Magn-s.
- Entzündung der	Lach., Quas.
- Krämpfe der mit Gallenrückstauungen	Magn-c.
Ganglien	Ac-benz., Ac-fl., Arum.
- Gelenken an den	Sil.
- Handgelenken an den	Ruta.
- Handrücken am	Amm-c.
Gangliensystem	
- Reizung des	Tab.
Gangrän	Cepa., Crot., Cupr-ars., Euph., Lach., Pyrog.
- Akren der, als Folge von Gefäßkrämpfen	Sec.
- arteriosklerotische	Sec.

- Bißstelle an der	Vip.
- diabetische	Ars., Carb-v., Kres., Sec.
- feuchte	Kreos.
- Finger an den	Sec.
- Neigung zu	Naja., Vip.
- Raynaud'sche	Sec.
- senile	Ars., Carb-v.
- trockene	Sec.
- Zehen an den	Sec.

G

Gänsehaut	Agar., Staph.
- Kalttrinken nach	Cad.
Gärungsdurchfälle	Chin., Ipec.
Gärungsdyspepsie	Ferr-ph.
Gasansammlung	Tarax.
- Därmen in den	Raph.
- Leberschmerzen mit	Raph.
- Magen im	Lyc.
- Milzschmerzen mit	Raph.
- Unterbauchauftreibung mit	Lyc.
- viel	Cad., Lyc.
Gasabgang	Valer.
Gasaustausch	Carb-v.
Gasbauch	Graph.
Gasbildung	Bellis.
Gastritis	Abies., Ac-benz., Ac-nitr., Acon., Anac., Ant-c., Apis., Ars., Asa., Asar., Bell., Beryl., Bism., Bry., Cad., Calc-fl., Caps., Carb-an., Cepa., Chin., Colch., Croton., Ferr., Hep., Hyper., Ipec., Jod., Kali-c., Kali-s., Kres., Lyc., Magn-m., Magn-s., Mandr., Mandr e rad., Med., Merc-sol., Mez., Nux-m., Phell., Phos., Poten., Sang., Tarax., Verat.
- acholische	Phos.
- akute	Nux-m., Nux-v.
- alkoholika	Nux-v.
- anazide	Abies., Ac-m., Ac-sulf., Ars., Sulf.
- Aufregung bei	Arg-nitr.
- Aufstoßen mit saurem	Iris.
- Biertrinkern bei	Kali-bi.

179

- Blähungskoliken mit	Puls.
- Blähsucht mit starker	Carb-v.
- chronische	Bor., Kali-bi., Lyc., Magn-c., Nux-v., Petr., Sel., Sep., Sulf., Thuj.
- Erkrankungen, bei fieberhaften	Eupat-perf.
- Essen nach dem	Bor.
- Examensangst bei	Arg-nitr.
- Fettessen nach	Puls.
- hyperazide	Ac-fl., Ac-form., Ac-lac., Ac-m., Ac-succ., Ac-sulf., Con., Erig., Hep.
- Kopfschmerz mit	Puls.
- Krampf mit	Olnd.
- Leberstörungen mit	Hydrast.
- nervöse	Arg-nitr.
- Rauchern bei	Led.
- Säureüberschuß mit	Ac-m.
- Schläfrigkeit mit großer	Bor.
- Trinker der	Ac-sulf., Led., Lyc., Sel., Staph.
- Übelkeit mit	Bor.
- Vielessen nach	Puls.
- Völlegefühl mit	Bor.

Gastroduodenitis	Nat-s., Nux-m., Nux-v.
Gastroenteritis	Ac-acet., Ac-hydroc., Ac-m., Ac-ox., Aloe., Alum., Apis., Ars., Bell., Bor., Bry., Cad., Cedr., Cham., Colch., Cond., Crot., Elaps., Heder., Helleb., Hyper., Ipec., Kali-br., Luff., Mang., Magn-s., Mandr., Nux-m., Olnd., Petros., Puls., Rauw., Sabad., Scil., Seneg., Sep., Tab., Tereb., Verat., Viol-t.
- Aufregung nach	Gels.
- akute	Asclep., Croton., Cupr-acet., Ferr., Podo., Pyrog., Sulf., Tart-emet., Verat-v.
- Alkoholikern bei	Ran-b.
- Blutungen mit	Ac-ph.
- Brechdurchfall mit	Croton., Cupr-acet.
- Brechreiz mit	Arum.
- chronische	Calc-c., Calc-ph., Cer-ox., Graph., Magn-c., Petr., Sulf., Tub.
- Darmreizung mit	Gamb.
- Durchfällen mit	Ac-ph., Bellis.
- Erbrechen mit	Vinc.
- infektiöse	Arist.

- Kinder der   Magn-c.
- Kolik mit   Ail., Asar., Iris.
- Kollapsneigung mit   Pyrog.
- Magenreizung mit   Gamb.
- Morgendurchfällen mit   Ac-form., Rumx.
- nervöse   Arg-nitr., Kali-ph.
- saure   Magn-c.
- Schreck nach   Gels.
- schwere   Sec.
- Sommerdurchfällen bei   Dulc.
- Speichelfluß mit   Dirc.
- subakute   Ferr.
- Trinker der   Ant-t.
- Übelkeit mit   Arum.,Vinc.

Gastrokardialer Symptomenkomplex   All-s., Aloe., Asa., Bellis., Carb-an., Carb-v., Diosc., Mandr., Nux-m., Podo., Sulf., Tab.

G

Gaumen
- Belag goldgelber am   Nat-ph.
- Brennen am   Ac-ph., Arund., Ran-b.
- dunkelroter   Arg-nitr.
- Entzündung am   Berb., Guaj., Ran-b., Sabad., Stront.
- hart wie Leder   Stict.
- Jucken am   Arund., Sabad.
- Lähmigkeitsgefühl am   Anhal.
- Ödem am   Cimic.
- Perforation im   Lues.
- Rötung am   Berb.
- Schwellung am   Cimic.
- Stellen rote, trockene und kratzende am, reizen zum Husten   Dros.
- Trockenheit am   Ac-ph., Cepa., Helleb., Stict., Stront.
- weicher   Bapt.
- wunder   Kreos.

Gaumenbogen
- Kratzen am   Bellis.
- Schmerzen am   Bellis.

Gaumengeschwüre   Ac-benz., Carc., Kali-bi.

Gaumenmandeln
- Belag mit gelbem   Arist.
- Rötung der   Arist.
- Schwellung der   Arist.

Gaumenschmerzen   Zinc.
- bohrende   Aur.
- Kauen beim   Aloe.

Gaumensegel
- Brennen am   Ac-ph.
- Lähmung des   Gels., Lac-c.
- Wundheit am   Ac-ph.

Gaumenzäpfchen
- dunkelrotes   Arg-nitr.
- Entzündung, glasige am   Apis.
- gerötetes   Cimic.
- geschwollenes   Cimic., Merc-sol.
- lang wie zu   Coff.
- ödematöse Schwellung des   Apis.
- verlängert wie   Merc-sol.

Gebärdet sich eklig
- gibt keine Antwort   Arn.

Gebärmutter   Alet., Arist., Aur., Bor., Bov., Calc-stib., Cauloph., Cham., Chin., Cimic., Cocc., Croc., Frax., Hydroc., Kali-nitr., Lil., Lup., Nux-v., Prun., Puls., Sabal., Sabin., Sang., Sec., Senec., Ust., Verat., Vib., Visc.
- Abwärtsdrängen der   Aral.
- Atonie der   Ac-ph.
- Ausbildung der, auffallend starke   Aur.
- Berührungsempfindlichkeit der   Lach., Sep.
- Bewußtwerden der   Murx.
- Blutüberfüllung der   Bell., Bry., Bufo., Card., Cauloph., Plat., Prun.
- drückt nach unten   Helon., Nux-v.
- Druck in der   Bell., Beryl., Magn-m.
- Druckempfindlichkeit der   Lach.
- Geachwüre an der   Hydrast.
- Herunterpressen der, während der Regel   Ac-form.
- Herunterdrängen der, beim Stehen und Gehen   Rhs-t.
- Knickung der   Cimic.
- Koliken der   Cann-ind.
- Krämpfe in der   Ac-hydroc., Cauloph., Cimic., Coff., Coloc., Tarant., Vib.
- Krämpfe wehenartige der   Op., Sec.

- Krebs der	Ars., Hydrast., Kreos.
- Reflexe der	Cimic.
- Rückbildung der, nach der Geburt	Helon.
- Schwellungsgefühl der	Nux-m.
- Stechen in der	Bell., Beryl., Con., Sep.
- unterentwickelte	Bari-c.
- vergrößerte	Sep.
- Vergrößerungsgefühl der	Arg-nitr.
- Verhärtung der	Con.
- Verlagerung der	Cimic., Lil., Plat., Senec., Sep.

G

Gebärmutterblutungen
Ac-acet., Ac-fl., Ac-lac., Ac-sulf., Apis.,
Arg-nitr., Arn., Ars., Bellis., Cact.,
Calc-c., Cauloph., Chin., Cimic., Croc.,
Cycl., Kali-c., Kreos., Lach., Magn-m.,
Sang., Sec., Trill.

- anfallsweise	Sabin.
- Anstrengung bei geringster	Ambr.
- Berührung bei geringster	Ust.
- Brechreiz mit	Ipec.
- dunkle	Card., Ham.
- Gehen beim	Ambr.
- Gerinnseln mit	Visc.
- Gußweise	Erig., Ipec.
- hellrote	Bell., Erig., Ipec., Millef., Sabin.
- Kopfschmerzen mit	Sabin.
- Mädchen bei anämischen	Ferr-ph.
- morgens	Bov.
- nachts	Bov.
- passive	Bov., Card.
- reichliche	Sabin.
- Schmerzen mit kolikartigen	Thlaspi.
- starke	Bov.
- Stauungen von	Ruta.
- Stuhlpressen beim	Ambr.
- Styptikum	Hydrast.
- Übelkeit mit	Ipec.
- venöse	Ust., Trill., Vinc.

Gebärmutterempfindungen
- hysterische	Ac-succ.

Gebärmutterentzündung
Ant-c., Arg-nitr., Aur., Bell., Heder., Jod.,
Lach., Merc-sol., Plat.

- Ausschweifungen nach	Chin.
- chronische	Carc.

GEBÄRMUTTERENTZÜNDUNG

- eitrige	Echin.
- Frauen bei älteren	Guaj.
- Verlagerung mit	Sep.

Gebärmutterhals · s. Zervix

Gebärmuttermittel · Podo.

Gebärmuttermuskulatur · Cauloph., Hydrast.

Gebärmutteroperation nach · Petros.

Gebärmuttersenkung · Cimic., Helon., Lil., Podo., Sep., Stann.
- Kopfschmerzen mit · Alet.
- Obstipation mit · Alet.

Gebärmutterschleimhaut · Kali-s.
- Entzündung der · Ac-nitr., Helon., Sulf., Visc.

Gebärmutterschmerzen · Bellis., Heder., Lach., Podo., Thal.
- bandförmige · Hyper.
- Blasenbeschwerden mit · Cauloph.
- durchschießende · Ars., Ign.
- Entbindung nach der · Rhod.
- Geschlechtsteilberührung bei · Ign.
- heftige · Cham.
- kolikartige · Cham.
- Kopfschmerzen mit · Cauloph.
- Magenschmerzen mit · Cauloph.
- Oberschenkel, bis zum ausstrahlende · Cact.
- periodische · Cact.
- Regel während der · Abs.
- Rheumaschmerzen wechseln mit · Rhod.
- wehenartige · Ign.
- Zusammenkrümmen zum · Coloc.

Gebärmutterstörungen
- Auftreibung mit · Cauloph.
- Blähungen mit · Cauloph.
- Leibkrämpfen mit · Cauloph.
- Völle mit · Cauloph.

Gebärmuttertonicum · Helon.

Gebärmuttervorfall · Ac-nitr., Alet., Aur., Podo., Senec., Sep.
- beginnender · Lil.
- Harn mit stinkendem · Ac-benz.

Geburtsnachblutungen
- atonische   Visc.

Geburtstrauma   Helleb., Hyper.
Geburtsvorbereitungen   Arn., Puls.
- Muttermund bei rigidem   Cauloph.

Gedächtnis
- Ausfall des   Phos.
- schlechtes   Sulf.
- Störungen des   Lac-c.
- Verfall des   Ac-nitr.
- Verlust des   Kali-br., Kali-ph., Lues., Oena., Onos., Verat., Zinc.
- Verminderung des   Syph.

Gedächtnisschwäche   Ac-ph., Ambr., Anhal., Arg-nitr., Arn., Ars., Brom., Carb-v., Con., Cycl., Dig., Gins., Helleb., Hirud., Kali-br., Lach., Lauroc., Merc-sol., Nux-m., Plb., Senec., Sep., Staph., Zinc.
- alter Leute   Anac.
- Arterioskerose bei   Bari-c.
- Fieber bei langandauerndem   Kali-ph.
- Namen für   Lyc.
- Pubertät in der   Bufo.
- Schulkinder der   Olnd.

Gedanken unangenehme
- kann nicht los werden   Ambr.

Gedankenlose Menschen   Ac-picr., Guaj.

Gedankenstrom   Thea., Valer.
- nachts   Yohim.

Gedankenverwirrung   Bov., Dulc.
- betäubt wie   Cocc.

Gedrückte Menschen   Kali-bi., Lath.

Gedunsene Menschen   Calc-c., Caps., Kali-c.

Gefäße   Ac-fl., Anhal., Arn., Aur., Bari-c., Bari-m., Bellis., Brom., Camph., Caps., Carb-v., Colch., Ferr., Kali-j., Kali-m., Kali-nitr., Lach., Magn-c., Mosch., Sabad., Sulf., Trill., Vinc., Vip., Zinc.
- Atrophie der   Jod.
- Brennen in den   Croton.

- Brüchigkeit der — Ac-sal., Hydrast., Phos.
- Durchlässigkeit der — Phos.
- Entartungsneigung der — Hydrast.
- erweiterte — Abrot., Ac-fl., Ac-hydrof., Agar., Arn., Arum., Aur., Cob.
- Fülle vor strotzende — Op., Vip.
- Intima — Plb., Sec.
- Krämpfe der — Ac-picr., Ac-sal., Hirud., Latrod., Magn-c., Nat-nitr., Plb., Sec., Tab., Visc.
- periphere — Adon., Aran-d.
- Pulsieren in den — Clem., Coloc., Lil., Spart.
- Schmerzen, klopfende in den — Anhal.
- Sklerose der — Beryl., Kres., Plb., Tab.
- Taubheit der — Ac-form., Ac-picr., Coloc., Croton., Cupr., Hyper., Ign., Kreos., Olnd.
- trophische Prozesse der — Alum.
- verhärtete — Bari-c.
- zerebrale — Crat.
- Zusammenziehen der — Dig.

Gefäßbereich
- Berührungsempfindlichkeit im — Croton., Latrod.
- Schmerzem im — Latrod.

Gefäßkopfschmerz
- Schwindel mit — Aur.

Gefäßlabilität
- abwechselnd blaß und rot — Ferr.

Gefäßmale — Ac-fl.

Gefäßmittel
- tiefgreifendes — Stront.

Gefäßmuskulatur — Cact., Mandr e rad., Rauw., Sec.

Gefäßnerven — Ac-sulf., Acon., All-s., Bov., Cocc., Colch., Hydrast., Iris., Kreos., Latrod., Nux-v., Op., Phos., Plb., Sang., Sec., Sulf., Tab., Valer., Verat., Vib.
- arterieller Anteil der — Glon.

Gefäßnervensystem — Strych.

Gefäßsystem
- Unruhe im — Rauw.

G

Gefäßwallungen	Olnd.
- Hautrötung mit aktiver	Sang.
Gefäßwand	Sec.
Gefräßigkeit	Calc-c., Heder.
Gefühlserregungen	Chlol.
Gefühlskälte	Sep.
- anderen gegenüber	Plat.
Gefühlslosigkeit	s. Taubheit
Gefühlvolle Menschen	Puls.
Gegenstände	
- entfernte sieht besser	Valer.
- gelb erscheinen	Canth.
- groß zu erscheinen	Nux-m.
- grün erscheinen	Canth.
- halb dunkel erscheinen	Glon.
- halb hell erscheinen	Glon.
- Hand aus der läßt fallen	Mandr.
- Hof mit grünem um die sieht	Phos.
- kleiner erscheinen	Plat.
- rechte Seite der, kann nicht sehen	Lith.
- rot erscheinen	Phos.
- undeutlich werden gesehen	Mandr.
- Unsicherheit beim Greifen von	Sec.
- vergrößert werden gesehen	Mandr.
- verschwimmen	Jab.
Gehässige Menschen	Card., Cic.
Gehemmte Menschen	Ac-succ.
Gehen	
- Besinnungslosigkeit beim	Ac-fl.
- Blutandrang beim	Millef., Sulf.
- Blutandrang zum Herzen beim	Plb.
- Benommenheit beim	Led., Millef., Zinc.
- betrunken wie beim	Ferr., Ferr-ph., Nux-v.
- dreht sich alles beim	Nux-v.
- Dunkeln im, Schwanken und Unsicherheit beim	Stram.
- Erbrechen beim	Ipec.
- Erschlaffung beim	Calc-c.
- erschwertes	Aloe., Bellis.

- Fließschnupfen beim	Tell.
- Gangstörungen beim	Carb-s., Ign., Kres., Lil., Sec.
- gebückt beim	Phos., Sulf.
- Giemen in der Luftröhre beim	Prun.
- Herzgegend, Druck und Krampf in der beim	Bry.
- Herzstiche beim	Plb.
- Hitzewallungen beim	Sulf.
- Kopfschmerzen beim	Caps., Clem., Millef., Sulf., Tarax.
- Pfeifen in der Luftröhre beim	Prun.
- Schwanken beim	Ac-m., Con., Helod., Myric., Onos., Rhod.
- Schweiß mit kaltem beim	Plb.
- Schwindel beim	Ac-fl., Ac-ph., Colch., Ipec., Millef., Nux-m., Nux-v., Zinc.
- Steifigkeit beim	Bari-c.
- Taumeln beim	Nux-m., Visc.
- Unsicherheit beim	Ac-ph., Agar., Anhal., Arg-nitr., Aster., Caust., Con., Ipec., Kali-br., Meph., Myric. Nux-v., Onos., Visc.
- verkrampftes	Lath.
- vorwärts zu fallen neigt beim	Mang.
- weh tut alles beim	Magn-ph.

Gehirn

	Aven., Cann-ind., Dig., Lact., Mosch., Par., Verat-v.
- Brennen im	Helod.
- Entzündung des	Agar., Bry., Verat-v., Zinc.
- Erkrankung der serösen Häute des	Abrot.
- Erschöpfung des	Ac-picr., Phos., Verat.
- Erweichung des	Hyosc., Plb.
- Funktionsstörung des	Camph.
- Hitzegefühl im	Op.
- Hyperämie im	Bell., Croc., Tereb.
- Klammgefühl im	Plat.
- Krämpfe im	Ran-b.
- Kugelgefühl im	Plat.
- Lähmung des	Hyosc.
- leiden	Ac-ph., Arg-nitr., Plb.
- müdigkeit	Ac-ph., Crat., Nat-m.
- schaden	Calc-c., Calc-ph., Carc.
- Schmerzen im	Guaj.
- sklerose	Glon.
- Taubheitsgefühl im	Kali-br.
- Wogen des bei jedem Pulsschlag	Glon.

Gehirnaffektionen — Echin.
- aller Art — Bell.
- Bewußtlosigkeit mit — Atrop-s.
- Delirien mit — Bell.
- Krämpfen mit — Bell., Ran-b.
- Lähmungen mit — Bell., Ran-b.

Gehirnerregung — Coff., Dig., Hyosc.
- Delirien mit — Cann-ind.
- Depressionen mit — Verat.
- Halluzinationen mit — Cann-ind.
- Schlaflosigkeit mit — Mosch.
- Schwermut mit — Verat.
- Zornausbrüchen bis zu — Verat.

Gehirnerschütterung — Arn., Cic., Hyper.
- Zustände nach — Op.

Gehirnkongestion — Jod.
- Erschütterung bei der geringsten — Bry.

Gehirnorganische Prozesse — Alum., Stram.

Gehirnreizung — Agar., Atrop-s., Bapt., Zinc.
- Konvulsionen mit — Cupr-ac.
- Kopfschmerzen mit — Scil.

Gehirnschwäche — Ac-form., Ac-picr., Arn.
- Rückenmarksschwäche mit — Agn.

Gehör(s)
- abstumpfung — Ac-nitr.
- empfindliches — Sil.
- scharfes übermäßig — Nux-m., Op., Strych.
- schwund — Ac-sal., Glon., Hyosc., Med., Phos., Plb.
- störungen — Bari-m., Mandr.
- täuschungen — Carb-s., Thea.
- überempfindlichkeit — Ambr., Chin., Hyper., Spig.
- verminderung — Carb-s. Chelid., Kali-c.
- verstärkt wie — Mandr.

Gehörgang
- Brennen im inneren — Kreos.
- Eiterung des — Puls.
- empfindlicher — Nux-v.
- Furunkel im — Ac-picr., Apis., Ferr-picr., Hep.
- Hitze im inneren — Kreos.
- Jucken im inneren — Kreos.
- schorfiger — Helod.

- Trockenheit im	Helod., Nux-v.

Gehörgang äußerer

- Bläschen im	Tell.
- Brennen im	Kreos., Tell.
- Hitze im	Kreos.
- Jucken im	Agn., Cin., Kreos., Med., Tell.
- Klopfen im	Tell.
- Rötung im	Agn.
- Stechen im	Med., Tell.
- Trockenheitsgefühl im	Ac-lac.
- Wundheitsgefühl im	Ac-lac.

Gehörgangsekzem — Ac-lac., Bell., Calc-fl., Calend., Kreos., Lachn., Petr., Psor., Sil., Spong.

- Gehörgang am äußeren	Card.
- juckendes	Sulf.
- nässendes	Graph.
- trockenes	Carb-v., Graph.

Gehörgangsentzündung — Apis., Hep., Kreos., Magn-c.

- Absonderungen mit stinkenden	Sil.
- eitrige	Merc-sol.

Gehörgangsknöchelchen

- Karies am	Lues.

Gehörgangsschmerzen

- bohrende	Arum.
- stechende	Arum., Cham.

Gehörorgan — Tell.

Gehörsturz — Ac-sal.

Geile Reden führt — Verat.

Geilheit — Acon., Lues.

- beider Geschlechter	Stram.
- weibliche	Agn.

Geist

- Objekt von einem zum anderen wandert	Aven.
- Sexvorstellungen, mit viel ist beschäftigt	Staph.

Geistige Apathie — Asar., Nux-m.

Geistige(r) Arbeit

- Benommenheit bei	Staph.

- unfähig zu	Staph.
Geistige Ermüdbarkeit	Ac-picr., Kali-nitr., Kalm.
Geistige Erregung	
- Angst zuerst mit, später deprimiert	Sulf.
- lebhafte	Coff.
Geistige Funktionen	
- Steigerung der	Thyr.
Geistige Lebhaftigkeit	Phos.
Geistige Müdigkeit	Vib.
Geistige Schwächzustände	Kali-ph.
Geistige Schwerfälligkeit	Calc-c.
Geistige Überreizung	Plat.
Geisteskrankheiten	Carc., Helleb., Stram.
Geistesstörung	Sec.
- Erregung mit großer	Hyosc.
Geistesverwirrung	Bapt., Cimic., Helleb., Rhs-t.
- senile	Op.
Geizige Menschen	Ars.
Gelähmt	
- alles ist: Denken, Hören, Sehen und Tasten	Coff.
- wie	Bapt.
Gelaunt schlecht	Lachn.
Gelbes Fieber	Cad., Crot.
Gelbsehen	Cin.
- Tage am	Cedr.
Gelbsucht	s. Ikterus
Geldgierige Menschen	Aur.

G

Gelenke	Ac-benz., Ac-fl., Ac-form., Ac-sulf., Aran-ix., Cimic., Colch., Dulc., Guaj., Ichth., Jod., Kalm., Led., Mang., Phyt., Puls., Ran-b., Rhod., Rhs-t., Ruta., Sabin., Samb., Sang., Sep., Spir-ulm., Stront., Sulf., Tart-emet., Tell., Thal., Urt., Visc., Zinc.
- Abgespanntheit der	Bellis.
- abgeschlagen wie	Abs.
- belastbar sind nicht	Coff.
- Berührungsempfindlichkeit der	Bell., Bry., Chin., Lach., Sabin.
- Bindegewebe der	Kali-j.
- blaß aussehende	Bry.
- blau-rot verfärbte	Naja.
- Brennen in den	Abrot.
- Druckempfindlichkeit der	Acon., Guaj.
- Einknicken der	Agn., Canth., Cocc., Phos.
- Finger der	s. Fingergelenke
- geschwollene	Abrot., Ac-lac., Ac-nitr., Acon., Arum., Bell., Bufo., Card., Colch., Croton., Ferr., Guaj., Kali-bi., Kali-c., Led., Lith., Merc-sol., Naja., Phyt., Puls., Rhod., Sabin., Sang., Sil., Staph., Tarant.
- heiße	Acon., Bry., Colch., Croton., Guaj., Led., Phyt., Puls., Sabin.
- Kälteempfimdlichkeit der	Chin.
- kleine Gelenke	Cauloph., Lith.
- Klopfen in den	Bell.
- Konvulsionen der	Cupr.
- kraftlose	Sil.
- kurz wie zu, bei Anfangsbewegungen	Rhs-t.
- Lähmigkeit der	Cepa., Eupat-perf., Rhs-t.
- morgens schmerzhaft und steif	Nux-v.
- Müdigkeit der	Bellis., Coff.
- Reißen in den	Ambr., Merc-sol., Rhs-t., Sel.
- Reißen, rheumatisches nachts in den	Verat.
- Rötung der	Abrot., Ac-lac., Acon., Bell., Bry., Bufo., Colch., Croton., Lith., Merc-sol., Puls., Rhod.
- Rucken in den	Abrot.
- Ruhelosigkeit der	Rhs-t.
- Schlaffheit der	Calc-fl.
- schlotternde	Ac-ph., Caust.
- schmerzhafte	Ac-lac., Bry., Bufo., Card., Caust., Colch., Croton., Dros., Lith., Rhod., Sil.

G

- schwache	Ac-ph., Bufo., Caust., Cepa., Cham., Cocc., Coff., Dros., Helon., Kali-c., Phos., Sil., Zing.
- Schwellung der	Ars.
- Schwellung rheumatische der	Jod.
- Schwere in den	Ac-sulf., Bellis., Cact., Staph.
- Spannen in den	Merc-sol., Rhs-t.
- Stechen in den	Ac-nitr., Eucal., Phyt., Rhs-t., Spig., Staph.
- Steifheit der	Abrot., Ac-hydroc., Ac-nitr., Ac-sulf., Anac., Ang., Arum., Card., Caust., Colch., Dros., Eupat-perf., Ferr., Gins., Kali-bi., Lith., Magnol., Merc-sol., Puls., Rhod., Rhs-t., Sang., Sep., Staph., Zinc.
- Stiche in den	Bari-c.
- Unsicherheit in den	Sulf.
- Verdickung der	Calc-fl.
- verrenkt wie	Abs., Puls., Staph.
- Wasseransammlung in den	Jod.
- wehtun aller	Eupat-perf., Lith.
- Witterungsschmerz in den	Rhod.
- Wundheit in den	Bellis., Staph.
- zerbrochen wie	Rhs-t.
- zerschlagen wie	Ac-m., Eupat-perf., Rhs-t., Sang., Staph.
- Ziehen in den	Erig., Phyt., Rhs-t.
- Zittern in den	Ars., Con., Staph., Thuj.
- Zucken in den	Eucal.
Gelenke, Knacken in den	Cham., Con., Ran-b., Thuj.
- Bewegung bei jeder	Ac-nitr., Nat-m.
- Hüftgelenk im	Croc.
- nachts	Sel.
- Schmerzen mit	Ac-nitr.
- Verrenkungsschmerz mit	Rhs-t.
Gelenke, Krachen in den	Ac-benz., Ang., Gins., Led., Nat-ph., Rhs-t., Thuj.
- Bewegung bei jeder	Ac-nitr.
Gelenksbeschwerden	
- Armen an den	Ac-succ.
- Beinen an den	Ac-succ.
- Güsse, kalte bessern	Led.
- Händen an den	Ac-succ.
- Regel während der	Ac-sal.
- wandernde	Ac-succ.

Gelenkbeugen
- Ekzeme mit Krusten in den   Nat-m.
- Schweiße, übelriechende in den   Graph.

Gelenksdeformation
Ac-nitr., Aur., Calc-c., Carc., Caust., Lues.

- chronische der kleinen Gelenke   Calc-ph.
- Füßen an den   Abrot.
- Gelenken an den großen   Calc-fl.
- Gelenken an den kleinen   Ac-benz.
- Händen an den   Abrot.
- Schwellung mit   Ac-benz.

Gelenksentzündungen
Bari-c., Caust., Croton., Lues., Mang., Phyt.

- deformierende   Form.
- Exsudaten mit   Kali-m.
- luetische   Jod.
- rheumatische   Harp.
- rheumatische ohne Fieber   Led.
- Schwellungen mit   Kali-m.

Gelenkserkrankungen
- degenerative   Harp.
- entzündliche   Harp.
- klimakterische   Lach., Sep.
- rheumatisch-gichtische   Solid.

Gelenksmittel
- tiefgreifendes   Stront.

Gelenkrheumatismus
Ac-benz., Ac-nitr., Ac-sal., Ac-sulf., Arn., Aur., Bellis., Berb., Beryl., Brom., Calc-c., Calc-ph., Cann., Caps., Caust., Cepa., Cham., Chin., Chin-sulf., Cycl., Erig., Ferr., Ham., Heder., Hep., Hirud., Kali-bi., Kalm., Kreos., Lil., Magn-c., Mandr e rad., Med., Ran-b., Sabin., Sang., Sars., Sep., Spir-ulm., Sulf., Teucr-mar., Urt.

- akuter   Ac-acet., Ac-form., Ferr-ph., Led., Rhs-t.
- Berührungsempfindlichkeit mit   Apis.
- chronischer   Ac-acet., Ac-form., Apis., Colch., Guaj., Ichth., Jod., Led., Lyc., Nat-m., Rad., Thuj., Tub., Visc.
- Durchnässung nach   Acon.
- Entzündung mit   Kali-m.

194

G

- Erkältung bei	Merc-sol.
- Erkältung in Folge von	Dulc.
- Fieber mit	Samb., Tub.
- Finger der	Ac-lac.
- fokaler	Lach.
- fokaltoxischer	Phyt.
- Gelenke der kleinen	Led., Rhod.
- Nässe durch	Dulc.
- Nierenreizung mit	Samb.
- reißender	Bry., Puls.
- Rötung mit	Ac-lac.
- Schweißausbrüchen mit	Merc-sol.
- Schwellung mit	Kali-m.
- Schwellung mit blasser	Apis.
- spannender	Bry., Puls.
- stechender	Puls.
- subakuter	Apis., Colch., Guaj., Rhs-t.
- Unterkühlung nach	Acon.
- Wallungen mit	Merc-sol.
- wandernder	Lac-c., Puls.
- Wärmeempfindlichkeit mit	Apis.
- Witterung bei naßkalter	Merc-sol.
- ziehender	Bry.

Gelenkschmerzen Ac-ph., Ac-picr., Alum., Arg., Bry., Bufo., Cact., Cad., Card., Chin., Clem., Cocc., Kali-c., Latrod., Mandr e rad., Mez., Nicc., Nicc., Ol-an., Rhod., Sabad., Thal.

- abgeschlagen wie	Arg-nitr.
- akute	Spir-ulm.
- anfallsartige	Ac-ox., Spig.
- Anstrengung bei	Valer.
- Armgelenken in den	Hydrast.
- Beingelenken in den	Berb., Hydrast., Verb.
- Berührungsverschlimmerung mit	Crot.
- Bettwärme in der	Sulf.
- Bewegung bei jeder	Ac-nitr., Crot.
- blitzartige	Bell., Rauw.
- bohrende	Agar., Mang., Ran-s.
- brennende	Agar., Arg-nitr., Coloc., Tarax.
- chronische	Jod.
- Deformierungsneigung mit	Kres.
- Draufliegen beim	Sil.
- drückende	Ac-m.

- Durchnässung nach	Dulc.
- elektrische Schläge wie	Cimic.
- Entblößung bei der geringsten	Sil.
- Ergüssen mit	Spir-ulm.
- Fieber mit	Merc.sol., Puls.
- Frauen bei	Sabin.
- Gelenken an den kleinen	Led.
- Gelenken in allen	Con., Croc., Guaj., Hyper., Mandr., Stront., Tab.
- gichtische	Ac-ox., Spir-ulm.
- gichtisch-rheumatische	Sars.
- herumziehende	Spir-ulm.
- hineinschießende	Agar., Coloc.
- Hüftgelenken in den	Hydrast.
- Kälte bei	Caps., Nat-m.
- Kältegefühl mit	Agar.
- Knirschen mit	Kali-bi.
- Krachen mit	Kali-bi.
- krampfartige	Coloc.
- lanziernede	Cedr.
- morgens um 3 Uhr	Magn-c.
- multiple	Aran-ix.
- nachts	Aur., Lach., Lues., Mang., Naja.
- nagende	Mang., Ran-s.
- Nässe bei	Caps., Nat-s.
- Nebel bei	Nat-s.
- neuralgische	Kalm.
- Oberarmkopf, als wäre der ausgerenkt	Croc.
- Ödemen mit	Spir-ulm.
- periodisch auftretende	Sabin.
- plötzlich auftretende	Form., Kali-bi.
- pulsierende	Ac-sal.
- quetschende	Crot.
- reißende	Ac-benz., Anac., Arist., Cimic., Con., Guaj., Kalm., Lauroc., Puls., Rhs-t., Sabin., Stront.
- rheumatische	Ac-form., Aloe., Aran-ix., Caps., Form., Guaj., Jod., Kalm., Spig., Spir-ulm., Staph., Stict.
- ruckartige	Stront.
- Ruhe in der	Aur., Sil., Sulf.
- scharfe	Cimic., Magnol.
- schießende	Bell., Cimic., Nat-s., Tarax.
- Schreiben beim	Valer.

- Schultergelenk im	Hydrast.
- Schwäche mit	Agar., Croc., Spig.
- Schwellung ohne	Arg-nitr.
- Sonne, mit der aufsteigende und fallende	Spig.
- spannende	Lauroc., Puls.
- stechende	Ac-benz., Arg-nitr., Arist., Coloc., Guaj., Lauroc., Nat-s., Puls., Sabin., Stict., Stront., Tarax.
- Stehen im	Aur.
- Steifigkeit mit	Anac., Lauroc., Spig., Stict.
- Stelle von einer umschriebenen ausgehende	Ac-ox.
- stichartige	Ac-lac.
- Strecken beim	Thuj.
- tuberkulöse	Jod.
- unten von nach oben ziehende	Led.
- Unterkühlung nach	Dulc.
- verrenkt wie	Arg-nitr., Lauroc.
- Wallungen mit	Merc-sol.
- wandernde, von einem Gelenk zum anderen	Ac-benz., Ac-sal., Ac-succ., Carb-v., Colch., Form., Kali-bi., Magnol., Puls., Sars., Tarant.
- wechselnde	Hydrast., Sang.
- Wetter bei naßkaltem	Nat-m.
- witterungsbedingte	Rhod.
- Zerschlagenheit mit	Spig., Stict.
- ziehende	Ac-m., Agar., Anac., Coloc., Kalm., Rhs-t., Sars., Stront.

Gelenkstuberkulose — Heder.

Gemütserregung — Acon., Hep.
- Angst mit, später deprimiert — Sulf.

Gemütsleiden — Stram.
- fortschreitende — Con.

Gemütsstimmung
- depressive — Helon.
- verzweifelte — Helon.

Gemütsstörungen — Sabad.
- periodische — Puls.

Gemütsverstimmung
- Herzklopfen mit — Ac-picr.

- nervöse	Ac-picr.

Genesung
- keine Hoffnung auf   Psor.

Genickschmerzen
- brennende   Bell.
- klopfende   Bell.
- ziehende   Bell.

Genickstarre   Verat.

Genießermittel   Nux-v.

Genitalorgane   Ac-sulf., Kali-br.

Genußspecht
- alter, geiler   Con.

Geräuchertes
- kann nur zu sich nehmen   Caust.

Geräusch   Kreos.
- Blutandrang bei   Sang.
- Eingenommenheit bei   Acon.
- erschrickt beim geringsten   Graph., Magn-c.
- Hitzewallungen bei   Sang.
- Kopfschmerz bei   Bufo., Chin., Colch., Con., Sang.
- Körper, geht durch den ganzen   Ther.
- Schwächekopfschmerz bei   Ac-ph.
- Schwindel bei   Ac-nitr., Sang.
- verträgt nicht das geringste   Ipec., Petr.
- Zähne geht in die   Ther.

Geräuschempfindlichkeit   Ac-m., Ac-ph., Ac-sulf., Acon., Ant-c., Aur., Bell., Beryl., Bor., Bry., Bufo., Calend., Cimic., Cocc., Colch., Helleb., Kali-c., Kreos., Lac-c., Lyc., Nux-v., Phos., Stram., Tarant., Ther., Zinc.

- große   Ac-benz., Chelid.
- Herzschlag hört den eigenen   Visc.
- Klingen hört   Visc.
- Kopfschmerzen mit starken   Calc-fl.
- Sausen hört   Visc.
- Schlaf stört den   Aran-d.
- Straßenlärm gegen   Chelid.

G

Geräuschüberempfindlichkeit	Ars., Bor., Carc., Coff., Con., Crot., Jod., Mandr., Nux-m., Sang., Tab.
- Schmerzauslösung mit	Anhal.
Geräuschunempfindlichkeit	Crot.
Gereizte Menschen	Beryl., Carc., Card., Jod., Kali-bi., Kali-j., Kalm., Lath., Lauroc.
- ärgerliche	Cham.
Gerinnungszeit	
- Verlängerung der	Cob.
Gerstenkorn	Ac-fl., Ac-picr., Amm-c., Apis., Bari-c., Calc-fl., Calc-ph., Graph., Hep., Hyper., Lyc., Mandr., Puls., Sep., Sil., Thuj., Tub.
- Absonderungen mit scharfen	Kreos.
- rezidivierendes	Staph.
Geruchsempfindlichkeit	Acon., Aran-d., Bell., Calc-fl., Coff., Con., Hep., Kres., Nux-m., Nux-v., Sulf.
- Anfälle auslösende	Ac-hydroc.
- außerordentliche	Cham.
- Parfüm gegen	Ac-ph.
- Tabak gegen	Ac-ph.
- überaus unangenehme	Ac-acet.
Geruchssinn	
- abgestumpfter	Cocc.
- feiner	Cocc.
- verschärfter	Phos.
Geruchstäuschung	Anhal., Anac., Aran-d., Calc-fl., Cann-ind., Graph.
Geruchsüberempfindlichkeit	Anhal., Coff., Sang.
Geruchsverlust	Anac., Anhal., Bell., Bellis., Cycl., Hep., Lues., Lyc., Magn-m., Med., Op., Puls., Rhod.
- Anfälle von	Sel.
- Katarrhen bei verstopften	Stict.
- vollständiger morgens	Nat-m.
Geruchsverminderung	Cycl.
Geruchswahrnehmung	
- abnorme	Cad., Colch.
- außerordentliche	Hyper.

Gesäßschmerz

- drückender, reißender, ziehender	Ambr.

Geschlechtsteile(n) männlich — Aur., Calad., Diosc., Gnaph., Magn-c., Nat-m., Sel., Staph., Tab.

- Bläschen an den	Rhs-t., Sars.
- Brennen der	Glon., Kreos., Kres.
- Durchblutung vermehrte der	Yohim.
- eiskalte	Aran-d.
- Entzündungen schmerzhafte der	Ars.
- Erregung hochgradige der	Tarant.
- Erschlaffung der	Crot., Helleb., Mandr., Nux-m., Olnd.
- Geschwüre an den	Kali-bi., Merc-sol., Phyt.
- Gestank der	Psor., Sars.
- Hand hält ständig an den	Stram.
- Hitze in den	Glon., Spong.
- Jucken an den	Ac-sulf., Anac., Glon., Kres., Rhs-t.
- Kitzel an den	Alum.
- Reizzustand der	Caust., Colch., Nux-v.
- Rötung der	Kres.
- Schmerzen an den	Alum., Hyper., Zinc.
- schwitzen der	Bell., Bufo., Canth., Diosc., Sel., Sep.
- spielt an den	Acon.
- Stechen in den	Rhs-t.
- tonisierende Wirkung auf die	Sabal.
- wollüstige Gefühle in den	Stann.
- Wundsein der	Kres.
- zupft dauernd an den	Canth.

Geschlechtsteile(n) weiblich — Aur., Calad., Cycl., Diosc., Gels., Gnaph., Helon., Ign., Kali-br., Kreos., Lac-c., Magn-c., Nat-m., Plat., Pulx., Stann., Staph., Thuj., Vib., Xan.

- Abwärtsdrängen der	Sep.
- Berührungsempfindlichkeit der	Ac-m.
- Bläschen an den	Rhs-t., Sars., Sep.
- Blutungen aus den	Abrot., Ac-fl., Ac-nitr., Ac-sal.
- Brennen der	Croton., Eupat-perf., Helod., Kreos., Kres.
- Brennen an den äußeren	Ac-picr., Beryl.
- Empfindlichkeit der	Plat., Zinc.
- Erregung hochgradige der	Tarant.
- Geschwüre an den	Merc-sol., Phyt.
- Gestank der	Croc., Psor., Sars.
- Hand hält ständig an den	Stram.
- Jucken an den	Ac-succ., Croton. Eupat-perf., Helod., Kres., Med., Plat., Rhs-t., Staph.

- Jucken an den äußeren   Ac-picr., Beryl.
- Kitzel an den   Plat.
- Kontaktblutung der   Hydrast.
- Kribbeln in den beim Sitzen   Staph.
- Reizung der   Kali-c., Colch., Sabin., Staph.
- Rötung der   Kres.
- Schlaffheit der   Sep.
- Schmerzen der   Calc-ph., Zinc.
- Schweiß übelriechender der   Bell., Bufo., Canth., Sel., Sep.
- Schweregefühl in den   Lob.
- Senkung der   Lil.,Sep.
- spielt an den   Acon.
- Stauungen, venöse in den   Sep.
- Stechen in den   Rhs-t.
- wollüstiges Gefühl in den   Croton.
- Wundsein der   Kres.
- zupft dauernd an den   Canth.
- Zusammenschnüren der   Lob.

Geschlechtstrieb
- außerordentlicher   Alum.
- Beischlaf mit Widerwillen gegen den   Rhod.
- Erektion ohne   Aran-d.
- Erkalten des   Plb.
- Erlöschen des   Anhal., Calc-fl., Caps.
- erregter   Cann-sat., Crot., Lil., Thuj., Zinc.
- Erregung des wegen Hodenschmerzen   Cocc., Hyper.
- Frauen mit gesteigertem   Ac-ox., Bari-c., Cann-ind., Caps., Murx.
- gesteigert anfangs, später erloschen   Kali-br., Staph.
- gesteigerter   Bor., Canth., Caust., Con.
- heftiger   Canth., Coloc.
- Impotenz mit   Yohim.
- Juckreiz mit   Tarant.
- Kraftlosigkeit mit   Ac-picr., Nat-m., Nux-v., Phos.
- Kribbeln mit wollüstigem, bei Frauen   Plat.
- mangelnder   Ac-picr., Calad., Damin., Gins., Kali-c., Lyc., Nat-m.
- Nachlassen des   Carc.
- Potenz mit geschwächter   Con.
- Samenerguß ohne   Coff.
- Samenergüssen mit nächtlichen Plat.
- Schwäche mit   Ac-picr., Calc-c.
- schwacher   Rhod.
- Steigerungsmittel für Männer   Helon., Rauw.
- Träumen mit schrecklichen   Crot.

- Übellaunigkeit mit tagelanger   Calc-c.
- unterdrückter   Helleb.
- Uteruskoliken mit heftigen   Cann-ind.
- Verlust des   Anhal., Dig., Lach.
- vermehrter   Ac-picr., Bor., Calc-c., Coff., Gnaph.,
                                         Heder., Mosch., Nat-m., Phos., Tell.,
                                         Zing.
- verminderter   Brom., Bor., Camph., Coff., Mandr.,
                                         Ther., Thuj., Yohim.
- widernatürlicher   Plat.
- Wollustgefühl mit, bei Frauen   Calc-ph.

Geschlechtsverkehr männlich
- Abgang mit weißlich-gelbem, blutigem
  beim   Kreos.
- Abneigung gegen   Graph., Psor., Rhod.
- Asthmaanfälle beim   Ac-succ.
- Atemnot beim   Ac-succ., Agn.
- Beklemmung beim   Agn.
- Blasenschmerzen nach dem   Cepa.
- Eichelbrennen nach dem   Cepa.
- Erektion nachlassen der beim   Psor.
- Erschöpfung nach dem   Ac-nitr., Calc-ph.
- Genuß zu kurzer beim   Ac-sulf.
- grantig ist nach dem   Ambr.
- Herzklopfen beim   Tab.
- Herzklopfen nach dem   Sec.
- Herzschmerzen beim   Agn.
- Kollaps beim   Tab.
- Libidoaussetzen beim   Psor.
- mißmutig nach dem   Ambr.
- Prostataschmerzen nach dem   Cepa.
- Rückenschmerzen nach dem   Nat-m., Staph.
- Samenstrangziehen nach dem   Cepa.
- Schmerzen beim   Ac-sulf., Arg-nitr., Bellis., Calc-ph., Sil.
- Schwäche nach dem   Ac-nitr.
- Verlangen nach dem, unwiderstehliches Phos.
- Verstimmung nach dem   Nat-m., Staph., Sel.

Geschlechtsverkehr weiblich
- Abneigung gegen   Agn., Kali-c., Nat-m., Sep.
- Berührung jede reizt zum   Murx.
- Blutungen nach dem   Arg-nitr.
- Depressionen nach dem   Ac-ph.
- Erschöpfung nach dem   Agn., Ambr.

- Kreuzschmerzen nach dem	Ac-ph., Kali-c.
- Müdigkeit nach dem	Agn.
- Scheidentrockenheit beim	Nat-m.
- Schlaf und Wachen möchte gern zwischen	Kreos.
- Schmerzen nach dem	Arg-nitr.
- Schwäche nach dem	Kali-c.
- Schweißausbruch nach dem	Agn.

G

Geschmack

- abscheulicher	Lach.
- bitterer	Ac-benz., Acon., Agar., Ang., Ant-t., Ars., Aur., Bry., Cad., Card., Cham., Chelid., Colch., Collins. Diosc., Dros., Eupat-perf., Euph., Ign., Jugl-reg., Kreos., Led., Lyc., Magn-c., Merc-sol., Mez., Nat-m., Nat-s., Nux-v., Puls., Rhs-t., Sep., Solid., Tranat. Tarax., Zinc.
- blutiger	Ac-acet., Ac-benz., Ferr-ph., Lil.
- Eiern nach faulen	Ferr-ph.
- Eisen nach	Aloe.
- fader	Colch., Puls., Tarant., Valer.
- fauliger	Bov., Kali-br., Lac-c., Merc-sol., Myric. Sep.
- galliger	Bry.
- käsiger	Zinc.
- kein richtiger	Guaj., Stront.
- kupferartiger	Med.
- metallischer	Ant-s., Cann-ind., Cocc., Diosc., Merc-sol., Olnd., Pulx., Rad., Sars.
- pappiger	Ant-c., Aran-d., Magn-c., Magn-m., Podo., Puls.
- Pfeffer nach	Manc.
- salziger	Brom., Cycl., Magn-c.
- saurer	Cad., Calc-c., Dros., Ign., Lyc., Magn-m., Nat-ph., Nux-m., Nux-v., Olnd., Phos., Sep.
- schlechter	Card., Myric. Petr., Tab.
- schleimiger	Tab., Valer.
- süßlicher	Ac-nitr., Dig., Merc.sol., Zinc.
- Täuschung des	Anhal.
- Tinte nach	Aloe.
- überempfindlicher	Ac-carb.
- übler	Podo.

- Verlust des	Ac-ox., Anhal., Aur., Bellis., Nat-m., Psor., Sil.
Geschwächte Menschen	Cocc., Hep.
Geschwätzigkeit	Bufo., Hyosc., Kali-j., Lach Lachn., Meph.
- auffällige	Stram.
Geschwulst	s. Tumor
Geschwüre(n)	s.a. Hautgeschwüre Ac-lac., Ac-sulf., Alum., Arn., Ars., Brom., Calc-fl., Canth., Carc., Croton., Hydrast., Kreos., Med., Nux-v., Phos., Rad., Rhs-t., Sil., Thal., Thuj., Vip.
- Asonderungen mit geringen	Cin.
- Aufbrechen der	Crot., Stront.
- Blutungen mit	Ac-nitr., Millef., Sec.
- bösartige	Ac-hydrof.
- brennende	Beryl., Ran-b.
- Eichel an der	Ac-nitr.
- Eiter mit ätzendem, dünnem	Ac-hydrof.
- empfindliche	Asa., Hep.
- Gesicht im	Hep.
- gewaltsam geheilte	Sulf.
- Granulation mit schlechter	Merc-sol.
- Grund mit speckigem	Merc-sol.
- Hals im	Phyt.
- hartnäckige	Ac-fl., Con., Sec.
- Heilung mit schlechter	Ac-m., Calend., Lues.
- Krusten mit	Mez.
- langwierige	Ac-hydrof.
- luetische	Phyt.
- Mund im	Phyt.
- Nase in der	Corall.
- Neigung zu	Ars., Graph., Lyc., Sil.
- Nekrose mit drohender	Tarant.
- oberflächliche	Millef.
- Ohren um die	Olnd.
- perforierende	Kali-bi.
- Rachen im	Lach.
- Rändern mit, wie ausgestanzt	Kali-bi.
- Randwall mit blau-rotem, berührungsempfindlichem	Lach., Tarant.
- runde	Arg-nitr., Ars., Bell., Kali-bi.

- Schleimhäuten auf lividen   Bapt.
- schmerzhafte   Hep.
- schmerzlose   Ac-m., Bapt.
- Schorf mit dunklem   Tarant.
- Sekret mit eitrigem   Mez.
- Sekret mit stinkendem   Sec., Staph.
- Sekret mit zähem, schleimigem   Kali-bi.
- Splitterschmerz mit   Arg-nitr.
- Stamm am   Beryl.
- Stellen an den, wo Haut und
  Schleimhäute zusammenstoßen   Nat-m.
- stinkende   Abrot., Bapt.
- tiefgreifende   Kali-bi.
- tuberkulöse   Arum.
- Umgebung mit empfindlicher   Ac-m.
- Umgebung mit livider   Kali-bi.
- unheilsame   Calc-c., Carb-v.
- Wundnekrose mit   Naja.
- zerfallene   Aur.

Gesellschaft
- Abneigung gegen   Tarant.

Gesellschaftsmensch   Ars.

Gesicht
- abgehärmtes   Agn., Beryl., Lues., Nat-m.
- abgemagertes   Ac-sulf., Card., Cupr., Lues., Nat-m.,
  Sec., Sil.
- abgeschlagenes   Bellis.
- alt aussehendes   Abrot., Ac-fl., Ac-nitr., Ac-sulf., Agn.,
  Alum., Anhal., Arum., Beryl., Calc-c.,
  Carc., Guaj., Kreos., Kres., Lues., Lyc.,
  Med.
- Ameisenlaufen im   Collins.
- anämisches   Ac-ph., Cycl.
- aufgeschwemmtes   Apis.
- Augen mit hohlen   Abrot., Calc-c., Cimic., Cin., Cycl., Hep.,
  Ipec., Kali-c., Olnd., Phyt., Sec., Staph.,
  Verat.

- blasses	Abrot., Abs., Ac-benz., Ac-fl., Ac-hydroc., Ac-lac., Ac-m., Ac-nitr., Ac-ox., Ac-ph., Ac-picr., Ac-succ., Ac-sulf., Acon., Aethus., Agar., Agn., Aloe., Alum., Ambr., Amm-c., Anac., Anhal., Ant-t., Apis., Apoc., Apom., Aran-d., Arist., Ars., Bapt., Bari-c., Berb., Beryl., Bor., Cact., Cad., Calc-c., Calc-fl., Calc-ph., Camph., Carb-v., Cepa., Chin., Cimic., Cin., Clem., Crot., Croton., Cycl., Dulc., Eupat-perf., Glon., Graph., Heder., Helleb., Helod., Hydrast., Hyosc., Ign., Jod., Kali-c., Kres., Lac-c., Lith., Lues., Lyc., Magn-m., Med., Merc-sol., Naja., Nat-m., Op., Plat., Plb., Podo., Psor., Pyrog., Rhs-t., Samb., Sec., Sil., Spig., Stann., Staph., Sulf., Tab., Thal., Thea., Ther., Thuj., Tub., Verat., Vip., Zinc.
- blaß und rot abwechselnd	Brom., Chin., Ferr., Jod., Led., Magn-c., Olnd., Puls., Visc.
- bläuliches (livides)	Acon., Con., Cupr., Dros., Hyosc., Ipec., Petr., Phyt., Staph., Verat., Zinc.
- bleiches	Ac-acet., Apis., Arn., Chin., Cupr,. Ferr., Ferr-ph., Phos., Phyt., Strych.
- blei-graues	Cupr.
- Blütchen im	Zinc.
- Blutandrang zum	Agar., Alum., Bapt., Con., Croc., Mandr., Naja., Stront., Tab.
- breites	Calc-fl.
- dampfendes	Bell.
- derbes	Calc-fl., Lues.
- durchsichtiges	Ac-ph., Arist.
- dunkelrotes	Apis., Croc., Gels., Op.
- eingefallenes	Abrot., Ac-benz., Ac-ph., Ac-picr., Ac-succ., Aloe., Alum., Apis., Arn., Beryl., Cann-ind., Card., Colch., Croton., Cupr., Dros., Heder., Helod., Kres., Lues., Phyt., Plat., Stann., Thal., Verat.
- eiskaltes	Abrot., Cupr.
- Eisnadelgefühl im	Helod.
- elend aussehendes	Ac-fl., Ac-nitr., Ac-sulf., Arg-nitr., Bor., Cupr., Jod., Sec., Sulf.
- erdig aussehendes	Ac-benz., Con., Croc., Kreos., Lyc., Magn-c., Merc-sol., Mez., Thuj.

- Erröten des   Ferr-ph., Ign., Mandr., Tell.
- fahles   Abrot., Ac-benz., Ac-hydroc., Arist.,
Berb., Bor., Calc-ph., Card., Cin., Colch.,
Ipec., Kali-bi., Magn-c., Op., Petr., Psor.,
Sec., Sil., Thal.
- faltiges   Abrot., Lyc.
- fettiges   Graph., Nat-m., Plb., Psor., Sel., Sulf.,
Thuj.
- flaches   Calc-fl.
- Flecken rote im   Ac-succ., Chin., Cic., Croc., Dulc., Kres.,
Stram., Tab., Visc.
- gedunsenes   Ac-benz., Acon., Amm-c., Ant-t., Apis.,
Arn., Ars., Arum., Aur., Bari-c., Both.,
Bufo., Calc-c., Canth., Card., Con., Crot.,
Dros., Ferr., Hyosc., Hyper., Ipec.,
Kali-c., Kreos., Led., Lil., Op., Plb.,
Sang., Spig., Visc.
- gelbliches   Ac-nitr., Ars., Calc-ph., Carb-v., Card.,
Caust., Chin., Con., Croc., Eupat-perf.,
Hep., Hydrast., Jod., Kali-bi., Kreos.,
Lyc., Magn-m., Merc-sol., Petr., Plb.,
Psor., Sulf.
- gespanntes   Alum.
- geschwollenes   Alum., Arn., Bell., Bry., Bufo., Canth.,
Guaj., Meph., Mez.
- glänzendes   Aur., Plb.
- graues   Arg-nitr., Calc-c., Mez. Nat-m., Zinc.
- greisenhaftes   Guaj., Pulx.
- grünliches   Ferr., Kreos.
- hageres   Graph.
- heißes   Abs., Acon., Arn., Bapt., Bell., Bellis.,
Bry., Cact., Caps., Croc., Eupat-perf.,
Guaj., Hyosc., Lil., Melil., Mygal., Podo.,
Stram., Sulf.
- hergenommenes   Carc., Card., Cepa., Croton., Eupat-perf.,
Heder., Helleb., Helod., Ipec., Kres.,
Lith., Petr., Phyt.
- heruntergekommenes   Ac-sulf.
- hippokratesähnliches   Carb-v.
- hitziges   Ac-sal., Canth., Cauloph., Cimic., Op.,
Sang.
- Hitzewellen im   Mygal.
- hochrotes   Bell., Glon., Sang., Stram.
- injiziertes, rotes   Cic.

G

- ikterisches	Magn-m.
- Kältegefühl im	Verat.
- kälteempfindliches	Mez.
- kaltes	Ac-benz., Ac-picr., Helod., Hyosc., Kali-c., Kreos., Lith., Lues., Naja., Thea.
- kongestives	Ac-fl.
- krank aussehendes	Ac-hydroc., Alum., Apis., Arum., Berb., Cad., Caust., Cin., Clem., Eupat-perf., Kreos., Lues., Med., Phos., Psor., Thuj.
- kreideweißes	Calc-fl.
- Kribbeln im	Acon.
- leichenblasses	Mosch., Plb., Tab.
- mageres	Anhal., Kreos.
- Nase mit spitzer	Staph.
- ödematöses	Merc-sol.
- öliges	Nat-m.
- pelziges Gefühl im	Thal.
- rachitisch zurückgebliebenes	Calc-c.
- Röte im bei Wallungen	Ac-lac.
- Röte mit	s. Gesichtsröte
- runzeliges	Abrot., Pulx.
- schlaffes	Berb.
- schlecht aussehendes	Tub.
- schmutzig aussehendes	Psor., Sec., Sulf., Thuj.
- Schwitzen im	Mandr., Valer.
- Seite die eine kalt, die andere warm	Dros.
- Seite die eine rot, die andere blaß	Cham.
- Spannen im	Magn-c.
- Taubheitsgefühl im	Ac-benz., Acon., Dros.
- totenähnliches	Canth., Crot.
- trockenes	Ac-lac., Anhal., Beryl., Eupat-perf., Nat-m.
- typhoides	Helleb.
- unruhiges	Apis., Med., Thea., Visc.
- unreines	Abs., Merc-sol.
- Unbeweglichkeitsgefühl im morgens	Ther.
- verfallenes	Ac-lac., Aethus., Arg-nitr., Con., Croc., Helleb., Olnd., Pyrog.
- verschwitztes	Op.
- wächsernes	Ac-acet., Arum., Carb-v., Nat-m.
- Wallungen zum	Abs.
- Wangenröte mit unnatürlicher	Tub.
- Weintrinker der	Aur.
- weißes	Phyt.

- welkes	Ac-fl., Ac-sulf., Hydrast.
- Wundheitsgefühl im	Ferr-ph.
- zerschlagen wie	Phyt.
- zittriges	Thea.
- zyanotisches	Abs., Ac-hydroc., Ant-t., Aur., Cact., Carb-v., Tab., Vip.

Gesichtsausdruck

- abwesender	Apis.
- abweisender	Arn., Hyosc.
- alberner	Bufo.
- angespannter	Cad., Heder.
- ängstlicher	Ambr., Arist., Ars., Bor., Carc., Crot., Croton., Heder., Lac-c., Lil., Naja., Stram., Strych.
- apathischer	Thal.
- ärgerlicher	Ant-c., Staph.
- blöder	Bapt., Bufo.
- dämlicher	Croc.
- depressiver	Mandr.
- dummer	Bufo., Crot.
- erregter	Anac.
- erschöpfter	Ac-benz., Ac-ox., Ac-picr., Agn., Alum., Cad., Caust., Croton., Thuj.
- eschauffierter	Lac-c.
- euphorischer	Aran-d., Mandr.
- frischer	Cob.
- furchtsamer	Bor., Cimic.
- gedrückter	Ambr., Bellis.
- gehemmter	Ambr.
- gequälter	Arum.
- gereizter	Ant-c.
- hektischer	Hyper.
- jammervoller	Hyper.
- kindischer	Bufo.
- läppischer	Agar.
- leerer	Ac-lac.
- leidender	Ac-nitr., Berb., Beryl., Cad., Canth., Hydrast., Hyper., Kreos., Kres.
- manisch erregter	Ac-sal.
- maskenhafter	Mang.
- matter	Agn., Cann-ind.
- mißtrauischer	Arn.
- müder	Ac-benz., Agn., Bellis., Cad., Cann-ind., Heder., Hydrast., Mandr.

G

- schläfriger	Cann-ind., Mandr.
- schreckhafter	Acon., Bor., Carc., Lac-c.
- schüchterner	Ambr., Arist.
- schwermütiger	Ant-c.
- starrer	Mang.
- sterbender	Carb-v.
- stumpfer	Hydrast.
- stupider	Cann-ind., Hyosc.
- sturer	Carc.
- totenelendiger	Tab.
- unnatürlich lebhafter	Apis.
- unsicherer	Ambr.
- verachtender	Hyosc.
- verzerrter	Ac-hydroc., Apis., Camph., Colch., Hyosc., Sil., Spig., Stram.
- verzweifelter	Bellis.
- wilder	Bell.
- wütender	Anac., Arn., Canth.
- zänkischer	Anac.
- zerstreuter	Lac-c.
- zorniger	Anac.

Gesichtsausschlag
- Mädchen bei jungen, mit Regelstörungen	Sang.
- nesselsuchtartiger, brennender	Urt.

Gesichtsbeulen
- Trinker der	Led.

Gesichtsbrand
Kali-m.

Gesichtsfeld
- Ausfall des	Ac-succ., Sec.
- Blindheit mit vorübergehender	Mang.
- Einschränkung des	Ac-sal., Anhal., Mang., Psor., Puls.
- Trübung des	Cauloph.
- Verdunklung des	Ac-m., Mandr., Petr., Sel., Stram.

Gesichtshaut
- Bläschen auf der	Croton.
- Brennen der	Bapt., Berb.
- faltige	Berb.
- fettige	Sel.
- Hitze der	Berb.
- Milchkaffee-Teint der	Carc., Sep.
- rauhe	Anac.

- Reißen in der	Berb.
- Rötung der	Bapt., Berb., Croton.
- schuppige	Anac.
- Stechen in der	Berb.
- subikterische	Sel.
- trockene	Petr.
- Unreinheit der	Bufo.

Gesichtshitze — Ac-m., Ac-ox., Agar., Amm-c., Arum., Aur., Card., Chin., Hep., Kali-c.,Mandr., Psor., Sang., Valer., Verat.

G

- Angst bei	Aloe.
- Aufregung bei	Aloe.
- brennende	Coff., Croton., Guaj., Plat., Stront.
- einseitige	Spong.
- fliegende	Ferr., Stram.
- Gesicht mit gedunsenem bei	Ac-lac.
- Gesicht mit rotem bei	Ac-lac., Ac-m.
- klopfende	Cepa.
- plötzliche	Ac-m.
- trockene	Ran-b.
- umschriebene	Ac-benz.

Gesichtsjucken — Flor.

Gesichtsknochenschmerzen	Phyt.
- bohrende	Mez.
- reißende	Mez.
- ziehende	Mez.

Gesichtskrämpfe	Agar., Bell., Dulc., Hyosc., Ign., Sec.
- Muskelzuckungen mit	Ac-hydroc.
- tonische	Nux-v.

Gesichtslähmung — Caust., Gels., Lues.

Gesichtsmuskel(n)	
- Krämpfe der	Caust., Cin.
- Lähmung der	Gels.
- rechtsseitige	Caust.
- verzerren der beim Sprechen	Tell.
- Zittern der	Op.
- Zucken der	Con., Ipec., Jod., Op., Sec., Sel., Tell.
- Zwitschern der	Ign., Mygal. Sec.

Gesichtsneuralgien

Agn., Arist., Calc-ph., Coff., Coloc., Cupr., Iris., Kalm., Kreos., Lues., Magn-m., Magn-ph., Melil., Merc-sol., Puls., Senec. Stront., Tereb., Thuj.

- Anfälle, periodisch auftretende — Chin., Ipec.
- Anstrengung nach — Kreos.
- Augenbrennen mit — Cedr.
- bohrende — Spig.
- brennende — Coloc., Kreos., Mez., Rhs-t., Tarax.
- chronische — Plb.
- drückende — Guaj., Spig.
- durchschießende — Caps.
- elektrische Schläge wie — Valer.
- fadenförmige — Cepa.
- gichtische — Guaj., Med.
- Gewitter vor — Rhod.
- heftige — Valer.
- Jochbeingegend in der — Cin., Spig., Verb.
- Kiefergegend in der — Cin., Verb.
- krampfende — Gels., Nux-v.
- Lachen beim — Mang.
- langsam zu und abnehmende — Stram.
- linksseitige — Cedr., Spig., Valer.
- Mandeln von den ausgehende — Lith.
- nächtliche — Magn-c.
- nervöse — Spig.
- Ohr im linken — Verb.
- Ohr vom ausgehende — Lith.
- Ohren bis in die ausstrahlende — Valer.
- Ohren über den — Cepa.
- plötzlich kommen und gehende — Arg-nitr.
- plötzliche — Valer.
- rasende — Arg-nitr.
- rechtsseitige — Arg-nitr., Lil., Verb.
- reißende — Gels., Guaj., Hyper., Magn-m., Mez., Nux-v., Rhod., Rhs-t., Stann.
- rheumatische — Med., Merc-sol.
- ruckartige — Valer.
- Schläfen bis zu den ausstrahlende — Plant.
- Schläfen über den — Cepa.
- Schreien zum — Cham.
- Schweißausbrüchen mit — Cham.
- spannende — Coloc.
- Sprechen beim — Kreos.

- stechende	Guaj., Spig., Tarax.
- Taubheitsgefühl mit	Gnaph., Tab.
- tiefsitzende	Gels.
- Wange die eine rot, die andere blaß bei	Cham.
- wechselnde	Valer.
- Wetterwechsel bei	Rhod.
- wühlende	Coloc.
- Zähne bis in die ausstrahlende	Valer.
- Zähnen von den ausgehende	Lith., Staph.
- zermalmende	Verb.
- ziehende	Rhs-t.
- zuckende	Gels., Mang., Nux-v., Rhod., Valer.

Gesichtsreißen Acon., Ambr., Berb., Ign.,
- Zugluft bei   Merc-sol.

Gesichtsrose Chin.

Gesichtsrötung Abs., Ac-benz., Ac-m., Ac-ox., Ac-sal., Acon., Agar., Amm-c., Anac., Aran-d., Arn., Arum., Aur., Bapt., Bellis., Berb., Bry., Bufo., Cact., Calc-fl., Canth., Caps., Card., Cauloph., Cic., Cob., Eupat-perf., Ferr., Ferr-ph., Guaj., Heder., Hyosc., Jab., Kali-br., Kali-c., Lil., Mandr., Phos., Phyt., Plat., Ran-b., Samb., Sang., Stront., Sulf., Valer., Verat., Visc.

- Angst bei	Aloe.
- Aufregung bei	Aloe.
- Bewegung bei	Glon.
- Delirium mit	Hyper.
- Erschütterung bei	Glon.
- fleckige	Visc.
- morgens	Lyc.
- Rose wie bei	Vip.
- Sonne bei	Glon.
- unnatürliche	Hep., Rhs-t.
- Weintrinkern bei	Glon.

Gesichtsschorf Graph.

Gesichtsschweiß Ac-benz., Canth., Valer.
- eiskalter   Cupr.
- heißer   Bell., Sang.
- Hitze mit   Calc-ph.
- Kälte mit   Calc-ph.

- kalter	Ac-ox., Agn., Ant-t., Ars., Cocc., Crot., Kres., Spong., Tab., Verat.
- klebriger	Agn., Kres.
- nachts	Agn.
- Nasenbluten mit	Ac-succ.
- nervöser	Ac-succ.

Gesichtstäuschung Atrop-s., Canth., Carb-s.

Gesichtstic Abs., Cin., Lyc., Puls.

Gesichtsverdunkelung
- Mittagessen nach dem   Zinc.

Gesichtswahrnehmungen
- abnorme   Cad.

Gesichtszuckungen Acon., Bell., Croc., Ign., Mez., Sec., Visc.
- grimassierende   Hyosc.
- Krämpfen mit   Colch., Croton., Nux-v.
- reißende   Nux-v.

Gespenstersehen Cin.
- Einschlafen beim   Kali-br.

Gespräch
- Faden verliert im   Med.

Gesteigert alles ist
- Denken   Coff.
- Hören   Coff.
- Riechen   Coff.
- Sehen   Coff.
- Tasten   Coff.

Gewalttätige Menschen Hyosc., Merc-sol.

Gewebe
- Beeintrchtigung des, schwere, mit
  Hyperaesthesien   Plb.
- fibröses   Ferr., Phyt., Rhs-t.
- Gelenke der   Ferr.
- Infiltration in das   Rhs-t.
- Muskeln der   Ferr.
- neurales   Plb.
- schlaffes mit rotem Gesicht   Aster.
- Zerfall des   Crot.

Gewebsverhärtungen	Calc-fl.
- Genitalsphäre in der	Aur-m.
Gewebswucherungen	Nat-s.
- Hautöffnugen an allen	Cond.
Gewichtsabnahme	Abrot., Ars., Bapt., Card., Lycop.
- erschreckende	Spong.
- Essen trotz	Brom.
- Hunger trotz großem	Spong.
Gewichtszunahme	Rauw.
- Frauen der	Sabal.
Gewissensangst	Arg-nitr.
Gewissenskonflikte	Cycl.
Gewitter	Acon.
- Furcht bei	Nat-c., Phos., Rhod.
- Herzklopfen bei	Nat-ph.
- Kopfschmerzen bei	Mandr., Nat-c.
- Süd-West-Wind mit	Form.
- unruhig bei	Nat-c.
- zittern bei	Nat-ph.
Gicht	Ac-sal., Agn., Apis., Bell., Berb., Bry., Calc-c., Cann-ind., Caust., Cepa., Chin., Clem., Colch., Dulc., Form., Graph., Guaj., Harp., Heder., Irid., Jod., Lac-c., Led., Lyc., Mez., Nat-m., Nat-s., Nux-v., Rad., Rhod., Rhs-t., Sabin., Sil., Solid., Staph., Thuj., Tub., Visc.
- chronische	Sulf.
- Deformationen mit	Ac-acet.
- Fieberanfällen mit	Urt.
- Fingergelenke der	Ac-acet., Calc-ph.
- Fußgelenke der	Abrot., Ac-acet.
- Gelenke der kleinen	Lith.
- Handgelenke der	Abrot., Calc-ph.
- Neigung der, aufs Herz zu gehen	Lith.
- Schmerzen mit stichartigen	Ac-lac.
- Schultern in den	Led.
- Sehnenscheiden der	Ac-acet.
- Verdauungsbeschwerden wechseln mit	Ant-c.
Gichtanfälle	Ac-benz., Ac-sal., Colch., Urt.
- akute	Sabin.

215

- Fingergelenke der	Ac-ox.
- Handgelenke der	Sabin.
- Zehengelenke der	Ac-ox., Sabin.

Gichtische Diathese — Thuj.

Gichtknoten — Ac-form., Rhod.
- Fingergelenken an den — Clem., Spig.
- schmerzhafte — Dulc.
- Zehe an der großen bei Unterkühlung — Dulc.
- Zehengelenken an den — Spig.

Gichtkopfschmerz — Guaj.

Gichtmittel — Led.

Gichtisch-rheumatische Beschwerden — Aloe., Amm-c., Apis., Arn., Caust., Cimic., Med.
- Füßen in den — Gins.
- Händen in den — Gins.
- Hüftgelenken in den — Gins.
- Kniegelenken in den — Gins.

Gichtisch-rheumatische Schmerzen
- Armen in den — Gnaph.
- Ellenbogen in den — Gnaph.
- Zehen in den — Gnaph.

Gier
- bringt vor lauter nichts hinunter — Ac-sulf.

Gierig
- ißt in sich hinein — Alum., Puls.

Gift-Antidot
- Tabak — Camph.
- Kanthariden — Camph.
- Santonin — Camph.

Gingivitis — s. Zahnfleischentzündung

Glanzauge — Lycop.

Glaskörper
- Entzündung des — Napht.
- Trübung des — Napht., Ruta., Spong.

Glatzenbildung — Kali-ph.

Glaukom — Aur., Euphr. Gels., Glon., Rad., Stront.

Gleichgewichtsorgan	Cocc.
Gleichgewichtsstörungen	Arg-nitr., Lath.
- Rückwärtsgehen beim	Mang.
Gleichgültige Menschen	Agn., Ambr., Cic.
Glieder	
- Abgeschlagenheit der	Phyt.
- Abgetrenntseingefühl in den	Stram.
- Ameisenlaufen in den während der Regel	Sec.
- Anschwellung wassersüchtige der	Ac-acet.
- Bleischwere in den	Mandr., Mandr e rad., Valer.
- bläuliche	Agar., Nux-v.
- Brennen in den	Arund., Hyper., Sec.
- Deformation der	Caust.
- doppelt seien seine, glaubt er	Stram.
- Einschlafen der	s. Parästhesien
- eiskalte	Aran-d.
- Frostigkeit in den	Agar., Aran-d.
- gehorchen dem Willen nicht mehr	Tarant.
- gelähmt wie	Sars.
- Jucken der	Arund.
- kalte	Ac-lac., Agar., Arn., Beryl., Colch., Naja., Nux-v., Plat., Stroph.
- kalte bei heißem Kopf	Mandr e rad.
- Kälte schmerzhafte in den	Lues.
- Knacken der	Coloc., Thuj.
- Konvulsionen der	Colch.
- Krämpfe in den	Ant-c., Cupr., Ign., Kali-br., Latrod., Lauroc., Nux-v., Sabad., Sel., Vip., Zinc.
- Kribbeln in den	Arg-nitr., Nux-v., Plat., Sec.
- Lähmung schmerzlose der	Olnd.
- Lähmigkeit der	Cann-ind., Helod., Lith., Mez., Stram., Thea., Verb., Verat., Vip.
- Müdigkeit der	Ham., Rauw.
- Reißen in den	Bari-c., Graph., Merc-sol., Valer.
- Rucken der	Ac-ph., Graph., Sabad., Valer.
- Schwäche der	Ac-ph., Ars., Bapt., Beryl., Canth., Caust., Cic., Cocc., Coloc., Graph., Phyt., Plb., Sep., Zinc.
- Schwarzwerden der	Tarant.
- Schweiße an den	Carb-v.
- Spannen in den bei Nässe und Kälte	Thuj.
- Stechen in den	Caps.

G

- Steifigkeit der	Ac-form., Caust., Form., Lith., Lyc., Mosch., Phyt., Spong., Staph., Verat., Zinc.
- Stiche in den	Sabad.
- stillgehalten werden können nicht	Visc.
- Taubheitsgefühl in den	Ac-ox., Ars., Cocc., Hyper., Mez., Nux-m., Nux-v., Phos., Plat., Sumb., Thea., Verat.,
- Unruhe in den	Cupr., Tarax.
- Verkrampfung schmerzhafte der	Colch.
- Versagen der	Cad.
- Verspannung in den	Dros.
- Verzerrung der	Hyosc.
- zerschlagen wie	Bapt., Ham., Eupat-perf., Phyt., Rauw., Verat.
- Ziehen in den bei Nässe und Kälte	Thuj.
- Ziehen krampfartiges in den	Verat.
- Zittern der	Ant-c., Bor., Canth., Caust., Cob., Cic., Cocc., Colch., Coloc., Merc-sol., Op., Plb., Sabad., Sang., Sars., Spong., Stram., Strych., Thal., Thuj., Vip., Zinc.
- Zucken der	Ac-ph., Ac-sal., Brom., Cann-ind., Cin., Helleb., Ign., Kali-br., Mez., Op., Sabad., Sec., Strych., Thuj., Valer., Visc., Zinc.

Glieder obere

- Schwellung rheumatische der	Jod.

Glieder untere(n)

- Lähmung der mit Rucken und Zucken	Lath.
- Pralyse der	Thal.
- Schmerzen lähmige in den	Dros.
- Zyanose der	Thal.

Gliederschmerzen

	Ac-m., Cocc., Ham., Influ., Lith.
- anfallsweise auftretende	Cupr., Ferr., Plb., Senec.
- Bewegung bei	Plb.
- blitzartige	Cupr., Rauw.
- diffuse	Tarax.
- Druck durch	Plb.
- drückende	Calend.
- einschießende	Rauw.
- grippale	Eupat-pur.
- herumziehende	Sars.
- Hitze mit	Guaj.
- Kaltwerdem beim	Selen.

- Krämpfen mit	Ac-sal., Cupr.
- krampfhafte	Cad., Hyosc.
- Lähmigkeit mit	Stront.
- Magensymptomem mit gleichzeitigen	Ptel.
- nachts	Caust., Ferr.
- neuralgische	Ferr., Par., Rauw., Verb.
- Prickeln mit	Guaj.
- reißende	Caps., Caust., Guaj., Sars., Stront.
- rheumatische	Erig., Eupat-pur. Lyc., Par., Rhod., Scil. Tarax., Verb.
- ruckartige	Stront.
- Rucken mit	Ac-sal.
- Ruhe in der	Caust.
- schneidende	Senec.
- stechende	Guaj., Par., Stront., Rauw.
- Strecken bessert	Plb.
- Thoraxbeengung mit	Solid.
- Venenstauung durch	Arist.
- Verkürzungsgefühl mit	Guaj.
- wandernde von unten nach oben	Eupat-pur., Senec.
- ziehende	Calend., Caps., Caust., Graph., Guaj., Stront.
- Zittern mit	Ac-sal., Stront.
- Zucken mit	Ac-sal., Cupr.

Gliederknochenschmerzen

- nagende	Dros.
- stechende	Dros.

Globusgefühl   Ac-succ., Ambr., Ars., Plat., Plb., Valer.

- Hals im	Asa., Lach., Magn-m., Sabad.
- Kehle in der	Strych.
- Rachen im	Arum., Bufo., Con.
- Speiseröhre in der	Asa.

Globus hysterikus   Asa., Ign., Lach., Nux-m., Plat., Raph., Valer.

Glottis

- krampf	Ac-lac., Ac-hydroc., Arum., Bell., Brom., Chlor. Coff., Jod., Med., Samb., Visc.
- ödem	Apis., Canth., Jod.

Glotzauge   s. Exophthalmus

Gonaden   Calc-c., Camph., Canth., Jod.

Gonorrhö   s. Tripper

Granulation	Sil.
Greifen ihn alle an	Ambr.
Greise	Alum., Carc.
- abgemagerte	Ac-sulf.
- alternde	Bari-c.
- heruntergekommene	Ac-sulf.
- kindische	Bari-c., Bari-m.
- sklerotische	Bari-c.
- ungeliebte	Ac-sulf.
- unterernährte	Abrot.
- verwahrloste	Ac-sulf.
Grimassieren	Abs., Helleb.
Grimmdarm	s. Kolon
Grinsende Menschen	Agar.
Grippe	Ac-form., Ac-lac., Acon., Bry., Caust., Cepa., Chelid., Eucal., Euph., Kali-ph., Lach., Lyc., Nat-nitr., Phyt., Sabad., Sulf.
- Abortivmittel	Camph.
- bösartige	Bapt.
- Bronchitis mit	Gels., Rhs-t.
- Durst mit	Influ.
- Hirnhautreizung mit	Bapt.
- katarrhalische	Rhs-t., Rumx., Sabad., Stict.
- Kopfschmerzen mit berstenden	Eupat-perf.
- Neigung mit chronisch zu werden	Stict.
- Neuralgien mit	Thuj.
- Pneumonie mit	Ac-form., Ac-sal., Rhs-t.
- rheumatische Form der	Stict.
- Schweiß mit	Influ.
- schwere	Pyrog.
- trockene	Stict.
- verschleppte mit Folgen	Tub.
- Zerschlagenheit mit allgemeiner	Rhs-t.
Grippehusten	Bry., Corall., Rumx., Stict.
- Kalttrinken bessert	Caust.
- trockener	Acon., Eupat-perf.
Grippemittel	
- Rekonvaleszens bei	Chin., Tub.
- Rückfall bei am 5. Tag	Gels.

- Schmerzen mit, am unteren Winkel des
  linken Schulterblatts   Chen-a.
- Vorbeugung zur   Camph., Influ.

Grippeschnupfen   Cad., Phyt., Ran-b., Sabad.
- Abgeschlagenheit mit   Eupat-perf.
- Kopfschmerzen mit dumpfen   Gels.
- Schmerzen mit heftigsten   Eupat-perf.

Größenwahn   Plat.

G

Größenwahrnehmung
- Störung der   Agar.

Größer alles scheint zu sein, zu groß,
- um bewältigt werden zu können   Arg-nitr.

Großhirnrinde   Apom., Hyosc., Oena.

Großzehenballen
- Jucken am   Bor.
- Schmerzen am   Berb.

Großzehengicht   s. Zehe, große

Grundumsatz   Fuc.
- gesteigerter   Chin-ars.
- Steigerung bis zun Jodbasedow   Jod.

Grützbeutel   Bari-c.

Gumma   Aur., Kali-j., Lues.
- Geweben in allen mit Zerfall   Jod.

Gürteldruck
- wird nicht vertragen   Hep.

Gürtelgefühl   Alum.
- Taille um die   Nux-v.

Gynäkologischen Indikationen bei   Aur-mur.

H

Haare	Graph., Thal., Ust.
- dunkle	Ac-nitr.
- Ergrauen der	Lyc.
- fettige	Plb., Sulf., Thuj.
- glanzlose	Sulf., Thuj.
- schuppige	Thuj.
- struppige	Sulf.
- trockene	Kali-c., Magn-c., Plb.
- trophische Störung der	Sec.
- ungepflegte	Sulf.
- Wachstumsstörungen der	Sil.
- Wachstumsstörungen der bei Kindern	Bari-c.

Haarausfall	Ac-fl., Ac-form., Ac-nitr., Ac-sulf., Alum., Ambr., Ars., Aur., Bari-c., Beryl., Calc-fl., Con., Ferr-ph., Gnaph., Hep., Hyper., Jab., Kali-c., Lith., Lues., Lyc., Magn-c., Magn-m., Meph., Merc-sol., Petr., Plb., Sars., Sec., Sel., Sep., Sil., Sulf., Thuj., Ust.
- Achselhaare der	Thal.
- Barthaare der	Thal.
- Kopfhaare der	Thal.
- Schamhaare der	Thal.
- Schuppen mit	Staph.
- Schwächekopfschmerz mit	Ac-ph.
- totaler	Thal.
Haarbalgentzündung	Kres., Thal.
Habitus apoplektikus	Rauw.
Hackengang	Thal.
Hagelkorn	Graph., Thuj.
- rezidivierendes	Staph.
Hagere Menschen	Lyc., Sec.
Halbseitenkopfschmerz	
- berstender	Graph.
- bohrender	Hep.
- drückender	Graph., Zinc.
- Erbrechen mit	Ign.
- Gefäßkrampf mit	Sec.
- Gesichtsverdunkelung mit	Cycl.

- Halbsichtigkeit mit	Nat-m.
- hämmernder	Nat-m.
- Harnkrise mit, am Schluß	Ign.
- Hinterkopf im	Crot.
- Hitze mit, an der Nasenwurzel	Zinc.
- kongestiver	Calc-c.
- krampfender	Zinc.
- periodischer	Iris., Kali-bi., Nat-m.
- rechtsseitiger	Crot.
- Regelzeit zur	Cycl.
- reißender	Graph., Zinc.
- Seite von einer zur anderen ziehender	Ac-picr.
- Schwachsichtigkeit mit	Nat-m.
- stechender	Graph., Hep.
- Stirnhitze mit	Zinc.
- zersprengender	Hep.

Halbsichtigkeit — Ac-m., Aur., Lyc., Sep.
- rechts — Lith.

Halbschlaf
- brütet vor sich hin im — Ac-nitr.

Halluzinationen — Abs., Anhal., Canth., Chlol., Hyosc., Med., Nux-m., Petr., Pyrog., Stram., Verat.

- Fratzen von — Bell.
- Dingen von schrecklichen — Bell.
- Krämpfen mit — Atrop-s.
- nächtliche — Valer.
- Tieren von wilden — Bell.

Hals
- Abmagerung am — Jod., Nat-m.
- Beengung im — Agar., Bapt., Spong.
- Berührungsempfindlichkeit des — Lach., Spong.
- Brennen im — Agar., Ars., Brom., Canth., Cham., Phyt., Ran-b., Spong.
- Druck am verträgt nicht — Lach.
- Entzündung des — Calend., Mez.
- Fadengefühl im — Sabad.
- geschwollener — Guaj., Sang., Thuj.
- Hitzegefühl im — Valer.
- hochroter — Bell., Phyt.
- Kitzel im — Lach.

- Knödelgefühl im	Agar., Gels., Mosch., Naja., Plat., Rumx., Ruta.
- Kratzen im	Ac-benz., Ac-m., Aloe., Aran-d., Brom., Bry., Calc-fl., Nat-m., Ran-b., Staph., Valer.
- Pfropfengefühl im	Croc., Hep.
- Pulsieren sichtbares am	Bell.
- Rauheit im	Amm-m., Nat-m., Nux-v., Thuj.
- Rötung des	Guaj.
- Schleimansammlung im	Ac-m., Dros., Mang., Staph.
- Schleimhaut des	Bell.
- Schleimhautödem, glasiges im	Apis.
- Schluckzwang im	Myric.
- Schweiß am	Thuj.
- Splittergefühl im	Hep., Nat-m.
- Stechen im, beim Schlucken	Thuj.
- Steifigkeit des	Cycl., Nat-m., Spong.
- Trockenheit im	Aloe., Aral., Berb., Bry., Guaj., Jab., Nat-m., Nux-v., Phyt., Stram., Thuj.
- Übelkeitsgefühl im	Croc.
- Verschleimung im, mit Husten	Phell.
- Verspannung des	Abs.
- Wundheit im	Ac-picr., Amm-m., Berb., Cepa., Cimic., Jab., Lach., Phyt., Staph., Thuj.
- zusammengeschnürt wie	Bell., Cocc-c., Crot., Myric., Nicc., Sabad., Spong.
- Zusammenziehen des	Guaj., Valer.

Halsbelag
- eitriger	Amm-c.
- linksseitiger	Lach.
- membranöser	Amm-c.
- rechts beginnender, nach links fortschreitender	Apis.
- schmieriger	Lach.
- stinkender	Lach.

Halsdrüsen

	Ac-acet., Ac-benz., Ac-fl., Aloe., Amm-c., Ant-c., Arum., Calc-c., Calc-ph., Caps., Med., Merc-sol.
- berührungsempfindliche	Agn.
- druckempfindliche	Agn., Bapt.
- empfindliche	Abs.
- Schwellung der	Bari-c., Calc-j., Merc-sol., Sil., Spong.
- steinharte	Brom.

- Verhärtung der   Bari-c., Cupr.

Halsdrüsentuberkulose   Tub.

Halsmembranen
- weiß-graue   Phyt.

Halsmuskeln
- Krämpfe anfallsartige in den   Nux-v.
- Schmerzen in den   Cocc., Mez., Rhod.
- Schwäche lähmige in den   Cocc.
- Steifheit der   Cocc., Hyosc., Mez.
- Verspannung der   Hyosc.

Halsschmerzen   Echin., Eupat., Rhod.
- brennende   Merc-sol.
- Leerschlucken beim   Zinc.
- Ohren bis in die ausstrahlende   Cepa., Lac-c., Phyt.
- Sitzen nach vielem   Sil.
- stechende   Guaj., Merc-sol.
- Witterung bei kalter   Dulc.
- Zähne bis in die ausstrahlende   Helleb.
- Zäpfchen, als wäre das zu lang   Dulc.
- ziehende   Cycl.

Halsschmerzmittel   Phyt.

Halswirbel(n)
- Druckempfindlichkeit des Letzten   Chin-s.
- Empfindlichkeit der   Hyper.
- Knacken in den   Stann., Sulf.
- Schmerzen in den   Stram.

Halswirbelsäule   s.a. Zervikal-Syndrom
- Druckempfindlichkeit der   Tell.
- Klopfempfindlichkeit der   Tell.
- Krachen in der bei jeder Bewegung   Nicc., Ol-an.
- Schmerzen in der   Hyper.
- Schwellung rheumatische der   Jod.
- Steifheit der   Brom., Calc-c.
- Verkrümmung der   Calc-c.

Hämatom   Ac-ph., Ac-sulf., Dig., Symph.
- altes   Bellis.
- Knochen an den   Ruta.
- Quetschungen nach   Arn.
- Schlag durch   Arn., Millef.
- Verwundung nach   Arn.

Hämaturie   s.a. Urin, blutiger
- Blasenaffektionen bei akuten   Kali-nitr.
- Nierenaffektionen bei akuten   Kali-nitr.
- Patienten bei geschwächten   Arum.

Hämolyse   Crot., Helod., Lach., Petros.

Hämophilie   Ac-sulf., Lach.

Hämorrhagische Entzündung   Croton.

Hämorrhagische Diathese   Ac-lac., Ac-m., Ac-nitr., Ac-sulf., Amm-c., Arn., Carb-v., Chin., Kreos., Lach., Led., Millef., Phos.

Hämorrhoiden   Abs., Ac-fl., Ac-lac., Aloe., Alum., Amm-c., Anac., Ant-c., Apoc., Bari-c., Bell., Bry., Cad., Calc-fl., Cact., Carb-an., Carb-v., Card., Cauloph., Coloc., Con., Cycl., Ham., Hydrast., Hyper., Ign., Jod., Kali-j., Lil., Lues., Magn-c., Magn-m., Melil., Millef., Nat-m., Nux-m., Paeon., Prun., Rauw., Sars., Sep., Thuj., Vib., Wye.
- äußere   Rat.
- berührungsempfindliche   Arum., Rat.
- blutende   Abrot., Ac-acet., Ac-hydroc., Ac-nitr., Ac-ox., Aesc., Alum., Arist., Ars., Aur., Bor., Calc-c., Calc-stib., Caps., Carb-v., Card., Cham., Chin., Cob., Collins., Croc., Crot., Erig., Graph., Ham., Helod., Hirud., Ipec., Kreos., Lach., Lyc., Mandr., Millef., Nux-v., Puls., Rauw., Rhs-t., Sulf., Ther., Thlaspi., Thuj., Trill., Visc.
- bläuliche   Ac-m., Lach.
- brennende   Ac-acet., Ac-m., Ac-sulf., Aesc., Ars., Arum., Caps., Caust., Cham., Graph., Ham., Kali-c., Lach., Sulf., Ther.
- entzündete   Ac-sulf., Arum., Sulf.
- geschwollene   Caps., Helod., Podo.
- gestaute   Aesc., Verb.
- heiße   Chin.
- Holzsplitterschmerz mit   Aesc.
- juckende   Ac-m., Ac-sulf., Chin., Ham., Helod., Lyc., Ther.
- klopfende   Lach.
- nässende   Merc-sol., Sulf.

- nicht blutende	Rat.
- rissige	Ther.
- schmerzhafte	Ac-lac., Ac-nitr., Brom., Calc-c., Ign., Lyc., Rat.
- schmerzlose	Collins.
- Taubheitsgefühl mit	Collins.
- vorfallende	Ac-m., Ars., Merc-sol., Podo., Sep., Sulf.

Hämorrhoidenmittel Nux-v.

Hände Berb.

- abgestorbene	Stann.
- Abmagerung der	Sel.
- Ameisenlaufen in den	Merc-sol.
- Beugekrämpfe in den	Sec.
- Brennen der	Ac-fl., Apis., Coff., Guaj., Olnd., Phos., Sang., Sec., Spong., Stann., Sulf.
- eingeschlafen wie	Ac-form., Cocc.
- Einschlafen der	Ac-succ., Lyc., Phyt.
- Einschlafen der linken	Kres.
- Einschlafen der, mal die eine dann die andere	Cocc.
- eiskalte	Ac-hydroc., Cupr., Form., Manc., Tab., Thuj.
- feuchte	Ac-ph., Ac-picr., Brom., Lues., Nat-m., Ran-b., Spig., Thuj.
- Gicht in den	Led.
- geschlossen werden können nicht	Cauloph.
- geschwollene	Jod., Olnd.
- Hautabschälen der	Hyosc.
- heiß die eine, kalt die andere	Chin.
- Hitze in den	Acon., Bolet., Eupat-perf., Guaj., Sang., Spong., Stann., Sulf.
- kalte	Abs., Ac-ox., Ac-ph., Ac-picr., Ac-succ., Agn., Aloe., Ambr., Anac., Apis., Arist., Bari-c., Bell., Brom., Calc-c., Calc-fl., Caps., Carc., Carb-v., Chin., Chin-ars., Croc., Crot., Cycl., Dros., Ferr-ph., Gels., Hyosc., Ipec., Jod., Kali-c., Kreos., Lues., Lyc., Mandr e rad., Mang., Mez., Naja., Nat-m., Olnd., Op., Petr., Plb., Puls., Samb., Sec., Sep., Stann., Stict., Stront., Sulf., Tab., Verat., Zinc.
- kalte bei heißem Gesicht	Millef., Ran-b.
- kalte im Bett	Aran-d.

H

- kaltschweißige   Ipec.
- körpereigen als, werden nicht mehr
  empfunden   Mandr.
- Krampf in den   Ambr., Bism., Sabad.
- Kribbeln in den   Stront.
- Lähmigkeit der   Ac-acet., Sars.
- Muskelzucken in den   Zinc.
- pelziges Gefühl in den   Phos.
- Reißen in den   Cad., Carb-v., Led.
- Reißen zuerst in der rechten, dann in der
  linken   Cin.
- Rheuma in den   Led.
- Spannung, krampfartige in den   Zinc.
- Schütteln der   Helod., Magn-ph.
- Schwäche in den   Ac-acet., Cimic., Cocc., Thea.
- Schwarzwerden der   Tarant., Tarant-c.
- schweißige   Arg-nitr., Calc-c., Eupat-perf., Sang.
- steife   Cauloph., Kres., Olnd., Sars.
- Streckkrämpfe der   Sec.
- Taubheitsgefühl in den   Ac-acet., Ac-ph., Ac-succ., Acon., Apis.,
                                                      Bapt., Cocc., Cupr., Lyc., Magn-m.,
                                                      Olnd., Sec., Spong., Stront.

- Taubheitsgefühl in der linken   Iber.
- trockene   Bolet.
- Unruhe in den   Brom., Cad., Cimic., Spig Tarant.
- venöse Stauungen in den   Ruta.
- Vergrößerungsgefühl in den   Aran-d.
- warm bekommen kann die nicht   Kali-c.
- Zittern der   Apis., Cad., Cimic., Colch., Helod., Kres.,
                                                      Olnd., Plb., Psor., Sabad., Thea., Zinc.

- zittrige beim Schreiben   Chin., Nat-m.
- Zucken der   Led., Thea.
- zyanotische   Kali-c., Zinc.

Handgelenke(n)   Mez.
- Deformation der   Abrot.
- Ganglien an den   Ruta., Sil.
- Klammgefühl in den   Plat.
- Reißen in den   Arg-nitr.
- Rheuma in den   Calc-ph., Ruta.
- Schmerzen in den   Arg.
- Schwäche in den   Podo.
- Schwellung der   Petr.
- Schweregefühl in den   Arg-nitr.
- Steifigkeit in den   Abrot., Arg-nitr., Eupat-perf., Wye.

- Taubheitsgefühl in den	Arg-nitr.
- verrenkt wie	Ac-hydroc., Eupat-perf.
- Versagensgefühl in den	Cad.
- Ziehen in den	Arg-nitr.

Handgelenksschmerzen — Cad., Nat-ph., Urt., Wye.

- Berührung bei	Bor.
- bohrende	Helleb.
- Druck bei	Bor.
- Durchfällen in Folge von	Podo.
- Erkältungen in Folge von	Podo.
- gequetscht wie	Amm-c.
- reißende	Berb., Bor., Cycl., Magn-m.
- spannende	Berb.
- stechende	Berb., Helleb.
- ziehende	Bor.
- zuckende	Petr.

Handmuskeln

- Lähmung schlaffe, der kleinen	Kres.

Handschmerzen — Colch.

- brennende	Hydrast., Med.
- Finger bis in die ausstrahlende	Lith.
- gichtisch-rheumatische	Guaj.
- reißende	Lyc., Stann.
- Steifigkeit mit	Wye.
- zermalmende	Lil.
- ziehende	Lil., Stann.

Handschweiß — Brom., Calc-c., Con., Dulc., Eupat-perf., Gels., Heder.

- Aufregung bei	Ferr-ph.
- eiskalter	Cupr.
- kalter	Ac-succ., Anac., Crot., Kres., Lach., Led., Phyt.
- klebriger	Anac., Kres., Mandr.
- lästiger	Plat.
- nervöser	Ac-succ.
- sauerriechender	Ac-lac.Calc-ph.
- starker	Ac-lac.
- übelriechender	Ac-hydrof., Sil.
- zäher	Mandr.

Handstreckerlähmung

- Atrophie mit	Plb.
- Beugekontraktur mit	Plb.

Handrückenvenen
- berstendes Gefühl in den   Lil.
- geschwollene   Cycl.
- springen zu stark hervor   Lauroc.

Harnabgang   s.a. Urin
- Abgängen mit eitrig-schleimigen   Med.
- Ausfluß mit profusem (weibl)   Nicc.
- aussetzender   Kreos.
- Bauchpressen muß beim   Magn-m.
- Bauchschmerzen beim   Agn., Clem.
- bessert Kopfschmerzen und Schwindel   Aran-d.
- Bett, wenn er in das geht   Alum.
- Blasenhalsbrennen nach dem   Ant-c.
- Blasenhalsdrang beim   Croton.
- Blasenschmerzen beim   Cimic.
- Blasenschneiden beim   Beryl.
- Bluten mit   Apis.
- Brennen beim   Ac-fl., Ac-ph., Ac-picr., Aloe., Apis., Bapt., Beryl., Cepa., Cham., Folia., Eupat-pur., Kali-c., Lach., Led., Magn-c., Nicc., Nux-m., Pich., Pop., Thea., Thuj.

- Darandenken beim, dann   Ac-ox.
- Drang mit   Canth., Thea.
- Druck ohne   Hep.
- Durst mit   Verat.
- Eiterausfluß beim   Led.
- Erleichterung ohne   Sec.
- erleichternder   Tab.
- erschwerter   Ac-m., Acon., Clem., Con., Led., Lil., Lues., Lyc., Mandr., Podo., Plb., Sec., Tarant., Thuj., Tub.

- fremden Orten, kann auf keinen   Plat.
- frösteln beim   Thuj.
- häufiger   Ac-m., Ac-ph., Ambr., Amm-c., Calc-c., Cin., Coff., Croton., Heder., Jod., Mang., Med., Merc-sol., Phos., Plat., Plb., Sep., Sil., Verat., Valer.

- Harnleiterschmerzen vor und nach dem   Berb., Phyt., Thuj.
- Harnröhrenbrennen nach dem   Ant-c.
- heller   Mosch.
- Hunger mit   Verat.
- Jucken mit   Led.
- Kollaps mit   Ther.
- Kopfschmerzen beim   Sabal.

- langsamer	Visc.
- Liegen nur im	Kreos.
- Lendenschmerzen beim	Ant-c.
- Mengen mit geringen	Coff., Op.
- Mengen mit großen	Uran.,
- Minuten, nach wenigen kommt erst der	Sep.
- morgens zwischen 3 und 5 Uhr	Calc-fl.
- nachts	Ac-ph., Ambr., Cupr., Phos.
- niederkien muß beim	Agar.
- Nierengrieß mit	Coloc.
- Nierensand mit	Coloc., Podo.
- Nierenschmerzen vor und nach dem	Agn., Cimic., Phyt., Sabal.
- pressen muß beim	Cann-ind., Hyosc., Kali-c., Lyc., Mgn-m., Mandr., Prun., Visc., Sulf.
- reichlicher	Ac-form., Ac-m., Ac-ph., Aran-d., Chin., Cin., Coff., Equis., Form., Kreos., Lac-c., Lycop., Magn-c., Mandr., Mang., Mosch., Phos., Plb., Rhod., Sil., Stront Thea.
- Restharn beim	Hep.
- rückwärtsgebeugt geht nur der	Zinc.
- ruckweiser	Con.
- schneller	Merc-sol.
- Schmerzen am Ende des	Sars.
- schmerzhafter	Acon., Calc-fl., Carc., Coloc., Croton., Dros., Graph., Lac-c., Lil., Lues., Merc-sol., Mez., Naja., Nux-m., Plb., Sil.
- schmerzloser	Tarax.
- Schneiden beim	Ac-m., Calc-ph., Canth., Guaj., Lyc., Thuj.
- Schwäche beim	Thea., Ther.
- spärlicher	Ac-benz., Ac-m., Ac-sulf., Acon., Apis., Bapt., Bry., Canth., Chin., Cimic., Cocc-c., Cupr., Cycl., Dig., Dros., Eupat-perf., Form., Glon., Graph., Helleb., Led., Naja., Phos., Pulx., Samb., Sars. Solid.
- starker während Schmerzen	Lac-defl.
- Stechen beim	Ac-fl., Guaj., Magn-c., Sabal.
- Stehen im geht nur der	Sars.
- Steinabgang beim	Podo.
- stinkender	Ac-fl.
- Stuhl muß pressen beim	Alum.
- Stuhlabgang nur mit gleichzeitigem	Ac-m.

- tropfenweiser	Abrot., Anhal., Apis., Arn., Bufo., Card., Canth., Clem., Coff., Dros., Magn-m., Mandr., Merc-sol., Plb., Sabin., Sec., Sel., Sulf.
- trüber	Chin.
- Unmengen von	Ambr., Cauloph.
- unterbrochener	Led., Op.
- unterdrückter	Cupr.
- unvollständiger	Plat.,
- vermehrter	Ac-acet., Ac-sal., Flor., Nicc., Plat., Rhs-t., Tell., Thea., Ther., Visc.
- verminderter	Arum., Brom., Canth., Cocc-c., Colch., Equis., Kres., Led. Mez., Tereb., Visc.
- verminderter bei Prostataadenom	Dig.
- verminderter bei Schwangeren	Aals.
- viel	Cad.
- verzögerter	Sep.
- warten muß lange auf den	Cann-ind., Hep., Nat-m., Op.
- zurück bleibt immer etwas beim	Hep.
- Zwang mit	Canth.

H

Harnabgang, unfreiwilliger	Ac-hydroc., Ac-ph., Amm-c., Carb-v., Op., Psor., Sec., Spong., Stann., Sulf., Thal., Vip.
- Anstrengung bei körperlicher	Tarant.
- Bewußtseinsstörungen bei	Hyosc.
- Blasensphinkterschwäche bei	Caust.
- Brennen mit	Thuj.
- Epilepsieanfällen bei	Hyosc.
- Fieber im	Hyosc., Verat.
- Frauen bei	Caust., Squil.
- Gehen beim	Magn-c., Puls., Sel., Zinc.
- Harnleiterschmwerzen mit	Thuj.
- Husten beim	Caust., Cob., Kali-c., Nat-m., Puls., Squil., Staph., Tarant.
- Kopfschmerzen bei	Verat.
- Lachen beim	Caust., Nat-m., Puls., Sel., Tarant.
- nachts	Rhs-t., Spig.
- Niesen beim	Caust., Puls.
- Reizhusten bei	Visc.
- Schneuzen beim	Kali-c.
- Schreck bei	Verat.
- Schwäche aus	Kali-c.
- tagsüber auch	Ferr-ph., Rhs-t.
- Tanzen beim	Caust.

- Traurigkeit bei	Kali-c.
- tröpfelnd, langsam	Stram.
- vermehrter	Stront.
- Verzweiflung aus	Kali-c.

Harnbeschwerden

- aller Art	Prun.
- Durchnässung der Füße nach	Puls.
- nervöse	Zinc.
- Schwangeren bei	Pop.

Harndrang Arg-nitr., Beryl., Camph., Cann-ind., Cauloph., Cocc-c., Guaj., Mosch., Napht., Rhod., Sabad., Samb., Seneg., Sulf.

- anfallsweise	Coloc.
- Anurie mit	Naja.
- Bettnässen mit	Hyper.
- Blasenbluten mit	Ipec.
- Blasenhalsbrennen mit	Nux-v.
- Blasenschmerzen mit	Bell., Caps.
- Blasenschneiden mit	Amm-c.
- Brechreiz mit	Ipec.
- Brennen mit	Petr., Zinc.
- Ereignissen bei bevorstehenden	Cocc.
- Erfolg mit geringem	Cob.
- erfolgloser	Bor., Ipec., Sec., Thal.
- Fieber bei septischem	Naja.
- Gefühl mit der unvollständigen Entleerung	Cean.
- Gehen beim	Magn-m.
- Hämaturie mit	Millef., Naja.
- Harnabgang mit unwillkürlichem	Spig., Visc.
- Harnflut mit	Verat.
- Harnleiterschmerzen mit	Berb., Caps., Cham.
- Harnröhrenbrennen mit	Nux-v.
- Harnröhrenjucken mit	Croc.
- Harnröhrenkitzel mit	Brom.
- heftiger	Gnaph., Petros., Sec., Visc.

- häufiger	Ac-hydroc., Ac-lac., Ac-nitr., Ac-ox., Aloe., Anac., Anhal., Ant-c., Apis., Arist., Bell., Bor., Cad., Caps., Carc., Cean., Cham., Cin., Cob., Coff., Cycl., Dulc., Dros., Folia., Gels., Heder., Helod., Ign., Naja., Olnd., Petr., Petros., Pulx., Puls., Sang., Sars., Sep., Spig., Spong., Thal., Ther., Thlaspi., Valer.
- immerwiederkehrender	Petros.
- Infektionskrankheiten bei	Naja.
- Kaffeetrinken nach	Ign., Olnd.
- Kälte bei	Arist.
- Kältegefühl mit	Agar.
- Katheterismus nach	Arn.
- Kopfschmerzen bei	Glon., Ign.
- lästiger	Lac-c.
- mangelhafter	Stann.
- martervoller	Arn., Ars.
- nachts	Ac-lac., Amm-c., Bor., Con., Glon., Graph., Hyper., Lith., Nicc., Sep., Spig.
- nervöser	Ac-succ., Ambr., Arum., Bufo., Cocc., Coff.
- Obstipation mit	Cann-ind.
- plötzlicher	Ign., Kreos., Petros., Prun.
- schmerzhafter	Ac-lac., Arist., Aur., Bellis., Bor., Cann-sat., Carc., Cepa., Con., Eupat-perf., Equis., Lac-c., Lith., Lyc., Nux-v., Podo.
- Schneiden mit	Petr., Senec., Zinc.
- Schwäche mit	Ipec.
- Schwindel mit	Hyper.
- ständiger	Abs., Ac-ph., Aur., Bari-c., Brom., Cact., Cop., Lil., Pareir., Tab., Verat.
- ständiger nach Harnabgang	Staph.
- starker	Spart.
- Stuhlabgang mit unwillkürlichem	Aloe.
- Stuhldrang mit	Lil.
- tagsüber	Ac-lac., Chin., Cin.
- Übelkeit mit	Ipec.
- unaufhaltbarer	Magn-c.
- unbeherschbarer	Lac-c.
- unerträglicher	Canth.
- Unterkühlung bei	Arist.
- unwillkürlicher	Magn-m.
- vergeblicher	Lyc., Nux-v.

H

- vermehrter	Ac-picr., Jugl-reg., Lyc., Nicc., Tell.
- zwingender	Con.
Harnflut	Ac-sulf., Bellis., Cob., Heder.
- Aufregung bei	Gels.
- Migräne am Ende einer	Gels.
- Migräne bei	Cycl.
- Schwindel bei	Ac-sal.
- Schwindel nach mit heißem Kopf	Aran-d.
- Stühle hellgelbe fogen auf	Cimic.
Harngrieß	Berb., Rub.
- Abgang mit Brennen in Blase und Harnröhre	Tereb.
- Bildung von	Pareir.
Harninkontinenz	Ac-hydroc., Ac-m., Alum., Apis., Ars., Bapt., Bor., Camph., Cic., Cocc., Gels., Graph., Hyosc., Jod., Op., Phos., Psor., Puls., Ruta., Scil., Sec., Sep., Stram., Tab., Tarant., Thal., Thea., Verb.
- Anstrengung bei	Sabal.
- Entbindung nach	Op.
- Frauen bei	Kali-c.
- Gehen beim	Magn-c.
- Husten beim	Sabal.
- Kindern bei die träumen, sie müßten urinieren	Equis.
- Lachen beim	Sabal.
- Leuten bei jungen die träumen, sie müßten urinieren	Equis.
- nachts	Lues., Med., Sabal.
- Operationen nach	Op.
- Psotatahypertrophie bei	Petros.
- Sitzen durch auf kaltem Stein	Dulc.
- tagsüber bei Kindern	Ferr.
- Unterkühlung durch	Dulc.
- Unterleibsoperation durch	Petros.
Harnkrise	Coff., Valer., Verat., Verb.
- Migräne bei	Cimic.
Harnleiter(n)	
- Blutungen der	Ac-nitr.
- Entzündung der	Ac-benz.
- Geschwüre an den	Ac-nitr.
- Stiche in den	Lach.

- Wundheitschmerz in den   Pich.
- Ziehen entlang der   Cham.

Harnleiteröffnung
- Brennen an der   Ac-nitr.

Harnleiterschmerzen   Arg-nitr.
- brennende   Coloc.
- dumpfe, vor und nach dem Harnen   Phyt.
- grabende   Berb.
- heftigste   Coloc.
- hineinschießende   Coloc.
- kolikartige   Coloc.
- plötzlich auftretende   Coloc.
- schneidende   Berb., Coloc., Ipec.
- stechende   Berb.

Harnorgane   Bor., Cann-ind., Pulx., Senec., Uva.
- atonische Störungen an den   Mandr e rad.
- Entzündungen an den   Kali-c.
- männlich   Sabal.
- spastische Störungen an den   Mandr e rad.
- weiblich   Sabal.

Harnröhre
- Blutabgang aus der   Crot., Croton.
- Drang in der   Aur.
- Druck in der   Agn., Sep.
- Ektropion der   Caps.
- Empfindlichkeit der   Hyper.
- Geschwüre in der   Ran-b.
- Jucken in der   Croc., Thuj.
- Kitzel in der   Brom., Seneg.
- Reißen in der   Nux-v.
- Schneiden in der   Ac-nitr., Berb., Guaj., Jod., Mang., Nux-m., Petr., Zinc.

- Schwellung der   Merc-sol.
- Schwellungsgefühl in der   Arg-nitr., Canth.
- Splittergefühl in der   Arg-nitr.
- Stechen in der   Clem., Cycl., Guaj., Jod., Mang., Merc-sol., Rhod., Rhs-t., Stann.

- Stechen in der mit Harndrang   Sulf.
- Stiche in der beim Harnen   Magn-s.
- verengt wie   Sabal.
- Wundheitsgefühl in der   Coloc., Hyper.

H

Harnröhrenausfluß
Lyc.
- blutiger   Ac-nitr., Caps., Merc-sol.
- dicker   Hydrast., Merc-sol., Nat-s.
- dünner   Hydrast., Thuj.
- eitriger   Arg-nitr., Cann-sat., Caps., Carc., Ferr-ph., Guaj., Hydrast., Kali-bi., Merc-sol., Phyt., Sang.
- gelber   Cann-sat., Hydrast.
- grünlicher   Merc-sol., Nat-s., Thuj.
- klebriger   Cupr.
- milchiger   Ferr-ph., Nat-s.
- rahmiger   Caps.
- schleimiger   Cann-sat., Clem., Cupr., Ferr-ph., Guaj., Sabal.
- schleimig-eitriger   Cann-ind.
- schmerzhafter   Ac-nitr.
- schmerzloser   Ferr-ph., Nat-s.
- schwächender   Hydrast.
- Splitterschmerz mit   Arg-nitr.
- starker   Tell.
- stinkender   Ac-benz., Guaj., Merc-sol.
- verschleppter   Sang.
- zäher   Hydrast.

Harnröhrenbeschwerden
- Sitzen durch, auf kaltem Stein   Dulc.
- Unterkühlung durch   Dulc.

Harnröhrenbrennen
Ac-benz., Ac-nitr., Ac-ox., Agn., Ant-c., Arg-nitr., Ars., Canth., Caps., Chin., Clem., Ign., Led., Lith., Magn-c., Merc-sol., Nat-m., Nux-m., Nux-v., Ran-b., Rhod., Seneg., Sep., Stann., Staph., Tereb., Thuj., Zinc.
- Erektion bei   Cann-ind.
- Harndrang bei   Brom., Rheum., Sulf.
- Harnlassen beim   Petr., Vesp.
- Harnlassen nach dem   Equis., Magn-s.

Harnröhrenentzündung
Ac-form., Ac-nitr., Alum., Arg-nitr., Arn., Cann., Canth., Hep., Magn-c., Pareir., Petr., Pop., Puls., Sel., Sep., Teucr-mar., Viol-t.
- chronische   Arum., Hydrast.,
- Diabetikern bei   Ac-lac.
- eitrige   Med., Merc-sol., Sil.

- Gichtikern bei	Ac-lac.
- Nierenentzündung bei	Croton.
- Samenergüssen mit häufigen	Sang.
- Trinkern bei	Ac-lac.
- unspezifische	Petros.
- verschleppte	Sang.

Harnröhrenkatarrh — Petros., Sulf., Zinc.

Harnröhrenkrampf
- Harnstrahl mit unterbrochenem — Lyc.

H

Harnröhrenmündung
- Brennen an der — Spig.
- Brennen an der weiblichen — Ran-b.
- Entzündung der — Tell.
- Rötung der — Cupr., Tell.

Harnröhrenreizung — Calc-ph., Napht.

Harnröhrenschmerzen — Aur., Ferr-ph., Graph., Lith., Napht.
- Blutaustritt mit — Ipec.
- brennende — Mang.
- Harnlassen beim — Colch., Cycl., Lil., Pareir., Rhod.
- Harnlassen nach dem — Bor.
- Kälte bei — Arist.
- schneidende — Ipec.
- stechende — Equis., Petros.
- Unterkühlung bei — Arist.
- ziehende — Petros.

Harnröhrenstriktur
- spastische — Lob.

Harnsand — Berb., Tereb.

Harnsäure — Ac-sal.

Harnsaure Diathese — Ac-benz., Ac-form., Ac-ox., Berb., Collins., Form., Led., Lith., Lyc., Merc-sol., Nat-m., Nat-ph., Nat-s., Pich., Podo., Staph., Sulf., Thlaspi., Urt.

- Folgen mit allen — Chelid.
- Grießbildung mit — Cocc-c.
- Harnbeschwerden mit — Rhod.

Harnstörungen — Helod., Rhs-t.

Harnstrahl
- Aussetzen des — Agar., Con.
- dünner — Clem., Staph.
- gespaltender — Magn-ph.
- schmerzhafter — Clem.
- unterbrochener — Clem., Helod., Lyc., Magn-s., Pulx.

Harntröpfeln
Ac-picr., Anhal., Arist., Brom., Bufo., Carb-v., Caust., Con., Equis., Jugl-reg., Magn-m., Magn-s., Nux-v., Phyt., Sabal., Sec., Tab.

- Frauen bei — Spig.
- Harn, kann den nicht halten — Agar.
- Herumgehen beim — Bry.
- nervöses — Ambr., Arg-nitr.

Harnverhalten
Ac-acet., Ac-hydroc., Acon., Anhal., Ars., Aur., Bell., Camph., Canth., Cin., Cocc-c., Cupr., Cycl., Hyosc., Lach., Lauroc., Merc-sol., Naja., Op., Petros., Plb., Podo., Scil., Sec.

- atonisches — Helleb.
- Brennen mit — Caust.
- Drängen, mit heftigem — Caust.
- Harntröpfeln mit, bei Überfüllung — Alum.
- Nierenentzündung, bei chronischer — Plb.
- Operation nach — Staph.
- Prostatahypertrophie bei — Dig.
- Sphinkterschwäche in Folge — Equis.
- schmerzhaftes — Tub.
- Schwangerschaft in der — Ac-benz.

Harnwege(n) ableitende
Berb., Canth., Chim., Clem., Eupat-pur., Napht., Pareir., Pop., Sars.

- Brennen in den — Sabin.
- Schmerzen zerrende in den — Colch.

Harnwegsentzündung
- Harnabgang mit unwillkürlichem — Bor.
- Tenesmen mit — Bor.

Harnwegsinfektion
Ac-acet., Ac-benz., Berb.
- chronische — Arum.
- Harnabgang mit vermindertem — Arum.

Harnzwang	Ac-picr., Arg-nitr., Bell., Camph., Cann-ind., Canth., Eupat-pur., Gins., Lach., Mandr e rad., Merc-sol., Nux-m., Op., Pareir., Plant., Plb., Ran-b., Sabal., Scil., Viol-t.
- anfallsweise	Coloc.
- Blasenhals, mit Brennen und Schneiden am	Nux-v.
- nächtlicher	Lues.
- schmerzhafter	Coff.
- Urin mit blutigem	Tereb.
Harnzurückhalten	
- Schmerzen beim	Ac-lac.
Hart	
- Bett im, alles erscheint ihm zu	Pyrog.
Hartköpfige Menschen	Ac-nitr. Lyc.
Hartleibigkeit	Stann.
Hartnäckige Menschen	Carc.
Hartspann	Magn-c.
Hassende Menschen	Lach.
Hastige Menschen	Ambr., Alum., Aran-d., Aran-ix., Stram.
Haut	Ac-fl., Ac-form., Ac-m., Ail., Anac., Ant-c., Arist., Arn., Ars., Bell., Bellis., Bor., Bov., Brom., Bufo., Calc-c., Camph., Caps., Carb-v., Cic., Croton., Dol., Dulc., Euph., Fagop., Graph., Hep., Hydroc., Hyper., Jugl., Kali-ars., Kali-br., Kali-s., Kreos., Lach., Led., Lup., Magn-c., Merc-sol., Mez., Nat-m., Oena., Petr., Puls., Rad., Ran-b., Rhs-t., Rumx., Sabad., Sars., Sel., Sep., Sil., Spir-ulm., Staph., Sulf., Sulf-j., Tart-emet., Tell., Thal., Thuj., Urt., Ust., Vinc., Viol-t.
- Abschälen der	Phos.
- Abschuppen der	Aran.
- Akneknötchen auf der	Brom.
- Alabaster gespannt wie	Ac-acet.
- alt aussehende	Stann.
- Ameisenlaufen auf der	Cann-ind., Coloc., Visc.
- atrophische	Jod.

H

- aufgesprungene	Petr., Phos.
- Aufsprudeln unter der	Berb.
- Bedeckung der, ist unerträglich	Phos.
- Beißen der	Bellis., Euph., Helon., Med., Nicc., Urt.
- Berührungsempfindlichkeit der	Bad., Chin., Colch., Coloc., Croton., Eupat-perf., Hep., Lach., Nat-m., Nux-v., Op., Plb., Thuj.
- Bläschen, zahlreiche auf der	Croton., Phyt., Sars., Tereb.
- Blasen auf der	Canth.
- blasse	Calc-c., Cupr., Ferr-ph., Kali-c., Latrod., Podo., Sec., Sil., Spig.
- blaß-graue	Calc-c.
- blaß-zyanotische	Carb-v., Verat.
- blau-rote	Latrod.
- bläuliche	Calc-sil., Carb-an., Cupr. Lach., Verat.
- bläulich-purpurrote	Naja.
- bleiche	Ferr., Ferr-ph., Phos.
- blutende	Ac-sal., Alum., Crot., Hirud., Lach., Verat.
- blutleere	Sec.
- brandige, besonders der Beine	Crot., Vip.
- Brennen der	Ac-acet., Ac-hydroc., Acon., Agar., Ambr., Anac., Bellis., Berb., Brom., Canth., Caps., Cham., Guaj., Helon., Hydrast., Kreos., Led., Lith., Mez., Nicc., Nux-v., Petr., Phyt., Plant., Plat., Rhod., Sang., Sec., Sulf., Tab., Thea., Thuj.
- Druck macht tiefe Eindrücke in der	Bov.
- Eisgefühl auf der	Acon., Agar.
- eiternde leicht	Bufo., Calc-c., Cham., Hep., Merc-sol.
- eiskalte	Ac-hydroc., Camph., Carb-v., Latrod.
- Empfindlichkeit der	Cham., Hep., Staph., Ther.
- Entzündungen der	s. Dermatitis
- Entzündungsneigung der	Bov., Merc-sol.
- erdfarbene	Spig.
- faltige	Abrot., Ac-fl., Apis., Berb., Lyc., Verat.
- Falten in weghängende	Arum.
- fettige	Ac-picr., Anhal., Ant-c., Apis., Caps., Mandr., Meph., Nat-m., Raph., Stann., Thuj.
- feuchte	Arum., Merc-sol., Podo.
- feuerrote	Canth.
- fleckige	Sep.
- frostempfindliche	Agar.

- gedunsene	Bov., Kali-c., Samb.
- gefühllose	Ambr., Cann-ind., Nux-m.
- gelbliche	Abs., Ac-fl., Agn., Cad., Card., Chelid., Con., Crot., Ferr-ph., Jod., Kres., Lyc., Nat-m., Nat-ph., Phos., Podo., Sil., Spig., Tarant.
- gelblich-bläuliche an den Gliedern	Plb.
- gerötete	Acon., Cad., Canth., Cepa., Cham., Croton., Hyosc., Ign., Jugl-cin., Stram., Sulf.
- gerötete, an verschiedenen Stellen	Thea.
- geschwürige	Alum., Con., Crot.
- glänzende	Anhal., Bell., Caps., Tell.
- glatte	Bell.,
- graue	Sulf.
- harte	Graph., Plb.
- heiße	Acon., Bell., Caust., Eupat-perf., Gels., Hydrast., Hyosc., Ign., Jod., Lil., Sang., Thea.
- juckende	s. Hautjucken
- kalte	Acon., Arum., Bor., Calc-sil., Graph., Nux-m., Sec., Tab., Verat.
- kälteempfindliche	Hep., Nux-v.
- kaltwasserempfindliche	Ant-c.
- Kinder der	Podo.
- klebrige	Cann-ind.
- Knötchen auf der	Phyt.
- kranke	Hydrast.
- Kribbeln der	Agar., Coloc., Visc.
- Kriechen auf der	Coloc., Croc.
- Leiden aller Art der	Psor.
- livide Verfärbung der	Lach., Cad.
- lockere	Abrot.
- magere	Plb.
- marmorierte	Carb-v., Latrod.
- Nagen in der	Dros.
- ödematöse	Jod., Kali-c., Led., Med., Samb., Tereb.
- Pelzigkeitsgefühl der	Ac-ox., Nux-m.
- Pergament wie	Sabad.
- Prickeln der	Agar., Brom., Clem., Colch., Croc., Dros., Nicc.
- rauhe	Graph., Lith., Petr., Podo., Stann., Sulf.
- Reißen in der	Rhod.
- Reizung der	Kres.

H

- Rhagaden der	s. Rhagaden
- rissige	Ac-nitr., Alum., Graph., Petr., Stann.
- rote	Bell., Canth., Eupat-perf., Rhs-t.
- rotfleckige	Acon., Nux-m.
- Rötung, rosèartige	Tereb.
- reiben muß die	Dros.
- runzelige	Abrot., Spig., Stann., Sulf. Verat.
- scharlachähnliche	Bell., Croc., Jugl-cin., Stram.
- Schienbein über dem, berührungsempfindliche	Mang.
- schlaffe	Abrot., Arum., Con., Ferr-ph.
- Schmerzen der	Mang.
- schmutzige	Apis., Ars., Card., Ferr-ph., Jod., Nat-m., Plb., Sulf. Thuj.
- schorfige	Phos.
- schrumpelige	Sec.
- schrumpfige	Sars.
- schrundige	Petr.
- schuppende	Ars., Cact., Graph.
- schwarz verfärbte	Crot.
- schweißige	Con., Tab., Verat.
- schweißlose	Nux-m.
- Schwellung der	Canth., Cham., Rhs-t., Samb. Stram.
- seborrhoische	Calc-ph., Nat-m.
- Sonnenschäden der	Arn.
- Stechen in der	Agar., Clem., Dros., Kali-c., Nicc.
- Stiche in der, wie von Eisnadeln	Acon., Tell.
- Stippchen auf der	Ipec.
- subikerische Verfärbung der	Napht.
- trockene	Ac-acet., Ac-fl., Ac-picr., Acon., Alum., Ars., Arum., Berb., Bor., Brom., Bry., Cact., Calc-c., Card., Caust., Coff., Colch., Cupr., Dulc., Eupat-perf., Ferr-ph., Gels., Graph., Hydrast., Hyosc., Jod., Kali-c., Lil., Lith., Lyc., Magn-c., Nat-m., Nux-m., Op., Petr., Plb., Sabad., Sang., Sars., Sec., Sel., Stann., Sulf., Teucr-mar., Vacc.
- trophische Prozesse der	Alum., Con.
- übelriechende	Merc-sol.
- überempfindliche	Carb-v., Carb-s., Coff.
- Überrieseln der, kaltes	Form.
- unelastische	Plb.

- unheilsame	Berb., Calc-c., Carb-v., Cham., Graph., Hep., Sil., Sulf.
- unreine	Anhal., Graph., Mandr., Meph., Petr., Sulf.
- Veränderungen schwere, destruktive der	Kali-bi.
- verbrannt wie	Card.
- verdickte	Caust., Graph., Petr., Sabad.
- Verhärtung der	Alum., Cast-eq.
- verletzbare, leicht	Sil.
- verwahrloste	Anhal.
- verwelkte	Ac-fl., Cupr.
- wächserne	Ars.
- warme, abnorm	Podo.
- weiße	Nux-m.
- welke	Apis., Ferr-ph., Hydrast., Lyc., Nat-m., Plb., Stann.
- wunde	Ac-nitr., Ign., Olnd. s.a., Wundheit.

Hautabschälen
- Füßen an den — Hydrast., Hyosc.
- Händen an den — Hydrast., Hyosc.

Hautabschuppung — Kali-s.
- Körper über den ganzen — Coloc.
- trockene — Kali-ars.

Hautaffektionen
- Absonderungen mit blutigen — Tereb.
- akute — Kali-br.
- chronische — Kali-br.
- maligne — Kali-ars.
- Ödemneigung mit — Tereb.

Hautausdünstung — s. a. Körpergeruch
- saure — Magn-c., Urt.
- scharfe — Ac-form., Form., Urt.
- starke — Hep.
- übelriechende — Pulx.

Hautausschläge — s. Ausschläge

Hauteffloreszenzen
- luetische — Kali-j.
- tuberkulöse — Kali-j.

Hauteruptionen
- krustige — Sel.
- papulöse — Hyosc.

H

- pustulöse	Hyosc.
Hautflecken	s. Flecken
Hautfrieseln	s. Frieselausschlag
Hautgeschwüre	Ac-hydroc., Calend., Kali-bi., Kali-j., Ran-b., Sulf-j.
- blau-schwarze	Crot.
- chronische	Thuj.
- Ekzemen, mit hartnäckigen in der Umgebung	Asa.
- hartnäckige	Merc-sol.
- oberflächliche	Merc-sol.
- Rändern mit harten	Ac-hydrof.
- schmerzlose	Calc.
- stinkende	Crot.
- Überempfindlichkeit mit	Asa.
- unheilsame	Psor.
Hautjucken	Abrot., Ac-form., Ac-ox., Ac-sulf., Agar., Aran-d., Arund., Bell., Bellis., Berb., Calc-fl., Calc-ph., Carb-s., Card., Cardios., Caust., Cham., Cimic., Coloc., Con., Dros., Euph., Guaj., Heder., Helleb., Helon., Hep., Hyosc., Ichth., Kali-c., Kreos., Lil., Lith., Mandr., Med., Petr., Phos., Plant., Plat., Pulx., Ran-b., Rhod., Rhs-t., Sang., Sil., Tab., Tell., Thuj., Viol-t.
- abends	Nux-v., Olnd.
- Affektionen ohne erkennbare	Calc-fl., Op., Visc.
- angenehmes beim Kratzen	Ac-acet.
- Armen an den	Ambr.
- Augen an den	Ac-sulf.
- Ausschlag ohne	Alum., Cupr., Mez.
- Ausschlägen mit nesselartigen	Puls.
- Ausschlägen mit pustulösen	Ac-hydrof.
- Beinen an den	Aloe.
- Bettwärme in der	Psor., Sulf.
- Bläschen mit	Anac.
- Brennen mit	Ac-hydrof., Arund., Ars., Dulc., Nux-v.
- Darandenken beim	Spong.
- Diabetikern bei	Kreos., Lyc., Spong.
- Entkleiden beim	Cocc., Hyper., Magn-c., Olnd.
- Erwärmung bei	Bor.

- Federbett unter dem	Cocc.
- Fingern zwischen den	Ac-ph.
- Flecken mit roten	Ac-succ.
- Frauen bei	Calad.
- Frostbeulen, an entzündeten	Puls.
- Genital am	Podo.
- Gesicht im	Flor.
- Gürtellinie an der	Flor.
- Handgelenksfalten an den	Ac-ph.
- Handteller im	Sel.
- hartnäckiges	Fagop.
- heftiges	Ac-fl., Ac-hydroc., Anac., Op., Phyt., Psor., Zinc.
- Ikterus bei	Nux-v.
- kalt zu warm, beim Übergang von	Dulc.
- Kopfhaut auf der	Flor., Lyc., Tell.
- Körper am ganzen	Agn., Coff., Dig., Flor., Kreos., Lyc., Nicc., Op., Tarant., Zinc.
- Körperöffnungen an den	Ac-fl.
- Körperteilen, an den unbedeckten	Ac-lac.
- Kratzen bessert	Guaj., Ign., Jugl-cin., Magn-m.
- Kratzen bessert nicht	Cin., Nicc., Stront.
- Kratzen verschlimmert	Mez.
- Kratzen zwingt zum	Ac-hydroc., Ipec.
- kratzt bis es blutet	Psor.
- Kribbeln mit	Staph.
- Läusen wie von	Led.
- Leberkrankheiten bei	Card., Flor., Lyc., Spong.
- morgens um 3 Uhr	Cob.
- Mund am	Ac-fl.
- nachts	Arg-nitr., Dulc., Sulf.
- Nase an der	Ac-fl.
- nervöses	Thea.
- Ohren an den	Flor.
- Petechienbildung mit	Fagop.
- Pusteln mit	Anac.
- Quaddeln mit	Anac.
- Regel während der	Kali-ars.
- schwitzenden Teilen an den	Cham.
- starkes	Cob., Hyper.
- Stechen mit	Dulc.
- Stelle die wechselndes	Magn-m., Mez.
- Umkleiden beim	Nat-s.
- Ungepflegten bei	Abs.

H

- unerträgliches	Alum., Op., Psor., Spong.
- Verwahrlosten bei	Abs.
- verschiedener Art	Dol.
- Warmbaden nach	Lach., Magn-c.
- Waschen nach	Ant-c.

Hautkapillaren
- Brüchigkeit der, mit Blutungen — Ac-sulf.

Hautkarzinom — Vinc.

Hautkrankheiten
- chronische — Beryl.
- Geschwürsneigung mit — Equis.
- rheumatisch-allergische — Ac-form.
- schuppende — Ars-j.

Hautmittel — Berb., Hep., Kreos., Petr., Rhs-t.
- Hautkrankheiten, bei chronisch-
  zehrenden — Caust.
- Kinderpraxis in der — Vinc.
- langsam wirkendes — Sil.
- tiefwirkendes — Sil.

Hautnerven
- Empfindlichkeit der — Clem.

Hautödeme — s. Ödeme

Hautpigmente
- blau-schwarze — Kres.
- gelb-braune — Kres.
- Vermehrung der, in der
  Schwangerschaft — Cauloph., Sep.

Hautrötung — s. a. Erythem

Hautschrift — s. Dermographismus

Hautstellen
- Abschälen von verdickten — Verat.
- berührungsempfindliche — Spong.
- juckende — Spong.
- rote — Spong.

Heftige Menschen — Stram., Thuj.

Heimweh — Caps., Kali-ph.

Heilhaut schlechte — s. Haut unheilsame

H

Heiserkeit	Ac-acet., Ac-fl., Ac-lac., Ac-m., Ac-ph., Ac-sal., Ac-succ., Aloe., Arist., Bapt., Bari-c., Bell., Bellis., Berb., Bor., Brom., Bry., Bufo., Calc-ph., Canth., Caps., Carc., Card., Caust., Cepa., Chin., Cimic., Cinnb., Crot., Croton., Cupr., Dig., Eupat., Ferr-ph., Gels., Heder., Hep., Hyosc., Hyper., Ipec., Jod., Kali-c., Kres., Lauroc., Lues., Lyc., Magn-m., Magn-ph., Mandr., Mang., Merc-sol., Mez., Naja., Nux-m., Par., Phyt., Plb., Psor., Puls., Rad., Rhod., Rumx., Samb., Sil., Stann., Staph., Stil., Stram., Stront., Tab., Tarant., Tell., Zinc.
- abends	Carb-v., Graph., Phos.
- Aphonie bis zur	Ant-c., Arum., Phos., Sel.
- Bewegung bei	Nicc.
- Brust, Druck und Stechen in der bei	Nicc.
- chronische	Graph., Stict.
- Hinlegen beim	Nicc.
- Husten mit bellendem, trockenem	Spong.
- Hustenanfällen bei	Ars., Aur., Nicc.
- Kaltbaden nach	Ant-c.
- Kehlkopf im	Sep., Verb.
- Kitzelhusten bei	Cham., Con., Petr., Sang.
- Krampfhusten mit	Sang.
- Luft bei feuchter	Carb-v.
- Luft bei kalter	Phos.
- morgendliche	Ac-benz.
- Raucher der	Nux-v.
- Redner der	Arum., Sel.
- Sänger der	Arg-nitr., Arum., Sel.
- Säuferstimme	Ac-sulf.
- Singen beim	Graph.
- Sprechen kann nur mit Anstrengung	Op.
- Schleimanhäufung mit	Dulc.
- Stimmbandschwäche mit	Ac-ox., Alum.
- Stimme mit überschnappender	Arum.
- Stimmüberanstrengung nach	Arn., Sel.
- Überhitzung nach	Ant-c.
Heißhunger	Ac-succ., Berb., Calc-ph., Cepa., Cin., Colch., Con., Heder., Plat., Sec., Sep., Spong., Staph.
- abends	Mez.

- abends um 23 Uhr — Abrot., Sulf., Zinc.
- Appetit ohne — Plb., Sil.
- Appetitlosigkeit wechselt mit — Jod., Tell., Thuj., Tub., Valer.
- Ärger nach — Coloc.
- Aufstoßen mit leerem — Cann-ind., Kali-nitr.
- Blähungen, mit anschließenden — Uran.
- Bluterbrechen mit — Kali-nitr.
- Brechdurchfall mit — Tub.
- Brechreiz mit — Cann-ind.
- Denken an Speisen bei — Nux-m.
- Diabetiker der — Ac-lac.
- Durst mit großem — Eupat-perf., Tell.
- Ekel mit — Tub.
- Enttäuschung nach — Coloc.
- Essen auf kleine Mengen — Tell.
- Essen gleich nach dem — Lac-c., Stann.
- Essen trotz — Lil.
- Eßlust mit — Tub.
- Handschweiß mit — Olnd.
- Kollaps mit — Agar.
- Kränkung nach — Coloc.
- Mittags — Mez.
- nachts — Phos., Psor., Sulf.
- Nervosität aus — Sil.
- Rheumatiker der — Ac-lac.
- satt, aber nach wenigen Bissen wieder — Chin., Lyc.
- Schwäche mit — Abies., Agar.
- Sodbrennen mit — Psor.
- Süßigkeiten auf — Zinc.
- Süßigkeiten auf, nach dem Essen — Aran-d., Merc-sol.
- Stuhlabgang nach — Petr.
- Übelkeit mit — Cann-ind., Helod., Kali-nitr., Spig., Tub., Valer.

- ungewöhnlicher — Hep., Med.
- Unsicherheit aus — Sil.
- Völlegefühl mit raschem — Nat-m.
- vormittags — Hep.
- vormittags um 10 Uhr — Nat-m.
- worauf weiß aber nicht — Sang.
- Zittern mit — Agar., Jod., Olnd.
- Zornausbrüchen mit — Calc-fl.

Heiterkeit — Cypr.

Hellhaarige Menschen — Kali-bi.

Hellhörigkeit	Plant.
Hellsehen	Cann-ind., Phos.
Hellwach	
- ist nachts von 1-3 Uhr	Tub.
Hepatitis	s. Leberentzündung
Hepatorenales Syndrom	Ant-c., Berb., Card., Sulf.
- Wassersucht mit	Tarax.
Herauswürgen	
- Flüssigkeit von wäßriger	Nux-v.
Herbstfieber	Abs.
Herbsthusten	Grind.
Herbstkatarrhe	
- chronische	Grind., Seneg., Teucr-mar.
Herbstwettermittel	Colch.
Hernie	
- eingeklemmte	Tab.
Herrische Menschen	Lyc.
Herumwerfen	
- Bett im	Cham.
- muß sich dauernd	Eupat-perf.
Herpes	Bell., Canth., Clem., Dol., Olnd., Rhs-t., Sel., Sep.
- Absonderungen mit eitrigen	Tell.
- chronisch rezidivierender	Graph.
- Eichel an der	Hep.
- Ellenbogeninnenseite an der	Cact.
- Gesicht im	Mandr., Mez.
- Knöchelinnenseite an der	Cact.
- Lidrändern an den	Calc-fl.
- Naseneingang am	Chin.
- Ohren hinter den	Magn-m.
- Vorhaut an der	Hep.
Herpesähnliche Ausschläge	
- Achselhöhle in der	Lac-c.
- Bläschenbildung mit	Ran-b.
- Brennen mit	Caps., Ran-b.

- Brust auf der	Caps.
- Genital am männlichen	Lues.
- Gesicht im	Caps.
- Jucken mit	Caps., Ran-b.
- Kopfhaut auf der	Caps.
- Mund um den	Brom.
- nichtaufbrechende	Amm-c.
- Schorfbildung mit	Ran-b.
- Stirn an der	Caps.

Herpes circinatus   Tell.

Herpes corneae   Aur., Ran-b., Tell.

Herpetische Diathese   Nat-m.

Herpes genitales   Ac-nitr., Ac-ph., Calc-fl., Canth., Croton., Lues., Petr., Ran-b., Sars.

- Brennen mit	Dulc.
- Einrissen mit brennenden	Ars.
- Genital am männlichen	Med., Tell.
- Genital am weiblichen	Tell.
- Jucken mit	Dulc.
- Krusten mit	Dulc.

Herpes interkostales   Ran-b.

Herpes labiales   Ac-nitr., Arist., Bellis., Bor., Calc-fl., Cimic., Clem., Heder., Nat-m., Sil., Spong., Tub., Zinc.

- Brennen mit	Dulc.
- Jucken mit	Dulc.
- Krusten mit	Dulc.

Herpes menstruales   Nat-m.

Herpes nasales
- Brennen mit	Dulc.
- Jucken mit	Dulc.

Herpes präputiales   Dulc.

Herpes simplex   Ambr., Anac., Ars., Croton.

Herpes tonsurans   Bari-c., Eupat-perf., Lith., Tell.

Herpes zoster   Anac., Ars., Bellis., Grind., Guaj., Iris., Mandr., Prun., Ran-b., Tell., Tereb., Thal., Visc.

- Beinen zwischen den   Croton.

- Beißen mit	Croton.
- Brennen mit	Ran-s.
- chronisch rezidivierender	Graph.
- Genitalen an den	Croton.
- Jucken mit	Croton., Ran-s.
- Neuralgien mit	Mez.
- Schmerzen mit heftigen	Ran-s.

Herpes-zoster-Mittel Mez.

Herz Ac-benz., Ac-hydroc., Acon., Adon., Ail., Anhal., Ant-ars., Apis., Apoc., Arist., Arn., Aur., Bari-c., Bari-j., Bari-m., Brom., Bufo., Cact., Camph., Carb-an., Carb-v., Cic., Coff., Colch., Conv., Crat., Flor., Gels., Glon., Helleb., Hydroc., Kali-ars., Kali-c., Kali-nitr., Kalm., Lach., Lauroc., Lycop., Magn-c., Magn-m., Mandr e rad., Phos., Prun., Sabad., Scil., Spig., Spong., Tab., Tart-emet., Verat., Verat-v., Vip., Zinc.

H

- Beengung des	Caps., Rhod.
- Blutandrang zum	Nux-m.
- Brennen am	Kali-c., Petr., Puls.
- Degeneration, fettige des	Phos.
- dekompensiertes	Dig.
- erregtes	Naja.
- gepackt wie	Cact., Jod.
- groß als zu, wird empfunden	Bufo., Pyrog.
- Insuffizienz, mit bradykarder	Dig.
- Kältegefühl am	Lil., Nat-m.
- Lastgefühl auf dem	Caust.
- nervöses	Chin.
- Schmerzen um das herum	Ther.
- Taubheitsgefühl vom, bis in den linken Arm ausstahlend	Cact.
- tief zu atmen, mit Zwang zum	Dig.
- umschnürt wie	Nux-m.
- unangenehm fühlbares	Iber.
- Unruhe des	Cact., Hapl., Visc.
- vergößertes	Dig.
- Ziehen am	Cact.
- Zittern des	Lil., Lith., Nat-m.
- Zucken des	Lith.

- zusammengeschnürt wie | Abs., Bari-c., Cact., Lach., Lil., Nat-m., Phyt., Spong., Valer., Visc.
- Zusammenziehen des, nachts beim Hinlegen | Nicc.
- Zusammenziehen des, beim Vorwärtsbeugen | Lil.

Herzaffektionen, rheumatisch-fokale
- Stenokardien mit | Ac-lac.
- Tachykardieanfällen mit | Ac-lac.

Herzanfälle
- Angstzuständen mit | Ac-hydroc.
- Atemnot mit | Ac-hydroc.
- nächtliche | Nux-m.
- Schlaf im | Acon.
- Zyanose mit | Ac-hydroc.

Herzangst | Ac-acet., Anhal., Bari-m., Bell., Calc-fl., Colch., Jab., Kali-c., Lycop., Mandr., Nux-m., Olnd., Petr., Phos., Rhod., Thuj.

- Anstrengung, bei geringster | Carc., Tub.
- Aufregung bei | Carc.
- Beklemmung mit | Sec.
- Gehen bei schnellem | Plb.
- Husten beim | Tub.
- Schreck bei | Carc.
- Schwächeanfällen mit | Sec.

Herzarrhythmien | s. Arrhythmien

Herzasthma | s. Asthma kardiale

Herzaussetzen | Gels., Nat-m.

Herzbeklemmung | Ac-form., Ac-succ., Acon., Anhal., Apoc., Aran-ix., Arn., Aur., Calc-ars., Calc-fl., Card., Crot., Dig., Diosc., Flor., Glon., Iber., Jod., Kalm., Lach., Lil., Lith., Lues., Lycop., Mandr., Naja., Nux-m., Olnd., Phos., Puls., Rauw., Spart., Spig., Spong., Stront., Stroph., Tab., Thuj., Verat., Visc.

- anfallsweise | Thal.
- Anstrengung, bei geringster | Berb., Carc., Tub.
- Arm beim Heben des | Berb.
- arteriosklerotische | Cact.
- Atemnot mit | Agn., Conv.
- Aufregung bei | Carc.

- Gehen bei schnellem	Plb.
- Geschlechtsverkehr beim	Agn.
- Gliedereinschlafen mit	Millef.
- Hinlegen beim	Nicc.
- Hitze mit	Millef.
- Husten beim	Tub.
- Hypochonder der	Agn.
- nachts	Berb., Nicc., Spart.
- Roemheld bei	Mandr e rad.
- Schreck bei	Carc.
- Treppensteigen beim	Agn., Berb.
- vasomotorische	Cact.

Herzbeschwerden — Ac-ox., Arum., Aur., Cham., Gels.

- akute	Spig.
- aller Art	Lach.
- Anstremgungen bei	Nux-v.
- Blutandrang mit	Nux-v.
- Druck mit	Cauloph.
- Klopfen mit	Cauloph.
- Linkslage in	Arg-nitr.
- Mattigkeit mit	Nux-v.
- nervöse	Ac-ox., Valer.
- rheumatische	Lil., Spig.
- Schlaflosigkeit bei	Staph.
- stenokardischer Art	Cimic., Lil.
- thyreotoxische	Tub.

Herzblock — Bari-c., Dig.

Herzdekompensation — Dig., Helleb., Olnd., Scil.

- Nierenversagen mit — Stroph.

Herzdruck — Ac-form., Ac-succ., Aran., Cann., Caps., Card., Caust., Jod., Lil., Puls., Visc.

- Anstrengung, bei geringster	Carc.
- Aufregung bei	Carc.
- Linkslage in	Brom.
- Schreck bei	Carc.

Herzerweiterung — Calc-c., Dig.

Herzfehler — Jod., Spong.

- akuter	Naja.
- chronischer	Naja.
- Kompensationsstörungen mit	Naja.

Herzflattern	Lil., Lith., Lycop., Nat-m.
- nervöses	Thea.
- Puls mit kleinem, flatterndem, unfühlberem	Dig.

Herzgegend	
- Angst in der	Sec.
- Beengung in der	Naja., Spong.
- Beklemmung in der	Naja.
- Brennen in der	Med., Ran-b.
- Druck in der	Bry., Iber., Naja., Rhs-t. Sec., Spong.
- Krampf in der, bei Anstrengung	Bry.
- Last immer eine in der	Phos.
- Schmerzen in der	Calc-ph., Dros., Iber., Myrt., Naja., Rhod.
- Schweregefühl in der	Iber.
- Stiche in der	Alum., Coloc.
- Stockgefühl in der, nachts	Guaj.
- Verstopfungsgefühl in der, nachts	Guaj.
- Zusammenschnüren in der	Calc-ars.
- Zusammenziehen in der	Spong.

Herzgeräusche	Cact., Spig.
- blasende	Spong.

Herzhusten	Spong.

Herzhypertrophie	
- Herzfehler mit	Visc.
- Überanstrengung nach	Conv., Lycop., Rhs-t.

Herzinfarkt	Acon., Arn., Ars., Crot., Kali-c., Lach., Latrod., Olnd., Tab., Verat., Vip.
- Nachbehandlung bei	Myrt.

Herzinsuffizienz	Crat., Crot., Dig., Iber., Naja., Olnd., Spart., Stroph.
- chronische	Lauroc.
- leichten Grades	Prun.
- myogene	Myrt.
- Ödemen mit	Conv.
- Zyanose mit	Lauroc.

Herzjagen	s. Tachykardie

Herzkammererweiterung	Conv.

Herzklappenfehler	s. Klappenfehler

Herzklopfen

Ac-acet., Ac-m., Ac-nitr., Ac-sulf.,
Amm-c., Anhal., Ant-c., Apis., Aran-ix.,
Bellis., Berb., Calad., Caust., Cean.,
Cepa., Chin-ars., Cic., Cin., Clem.,
Colch., Crat., Crot., Cupr., Cycl., Flor.,
Gins., Hirud., Ipec., Jab., Kali-c., Lach.,
Led., Lil., Mandr., Med., Nux-m., Nux-v.,
Rauw., Rhod., Sars., Sec., Spart.,
Spir-ulm., Sront., Tell., Thal.

- abends	Brom., Phos.
- anämisches	Puls., Senec.
- anfallsweise	Cob., Spig.
- Angst mit	Agar., Ambr., Arum., Cann-ind., Cob., Croc., Glon., Iber., Magn-c., Magn-m., Melil., Nat-m., Olnd., Plat., Staph., Sulf., Thea., Verat.
- Anstrengung bei	Ac-picr., Chin., Phos., Psor., Rhs-t., Staph., Tub.
- Ärger bei	Bufo., Croc., Croton., Sep., Staph.
- Atemnot mit	Aur., Brom., Cann-ind., Melil.
- Aufregung bei	Ac-ph., Ac-nitr., Bufo., Cocc., Croc., Croton., Magn-ph., Sel., Sep., Staph.
- Aufsetzen bessert	Kali-nitr.
- beängstigendes	Hyper.
- Beklemmung mit	Ac-nitr., Apis., Ars., Aur., Calc-c., Colch., Mosch., Plat., Staph., Thea., Verat.
- beschleunigtes	Agar., Glon.
- Bewegung bei	Caps., Chin., Cocc., Iber., Lycop., Phos., Psor., Stram.
- Blutandrang mit	Arum., Aur., Phos., Sang., Sil.
- Brustreiben muß sich bei	Lil.
- Brustschmerzen mit	Spig.
- Darandenken beim	Arg-nitr., Bari-c.
- Druck mit	Ac-nitr., Ambr., Aran-d., Ars., Glon., Lyc.
- Eindrücken, bei geringsten äußeren	Ambr.
- Enge mit	Aran-d.
- Erregung bei freudiger	Coff.
- Erregung bei geringster	Calc-ars., Ferr., Phos.
- Erstickungsanfällen mit	Verat.
- Erwachen beim	Agar., Cob., Merc-sol., Thuj., Zinc.
- Essen beim	Carb-v., Rumx.
- Essen nach dem	Calc-c.
- Frauen bei korpulenten	Calc-ars.

H

- Gefäße bis in die	Anac.
- Gehen beim	Carb-v.
- Gemütsverstimmung bei	Ac-picr.
- Gesicht mit heißem, rotem	Spong.
- Gram bei	Ac-ph.
- hämmerndes	Sil.
- Harnabgang bessert	Coff., Lith.
- heftiges	Agar., Aran-d., Ars., Aur., Bell., Brom., Carb-v., Con., Glon., Graph., Jod., Magn-c., Rhs-t., Sang., Sil., Verat.
- Herzaktionsunterbrechung mit	Thea.
- Herzflattern mit	Cact.
- Herzspitzenschmerz bei, mit Ausstrahlung zum linken Arm	Spig.
- Herzschwäche mit	Mang.
- Herzstechen mit	Hep.
- Hinlegen beim	Nicc.
- Hitze mit	Arum., Aur., Coff., Valer.
- hörbares	Naja., Spig.
- Husten beim	Tub.
- Husten mit quälendem	Melil.
- Kindern, bei schnell wachsenden	Ac-ph.
- Klimakterium im	Calc-ars.
- Kollapsneigung mit	Dulc., Podo.
- Kreislaufschwäche mit	Coff.
- Linkslage bei	Bari-m., Brom., Graph., Phos., Tab.
- Linkslage bessert	Arg-nitr.
- Magen bei leerem	Phos.
- morgens	Phos., Thuj.
- nachts	Alum., Cann-ind., Dulc., Gels., Ign., Kali-nitr., Nicc., Petr., Zinc.
- nervöses	Ac-ox., Ac-succ., Ambr., Arg-nitr., Arist., Arum., Cann-ind., Cham., Ferr., Gels., Hyper., Ign., Magn-m., Magn-ph., Nat-m., Nicc., Olnd., Plat., Sep., Staph., Sulf., Tab.
- Niederlegen, gleich nach dem	Ac-ox.
- Ohnmachtneigung mit	Cham., Magn-m.
- Ohrrauschen mit	Aur.
- Onanie nach	Bufo.
- pochendes	Glon.
- Präkordialangst mit	Ant-t.
- Prüfungen bei	Ac-picr.
- Puls mit schwachem	Cact., Verat.

- Pulsaussetzen mit	Thea.
- Pulsbeschleunigung mit, nachts	Ac-benz.
- pulsierendes	Magn-m.
- rasendes	Bell.
- Rechtslage bei	Arg-nitr., Lycop.
- Rednern bei	Sel.
- Regel während der	Ac-sal.
- Sängern bei	Sel.
- Schilddrüse, von der ausgehendes	Heder.
- Schmerzen mit, unter dem Brustbein	Lac-c.
- Schmerzen mit, in der Herzgegend	Calc-ph., Glon.
- Schülern, bei aufgeregten	Sel.
- Schulterblätter bis in die ausstrahlendes	Abs.
- Schweißen mit	Valer.
- Schweregefühl mit, unter dem Brustbein	Beryl.
- Schwindel mit	Eucal., Iber., Magn-c.
- sexueller Erregung bei	Ac-ph.
- sichtbares	Naja., Spig.
- Sitzen im	Sil.
- starkes	Alum., Magn-m.
- Stechen mit	Apoc., Hep.
- Steigen beim	Thuj.
- Stichen mit, bei jeder Systole	Iber.
- Stillsitzen beim	Rhs-t.
- Stirnkopfschmerz mit	Eucal.
- stürmisches	Spig., Tab., Tarant.
- Tachykardie mit	Tab.
- Tiefatmen, mit Bedürfnis zum	Ferr-ph., Stroph.
- Todesangst mit	Ars.
- Todeskälte mit	Petr.
- Treppensteigen beim	Caps., Croc., Rumx., Thea.
- Trinken nach dem	Con.
- tumultartiges	Stroph.
- Überraschungen bei	Phos.
- Unregelmäßiges	Agar., Arg-nitr., Hyper., Tab., Visc.
- Unruhe mit	Acon., Ars., Magn-m.
- Unterhalten beim	Rumx.
- Veranlassung, bei der geringsten	Thuj.
- verlangsamtes	Agar.
- Wallungen mit	Aur., Croc., Mosch., Sulf., Valer.
- Zittern mit	Coff., Olnd.
- Zusammenschnürungsgefühl mit	Sulf.
- Zusammenziehen mit	Lyc.

Herzkollaps Ac-hydroc., Carb-v.
- Puls mit unfühlbarem Verat.

Herzkongestionen Cob.

Herzkontraktionen
- flatternde Iber.
- Puls mit kleinem, unregelmäßigem Iber.

Herzkrampf Ammi., Arn., Dig., Cact., Hyosc., Rauw.,
Tab., Zinc.
- Lippen mit blauen Cupr.

Herzkranzgefäße Crat., Iber., Olnd., Staph.
- Durchblutungsstörungen der Myrt. s.a. Koronarsklerose

Herzkreislaufsystem Cact., Puls., Rauw.

Herzkreislaufschwäche
- Angst mit großer Vip.
- Enge mit Vip.

Herzkreislaufversagen Ac-acet.
- akutes Ac-hydroc.
- Säuglingen bei Bor.

Herzleistung, systolische
- verstärkt die Stroph.

Herzmittel Apoc., Colch., Dig., Iber., Kali-c., Kalm.,
Lycop., Sel., Spig., Spong., Stroph.
- Herzaktionen verlangsamt die Stroph.
- Schlagvolumen vergrößert das Stroph.
- Symptomen bei toxischen Naja.

Herzmuskel Dig., Kali-br., Naja., Olnd., Spart.,
Stroph.
- degenerativer Bari-c.
- Erkrankung des Rad.

Herzmuskelentartung s. Myodegeneratio cordis

Herzmuskelentzündung s. Myokarditis

Herzmuskelinsuffizienz
- feuchte Apoc.

Herzmuskelschaden s. Myokardschaden

Herzmuskelschwäche Ac-lac., Arn., Calc-c., Crat., Iber.
- Lungenleiden, bei chronischen Ant-ars.

- muskuläre	Kali-c.
- toxische	Kalm.
- Wachstumsphase in der	Ac-ph.
Herzmuskulatur	Dig., Iber., Kali-br., Olnd., Rauw., Spart., Stroph.
Herzneurose	Adon., Cact., Cimic., Glon., Spig., Naja.
- postinfektiöse	Conv.
- Rhythmusstörungen, mit bradykarden	Stroph.
- toxische	Conv.
Herzreizleitungssystem	Conv., Dig., Iber., Naja., Spart.
Herzrhythmusstörungen	Conv., Thal.
Herzschlag	
- arrhythmischer	Ac-hydroc.
- aussetzender	Iber.
- heftiger	Hyosc.
- hört seinen eignen, wenn er ruhig liegt	Ipec.
- Puls mit schwachem	Ac-hydroc.
- Puls mit vollem, unregelmäßigem	Iber.
- unregelmäßiger	Abs.
Herzschmerzen	Ac-hydroc., Aloe., Ars., Lith.
- abends	Lil.
- anfallsweise	Phyt.
- Angst mit	Colch., Crat., Heder., Lil., Naja., Ther., Vip.
- Arm in den linken ausstrahlende	Kalm., Latrod., Spig., Ther.
- Arm in den rechten ausstrahlende	Phyt.
- Atemnot mit	Med.
- Beengung mit	Heder.
- Beklemmung mit	Ac-sulf., Naja.
- Bewegung bei	Naja.
- Bradykardie mit	Kalm.
- brennende	Med.
- Druck mit	Ac-ox., Ac-sulf.
- drückende	Rauw.
- Empfindung, mit kribbelnder	Canth.
- Fingerspitzen, bis in die ausstrahlende	Latrod.
- Geschlechtsverkehr nach dem	Kali-c.
- heftige	Naja., Ther.
- Kollapsneigung mit	Med.
- Kopfschmerzen mit	Olnd.
- krampfhafte	Crat.

H

- lanzierende	Lues.
- Linkslage bessert	Lil.
- Linkslage in	Tell.
- Magenüberladung nach	Rhs-t.
- Niederlegen beim, abends	Lil.
- pressende	Colch.
- scharfe	Kalm., Spig.
- schießende	Kalm.
- schneidende	Med.
- Schulter, bis in die linke ausstrahlende	Ther.
- Schwindel mit	Ther.
- spondylogene	Kalm.
- Stechen wechselt mit	Ac-benz.
- stechende	Acon., Canth., Colch., Heder., Kalm., Med., Olnd., Rauw., Spig.
- stenokardische	Rauw.
- Treppensteigen beim	Agn.
- Überanstrengung nach	Rhs-t.
- Vollheitsgefühl mit	Naja.
- ziehende	Canth., Colch.
- Zusammenschnüren des Brustkorbs mit	Ac-ox.

Herzschwäche

Abs., Ac-acet., Ac-form., Ac-nitr., Ac-ox., Ac-sal., Ac-succ., Acon., Alum., Amm-c., Ant-c., Berb., Bor., Calc-c., Calc-fl., Carb-v., Coff., Helod., Kalm., Mang., Sabad., Tab.

- Angst mit	Bellis., Lycop.
- Anstrengung, bei der geringsten	Kali-c.
- Atemnot mit	Crat.
- Aufrichten beim	Vip.
- Blutandrang mit	Bellis.
- Bluthusten mit	Phos.
- Bruststechen mit	Crat.
- Erschöpfung mit	Ant-t.
- Gähnen mit	Calad.
- Gehen beim	Rhs-t.
- Herzklopfen mit	Hydrast.
- hochgradige	Vip.
- Husten mit trockenem	Crat.
- kollapsartige	Magn-c.
- Kollapsneigung mit	Crot., Naja., Verat.
- Neigung zu	Ars., Colch.
- Ödemen mit	Helleb.
- Ohnmacht mit	Vip.

- Pneumonien nach	Dig.
- Rasseln mit, in den Bronchien	Phos.
- Schwindel mit	Vip.
- Überanstrengung nach	Dig.
- zunehmende	Ac-m., Arn., Phos.
- Zyanose mit	Cupr., Hydrast., Pyrog.

Herzsensationen — Agn.

- Angst mit	Spig.
- akute	Spig.
- Beklemmung mit	Spig.
- entzündliche	Spig.
- Erregung mit	Spig.
- nervöse	Phos., Spig.

H

Herzspannungsschmerz

- anhaltender — Cact.

Herzspitze

- Schmerzen stechende an der	Spig.
- Stiche an der	Cycl., Lac-c.

Herzspitzenstoß

- stark sichtbarer — Stroph.

Herzsyndrom

- hyperkinetisches — Tab.

Herzstechen — Ac-lac- Ac-m., Anac., Anhal., Berb., Caust., Clem., Coloc., Kali-nitr., Mandr., Nat-m.

- Angst mit	Magn-c., Melil.
- Arm in den linken ausstrahlendes	Spig.
- Atemnot mit	Melil.
- Druck mit	Calc-fl.
- Husten mit quälendem	Melil.
- Laufen beim	Magn-c.
- Schwere mit	Calc-fl.

Herzstiche — Ac-m., Apis., Arn., Aur., Colch., Dig., Jod., Kali-c., Lauroc., Olnd., Rauw., Spong. Vip.

- Angst mit	Kreos., Valer.
- Arm in den linken ausstrahlende	Acon.
- Bewegung bei	Form., Lycop.
- durchgehende	Anac.
- Einatmen beim	Anac.
- Gehen bei schnellem	Plb.

- Harnlassen bessert	Lith.
- heftige	Ac-sulf.
- Herzen in dem	Kreos.
- Herzen über dem	Kreos.
- Herzklopfen mit	Valer.
- Mittagessen nach dem	Magn-m.
- nachts	Anac., Mandr e rad.,
- Ohnmachtsanfällen mit	Magn-m.
- plötzliche	Heder.
- Rechtslage in	Lycop.
- Schwäche mit großer	Kreos.
- Wachstumsphase in der	Ac-ph.

Herzstolpern — Hapl., Visc.
- Empfinden mit stenokardischem — Rauw.

Herzstörungen
- Alter im — Gels.
- Angst mit — Cimic.
- Druck mit — Cimic.
- funktionelle — Cact.
- Herzklopfen mit heftigem — Zinc.
- nervöse — Acon., Asa., Cimic., Magn-c., Zinc.
- Sitzen im — Cimic.
- Unruhe mit — Cimic.
- Wärme bei — Cimic.

Herzstöße
- plötzliche — Mang.

Herztätigkeit
- Atemnot mit — Spong.
- beschleunigte — Bapt., Iber., Spong.
- Cheyne-Stokschen-Anfällen mit — Grind.
- Herzklopfen mit — Spong.
- krampfhafte — Zinc.
- Pulsieren mit, in der Brust — Lycop.
- Pulsieren mit sichtbarem, in der
  Herzgegend nachts — Iber.
- stürmische — Lycop.
- unregelmäßige — Spig., Zinc.
- Verlangsamung der — Grind., Lachn., Stroph.
- verstärkte — Iber.
- Zusammenschnüren mit, in der
  Herzgegend — Lycop.

Herztöne
- hart klopfende, bei Myokardschwäche   Bari-c.

Herztonikum   Arn.
- Basedow bei, mit Tachykardie   Lycop.
- Erkrankungen, bei fieberhaften   Adon.
- Herzschwäche, bei langsam eintretender   Amm-c.
- Infektionskrankheiten nach   Cact.

Herzversagen   Ac-hydroc.

Herzwassersucht   Dig.

H

Heuschnupfen(-fieber)   Ac-form., Ac-sal., Aral., Ars., Ars-j., Arund., Cepa., Cycl., Galph., Gels., Ipec., Jod., Luff., Napht., Psor., Ran-b., Sang., Sin-n., Stict.

- Brennen mit, in der Nase   Arum.
- Kälteempfindlichkeit mit großer   Sabad.
- Niesen mit heftigem   Sabad.

Hiatushernie   Agar.

Hilusfibrose   Ac-fl.

Hilusdrüsen
- Tuberkulose der   Calc-ph., Con., Tub.
- Verhärtung der   Ac-fl., Bari-c., Calc-ph.

Himbeerzunge   Tub.

Hinaufschauen
- Benommenheit beim   Cupr.

Hinfälligkeit   Ars., Bor., Brom., Canth., Cupr., Dulc., Guaj., Hydrast., Phyt., Podo., Ran-b., Sec., Stann., Tart-emet.

- abends   Croc.
- allgemeine   Bari-c.
- große   Ac-m., Colch., Croc., Kali-bi., Verat.
- Herzkollaps mit   Verat.
- Knien in den   Lith.
- Kreuz in dem   Lith.
- morgens um 11 Uhr   Abrot.
- Nervenkollaps mit   Verat.
- Ohnmachtsanfällen mit   Bapt.
- Schlaflosigkeit mit   Kreos.
- völlige   Lith.

Hinterhauptkopfschmerzen	Caps., Eupat-perf.
- anämische	Cin., Spig.
- Anstrengung nach	Petr.
- Ärger nach	Petr.
- Aufstehen beim	Ther.
- Auge, zum linken ziehende	Spig.
- Augen gegen die hin	Par., Petr.
- Augen über die ziehende	Rad.
- Augenschließen beim	Ther.
- Bandgefühl mit	Gels.
- Benommenheit mit	Lachn.
- berstende	Graph., Ipec.
- betäubende	Cin.
- Bewegung bei jeder	Colch.
- bleiernde	Carb-v.
- bohrende	Colch., Thuj.
- Brechreiz mit	Cocc.
- Bücken beim	Ther.
- Bücken bessert	Cin.
- drückende	Carb-v., Colch., Graph., Helod., Sulf.
- dumpfe	Cann-ind., Petr., Spong.
- Eingenommenheit mit	Petr., Sang.
- einseitige	Phyt.
- Erbrechen mit	Ther.
- Erwachen beim	Kres., Thal.
- Geräusch beim geringsten	Colch., Ther.
- grabende	Helod.
- hin- und herziehende	Abrot.
- Husten beim	Puls.
- klopfende	Cann-ind., Helod., Rad., Ther.
- Kopf wie zu voll, bei	Helod.
- langsam zu und abnehmende	Plat.
- lanzierende	Lues.
- Lesen beim	Cin.
- linksseitige	Cimic., Spig., Thal.
- Mittag bis 1 Uhr dauernde	Thal.
- morgens	Kres., Petr., Thal.
- Nachdenken beim	Cin.
- Nackenverspannung mit	Lachn.
- nachts	Lues.
- Nasenwurzel bis zur ausstrahlende	Sars.
- neuralgische,	Spig., Zinc.
- plötzlich kommende und gehende	Sabal.
- prickelnde	Sulf.

- pulsierende   Petr., Rad., Spong.
- Reifengefühl mit   Gels.
- reißende   Colch., Graph., Sulf., Thuj.
- Rücken bis in den ausstrahlende   Nicc.
- schießende   Sabal.
- Schläfe, von einer zur anderen
  wandernde   Lues.
- Schläfen bis in die ausstrahlende   Kres.
- Schläge wie   Cann-ind., Kres.
- Schwere mit bleierner   Petr., Sars.
- Schwindel mit   Lachn.
- stechende   Graph., Spong., Sulf.
- stichförmige   Lues.
- stoßende   Cann-ind.
- tiefsitzende   Lues.
- Übelkeit mit   Cocc., Ther.
- vorne nach ziehende   Senec.
- wandernde   Sabal.
- Wirbelsäule entlang der, bis in den
  Rücken ausstrahlende   Nicc.
- zerspringende   Spong.
- zusammenpressende   Plat.

Hinterkopf
- Ekzeme, nässende am   Olnd.
- Hohlheitsgefühl im   Staph.
- Leichtigkeitsgefühl im, mit Druck und
  Ziehen in den Hoden   Sec.
- Schweiß am   Calc-c.
- Schweregefühl im   Cepa.
- Vollheitsgefühl im   Cepa.

Hinken   Agar., Cact., Espel.
- intermittierendes   Plb., Sec., Tab.

Hinsein   Tab.

Hinzulegen
- Bedürfnis hat sich   Ac-picr.

Hippokrates-Gesicht   Ant-t., Ars., Carb-v.

Hirnhautentzündung   s. Meningitis

Hirnhautreizung   Apis., Arum., Bell., Cann-ind., Euph., Gels., Glon., Helleb., Hyosc., Ipec., Op., Stram.

- Angst mit   Canth., Sabad.

H

267

- Delirium mit	Canth.
Hirnrinde	Anhal.
Hirnstamm	Bufo.
Hitze	Abs., Ac-benz., Ac-lac., Ac-ox., Ac-ph., Ac-succ., Agar., Apis., Arn., Arum., Bellis., Berb., Canth., Card., Cauloph., Cham., Chin., Coff., Coloc., Croc., Crot., Echin., Dulc., Flor., Glon., Helleb., Hyper., Lach., Lil., Lues., Lyc., Magn-m., Mandr., Rhod., Samb., Sang., Sep., Spong., Stann., Sulf., Tarax., Thea., Vacc., Verat.
- abends	Valer.
- Anstrengung bei	Visc.
- aufdecken muß sich	Ac-sulf., Camph.
- Aufregung bei	Gels., Staph.
- Auftreten bei lautem	Ac-nitr.
- außerordentliche	Stram., Stront.
- Autorasen beim	Ac-nitr.
- Bewegung bei	Bell.
- Blutandrang mit	Ipec.
- brennende	Bell., Brom., Bry., Tarant.
- Bücken beim	Ac-nitr.
- Durst mit großem	Bry.
- Durst ohne	Olnd.
- Erschütterung bei	Bell.
- Essen nach dem	Cimic.
- fliegende	Jab.
- friert trotz	Heder., Nicc., Tub.
- Frost wechselt mit	Bor., Calc-fl., Cham., Ign., Lach., Spig., Tarant.
- Füßen mit kalten	Bapt., Eupat-perf.
- Gesicht im	Bufo., Valer.
- Gliedern in den	Bapt.
- Haut auf der	Cimic.
- helle	Ac-acet.
- innere	Anac., Anhal., Brom., Camph., Olnd.
- intensive	Phos.
- Kälte wechselt mit	Ferr-ph., Tarant.
- Kalttrinken muß bei	Ac-sulf., Bry.
- Klopfen mit	Ipec.
- Kopf im	Bufo., Cycl., Mez.
- Körper am ganzen	Lith., Nicc., Rauw.

- Körperteilen, in den erkrankten	Guaj.
- Leib im	Aloe.
- Magen im	Tereb.
- morgens	Stront.
- morgens um 2 Uhr	Nicc.
- nachts	Ant-c., Bapt., Staph.
- Nackensteifigkeit mit	Visc.
- Ohren in den	Eupat-perf.
- Prüfungen vor	Gels.
- Röte mit	Ac-acet.
- Regel während der	Ac-sal.
- Rücken den hinaufziehende	Phos.
- Schlaf im	Ac-sulf., Bor., Nicc.
- Schlaganfall wie vor einem	Ac-fl.
- Schweißausbrüchen mit	Op., Rauw.
- Schweiß, mit erleichterndem	Acon.
- Schweiß mit kühlem	Anac.
- Sonne, mit der steigende und fallende	Stront.
- ständige	Jod.
- starke	Hydroc.
- Totenblässe mit	Visc.
- trockene	Bell., Bry., Cedr.
- unnatürliche	Ac-acet.
- vertragen wird nicht	Cocc.
- Wallungen mit	Ferr-ph.
- Wangenröte mit	Abies., Tub.
- Wärme in der	Magn-c.
- Weingenuß bei	Visc.

Hitzeallergie
- Haut der, beim Darüberstreichen	Cimic.

Hitzeanfälle Ac-m.

Hitzeausbrüche
- nachts	Alum.

Hitzeschäden Arn.

Hitzeschauer Cin., Kreos.
- ängstliche	Ambr.

Hitzschlag Bell.

Hitzeüberlaufen Ac-ox., Sang.

Hitzewallungen Aran-ix., Arn., Jab., Sulf., Thuj.
- abends	Valer.

- Brechreiz mit   Sang.
- Brennen mit   Sang.
- Brust in der   Phos.
- Erschöpfung mit   Hydrast.
- Füßen mit kalten   Rauw.
- Gesicht zum   Ac-sulf., Hydrast., Sang., Yohim.
- Gesichtsröte mit   Hyosc.
- Kopf zum   Ran-b., Rauw.
- Kopfschmerzen bei   Eupat-perf.
- Kopfschmerzen mit   Sang.
- Körper im ganzen   Sep.
- oben nach ziehende   Sumb.
- Ohrensausen mit   Sang.
- Schwäche mit   Hydrast.
- Schweiß mit   Nicc.
- Schweißausbrüchen mit, nachts   Phos.
- Sitzen im   Valer.
- Übelkeit mit   Sang.
- Wangenröte mit   Sang.
- Wirbelsäule in der   Phos.
- zwischen Wirbelsäule und
  Schulterblättern   Phos.

Hitzig   Bell.

Hochfahrende Menschen   Plat.

Hochdruck   s. Hypertonie

Hochdruck-Krise   s. Hypertonie-Krise

Hochhausschwindel   Arg-nitr.

Hoden(-sack)   Lues., Med., Merc-sol., Teucr-sc.
- Ameisenlaufen am   Ac-ph.
- Atrophie des   Aur., Bari-c., Caps., Jod., Zinc.
- Ausschlag juckender, nässender am   Croton.
- Berührungsempfindlichkeit des   Clem., Spong.
- Brennen im   Ac-m., Lith., Mang., Rhod.
- Druck im   Cimic., Magn-c.
- Empfindlichkeit des   Sabal.
- Entzündung des   Ars., Bapt., Clem., Hydrast., Merc-sol.,
  Phyt., Plb., Rhod., Sep., Spong.
- Fehlanlage des   Carc.
- gequetscht wie   Ac-nitr., Ac-ox., Acon., Agn.
- geschrumpft wie   Thal.
- Geschwüre am   Beryl., Mez.

- hochgezogener	Aloe., Plb., Puls., Rhod.
- Jucken am	Ac-acet., Ac-m., Anac., Hep., Petr., Sel.
- Kälte am	Ac-picr., Agn., Carb-v.
- Kältegefühl am	Caps.
- Kältegefühl am linken	Helod.
- Kitzel am	Alum.
- kleiner	Aloe.
- Nässen am	Petr.
- Nässen zwischen Oberschenkel und	Petr.
- Neuralgien am	Ac-ox., Ac-succ., Acon., Agn., Bell., Chin., Cimic., Ham., Med.
- Ödeme am	Ars., Rhs-t.
- Quetschung des	Rhod.
- Reißen im	Puls.
- Reizung des	Led.
- Rötung des	Apis., Lith.
- schlaffer	Coff., Sulf., Tub.
- Schrunden, blutende am	Petr.
- Schwächeempfinden im	Mang.
- Schwitzen starkes am	Sil.
- Schwund der	Ant-c., Caps.
- Stechen im	Cimic., Hep., Rhod.
- Tuberkulose der	Aur., Aur-j., Tub., Teucr-sc.
- Tumoren an den	Aur., Calc-fl., Carb-v., Jod., Lues., Mez.
- überempfindlicher	Puls.
- unterentwickelter	Aur., Bari-c., Carc.
- Vergrößerung der	Arg-nitr.
- Verhärtung der	Arg-nitr., Aur., Carb-v., Jod., Lues., Phyt., Rhod., Spong.
- Ziehen im	Bellis., Magn-c., Mang., Psor.
- Zucken am	Caust.

Hodenekzem

Ac-acet., Ac-sal., Beryl., Bor., Calc-fl., Calc-ph., Calend., Caps., Croton., Graph., Hep., Sulf., Tell., Tub.

- juckendes	Petr., Rhs-t.
- nässendes	Bari-c., Petr.

Hodensamenstrang
- Brennen im, bei Erektion	Cann-ind.

Hodenschmerzen

Agn., Aloe., Bry., Bufo., Cact., Caps., Caust., Chin., Cin., Clem., Dulc., Ham., Helod., Hyper., Lith., Mez., Phos., Phyt., Rhod., Spong., Staph., Tarant., Thuj., Tub., Zinc.

H

- Berührung bei	Cocc.,
- brennende	Mang.
- Druck bei	Cocc.
- drückende	Aur.'
- Durchfall bei	Podo.
- gequetscht wie	Aur., Cocc.
- heftige	Ac-ox., Cocc., Coloc.
- hineinschießende	Coloc.
- Hoden im linken	Lac-c.
- Husten beim	Dros.
- kolikartige	Coloc.
- plötzliche	Coloc.
- spannende	Aur.
- schießende	Calc-ph.
- stechende	Abrot.
- zerschlagen wie	Cocc.
- ziehende	Abrot., Amm-c., Bapt., Kali-c.

Hodenschwellung Abrot., Apis., Aur., Calc-fl., Ham., Helod., Jod., Kali-j., Lith., Mez., Plb., Puls., Rhod., Rhs-t., Sabal.

- Autofahren beim	Brom.
- Berührungsempfindlichkeit mit	Clem., Spong.
- Erektionen mit heftigen	Zinc.
- harte	Spong.
- Schmerzen mit	Brom., Zinc.
- unspezifische	Spong.

Hodkin-Krankheit Vinc.

Hoffnungslose Menschen Apoc., Psor.

Höhenhusten Arn.

Höhenkrankheit	Bor., Lauroc.
- Atemnot mit	Coca.
- Erbrechen mit	Coca.
- Herzklopfen mit	Coca.
- Kollaps mit	Coca.
- Schlaflosigkeit mit	Coca.
- Übelkeit mit	Coca.

Hohlheitsgefühl Petr.

Homosexualität Anhal.

Hormonales System Puls.

Horner-Symptomenkomplex Lues., Puls.

H

Hornhaut	s. Keratosen und Schwielen
Hörstörungen	Ambr., Dros., Dulc.
- Rauchern bei	Cann-ind.
Hört	
- alles wie aus der Ferne	Bapt.
- weniger als normal	Helleb.
Hörverminderung	Anac., Carb-v., Croc., Dros., Kali-c., Kres., Thal.
- zugefallen wie	Bapt.
Hüften	
- Lähmigkeit in den	Cepa., Rhs-t.
- Reißen in den	Magn-m., Nicc., Rhs-t.
- Rieseln in den	Cann-ind.
- Schauer in den	Cann-ind.
- Schwäche in den	Cepa.
- Schwellung der	Led.
- Spannen in den	Rhs-t.
- Steifigkeit der	Rhs-t.,
- verrenkt wie	Ign., Psor.
- verstaucht wie	Ign.
- Ziehen in den	Rhs-t.
Hüftbeinkammschmerzen	
- Daraufdrücken beim	Cin.
Hüftgelenke(n)	Mez., Rhs-t.
- Arthritis der	Stram.
- Arthrose der	Ac-fl., Calc-fl., Harp., Rhs-t., Sil., Stann., Tell., Visc.
- Deformation der	Calc-c.
- Entzündung der	Hydroph.
- Erguß in den	Thal.
- Karies der	Caps.
- Knacken in den	Croc.
- Rheuma in den	Kali-nitr.
- Schwäche der	Podo.
- tuberkulinische	Tub.
Hüftgelenksschmerzen	Coloc., Verb.
- Bewegung, bei jeder unrechten	Tell.
- bohrende	Helleb., Kreos.
- Daraufliegen beim	Tell.
- Durchfällen in Folge von	Podo.
- Erkältung in Folge von	Podo.

- linksseitige	Nat-s.
- nachts	Ferr-ph.
- Nässe und Nebel bei	Nat-s.
- reißende	Ferr-ph.
- schießende	Nat-s.
- stechende	Ferr-ph., Helleb., Nat-s.
- Taubheitsgefühl mit	Kreos.

Hüftkapsel

- Schmerzen in der	Tell.
- Verspannung in der	Tell.

Hüftkapselansatzsehnen

- Schmerzen an den, beim Auswärtsdrehen des Beines	Tell.

Hüftmuskel

- kurz wie zu	All-s.

Hüftschmerzen

Ac-benz., Aesc., Ambr., Cad., Canth.,
Cham., Coloc., Lues., Med.

- anfallsartige	Verb.
- Beine kann nicht strecken	All-s.
- durchschießende	Agn.
- heftige	Stram.
- herabdrängende, bei Frauen	Cimic.
- hin- und herziehende	Cimic.
- Hüfte zu Hüfte schießende	Cimic.
- neuralgische	Verb.
- reißende	Euph., Lyc.
- rheumatische	Erig.
- Schwäche mit	Kali-c.
- Schweregefühl mit	Agn.
- stechende	Euph.
- Unsicherheit mit, beim Gehen	Agn.

Hühneraugen

Ac-acet., Ant-c. s.a. Klavus

- schmerzhafte	Kali-c.
- stechende	Bor.

Hunger

- Abneigung mit, gegen Essen	Nux-v.
- Angst bei	Kali-c.
- Appetit ohne	Agn., Amm-c., Cocc., Dulc. Plb., Rhs-t.
- Appetitlosigkeit wechselt mit	Naja., Valer.
- außerordenlicher	Ac-m.
- dauernd hat	Phos., Plat., Tab.

- Erstickungsanfälle wegen, kann nicht
  essen bei   Hyosc.
- essen könnte Tag und Nacht   Ac-sulf.
- essen möchte aber nicht   Bari-c.
- Essen trotz reichlichem   Anhal., Phos.
- gierig ißt alles hinunter   Calc-c.
- großer   Agn., Amm-c., Heder., Op., Stram.
- kauen möchte aber nicht   Bari-c.
- kommt 2 Stunden früher als normal   Thea.
- Leere mit   Op.
- morgens   Chin.
- nachmittags   Guaj.
- nachts   Ac-ox., Ac-ph., Ac-picr., Sel.
- nagender   Hyosc.
- Nervosität bei   Kali-c.
- Sättigungsgefühl mit raschem   Magn-c.
- Schluckkrämpfe wegen, kann nicht essen   Hyosc.
- Süßigkeiten auf, nach dem Essen   Merc-sol.
- Tag den ganzen hat   Lac-c.
- Trockenheitsgefühl mit   Op.
- unregelmäßiger   Aur.
- wenig hat   Cycl.
- worauf weiß aber nicht   Puls.
- Würgen wegen, kann nicht essen   Hyosc.
- zeitweise   Anac.
- zittert vor   Olnd.

Hungergefühl   Ac-fl., Anhal., Ant-c., Cimic., Verat.
- auffallendes   Bellis.
- Erregung, wenn die nachläßt   Canth.
- Herzgegend in der   Cocc.
- nachts muß auch essen wegen des   Bellis.
- nagendes   Cin.
- Schmerzen, wenn die nachlassen   Canth.
- Schwäche mit   Petr.
- Tag den ganzen hat   Petr.
- unangenehmes   Croton.

Hungern
- Schwarzwerden vor den Augen beim   Arist.
- Schwindel beim   Arist.

Hungerschmerz   Ac-acet., Hep., Phos.
- Essen gleich nach dem   Anac.
- Magenschwäche mit   Nicc.
- nagender   Kreos.

H

Hüsteln	Heder., Kali-c.
- Auswurf mit blutigem, geballtem	Abrot.
- Auswurf ohne	Teucr-sc.
- lästiges	Abrot.
- nervöses	Abs., Ac-picr., Ambr., Thea.
Husten	Agar., Bor., Cad., Card., Chin., Croton., Elaps., Mandr.
- abends	Agn., Alum., Rhod., Stann.
- alter Leute	Bari-c., Con.
- anfallsartiger	Cin., Hyper., Kres., Stann.
- Angst mit	Poth., Stram.
- Angstschweiß mit	Poth.
- angreifender	Magn-m.
- anhaltender	Lach.
- Anstrengung bei	Graph.
- Ärger bei	Anac.
- Atembeklemmung mit	Cocc.
- Atemnot mit	Aur., Carb-an.
- Atemzug bei jedem	Aran-d., Ipec.
- Atmung mit keuchender	Lyc.
- Auswurf mit blutigem	Crot., Dig., Dros., Kali-nitr.
- Auswurf mit blutstreifig-schleimigem	Tereb.
- Auswurf mit eitrigem	Calc-c., Carb-an., Dig., Dros., Guaj., Myos.
- Auswurf mit gelblich-weißem	Lauroc.
- Auswurf mit scharfem	Kres.
- Auswurf mit übelriechendem	Dros., Sulf., Ther.
- Auswurf mit viel	Thuj.
- Auswurf mit wenig	Ars., Hep., Stict.
- Auswurf mit zähem	Aur., Con., Dulc., Kali-bi.
- Bauchschmerzen mit	Clem.
- bellender	Cob., Dros., Dulc., Hep., Hyper., Sang., Stict., Tub.
- Bewegung bei	Beryl.
- Blutspucken mit	Stram.
- brennender	Clem., Visc.
- bronchitischer	Ferr.
- Brust, mit Wundheitsgefühl in der	Seneg., Stann.
- Brustbeklemmung mit	Cocc., Rhod., Sel., Visc.
- Bruststichen mit	Merc-sol.
- Brustzusammenschnüren mit	Zinc.
- Druck mit, unter dem Brustbein	Eupat-perf., Kreos., Tell.
- Druck mit, in der Lebergegend	Bry.
- Einatmen beim, von kalter Luft	Agn., Cepa., Rhs-t., Rumx.

- Einschlafen vor dem	Agn.
- Eintritt bei, ins warme Zimmer	Nat-c., Spong., Verat.
- Entblößen beim	Rhs-t.
- Erbrechen mit	Ac-form., Arum., Kali-c., Mez., Myos.
- erschöpfender	Rhod., Sil.
- erschütternder	Ant-c., Sec., Sil.
- erstickender	Ipec.
- Erstickungsanfällen mit	Amm-c., Tarant.
- Erstickungsgefühl mit	Verat.
- Erwachen beim	Psor.
- Essen beim	Mez.
- Essen nach dem	Anac., Calc-c., Staph., Zinc.
- festsitzender	Kali-j.
- Fettleibigen der	Amm-c.
- Freien im	Clem.
- Getränken nach warmen	Mez.
- hackender	Helod., Nicc., Zing.
- Halskitzel durch	Bapt.
- Harnwegspritzen mit	Colch., Rhod.
- harter	Ac-lac., Bry., Caust., Hep., Kali-bi., Kali-c., Sec.
- hartnäckiger	Ant-ars.
- häufiger	Tub.
- heftiger	Clem., Cycl., Lyc.
- heiserer	Cin., Dulc.
- Heiserkeit mit	Aloe., Sulf., Tarant.
- Herbst im	Dulc., Tub.
- hohler	Caust., Kali-bi., Verb.
- Kalttrinken bessert	Ac-lac., Caust.
- Kehlkopf vom ausgehender	Lith.
- Kehlkopfkitzel mit	Apis., Cepa., Con., Hydrast., Ign.
- Kehlkopfschmerzen mit	Nux-v.
- keuchender	Chelid., Dros., Lach.
- Kindern, bei lymphatischen	Dros.
- Kopfschmerzen mit berstenden	Caps., Eupat-perf.
- krampfartiger	Ac-lac., Apis., Chelid., Cin., Con., Ign., Kali-c., Kreos., Magn-c., Magn-m., Napht., Sec., Stram., Tarant., Ther., Verat., Zinc.
- kratzender	Aloe., Berb., Hydrast., Nux-v., Spong.
- kruppartiger	Stict.
- Kurzatmigkeit mit	Ars., Zinc.
- kurzer	Dulc., Euph., Lach.
- Lagewechsel bei	Kreos.

- lästiger	Euphr.
- Liegen im	Sil.
- lockerer	Euphr., Nat-s., Sulf., Tarant.
- Luft in kalter	Ars., Beryl.
- Lufteinatmen bei	Calc-c.
- Luftwechsel bei	Sang.
- monatelanger, im Herbst und Winter	Tub.
- morgens	Alum., Rhod., Sel.
- morgens um 1 Uhr eine Stunde lang	Cob.
- morgens um 3 Uhr	Kali-c., Kali-nitr., Magn-c.
- nachmittags, von 16 bis 20 Uhr	Lyc.
- nachts	s. Nachthusten
- Nagelkopfschmerz mit	Arn.
- nervöser	Ac-picr., Aur.
- Niederlegen beim	Ferr-ph., Psor., Scil., Staph.
- Niesen mit häufigem	Aral.
- pfeifender	Magn-m.
- quälender	Aral., Cimic., Guaj., Lauroc., Mang., Merc-sol., Psor., Rhs-t.
- rasselnder	Chelid., Stram.
- Rauchen beim	Clem.
- rauher	Dulc., Hydrast., Nux-v.
- Räuspern mit	Spong., Sulf.
- Rechtslage in	Merc-sol.
- Reizung mit, wie von einer Feder	Cin.
- Rückwärtsbeugen beim	Beryl.
- scharrender	Hep.
- Schlaf nach dem	Aral.
- Schlaf während des	Aral., Cham.
- Schleim mit dickem, gelbem	Tarant.
- Schleim mit zähem	Cact., Lach., Staph., Visc.
- Schleimabhusten mit geballtem	Magn-c.
- Schleimrasseln mit	Brom., Kali-s., Lyc., Petr., Visc.
- Schmerzen mit stechenden	Bellis.
- schmerzhafter	Acon., Aur., Beryl., Bry., Calc-c., Caust., Cycl., Eupat-perf., Nat-s., Ran-b., Seneg., Visc.
- schwerer	Arn.
- Singen beim	Stann.
- Sprechen beim	Alum., Anac., Cimic., Dros., Heder., Phell., Spong., Stann.
- Stauungshusten	Lauroc.
- Stechen mit, in den Lungenspitzen	Ther.
- Stechen mit, bis in den Rücken	Bellis.

- Stechen mit, in der Lebergegend — Bry.
- stoßartiger — Lith.
- Tabakrauch bei — Beryl.
- Tag und Nacht — Cimic., Spong.
- tagsüber — Euphr.
- Tiefatmen beim — Graph., Spong.
- Tiefatmungszwang mit — Ign., Sel.
- tiefer — Stann.
- trockener — Aca., Ac-lac., Acon., Alum., Amm-c., Ant-c., Apis., Aral., Arum., Aur., Berb., Beryl., Bry., Calc-c., Caust., Cimic., Cob., Con., Dulc., Eupat-perf., Euph., Ferr., Ferr-ph., Hydrast., Hyosc., Hyper., Ign., Kali-c., Kreos., Kres., Lach., Lauroc., Lith., Magn-c., Magn-m., Mang., Merc-sol., Mez., Napht., Nat-c., Nicc., Nux-m., Nux-v., Petr., Phell., Psor., Ran-b., Rhod., Rhs-t., Sang., Spong., Stann., Staph., Stict., Stil., Sulf., Tarant., Tereb., Verat., Visc.

- Trockenheit mit — Aloe.
- Übelkeit mit — Ac-form.
- unaufhaltsamer — Spong.
- unergiebiger — Cob.
- verkrampfter — Brom., Hyosc., Stil.
- Verschleimung mit — Bellis., Croton.
- Wetter, bei naß-kaltem — Mang.
- Winter im — Tub.
- Würgen mit — Arum., Ign., Kali-c., Sulf.
- Zimmer im warmen — Heder., Kali-s., Nat-c., Spong., Verat.

Hustenanfälle — Kres., Seneg.
- Asthma-Atmung mit — Ac-sulf.
- Atemnot mit — Ant-t., Latrod., Napht.
- Atemzug bei jedem — Ac-acet.
- aufweckende — Lues.
- Auswurf mit erschwertem — Tell.
- bellende — Lues
- Brechneigung mit — Dros.
- Erbrechen mit — Cocc., Hep.
- Erschöpfung mit — Ac-sulf., Croc.
- Erstickungsanfällen mit — Dros.
- Erstickungsgefühl mit — Plat.
- Erwachen nach dem — Nat-m.
- Harnabgang, mit unfreiwilligem — Scil.

H

- hohle	Ac-acet.
- hysterische	Plat.
- Kehlkopfkitzel in Folge von	Gels.
- Kehlkopftrockenheit in Folge von	Gels.
- Kindern bei, nachts	Scil.
- krampfartige	Hep., s.a. Krampfhusten
- kurze	Tell.
- langandauernde	Napht.
- lästige	Euphr.
- lockere	Hep.
- morgens	Nat-m.
- nachts	Ac-nitr., Anac., Ars., Dros., Lues., Med.
- Röcheln mit	Ac-acet.
- Schleim mit zähem, fadenziehendem	Cocc-c.
- Schleimbrocken mit gelben	Med.
- Sekret mit schleimig-blutigem	Hep.
- Tag und Nacht	Euphr.
- Trinken beim	Agar.
- trockene	Croc., Hep., Lues., Med.
- Würgen mit	Plat.

Hustenarten

- Basedowhusten	s. dort
- Grippehusten	s. dort
- Herzhusten	s. dort
- Keuchhusten	s. dort
- Kitzelhusten	s. dort
- Krampfhusten	s. dort
- Masernhusten	s. dort
- Morgenhusten	s. dort
- Nachthusten	s. dort
- Reizhusten	s. dort

Husteninkontinenz Caust.

Hustenmittel Ipec., Spong.

- Herbst im	Grind., Seneg., Teucr.
- Menschen alter	Seneg.

Hustenreiz Con.

- Auswurf bessert	Guaj.
- Brechneigung mit	Apom.
- Brustkorbberührung bei	Spig.
- dauernder	Abs., Stront.
- Engbrüstigkeit mit	Stront.
- Kehlkopf im	Coloc.

- nachts	Stront.
- nervöser	Ign.
- quälender	Guaj.
- Schleimauswurf mit	Spig.
- Stechen mit	Stront.
- trockener	Spig.
- Warmtrinken bessert	Aran-d.
- Ziehen mit krampfhaftem, unter dem Brustbein	Stront.

Hustenstöße
- hackende	Sang-nitr.
- kurze	Sang-nitr.

Hustet
- je mehr man, um so größer der Reiz	Stict.

Hut
- vertägt keinen	Glon., Sil., Valer.

Hutdruckempfindlichkeit — Ac-nitr., Alum., Croton.

Hutdruckgefühl — Carb-v.

Hydrogene Konstitution — Aran-d., Kali-nitr., Nat-s., Thuj.

Hydrops — Ac-acet., Apis., Colch., Dig., Lycop., Petros., Phos., Stroph., Tereb.

- Durst bei großem	Apoc.
- Dyspepsie bei	Crat.
- Gelenke der	Jod.
- Körperhöhlen in allen	Prun., Spong.
- Neigung zu	Ars., Prun.
- Nierenaffektionen, bei chronischen	Kali-nitr.
- Schleimbeutel der	Jod.

Hydrothorax — Colch.

Hydrozele — Abrot., Apis., Phos., Rhod., Tub.
- Knaben bei	Arum.

Hydrozephalus — Apis., Apoc., Calc-c., Calc-ph., Cupr., Heleb.
- akut	Zinc.

Hygrome — Apis., Bry.

Hyperazidität — s. Magensäure

Hyperakusis — s. Feinhörigkeit

Hyperallergie
- Haut der, beim Darüberstreichen   Cimic.

Hyperämie   Cic., Tarant.
- aktive   Bell., Glon.
- Blutandrang mit   Bell.
- Blutungsneigung mit   Acon.
- Euphorie mit   Op.
- Großhirn des   Stram.
- Haut der   Caps.
- Hirnhautreizung mit   Glon.
- Hitze mit   Bell.
- kongestive   Acon., Stram., Stront., Thea.
- langandauernde   Caps.
- Meningen der   Stram.
- passive   Caps., Gels., Mandr., Op.
- Schleimhäute der   Caps.
- Schweißausbrüchen mit   Bell.

Hypermenorrhö   s. Menorrhagie

Hyperparästhesien   Plb., Tarant.

Hypersensibel   Ambr., Agar.
- geistig   Phos.
- körperlich   Phos.
- nervlich   Ther.

Hypertension   Arn., Aur., Bari-m., Cean., Lycop., Olnd.
- Blutandrang mit, zum Kopf   Glon.
- Kopfschmerzen, mit pulsierenden   Glon.

Hyperthyreose   Acon., Brom., Calc-fl., Chin-ars., Fuc., Heder., Lach., Lycop., Magn-c., Phos., Spong., Thyr.
- Druckgefühl mit   Flor.

Hypertonie   Arn., Aur., Aur-m., Bari-m., Lach., Latrod., Lues., Magn-c., Mandr., Naja., Sang., Stront., Stroph., Tab.
- arterielle   Ipec.
- arteriosklerotische   Aran-ix., Crat., Jod., Kres., Sec., Visc.
- Benommemheit mit   Millef.
- blasse   Bari-c.
- Blutandrang mit   Millef.
- dekompensierte   Apoc.
- essentielle   All-s., Aran-ix., Crat., Glon., Rauw., Sec., Visc.

- juvenile	Kres.
- Kopfschmerzen mit	Millef.
- nephrogene	Ac-fl., Plb.
- rote	Visc.
- Schwindel mit	Millef., Visc.
Hypertonie-Krise	Ac-fl., Ac-sal., Arn., Glon.
Hypertrophie	Calc-fl.
- Ventrikel des linken	Kres.
Hypochondermittel	Nux-v.
Hypochondrie	Ac-ph., Agn., Aloe., Arg-nitr., Asa., Bism., Cact., Card., Coff., Con., Croc., Hyper., Ign., Kali-ph., Lyc., Magn-m., Nat-c., Nux-m., Nux-v., Sabad., Staph., Zinc.
- greizte	Lath.
- launische	Puls.
- mimosenhafte	Puls.
- nervöse	Lath.
- unruhige	Lath.
Hypochondrium	
- Schmerzen im rechten	Berb., Bry.
- Stiche im rechten	Graph.
Hypogenitalismus	Graph.
Hypoglossusparese	Euph.
Hypoglykämie	
- lavierte	Sulf.
Hypomanie	
- Krampfneigung mit	Kali-br.
- Unruhe mit motorischer	Kali-br.
Hypomenorrhö	Graph., Puls.
Hypophyse	Puls.
- Störung der	Magn-c.
- Unterfunktion der	Arist., Cimic., Puls.
Hypopyon	Croton., Hep.
Hypotension	
- Erschöpfung mit	Chin-ars.
- Müdigkeit mit	Chin-ars.

H

Hypothyreose	Graph.
Hypotonie	Abrot., Ac-picr., Acon., Agar., Bari-m., Cepa., Crot., Ferr-ph., Gels., Hapl., Meph., Myrt., Naja., Rad., Staph., Tab.
- endokrine	Lach.
- hypostatische	Tab.
- Schwindel mit	Arist., Kali-c.
Hysterie	Ambr., Anhal., Asa., Cast., Cham., Cimic., Hyper., Kali-ph., Lil., Magn-c., Magn-m., Meph., Nux-m., Plat., Sabad., Stram., Tarant., Valer., Verat., Zinc.
- anfälle	Ran-b.
- belebend bei	Mosch.
- Klimakterium im	Ther.
- krampfstillend bei	Mosch.
- Krankheitsbildern, ist allen beigemischt	Ign.
- Lachen mit	Cann.
- Pubertät in der	Ther.
- Singen mit	Cann.
- Schreien mit	Cann.
- Schwindel bei	Ac-succ.
- Tanzen mit	Cann.
- Trancezustand, wie im bei	Cann.
- Verhaltensweise, mit läppischer	Croc.
Hysteriemittel	Hyper., Ign., Meph.
Hystero-Epilepsie	Sec.

I

Ichthyosis	Kres., Lyc.
Ideen	
- fixe	Alum., Helleb., Rhs-t., Sabad., Sil., Thuj.
- Zudrang von	Cypr.
Idiotie	Helleb., Tarant.
- agile	Calc-ph.
Ikterus	Ac-ph., Ant-c., Berb., Calc-c., Carc., Card., Chelid., Chion., Crot., Cupr., Dig., Gels., Guaj., Lach., Lyc., Magn-m., Magn-s., Mang., Merc-sol., Myric., Nat-s., Phos., Plb., Quas., Stil.
- Ärger nach	Bry., Cham.
- Aufregung nach	Bry.
- Essen nach	Cham.
- Gallenstauung mit	Podo.
- Harndrang, mit vermehrtem	Jugl-reg.
- langwieriger	Podo.
- Leberschädigung mit	Podo. ᵣ
- Leberschmerzen mit	Jugl-reg.
- Leberstörung mit	Rheum.
- neonatorum	Rheum.
- simplex	Tarax.
- Streit nach	Bry.
Ikterusmittel	Card., Chelid., Lyc., Tarax.
Ileosakralgebiet	
- Pflockgefühl im	Aloe.
Ileosakralgelenk	Aesc.
- Brennen am	Lachn.
- Schmerzen am	Aesc.
Ileosakralschwäche	Calc-ph.
Illusionen	Anhal.
- Schlangen von	Lac-c.
Immunstörungen	Carc.
Impetigo	Ant-c., Lyc., Med., Merc-sol., Mez., Rhs-t.
- Juckreiz mit starkem	Viol-t.
Impffolgen	Sil.

Impfnarben	Vacc.
Impfschädigungen	
- Folge von	Thuj.
Impotenz	Abrot., Abs., Ac-benz., Ac-hydroc., Ac-m., Ac-ph., Ac-succ., Ambr., Anhal., Aur., Bari-c., Bell., Bufo., Brom., Cad., Calad., Caust., Chin., Cob., Con., Cupr., Damin., Dulc., Eupat-perf., Ferr-ph., Gels., Graph., Hep., Ign., Kreos., Kres., Lach., Lues., Med., Mosch., Naja., Nat-m., Nux-m., Nux-v., Phos., Plb., Rad., Sel., Sep., Stann., Stront., Sulf., Tub., Uran., Verat., Zinc.
- Erwartung bei sexueller	Arg-nitr.
- Feigheit wegen	Caps.
- Gereiztheit nach	Thal.
- Kreuzschwäche mit	Helon.
- Libido bei	Lyc.
- Müdigkeit aus	Caps.
- psychisch bedingte	Onos.
- Schwäche aus	Heder., Magn-ph.
- sexueller Erregung, trotz starker	Thea.
- ständige	Jod.
- Sünder der alten	Agn.
- temporäre	Jod.
- Trinkern bei	Led.
- Unlust, mit zunehmender	Agn.
- zunehmende	Kali-br.
Indifferente Menschen	Sep.
Induration	Sulf.
Infantilismus	Puls.
Infektanfälligkeit	Abrot., Cad.
Infektarthritis	Phyt.
- fokale	Kalm.
Infektionen	Amm-c., Chin.
- akute	Bell.
- alte	Thuj.
- äußere	Sil.,
- chronische	Sil.
- fieberhafte	Bell., Eucal., Verat.

- grippale	Eupat-perf.
- katarrhalische	Eupat-perf.
- Kreislaufschwäche mit	Crat.
- lange zurückliegende	Psor.
- Toxinschmerzen mit	Bapt.

Infektionsbekämpfung Arist.

Infektionskrankheiten
- akute	Verat.
- Erschöpfung mit	Amm-c.
- exanthemische	Bapt.
- fieberhafte	Eucal.
- Folgezustände, von chronischen	Thuj.
- grippale	Eupat-perf.
- Herzschwäche mit	Verat.
- Hinfälligkeit mit	Amm-c.
- hochfiebrige	Verat-v.
- Kollaps mit	Ail., Amm-c., Verat.
- Krämpfen mit	Stram.
- Kreislaufkollaps mit	Verat-v.
- Kreislaufschwäche mit	Verat.
- Lebensgefahr, mit drohender	Amm-c.
- Manien mit	Stram.
- Meningismus mit	Stram.
- Ohnmacht mit	Amm-c.,
- Phase, in der ersten fieberhaften	Acon.
- Schüttelfrost mit	Urt.
- Schwäche mit	Ail., Amm-c.
- schwere, mit septischem Verlauf	Ail., Lach.
- toxische	Crot.
- Vasomotorenkollaps mit	Crot.
- Zyanose mit	Amm-c.

Infektionsmittel Rhs-t.

Infiltrationen
- brettharte	Pyrog.
- parametrische	Kali-m.

Infraorbitalneuralgie Iris., Mez., Spig.

Inguinaldrüsen
- steinharte	Brom.

Innenohr Caps.
- Schädigung des	Sec.
- schwerhörigkeit	Thal.

Insektenstiche	Cardios., Cepa., Led., Staph.
Intellekt	
- Schädigung des	Carc.
- Schwäche des	Med.
- Störung des	Bor., Calc-c., Nux-m.
Intelligenzschwäche	Dig., Bufo.
Interkostalneuralgie	Mang., Mez., Ran-b., Verb.
- Ameisenlaufen mit	Tab.
- Kribbeln mit	Tab.
- Sternumnähe in der	Asclep.
- Taubheitsgefühl mit	Tab.
Intertrigo	s. Wolf
Intolerante Menschen	Carb-s.
Iridozyklitis	Ac-benz., Ac-form., Apis., Aur., Bell., Bry., Gels., Kali-j., Merc-sol.
Iritis	Ac-form., Apis., Aur., Bell., Bor., Bry., Colch., Euphr., Kali-j., Lues., Med., Merc-sol., Rhs-t., Staph., Tereb., Thuj., Vacc.
- rezidivierende	Tub.
- rheumatische	Ac-benz.
Irresein	
- Gewalttätigkeit mit	Anac.
- Halluzinationen mit	Anac.
- manisch-depressives	Anac.
Irrsinn	Verat.
Ißt	
- ohne zu wissen was er ißt	Aur.
- viel und klagt über Hunger	Verat.
Ischämie	
- Akren der	Sec.
Ischias	Ac-lac., Ac-sal., Acon., Agar., Apis., Aran., Arn., Ars., Bry., Card., Caust., Cimic., Dulc., Ferr-ph., Form., Gins., Ham., Kali-bi., Magn-m., Mandr e rad., Med., Nux-v., Phyt., Plat., Rhs-t., Sang., Staph., Syph., Tart-emet., Valer., Visc., Zinc.

- Beine, mit Atrophie der	Thal.
- Fußgelenkschwellung mit	Stront.
- Kältegefühl mit	Ther.
- Kniekehlenschmerzen mit	Verat.
- linksseitiger	Lach.
- rechtsseitiger	Tell.
- Säufer der	Ac-sulf.
- schlimmer bei Husten, Niesen, Pressen	Amm-c.
- Schwangerschaft in der	Sep.
- Taubheitsgefühl mit	Gnaph.
- Wurzel von der ausgehender	Calc-fl.

Ischiasnerv

- Reißen an dem	Visc.
- Ziehen an dem	Visc.

Ischiasschmerzen — Calc-ph., Colch., Gins., Iris., Lac-c., Mandr e rad., Mang., Mez.

- anfallsweise	Coff.
- Aufsetzen beim	Led.
- Aufstehen beim	Mandr.
- Beine, beim Herunterhängenlassen der	Mandr.
- besser durch Druck	Coff.
- besser beim Gehen	Tell.
- besser bei Stuhl- und Blähungsabgang	Coloc.
- Bücken beim	Tell.
- chronische	Plb.
- durchschießende	Coff., Tereb.
- einschießende	Coloc.
- Gefühlslosigkeit mit	Calc-fl.
- Gehen beim	Coff., Psor.
- hartnäckige	Tereb.
- heftige	Gnaph., Tereb.
- Husten beim	Magn-m., Tell.
- Kälte mit, bei einzelnen Hautpartien	Plb.
- Kältegefühl mit	Calc-fl.
- Krämpfen mit	Led.
- Kreuz und Hüfte von, bis über die Oberschenkel ziehende	Tell.
- Lachen beim	Tell.
- Niesen beim	Magn-m.
- Sitzen beim	Led.
- Stuhlpressen beim	Magn-m., Mandr., Tell.
- Taubheitsgefühl mit	Calc-fl.
- zerreißende	Coff.

J

Jahreszeit
- heiße   Rhod.
- kalte   Rhs-t.

Jaktation   Carc., Cin., Zinc.

Jammernde Menschen   Cin.

Jochbeinschmerzen   Stront.

Jodmangelkropf   Fuc.

Jodunverträglichkeit   Brom.

Jodvergiftung   Conv.

Jucken-Juckreiz   s. Hautjucken

Jugendliche
- abgemagerte   Ac-sulf.
- bleichsüchtige   Graph.
- fette   Graph.
- heruntergekommene   Ac-sulf.
- ungeliebte   Ac-sulf.
- verwahrloste   Ac-sulf.

J

K

Kachexie	Abrot., Ac-acet., Ac-fl., Ac-m., Ac-nitr., Ac-sulf., Alum., Ars., Bari-c., Beryl., Brom., Chin., Chin-ars., Cond., Jod., Kali-bi., Lues., Merc-sol.
- Karzinom bei	Kreos.
- Kollapsneigung mit	Carb-v.
- Kreislauf mit schwachem	Carb-v.
- Lues nach	Lach.
- Malaria nach	Eucal., Eupat., Lach.
- Ödemen mit	Kali-j.
- rapide	Plb.
- Tonikum bei	Hydrast.

Kaffegenuß	
- Abneigung gegen	Ac-sulf.
- Armschmerzen nach	Cob.
- Beinschmerzen nach	Cob.
- bessert Magen- und Bauchkoliken	Coloc.
- Magenschmerzen, krampfartige nach	Cham.
- verschlimmert	Psor.
- Zittern nach	Cob.

Kallusbildung	
- schlechte	Symph.
- verzögerte, bei Frakturen	Bellis., Calc-ph.

Kallusmangel	Calc-fl.

Kalt	
- alles muß sein	Ac-ph.

Kaltbaden	
- Kopfschmerzen nach	Ant-c.
- Magenverstimmung nach	Ant-c.

Kälte	Aran-d., Cupr., Helleb., Podo., Vacc., Verat.
- Abneigung gegen	Elaps.
- äußere	Ipec.
- Beinen in den	Ac-ox.
- eisige	Cad., Tab.
- empfindlich auf	Calc-sil.
- Händen in den	Ac-ox.,
- Hitze mit innerer	Ipec.
- Kopfschmerzen bei	Chin.
- Körper im ganzen	Ferr., Mosch.

- Körperteilen in allen	Elaps.
- Magen im	Cist.
- Mund im	Cist.
- nachts	Mez.
- Ofen, selbst am warmen	Cad.
- Organen in allen	Elaps.
- schüttelfrostartige	Tab.
- von unten nach oben steigende	Tab.
- wird nicht vertragen	Cocc., Phos.

Kälteempfindlichkeit — Ac-ph., Aral., Colch., Heder., Hep., Ign., Kali-nitr., Mang., Nat-s., Petr., Rhod.

- große	Sabad.
- Kopf muß einhüllen	Magn-m.
- Prickeln mit	Spig.
- Schnupfen, bei allergischem	Sabad.

Kältegefühl — Acon., Aran-ix., Bari-c., Calc-fl., Carb-v., Cad., Cedr. Lauroc., Nux-v., Phyt., Plat.

- Achselschweiß mit	Heder.
- After im	Tereb.
- Anstrengung bei	Arg-nitr.
- Aufregung bei	Arg-nitr.
- äußerliches	Calc-c., Helod.
- Bauch im	Tereb.
- Brust in der	Carb-an., Elaps., Helod.
- Frösteln mit	Anhal.
- Füßen an den	Verat.
- Gesicht im	Beryl., Verat.
- großes	Lac-c.
- halbseitiges	Mez.
- Händen an den	Verat.
- Herzen am	Cic., Kali-nitr.
- Herzklopfen mit	Heder.
- Hirnbasis, von der abwärts ziehendes	Helod.
- Hoden in den	Brom., Caps.
- immerliches	Calc-c., Colch., Helod.
- Knie unter dem	Ther.
- Körper am ganzen	Aran-d., Tarant., Verat., Visc.
- Körperteilen, in den verschiedensten	Cist.
- Magen im	Abs., Berb., Calc-sil., Caps., Colch.
- Mund im	Verat.
- Ohren mit glühenden	Caps.
- Rücken im	Ac-ox., Strych.
- Schulterblättern, zwischen den	Amm-m.

- Schweißausbrüchen mit	Heder.
- Unterleib im	Ambr.
- Wallungen mit heißen	Psor.
- warm wird nicht einmal im warmen Zimmer	Aran-d.
- Wirbelsäule an der, abwärts ziehendes	Strych.
- Zimmer im warmen, wie in ungeheizten Räumen	Croc.

Kälteschauer — Ac-ox., Anac., Cad., Caps., Chin., Cob., Hirud., Latrod., Rhs-t., Stram.

- Hitzeschauern mit	Plat.
- Körper, über den ganzen kriechende	Valer.

Kälteurtikaria — Ac-lac., Dulc., Med.

Kältewellen

- aufsteigende, von den Füßen bis zum Gehirn — Helod.

Kanzeröse Diathese — Thuj.

Kapillaren — Lach., Millef., Phos.
- Blutungen der — Arn.
- Brüchigkeit der — Ac-succ., Ac-sulf., Carb-v.
- Erweiterungen der — Arn., Glon.
- gift, schweres — Colch., Crot.
- Verletzlichkeit der — Ac-acet.

Kapillarschädigungen — Abrot., Lach., Millef.
- Bestrahlungen durch — Arum.
- Erfrierungen durch — Arum.
- Petechien, mit Neigung zu — Ac-sulf.

Kapselgewebe — Calc-fl.
- Entzündung am, aller Gelenke — Kali-j.

Karbunkel — Ac-m., Amm-c., Ars., Bellis., Crot., Echin., Hep., Lach., Sulf.

- Brennschmerz mit — Tarant-c.

Kardiospasmus — Bari-c., Bell.

Karies — Abrot., Abs., Ac-ph., Aur., Calc-c., Calc-ph., Euph., Guaj., Hep., Kali-j., Med., Merc-sol., Sil.

- Gehörgangsknöchel am — Lues.

Karotiden
- Hüpfen der   Petr.
- Klopfen der   Sang., Thea.
- Pulsieren der   Glon.

Karzinom   Abrot., Ac-acet., Ac-fl., Ac-form., Ac-nitr., Arg-nitr., Ars., Aster., Berb., Carb-v., Carc., Chin., Chin-ars., Cob., Hydrast., Kreos., Lap-a., Visc.

- blutungen   Hydrast.
- familiärer Genese   Carc.
- folgezustände   Kreos.
- geschwüre   Calend.
- kachexie   Helleb., Hydrast.
- Metastasen mit schmerzhaften   Euph.
- Schmerzen, mit ausstrahlenden   Helleb., Staph.
- siechtum   Lauroc.

Karzinose   Abrot., Arum., Lues.

Kataleptische Zustände   Graph., Mosch.

Katarakt   Amm-c., Calc-fl., Cann-ind., Caust., Con., Magn-c., Napht., Nat-m., Sec., Sil.

- diabetes   Kreos.
- seniles   Calc-c.

Katarrhe
- chronische   Nat-c., Tub.
- Kindesalter im   Tub.
- rezidivierende   Tub.
- trockene   Nat-c.
- verschleppte   Hydrast.

Katermittel   Nux-v.

Kathederfieber
- vorbeugend   Camph.

Katzenschlaf   Sulf.

Kauen
- Rachen trockener, brennender beim   Euph.
- Schlaf im   Ign.
- Schmerzen beim   Anhal.
- Wangenschleimhaut-Pelzigkeit beim   Anhal.

Kaufaulheit   Ac-picr.

Kaumuskeln
- Krämpfe der   Verat.
- Schmerzen an den   Cocc.
- Zuckungen, krampfartige der   Nux-v.

Kehlkopf   Aral., Caust., Guaj., Kali-bi., Lyc.,
                                           Rumx., Sel., Spong.

- Berührungsempfidlichkeit des   Lach.
- Brennen im   Canth., Lauroc.
- diphterie   Ac-nitr.
- Druckempfindlichkeit des   Lach.
- Engegefühl im   Arum.
- Heiserkeit im   Verb.
- Hitze im   Magn-m.
- Karzinose am   Caust.
- Kitzel im   Apis., Ant-s., Cepa., Cocc-c., Sep.,
                                           Teucr-mar.
- Kitzel im mit Husten   Lac-c.
- Kratzen im   Bry., Nat-m., Petr., Sep., Thuj.
- Krebs am   Kreos., Kres.
- Pelz wie mit ausgefüllt   Phos.
- Rauheit im   Arum., Caust., Cepa., Graph., Kali-bi.,
                                           Lauroc., Mandr., Nat-m., Sep., Tarant.,
                                           Teucr-mar., Verb.
- Räusperzwang im   Teucr-mar.
- Schleimabräuspern aus dem   Hyper., Iber.
- Schleim zäher im   Ac-ox., Cocc-c., Samb., Thuj.
- Schmerzen im   Cocc-c., Kreos., Phos., Sabal.
- Schwäche im   Arist.
- Schwellung des   Arum.
- Splittergefühl im   Nat-m.
- Tabakrauchen bessert   Tarant.
- Trockenheit im   Arum., Bry., Gels., Graph., Lauroc.,
                                           Magn-m., Mandr., Petr., Teucr-mar.
- Verengung des   Spong.
- Verhärtung des   Kres.
- Verkrampfung des   Hydroph., Samb.
- Wundsein im   Cepa., Eupat.perf., Gels., Kali-bi.,
                                           Magn-m., Merc-sol.
- zusammengeschnürt wie   Brom., Helleb., Iber., Visc.

K

Kehlkopfentzündung	Ac-form., Ac-lac., Acon., Aloe., Ambr., Amm-j., Ant-c., Arg-nitr., Arum., Bell., Bellis., Brom., Bry., Calc-fl., Calc-ph., Caps., Carb-v., Caust., Cepa., Con., Croton., Dulc., Echin., Eucal., Ferr-ph., Gels., Hep., Influ., Jod., Kali-bi., Kali-c., Lues., Magn-m., Par., Petr., Phos., Phyt., Psor., Puls., Rumx., Sabad., Samb., Scil., Sil., Spong., Verb.
- chronische	Rad.
- Glottisödem mit	Apis.
- Heiserkeit mit	Rad.
- Hustenanfällen bei trockenen	Guaj.
- Hustenreiz mit	Spig.
- Krampfhusten mit	Sang.
- Stimmbandschwäche mit	Arum., Stann.
- Trockenheit mit	Rad.
- Verschleimung mit	Spig.
Kehlkopfkatarrh	Alum., Amm-c., Ant-c., Euph., Gels., Heder., Jod., Puls., Rumx., Sep., Stram., Thuj.
- Absonderungen mit eitrigen	Kali-bi., Petr.
- Brennen mit	Sulf.
- chronischer	Beryl., Hydrast., Nat-m.
- Glottisödem mit	Sang.
- Heiserkeit mit	Sulf., Vinc.
- Rauheit mit	Vinc.
- Räuspern mit	Hydrast.
- Schleim mit weiß-gelblichem	Calc-c., Hydrast.
- verschleppter	Seneg.
- Wundheit mit	Hydrast., Mang.
Kehlkopschleimhaut	Caust.
Kehlkopftuberkulose	Ac-form., Arg-nitr., Kreos., Phos., Sel., Stann., Tub.
- Auswurf mit eitrigem, blutstreifigem	Amm-j.
Keimdrüsen	
- Schädigung der	Colch., Rad.
- Schwäche der	Calc-c.
Keloid	s. Narbenwulst

Keratitis	Ant-c., Apis., Ars., Calc-c., Calc-fl., Calc-hyp., Calc-ph., Calc-s., Croton., Euphr., Hep., Kali-c., Lues., Puls., Rad., Rhs-t., Sil., Thuj., Tub., Vacc.
- chronische	Hep.
- eitrige	Merc-sol.
- endogene	Kali-m.
- hartnäckige	Kali-m.
- Kaltwaschen bessert	Arg-nitr.
- parenchymatosa	Aur., Kali-m.
- Rötung mit wenig	Kali-m.
- Sehstörung mit	Aur., Kali-m.
- skrofulöse	Aeth.
- Trübung mit	Aur., Kali-m.
Keratosen	
- schuppende	Aur.
- trockene	Aur.
Keuchhusten	Ammi., Ant-c., Arn., Atrop-s., Bell., Brom., Carc., Chin., Cin., Cocc-c., Con., Corall., Dulc., Ferr-ph., Heder., Hyper., Kali-bi., Kali-br., Kali-c., Lach., Led., Napht., Sang., Sil., Spong., Stict., Stram., Tab.
- anfallsweise	Ac-mur.
- ängstlich bei	Dros.
- Atemnot mit	Cupr-ars., Dros.
- Erstickungsanfällen mit	Meph.
- Heiserkeit mit	Cupr-acet.
- Kindern bei pausbäckigen	Seneg.
- Niederlegen beim	Dros.
- Rasselgeräuschen mit keuchenden	Ipec.
- reizbar bei	Dros.
- schwerer	Verat.
- Übelkeit mit	Lob.
- Unruhe mit	Dros.
- Würgen mit	Lob.
Kiefer	
- Verlangen starkes, die zusammenzubeißen	Podo.
Kieferdrüsen	
- Schwellung der	Bari-c.

K

Kiefergelenk
- Knacken des beim Kauen   Rhs-t.
- Knarren des   Petr.
- Krämpfe im linken   Spong.
- Rheuma im   Rob.
- Schwellung des   Petr.
- verrenkt wie   Ac-hydroc.

Kiefergelenkschmerzen
- heftige   Verb.
- reißende   Bry.
- Zangen wie in   Verb.
- zuckende   Petr.

Kieferknochen   Hekla.
- Schmerzen in den   Plat.

Kieferkrämpfe   Cic., Ign., Oena.
- Muskelzucken mit   Ac-hydroc.

Kiefernekrose   Merc-sol., Phos.

Kieferschmerzen   Eupat-perf., Kali-j.
- grabende   Plat.
- heftige   Hekla.
- Kauen beim   Hekla.
- neuralgische   Agn.
- pulsierende   Plat.
- reißende   Aur.
- tiefsitzende   Aur.
- ziehende   Aur.

Kiefersperre   Abs., Ac-hydroc., Bell., Caust., Cic., Nux-v., Oena., Petr.

Kinder
- abgemagerte   Ac-sulf., Sars.
- alt aussehende   Abrot., Lyc.
- anfassen lassen sich nicht   Ant-t.
- ängstliche   Cin., Magn-c., Puls., Vinc.
- Angiome bei   Abrot.
- Asthma der   Nat-s.
- Augenringen mit blauen   Abrot.
- bleiche   Abrot., Podo.
- Brust, saugt gierig und hungrig an der   Helleb.
- Brust zu nehmen weigert sich   Cin.
- dicke   Calc-c.
- dickköpfige   Carc.

- dunkelhaarige	Calc-ph., Ign.
- dystrophische	Sil.
- eigensinnige	Cin.
- elende	Magn-c.
- empfindliche	Staph.
- Erregbarkeit mit erhöhter	Ign., Magn-ph.
- exsudative	Sil.
- Froschbauch mit	Sil.
- furchtsame	Bari-c.
- Füße können nicht stillgehalten werden	Kali-br.
- gedrückte	Vinc.
- geistig schwache	Bari-m.
- geistig zurückgebliebene	Bari-c., Bari-m., Bufo.
- Gesicht mit runzeligem	Abrot.
- getragen werden wollen nicht	Cham., Vacc.
- grazile	Calc-ph.
- greisenhaft aussehende	Lyc., Sil.
- Hände können nicht ruhig gehalten werden	Kali-br.
- Haut mit gelber	Podo.
- Hauterkrankungen mit konstitutionellen	Vinc.
- heruntergekommene	Ac-sulf., Magn-c.
- Herzklopfen mit	Ac-ph.
- hirngeschädigte	Helleb.
- hysterische	Coff.
- Knochenschmerzen bei hochschießenden	Ac-ph.
- körperlich kleingebliebene	Bari-c.
- Krämpfe der	Cham., Cin.
- kümmerlich aussehende	Sil.
- launenhafte	Cin., Ign.
- leptosome	Calc-ph.
- lernen schlecht	Bari-c.
- Lymphatismus mit	Calc-ph.
- nachdenkliche	Abrot.
- nervöse	Coff., Cypr., Puls.
- neurasthenische	Calc-ph.
- neuropathische	Cypr.
- neurotische mit Einschlafstörungen	Anhal.
- pastöse	Calc-c.
- rachitische	Sil.
- reizbare	Cham., Magn-c., Magn-ph., Rheum.
- sauer riechende	Hep., Rheum.

K

- Schleimhauterkrankungen mit konstitutionellen	Vinc.
- schnell wachsende	Ac-ph.
- schnüffelnde	Amm-c., Med.
- schreiende	Cham.
- Schwäche mit reizbarer	Ign.
- schwächliche	Calc-ph.
- schwachsinnige	Bufo.
- skrofulöse	Sil.
- störrische	Ant-c., Cham.
- stumpfsinnige	Bari-c.
- tanzen, wenn sie Musik hören	Carc.
- ungeduldige	Cham.
- ungeliebte	Ac-sulf.
- Urinieren, schreien beim	Bor.
- unruhige	Rheum.
- unterernährte	Abrot.
- verdrießliche	Ant-t.
- verwahrloste	Ac-sulf.
- wachsen schlecht	Bari-c.
- wachsen schnell	Ac-ph.
- weinerliche	Cin., Ign.
- widerspenstige	Ant-c.
- zittrige	Magn-c.

Kinderlähmung   Caust., Kres., Olnd.

Kindermittel   Bari-c., Calc-c., Carc., Cin., Croc., Lyc.
- großes   Bell.
- Kleinkinder der   Cham., Rheum.
- Säuglinge   Rheum.

Kinn
- Akne am   Sep.
- Ekzem am   Sep.
- Prickeln um das   Ran-b.
- Wärzchen am   Sep.

Kinnbackenkrampf   Plb.

Kinnkrämpfe
- Muskelzucken mit   Ac-hydroc.

Kinnlade
- Herunterhängen der   Ac-hydroc., Ac-picr.

Kissenbohren   Apis., Helleb.

Kitzelhusten   Ac-lac., Ac-ox., Amm-br., Arist., Bor., Cad., Calc-fl., Cob., Lauroc., Scil., Senec., Vinc.

- abends   Ign.
- Atemnot mit   Ac-hydroc.
- Aufdecken beim   Rumx.
- Aufsetzen bessert   Hyosc.
- Auswurf mit zähem   Arg-nitr., Arum., Cham., Puls., Sep.
- Bauch im   Verat.
- bellender   Canth., Caps., Cepa.
- Blutandrang mit   Ac-sal.
- Blutauswurf mit   Ac-nitr.
- Blutungsneigung mit   Ac-sal.
- Brechreiz mit   Apom.
- brennender   Amm-c., Mez.
- Brust von der ausgehender   Nat-m.
- Brustbein unter dem   Cann-ind., Verat.
- Bruststechen mit   Caps.
- Einschlafen beim   Tub.
- Eintritt beim, ins warme Zimmer   Nat-m., Verat.
- erschütternder   Olnd., Sil.
- Erstickungsanfällen mit   Arum.
- Erstickungsgefühl mit   Cann-ind., Lach.
- Essen beim   Hyosc., Phos.
- Gerüchen bei   Phos.
- Gliederstechen mit   Caps.
- hackender   Wye.
- Harnwegspritzen mit   Puls.
- harter   Rhs-t.
- hartnäckiger   Lach.
- häufiger   Colch.
- heftiger   Olnd.
- Heiserkeit mit   Cham., Mandr., Sep.
- Herzkranken bei   Naja.
- hohler   Phos.
- Kälte bei   Phos.
- Kalteinatmen bei   Rumx.
- Kalttrinken beim   Verat.
- Kehlkopf vom ausgehender   Colch., Nat-m., Olnd.
- keuchhustenartiger   Cham.
- Kopfschmerzen mit   Nat-m., Puls.
- Krämpfen mit   Canth.
- Krampfgefühl mit, auf der Brunst   Nux-v.

K

- krampfhafter	Aral., Cham., Con., Hyosc., Jod., Puls., Sep.
- Kratzen mit	Lachn.
- kurzer	Ac-fl.
- Kurzatmigkeit mit	Nux-v.
- Lampenfieber bei	Arg-nitr.
- Liegen im	Con., Puls.
- Linkslage in	Phos.
- Lungenstechen mit	Calc-ph., Canth., Caps.
- Masern bei	Dros.
- morgens	Stict.
- morgens um 2-3 Uhr	Amm-c.
- nachts	Ac-nitr., Cham., Coloc., Con., Rhs-t., Sep.
- nervöser	Ac-succ., Arg-nitr., Phos.
- Niederlegem beim	Hyosc., Ign., Phos., Phyt.
- quälender	Mez., Rhs-t., Stict.
- Rasseln mit	Sil.
- Rauheit mit	Mandr., Sars.
- Rückenstechen mit	Caps.
- Schlaf nach dem ersten	Aral.
- Schleimauswurf mit	Ac-ph., Bari-c.
- schmerzhafter	Jod.
- Schwindsucht bei	Dros.
- Stechen mit	Ac-nitr., Lachn.
- Stelle, von einer kleinen im Kehlkopf ausgehender	Apis., Con.
- Tränen mit	Nat-m.
- Trinken beim	Hyosc., Phos.
- trockener	Ac-benz., Ac-fl., Ac-hydroc., Ac-nitr., Amm-c., Aral., Arum., Calc-ph., Canth., Caps., Cepa., Hyosc., Ign., Jod., Mandr., Mez., Phos., Puls., Rhs-t., Sep., Sil., Stict., Tub., Wye.
- Trockenheit mit, im Kehlkopf	Sars.
- Verschleimung mit	Cham.
- Wetter bei naß-kaltem	Nat-m.
- Wundheit mit	Lachn.
- zerreißender	Cepa.

Kitzelig

- ist äußerst	Phos.

Klammgefühl Plat.

Klappenfehler Dig., Kalm.

- Arrhythmien mit	Adon.

- Dekompensation mit beginnender	Adon., Dig.
- dekompensierter mit Dilatation	Apoc.

Klavus hysterikus — Ign.

Kleider
- Scheuern der	Bad.
- warme zieht auch im Sommer an	Psor.

Kleiderdruck-Empfindlichkeit — Apis., Aran., Gels., Kreos., Petr.
- Hals am	Lach.
- Haut macht die wund	Olnd.
- Lebergegend in der	Magn-m., Nux-v.
- Magengegend in der	Crot., Spong.

Kleinbeckenplethora — Aur.

Kleinmütige Menschen — Ars., Lyc.

K

Kleinwuchs — Calc-ph., Caps., Med.

Klima
- empfindlich gegen naß-kaltes	Kali-nitr.

Klimakterium — Ac-sulf., Agar., Bufo., Guaj., Helon., Jab., Mandr., Psor., Puls., Sang., Sulf.

- Blutandrang mit	Cauloph., Croc.
- Ekzeme im	Arist.
- Frauen bei aufreizenden	Cimic.
- Frauen bei depressiven	Cimic.
- Frauen bei fetten	Cimic.
- Frauen bei hysterischen	Cimic.
- Frauen bei mageren	Cimic.,
- Fußsteifheit im	Cauloph.
- Gelenkserkrankungen im	Arist., Sep.
- Genitalblutungen im	Ac-sal.
- Gesichtshitze im	Lach.
- Hände steif im, können nicht geschlossen werden	Cauloph.
- Herzsensationen im	Naja.
- Hitze im	Cauloph., Croc.
- Kopfschmerzen im	Croc., Glon.
- Kreislaufsensationen mit	Naja.
- Melancholie im	Arist.
- Menorrhagie im	Croc.
- Nasenbluten im	Croc.
- Nasenbluten bessert	Lach.
- Psychosen im	Cimic.

- Regelblutungen im	Hydrast., Magn-m., Sabin., Ther., Trill.
- Regelstörungen im	Sep.
- Rheuma mit, der kleinen Gelenke	Cauloph.
- Röte im	Croc.
- Schlaf mit unruhigem	Arist.
- Schmerzen im	Abs., Cauloph.
- Schmerzen im nachts	Cauloph.
- Schweißausbrüche im	Ac-sulf.
- Schwindel im	Glon.
- schwitzen im	Croc.
- Vasolablität mit	Crot.
- Wallungen im	Ac-sal., Ac-sulf., Cauloph., Glon., Jod.

Klimakterikerinnen

- fettleibige	Graph., Mandr.
- gedunsene	Graph.

Klimakterische Beschwerden

	Naja., Sang., Sep., Tab., Thal., Ther., Valer., Vip.
- zahlreiche	Lach.

Knie(n)

	Bellis.
- kalte	Agn.
- Kältegefühl unter den	Ther.
- Lähmigkeit in den	Cepa., Spong.
- Mattigkeit in den	Ac-ox.
- Reißen in den	Arg-nitr.
- Rieseln in den	Cann-ind.
- Schauer in den	Cann-ind.
- Schwäche in den	Cepa., Canth., Hydrast., Lith., Nat-m., Olnd., Valer.
- Schwellung der	Led.
- Schweregefühl in den	Arg-nitr., Nat-m.
- Steifigkeit in den	Arg-nitr.
- Taubheitsgefühl in den	Arg-nitr.
- Ziehen in den	Arg-nitr.
- Zittrigkeit in den	Olnd.

Knie-Ellenbogenlage

- Schlafes während des	Carc., Cin., Med.

Kniegelenke(n)

- Arthrose der	Ac-benz., Ac-fl., Cann., Stann., Visc.
- Deformation der	Bari-c., Calc-c.
- Einsinken der	Canth., Croc.
- Entzündungen der	Croton., Lach.
- Erguß in den	Thal.

- heiße	Croton.
- Kälte in den	Hep.
- Knacken in den	Petr.
- Knarren in den	Petr.
- Prickeln in den	Hep.
- rheumatische Beschwerden der	Kali-nitr.
- rote	Croton.
- Schwellung der	Croton., Led., Petr., Thal.
- Steifigkeit in den	Arg-nitr., Sep.
- Stiche in den	Bari-c.
- Taubheit in den	Hep.
- tuberkulinische	Tub.
- verrenket wie	Ac-hydroc., Ign.
- verstaucht wie	Ign.

Kniegelenkschmerzen — Croton.

- bohrende	Helleb.
- Durchfällen in Folge von	Podo.
- Erkältung in Folge von	Podo.
- reißende	Cycl.
- stechende	Helleb.
- zuckende	Petr.

Kniekehlen

- Ekzeme nässende, juckende in den	Cupr.
- Schmerzen in den	Berb.
- Schwäche in den	Onos.
- Taubheit in den	Onos.
- Unterdrückungsekzeme in den, bei Bettwärme	Zinc.

Knieschmerzen — Ambr., Berb., Calad., Colch., Hyper.

- durchschießende	Ac-m.
- Gehen beim	Magn-c.
- gichtische	Graph.
- Knien beim	Nat-c.
- reißende	Aloe., Lyc., Stann.
- rheumatische	Graph., Visc.
- stechende	Aloe.
- Treppenauf-und abgehen beim	Bad.
- ziehende	Ac-m., Ant-c., Stann.

Knoblauchgeruch

- Rachen aus dem	Tell.

Knöchel

- Schmerzen im, beim Auftreten	Ambr., Mang.

K

- Schwäche im, knickt leicht um	Nat-c., Ruta.
Knochen	Ac-fl., Ac-nitr., Ac-ph., Ang., Aur., Calc-c., Calc-fl., Calc-hyp., Calc-ph., Cast-eq., Hekla., Jod., Kali-j., Merc-sol., Phos., Rhod., Ruta., Sil., Stront., Teucr-mar., Thal.
- abgebrochen wie	Sep.
- abgeschlagen wie	Canth.
- angeschlagen wie	Cad.
- Auftreibung der	Phos.
- Beulen der	Aur.
- Bleigefühl in den	Chin.
- Brennen in den	Nat-m.
- Bruch der	Arn., Bellis., Calc-c., Calc-ph., Stront., Symph.
- Brüchigkeit der	Sil.
- Deformation der	Aur.
- Druck der, an verschiedenen Stellen	Cin.
- Eiterung der	Ac-ph., Calc-ars., Calc-fl., Carc., Hep., Jod., Lyc., Psor., Sil.
- Empfindlichkeit der	Ac-picr.
- Entwicklung der, schlechte	Calc-ph.
- Entzündung der	Hekla., Mang., Merc-sol.
- Erschütterungs-Empfindlichkeit der	Cepa.
- Kalkmangelzustände der	Ac-ph.
- Klopfen in den	Berb.
- Krümmung der	Ac-ph.
- Lähmikeit der	Berb., Ruta.
- Nekrose der	Aur., Hekla., Phos.
- Quetschungsgefühl der	Acon., Aloe., Tub.
- Reißen in den	Ac-nitr., Berb.
- Rieseln in den	Berb.
- Rucken in den	Cin.
- Sarkom an den	Hekla.
- Schwäche der	Ac-ph., Phos.
- Schwere in den	Ac-sulf., Bellis., Chin.
- Stechen in den	Berb., Nat-m.
- Stiche an den	Cin.
- Stöße an den	Cin.
- Stoßempfindlichkeit der	Cepa.
- Taubheit in den	Plat.
- Tuberkulose der	Dros., Phos., Teucr-sc., Tub.
- Verdickung der	Calc-fl., Sil.
- Verkrümmung der	Calc-c., Calc-ph., Phos., Sil.

- Verletzung der	Bellis.
- verrenkt wie	Ac-sulf., Card.
- Verrenkungen der, alte	Stront.
- verstaucht wie	Card.
- Wachstumsstörungen der	Phos.
- Wundheitsgefühl in den	Bellis., Magn-m.
- zerbrochen wie	Ac-sulf., Eupat-perf., Verat.
- zerquetscht wie	Ac-sulf.
- zerschlagen wie	Ac-sulf., Anhal., Ant-c., Bry., Beryl., Cad., Canth., Card., Cin., Eupat-perf., Ruta., Sep., Thea., Verat.
- Ziehen in den	Ac-nitr.

Knochenaffektionen   Sil.

Knochenerweichung   Carc., Lyc., Phos.
- Beine der   Calc-fl.
- Wirbelsäule der   Calc-fl.

Knochenfisteln   Lyc., Phos., Psor., Pyrog.
- Bildung von   Calc-fl.
- eiternde   Ac-fl., Aur., Sil.

Knochengewebe   Magn-c., Sil.

Knochenhaut   Kali-bi., Merc-sol.
- Berührungsempfindlichkeit der   Hyper., Mez.
- Beulen an der   Ruta.
- Druckempfindlichkeit der   Hyper.
- Eiterung der   Abrot., Asa.
- Empfindlichkeit der   Ac-picr.
- Entzündung der   Abrot., Ac-benz., Ac-fl., Ac-hydrof., Ac-nitr., Ac-ox., Ac-ph., Aur., Calc-ph., Hep., Jod., Kali-bi., Kali-j., Med., Merc-sol., Phos., Phyt., Rhod., Symph.
- Reißen an der   Rhod.
- Reizung der   Ac-succ.
- Schwellung der   Asa., Mez., Rhod.
- Taubheitsgefühl an der   Hyper.
- Verdickung der   Kali-j.
- Ziehen an der   Rhod.

Knochenhautschmerzen   Ac-sal., Chin.
- Anamnese bei syphilitischer   Sars.
- bohrende   Helleb.
- chronische   Sil.
- grabende   Bellis., Cham.

K

- Kindern bei abgemagerten	Helleb.
- klopfende	Cham.
- nachts	Mez.
- neuralgische	Merc-sol.
- rheumatische	Arg., Merc-sol.
- Röhrenknochen an den langen	Mez.
- Schienbein am	Mez.
- schießende	Colch.
- stechende	Helleb.
- tiefsitzende	Bellis.
- zerschlagen wie	Colch.
- ziehende	Bellis., Cham., Colch.

Knochenkaries — Ac-hydrof., Calc-fl., Calc-ph., Lyc., Merc-sol., Phos., Stront., Syph.

- Gehörknöchelchen an den	Aur.
- Daumengrundphalanx an den	Asa.
- Mastoid am	Asa., Aur.
- Nase an der	Aur.
- Nasenscheidewand an der	Asa.

Knochenleiden — Ac-nitr.

Knochenmark

- rotes — Cob.

Knochenmarksentzündung — Arum., Calc-hyp., Calc-ph., Merc-sol., Phos., Pyrog., Sil., Tub.

- chronische	Ac-fl., Ac-nitr.
- Fisteln mit eitrigen	Ac-fl., Aur.

Knochenmittel — Hep.

- langsam wirkendes	Sil.
- tiefgreifendes	Sil., Stront.

Knochenprozesse

- kariöse	Stront.
- luetische	Jod.

Knochenschmerzen — Ac-fl., Ac-hydroc., Calc-c., Chin., Cob., Eupat-perf., Helod., Kali-bi., Ol-an., Phyt., Syph., Ther.

- abgeschlagen wie	Ac-acet.
- Alkoholgenuß nach	Cann-ind.
- Angst mit	Bell.
- Armen in den	Kali-c.
- Aufwachen beim	Crot.
- Bein am linken	Brom.

- Beinen in den	Kali-c.
- Bettwärme in der	Merc-sol.
- bohrende	Ars., Aur., Bell., Clem., Hyosc., Mang., Staph., Stront., Verat.
- Brechreiz mit	Ipec.
- Brennen mit	Ac-acet., Apis., Ars., Euph., Kali-c.
- chronische	Jod.
- Druck durch	Plb.
- drückende	Euph.
- dumpfe	Aur., Hydrast.
- durchdringende	Plb.
- durchschießende	Cann-ind.
- Eiterung mit	Abrot., Arum.
- Entzündung mit	Abrot.
- Fisteln mit	Arum.
- Frauen bei	Sabin.
- Frost bei	Podo.
- Fußknochen in den	Kali-c.
- gequetscht wie	Cycl.
- Geschwürsbildung mit	Guaj.
- gichtische	Med.
- Glieder der	Dros., Stil.
- grabende	Abrot., Ac-lac., Bell., Clem., Hydrast., Hyosc.
- hämmernde	Lach.
- Handknochen in den	Kali-c.
- heftigste	Ars., Coloc.
- hineinschießende	Abs.
- innen von, nach außen gehende	Anhal.
- Kaffeegenuß nach	Cann-ind.
- Kindern bei hochschießenden	Ac-ph.
- klammartige	Cycl.
- klopfende	Bell., Lach.
- Knochennähten an den	Calc-ph.
- Knochentiefe bis in die	Ac-lac.
- krampfende	Tab.
- Lähmigkeit mit	Apis.
- lanzierende	Hyosc.
- luetische	Guaj
- morgens	Cann-ind.
- nachts	Ac-hydrof., Ac-nitr., Ars., Arum., Asa., Aur., Bell., Coff., Euph., Kali-c., Kali-j., Lach., Lues., Lyc., Mang., Merc-sol., Mez., Naja., Phos., Plb., Tab.

K

311

- nagende	Abrot., Ars., Dros., Mang.
- neuralgische	Merc-sol.
- periodisch auftretende	Sabad.
- Prickeln mit, am ganzen Körper	Sang.
- quetschende	Crot.
- reißende	Plb., Rhs-t., Sabin., Staph., Tab., Verat.
- rheumatische	Med., Merc-sol.
- Röhrenknochen in den	Ac-hydrof., Stront.
- Röhrenknochen, in der Tiefe der	Ac-acet.
- Rücken im	Stil.
- schabende	Ac-acet., Hyosc.
- Schädel am	Mez.
- Schienbein am	Mez.
- Schienbeinkannte an der	Ac-nitr.
- schießende	Sang., Staph.
- stechende	Abs., Dros., Euph., Kali-c., Sabin.
- tagsüber	Med.
- tiefsitzende	Ac-ox., Bufo., Gels., Guaj., Hydrast., Hyosc.
- Übelkeit mit	Ipec.
- unbestimmte	Bufo.
- Unruhe mit	Bell., Coff.
- Wetter bei feuchtem, kaltem	Med.
- Wetterwechsel bei	Merc-sol.
- wühlende	Ac-lac., Bell.
- Wundheitsschmerz mit	Apis.
- zerbrochen wie	Ac-acet., Cupr.
- Zerschlagenheit mit	Coff.
- ziehende	Apis., Crot., Rhs-t., Stront., Tab.

Knochentumoren

- Gaumen am harten	Hekla.
- Kiefer im	Hekla.

Knochenwachstums-Störungen Carc., Phos.

- Konstitution bei rachitischer	Ac-ph.
- Kopf mit großem	Bari-c.

Knollennase Abrot., Ac-fl., Arn., Arum., Aur., Calc-fl., Led.

Knorpel Ruta.

Knorpelgeschwulst Sil.

Knötchen Beryl., Mang., Psor., Stront., Vacc.

- brennende Euph., Ther.

- Daumenballen am	Ther.
- Entkleiden beim	Rumx.
- juckende	Euph., Rumx., Ther.
- rote	Rumx.

Knoten

- brennende	Hep.
- harte	Hep.

Knotenstruma Flor.

Koagulation Lach.

Kohlensäureüberladung Carb-v.

K

Koliken Ac-acet., Ac-form., Ac-lac., Ac-ox., Ac-sal., Acon., Bell., Carc., Form., Helleb., Ipec., Stroph., Tereb., Teucr-mar.

- abdominelle	Cin., Euph., Ipec., Latrod., Magn-c., Paeon., Plat., Sep., Tereb., Vip.
- abendliche	Led.
- anfallsweise auftretende	Diosc., Magn-c.
- Ärger nach	Staph.
- Bauchgrimmen mit	Ac-hydroc.
- Blähungsabgang bessert	Psor.
- Blähsucht mit	Cham., Colch., Samb.
- Därmen in den	Stram.
- Durchfall mit	Ambr., Tab.
- Essen bessert	Psor.
- Essen nach dem	Staph.
- Frostschauer mit	Rheum.
- Gegendruck bessert	Nux-m.
- Hartleibigkeit mit	Staph.
- heftigste	Ac-hydroc., Diosc., Latrod., Magn-c.
- Hohlorganen in den	Magn-c., Magn-ph.
- Kahnbauch mit	Plb.
- Kalttrinken nach	Staph.
- krampfhafte	Diosc., Magn-ph., Nux-v., Plb.
- Leberaffektionen bei	Gels.
- Leib im	Plb.
- Linkslage in	Magn-c.
- Luftaufstoßen mit	Magn-ph.
- Magen im	Aesc., Crat., Staph., Thal.
- Messerschneiden wie, um den Nabel	Coloc.
- periodisch auftretende	Cupr.
- plötzlich die Stelle wechselnde	Diosc.

- Schmerzen mit, die langsam steigen und
  fallen   Stann.
- schmerzhafte   Coff.
- schneidende   Tab., Verat.
- Schulter bis in die rechte ausstrahlende   Magn-c.
- Schweißausbrüchen mit eiskalten   Camph.
- Seiten nach allen ausstrahlende   Plb.
- Stuhldrang mit   Nux-v.
- Stuhlgang vor dem   Verat.
- Übelkeit mit   Samb.
- Wurmkrankheit von   Sabad.
- Zusammenkrümmen mit   Chin.
- zusammenschnürende   Plb.

Kolitis   Abrot., Ac-sal., Podo.
- Morgendurchfällen mit   Ac-form.
- mucosa   Graph., Hydrast., Kali-ph., Magn-m.,
  Poten., Staph.
- simplex   Merc-sol.
- ulcerosa   Abrot., Ac-fl., Ac-sal., Ac-sulf.,
  Calc-stib., Kreos., Magn-m., Med.,
  Merc-sol.

Kollaps   Ac-hydroc., Ac-nitr., Ac-sal., Agar.,
  Amm-c., Camph., Cepa., Crot., Cupr.,
  Ferr-ph., Gels., Helleb., Helod., Hyper.,
  Jab., Lach., Meph., Nux-m., Podo., Rhs-t.,
  Tab.
- akuter   Carb-v.
- drohender   Ant-t., Dig., Naja., Trill.
- Fingernägel mit kalten, blauen   Verat.
- Frieren mit, am ganzen Körper   Pyrog.
- Hirnerscheinungen mit   Echin.
- Hirnschwäche von   Naja.
- hysterischer   Arum.
- Imfektionskrankheiten bei   Ail.
- Kälte mit   Sec.
- Magen vom ausgehender   Arum.
- Neigung zu   Ac-succ., Carb-an., Echin., Kali-nitr.,
  Kres., Magn-c., Med., Sabad., Tarant.,
  Vip.
- Nervenerschöpfung von   Verat.
- schwerster   Vip.
- Schwindel mit   Arist.
- Sehschwäche mit   Trill.

- Stirnschweiß mit kaltem	Ac-ox., Colch., Mandr e rad., Pyrog., Sec., Verat.
Kolon	Aloe.
Kolonblähung	Nat-s., Phos.
- Lebergegend in der	Mandr e rad.
Kolon irritabile	Abrot.
Kolonkrämpfe	
- Linkslage bessert	Plat.
Kolonschmerzen	Stann.
Koma	Amm-c., Croc., Oena., Op., Plb.
Kommotio	Arn.
Kompensationsstörungen	Cact., Dig., Kalm., Lycop.
Kondylome	Ac-acet., Ac-nitr., Ac-ph., Carc., Euphr., Lues., Lyc., Med., Psor., Sars., Staph., Thuj.
- breite, der Geschlechtsteile	Nat-s.
- spitze	Sabin.
Kongestionen	s. Blutwallungen
Konjunktiva	s. Bindehaut.
Konjunktivitis	s. Bindehautentzündung
Konstitution	
- saure	Magn-c.
- skrofulöse	Ac-nitr., Ant-c.
- tuberkulöse	Ac-nitr.
Konstitutionsmittel	Graph., Lyc., Nux-v., Sil., Sulf., Thuj.
Kontaktblutungen	Ac-sulf., Arg-nitr., Arn., Ham., Hydrast., Kali-bi.
Kontraktionen	Crot.
- schmerzhafte	Guaj.
Kontrakturen	
- Gelenke der	Abrot., Caust., Plb.
Kontusionen	s. Quetschungen

K

Konvulsionen
Abs., Ars., Bufo., Chin., Colch., Crot., Cypr., Kali-c., Lach., Stram., Tarant., Verat.

- Ärger nach
Staph.
- Gesicht im
Ign.
- klonische
Merc-sol., Oena.
- Körper am genzen
Helleb.
- Schlaf im
Hyosc.
- tonische
Oena.

Konzentrationsschwäche
Ac-ph., Arg-nitr., Aran-ix., Cob., Hirud., Irid., Lil., Mandr e rad., Rauw.

- geistige
Onos.
- Hysterikern bei
Ac-picr.
- Neurasthenikem bei
Ac-picr.
- Pubertät in der
Bufo.
- Studenten bei
Ac-picr.

Koordination
- Störung der
Agar., Cupr.
- Verlust der
Stram.

Kopf
Prun.
- aufgetrieben wie
Par.
- aufrechthalten kann nicht
Beryl.
- Ameisenlaufen am
Collins.
- Benommenheit im
Agar., Aloe., Berb., Nux-m., Rob., Vip.
- Bersten zum
Ac-picr.
- Berührungsempfindlichkeit des
Ac-ox.
- betäubt wie im
Nux-m.
- Blutandrang zum
Naja.
- Blutwallungen zum
Ac-form., Ac-lac., Aur., Cob., Coff., Cic., Gels., Glon., Hyosc., Mandr e rad., Mang., Op., Paeon., Petr., Phyt., Sang., Spart.

- Brett vor dem
Rhs-t.
- dicker
Calc-c.
- Druck im
Alum., Glon., Nicc.
- eingehülltem mit, muß ins Bett gehen
Sil.
- Eingenommenheit des
Phell., Psor.
- Eingenommenheit des, nach Alkohol-
und Nikotingenuß
Nux-v.
- Flechten am
Cic.
- Geräusche im
Carb-s.
- Gicht im
Sep.
- glühender
Podo.

- groß, wie zu	Glon., Par.
- großer	Calc-c., Nicc., Sil.
- Händen mit muß den halten	Nux-m.
- heißer	Bell., Bor., Ferr-ph., Gels.
- heißer mit kalten Beinen	Cob.
- heißer mit kalten Gliedern	Arn., Mandr e rad.
- Hitze im	Ac-form., Hyosc., Mang., Nux-m., Petr., Phyt., Stront.
- hohl wie	Cocc.
- Jucken am	Ac-sulf., Alum.
- Kältegefühl im	Valer.
- Knötchen am	Abrot.
- leer wie	Cocc., Hyosc.
- Lockerheitsgefühl des	Amm-c., Hyosc.
- Müdigkeit des	Brom., Ferr., Kali-ph.
- Pflockgefühl im	Anac., Plat.
- Rucken des	Cic.
- Sausen im	Kreos.
- Schütteln mit dem	Agar., Cad., Kres.
- schüttelt ständig den	Lyc.
- Schwächegefühl im	Ac-ph.
- Schwellungsgefühl im, als wenn alles größer würde	Collins.
- schwerer	Glon., Hyosc., Nicc., Nux-v., Petr., Phell., Tell., Vip.
- Schwere im	Croton., Dros., Dulc.
- Schwere im mit Augenverdrehen	Verat.
- Schwindel im	Rob.,
- Stiche im, beim Bücken	Nicc.
- Stoßverletzung am	Hyper.
- Stumpfheit im	Nux-v.
- Summen im	Kreos.
- Verwirrung im, besonders morgens	Nux-v.
- voll, wie nach einem Gelage	Clem.
- Völle im, nachts beim Erwachen	Naja.
- Vollheit im	Nicc., Tell.
- Vorwärtsbeugen bessert	Hyosc.
- Wackeln des	Kres., Thal.
- Warmeinhüllen bessert	Stront.
- Wogen im	Par.
- Zittern des	Merc-sol.
- Zucken des	Cic.
- Zusammenziehen im, betäubendes	Valer.

K

Kopfbasisschmerz
- Kopf, als sei der zu groß und zu schwer   Bapt.

Kopfdrehen
- Schwäche beim, in den Knien   Coloc., Kali-c.
- Schwindel beim   Coloc., Kali-c.
- Wanken beim   Coloc.

Kopfhaut
- Ausschlag auf der   Petr., Staph.
- Berührungsempfindlichkeit der   Anac., Lyc., Merc-sol., Sil.
- Brennen der   Con., Croton.
- Empfindlichkeit der   Abrot., Ac-nitr., Chin., Lachn., Magn-ph.
- Furunkel auf der   Staph.
- Geschwüre auf der   Abrot., Beryl.
- Hitze auf der   Croton.
- Hutdruck wird nicht vertragen   Sil.
- Jucken auf der   Abrot., Agn., Calend., Clem., Con., Dros., Flor., Petr., Sulf.
- Kälte auf der   Agn., Sil.
- Knötchen auf der   Beryl.
- Krusten auf der, juckende   Clem.
- Pusteln auf der   Beryl.
- Rieseln über die   Nux-m.
- Rötung der   Bry.
- Schmerzen der   Merc-sol.
- Schmerzen der, neuralgische   Agn.
- Schwellung der   Bry.
- seborrhoische   Ust.
- Spannen der   Agn., Bari-c., Cann-ind.
- Stiche auf der, brennende   Vacc.
- Taubheitsgefühl der   Plat.
- Überempfindlichkeit der   Bry.
- Wundheit der, durch Kratzen   Anac.
- Zugluftempfindlichkeit der   Merc-sol.

Kopfhautekzeme
Bor., Caust., Petr., Psor., Staph., Tub., Visc., Viol-t.

- brennende   Staph.
- fleckenförmige   Vinc.
- juckende   Ac-nitr., Staph., Tub., Vinc., Viol-t.
- krustenbildende   Vinc.
- nässende   Ac-nitr., Staph.
- schmerzhafte   Petr.
- schuppende   Tub.
- seborrhoische   Staph., Tub.

- trockene	Petr.
- übelriechende	Staph.

Kopfheben

- Erbrechen beim	Sel.
- Schwindel beim	Acon., Cocc.
- Übelkeit beim	Sel.

Kopfneuralgien

Ac-ox., Bellis., Colch., Ferr., Ferr-ph., Form., Magn-m., Melil., Rauw., Stann.

- durchschießende	Caps.
- Wange, die eine rot die andere blaß bei	Cham.

Kopfrollen

Agar., Apis., Helleb., Hyosc., Stram., Tarant., Zinc.

- Schlaf im	Cauloph.

Kopfschmerz

Aesc., Calc-c., Carb-v., Card., Chelid., Crat., Echin., Euph., Euphr., Grind., Hapl., Helod., Influ., Plant., Zinc.

- abends	Ran-b.
- Abkühlung bessert	Lac-c.
- Alkoholgenuß bei	Ac-benz., Aran-d., Mandr.
- Alkoholgenuß nach	Agn., Aran-d., Rhod.
- anämischer	Ars., Chin., Hyper., Kali-c., Phos.
- anfallsartiger	Ign., Valer.
- angiospastischer	Chin.
- anhaltender	Cycl.
- Anstrengung nach	Ac-picr., Anac.
- Anstrengung nach geistiger	Aran-d., Aur., Cham., Kali-ph., Phos., Puls., Sil., Tub.
- Arbeit bei geistiger	Psor.
- Arbeiten beim	Ign.
- Ärger bei	Tab.
- Arteriosklerotiker der	Ac-nitr., Bari-c.
- Aufregung bei	Ac-benz., Ign.
- Aufrichten beim	Heder., Kali-c.
- Augen über den	Bellis., Colch., Kali-bi. Lach., Vib.
- Auge über den linken	Arg-nitr., Cauloph., Sel., Tell., Ther.
- Auge vom linken, in den Hinterkopf ziehende	Naja.
- Augenbewegung bei	Ac-m.
- Augenbeschwerden mit	Phell.,
- Augendruck mit	Teucr-mar.
- Augenflimmern mit	Ac-sal., Nat-m., Ther.
- Augenöffnen beim	Tab.

K

- Augenschließen beim	Ther.
- Augenüberanstrengung bei	Cin., Ruta.
- Autofahren beim	Tab.
- Band wie ein um den Kopf bei	Tereb.
- Benommenheit mit	Aran-d., Arn., Arum., Con., Dulc., Helleb., Stram., Visc.
- berstender	Ac-picr., Arg-nitr., Beryl., Caps., Chin., Con., Eupat-perf., Ign., Ipec., Lyc., Melil., Merc-sol., Nat-m., Rhs-t.
- Berührungsempfindlichkeit mit	Ac-ox., Spig., Teucr-mar.
- betäubender	Helleb., Led., Lyc., Mang., Nux-v., Podo., Psor.
- Bewegung bei	Bellis., Bry., Caps., Colch., Kali-c., Kalm., Tab., Ther.
- Bewußtlosigkeit mit	Helleb.
- blindmachender	Crot., Psor.
- blitzartige	Rauw.
- Blutandrang mit	Ac-lac., Ac-nitr., Ac-sal., Ac-succ., Ambr., Bapt., Cact., Canth., Con., Erig., Ferr-ph., Grat., Mang., Melil., Meph., Merc-sol., Op., Phos., Sabin., Sang., Sec., Sulf., Thea., Valer., Verat., Verat-v.
- bohrender	Ac-sal., Ac-sulf., Amm-c., Apis., Arg-nitr., Aur., Calc-fl., Colch., Eupat-perf., Hep., Lyc., Magn-m., Mandr., Mang., Mez., Nat-m., Stann., Stront.
- Brechdurchfall mit	Vip.
- Brechreiz mit	Cocc., Naja., Tab., Tub.
- brennender	Merc-sol., Phos., Tarant.
- Brett wie ein vor dem Kopf	Rhs-t.
- chronischer	Kali-c., Lach., Nat-c., Sep.
- Darandenken beim	Cham., Ign.
- Delirium mit	Stram., Vip.
- Denken beim	Arn., Coff.
- Drehschwindel mit	Calc-fl., Kali-c.
- dröhnender	Stront.
- Druck bei	Cupr.
- Druck nach	Agn.,
- druckartige	Ac-benz.

- drückender	Ac-form., Ac-sal., Ambr., Ant-t., Apis., Arn., Bapt., Bari-c., Berb., Cad., Calc-fl., Cann-ind., Canth., Cham., Colch., Helleb., Ign., Kali-c., Kali-ph., Kreos., Led., Lyc., Mandr., Mang., Melil., Naja., Nux-m., Olnd., Op., Psor., Samb., Stann., Stict., Stront., Tab., Tarax., Valer., Visc.
- dumpfer	Ac-acet., Aran-d., Arn., Asclep., Bapt., Bov., Croc., Cupr., Diosc., Gels., Meph., Nux-v., Psor., Uran., Vib.
- Durchfall mit	Croton., Podo., Tab.
- durchschießende	Eupat-perf.
- Eingenommenheit mit	Lyc., Psor.
- einschießende	Rauw.
- elektrische Schläge wie	Ac-fl., Cham., Thea.
- Erbrechen mit	Bor., Helleb., Melil., Rob., Ther.
- erotischen Träumen in Folge von	Agn.
- Erschütterung bei	Beryl., Con., Spig., Tab.
- Erwachen beim	Amm-c., Bellis.
- Essen bessert	Psor.
- Essen nach dem	Alum.
- Fernsehen beim	Tub.
- Fieber mit hohem	Vip.
- Flecken mit roten im Gesicht	Ac-succ.
- Flimmerskotom mit	Cylc.
- Föhn bei	Gels.
- Freude bei	Tab.
- gastrischer	Lob., Rob.
- gastrisch-billöser	Nux-v.
- Gebärmutterstörungen bei	Cauloph.
- gefäßsklerotischer	Bari-c.
- Gehen beim	Ac-m., Caps., Tarax.
- Gehirn, als ob sich das bei jedem Herzschlag bewegen würde	Cean.
- Geistesarbeit nach	Lyc.
- Geräusch bei	Chin., Colch., Con.
- Gesicht mit kaltem	Ac-benz.
- Gesichtshälfte in der rechten	Ac-nitr.
- Gesichtsröte mit	Coff., Croc., Ferr., Ferr-ph., Jod., Melil., Rumx., Vib.
- Gewitter bei	Carc., Mandr.
- gichtische	Guaj., Med.
- halbseitiger	Crot., s.a. Halbseitenkopfschmerz

K

- hämmernder   Anhal., Ham., Lach., Nat-m., Psor.,
  Tarant.
- Harnabgang mit   Cocc.
- Harnlassen bessert   Ac-Hydroc., Sil.
- hartnäckiger   Ac-nitr.
- heftige   Bism., Bov., Bry., Cact., Cann-ind.,
  Cimic., Cupr., Glon., Jod., Tab., Verat.
- Heißhunger mit   Phos.
- Herzklopfen mit   Rad., Sabin.
- Herzschlag fühlt jeden bei   Bov.
- Hinterkopf bis zur Stirn gehender   Gels.
- Hinterkopf im   Colch., Crat.

  s.a. Hinterhauptkopfschmerz

- Hinterkopf vom, gegen die Augen hin   Par.
- Hinterkopf vom linken, bis zum linken
  Auge ziehender   Spig.
- Hinterkopf vom, nach vorne ziehender   Senec.
- Hitze mit   Ac-acet., Ac-benz., Ac-nitr., Ac-sal.,
  Ac-succ., Anhal., Aran-d., Arum., Cact.,
  Calad., Canth., Coff., Croc., Eupat-perf.,
  Flor., Jod., Lyc., Melil., Nux-m., Op.,
  Rumx., Sabin., Stront., Sulf., Tarant.
- Hitze im Kopf, bei kaltem Körper   Phyt.
- Husten bei   Arn., Beryl., Caps., Croton., Lyc., Vib.
- hypertonischer   Mandr.
- Hypotonieschwindel mit   Kali-c.
- innen von nach außen drückender   Ac-fl., Arum., Cimic., Olnd.
- Kaffeegenuß nach   Tub.
- Kaltbaden nach   Ant-c.
- Kälte bei   Chin
- Kältegefühl mit   Lauroc., Plat.
- Kaltwaschungen bessern   Calc-fl., Psor.
- Karotidenhüpfen mit   Thea.
- Käseessen bessert   Arg-nitr.
- Katarrhen bei, der oberen Luftwege   Luff.
- Kaubewegungen mit   Helleb.
- Kindern bei zurückgebliebenen   Carc.
- Klimakterium im   Croc.
- klopfender   Ac-sal., Anhal., Apis., Arn., Canth.,
  Chin., Crot., Eupat-perf., Ferr., Ferr-ph.,
  Hyper., Jod., Kreos., Lach., Lith.,
  Magn-m., Melil., Nux-m., Sabin., Tarant.,
  Ther., Visc.
- Kontusion nach   Hyper.

- Kopf im ganzen	Ac-picr., Diosc.
- Kopfbewegung bei	Vib.
- Kopfeinhüllen bessert	Magn-m.
- koronarsklerotischer	Bari-c.
- Körper auf den überspringender	Ign.
- Krämpfen mit	Vip.
- langsam zu- und abnehmender	Plat., Stann.
- lanzierender	Tarant.
- Lärm bei	Sil.
- Leberleiden bei chronischem	Chion., Flor.
- Leeregefühl mit	Sulf.
- Lesen kann nicht vor	Clem.
- links von, nach rechts ziehender	Beryl.
- linksseitiger	Anhal., Ars., Cedr., Eupat-pur., Lach., Naja., Tell.
- Luetiker der	Ac-nitr.
- Magen bei leerem	Anac., Con., Lyc., Mandr.
- Magenverstimmung mit	Ant-c.
- Meningitis wie bei	Helleb.
- migräneartiger	Anhal., Ferr-ph., Kali-bi., Magn-c.
- Milchtrinken nach	Brom.
- morgens	Ac-benz., Alum., Cob., Lyc., Magn-m., Nicc., Nux-v., Rhod., Spig., Stann., Sulf.
- morgens um 1 Uhr	Psor.
- morgens um 3 Uhr	Ther.
- Müdigkeit mit	Cycl., Alum.
- Musik bei	Ambr.
- nachts	Ac-nitr., Amm-c., Carc., Kali-j., Lues.
- Nachtarbeit in Folge von	Agn.
- nachmittags	Psor., Ran-b.
- Nacken im beginnender, und am rechten Auge endender	Sang., Sil.
- Nacken im, pulsierender	Glon.,
- Nacken vom, bis in die Augen ziehender	Ac-picr., Gels.
- Nacken vom, bis in die linke Stirn ziehender	Heder.
- Nacken vom, zum Scheitel ziehender	Lach.,
- Nagel, wie von einem eigetriebenen	Arn., Arum., Coff., Hep., Ign., Nicc., Thuj.
- Nase zur ausstrahlender	Ptel.
- Nasenbluten bessert	Melil., Psor., Rhs-t.
- Nasenbluten mit	Cact., Croc., Graph.
- Nasenwurzel über der	Kali-bi., Lach.
- nephrotischer	Kali-nitr.

K

- nervöser	Mosch., Phos., Sel.
- neuralgischer	Aran-ix., Cedr., Coloc., Diosc., Dulc., Guaj., Hydroc., Kali-bi., Merc-sol., Rauw., Tarax., Thuj.
- Niederlegen beim	Sang., Visc.
- Niesen beim	Beryl., Caps.
- Ohnmacht mit	Rad.
- Ohnmachtsneigung mit	Olnd., Stram.
- Parästhesien mit	Plat.
- periodischer	Ars., Chin., Lach., Naja., Sel., Ther.
- periodisch steigender und fallender	Nat-m.
- Pflockgefühl mit	Anac., Plat.
- plötzlich kommender und gehender	Arg-nitr., Cad.
- plötzlicher	Nat-m., Tab., Valer.
- pochender	Stann.
- pressender	Mosch., Op., Stann.
- Pubertät in der	Croc.
- pulsierender	Bry., Cact., Con., Ferr., Glon., Helleb., Ign., Kali-c., Led., Melil., Nux-m., Phos., Sabin., Stram., Visc.
- quälender	Bry., Stram.
- rasender	Arg-nitr., Led.
- Räumen in warmen	Tab.
- rechtsseitiger	Aran-d., Arg-nitr., Crot., Hep., Sang., Stront.
- reflektorischer	Cauloph.
- Regel bei Aussetzen der	Lith.
- Regel vor und während der	Amm-c.
- reißende	Ac-sal., Ac-sulf., Ambr., Aur., Bor., Canth., Caust., Colch., Helleb., Hyper., Kali-c., Kreos., Lyc., Magn-m., Merc-sol., Mez., Rhs-t., Samb., Stront., Tab.
- rheumatische	Dulc., Med., Merc-sol.
- ruckender	Samb., Valer.
- Ruhelosigkeit mit	Canth.
- Rückenlage in	Ac-m.
- Samenergüssen in Folge von	Agn.
- Schädel, als ob der durch ein Band gepresst würde	Chlor.
- scharfe	Cedr., Lac-c., Thea.
- Scheitel, als ob eine Last auf dem wäre	Aloe., Cact.
- Scheitelhitze mit	Sulf.
- schießende	Cedr., Helleb., Lac-c.
- Schläfe von, zu Schläfe ziehender	Cedr.

- Schläfendruck mit   Teucr-mar.
- Schläfengegend in der   Tell.
- Schlaflosigkeit mit   Cact., Carc., Croc.
- schlagende   Kreos.
- Schleiersehen mit   Nat-m., Valer.
- schneidende   Calc-fl.
- Schreiben kann nicht vor   Clem.
- Schüler der   Agar., Tub.
- Schwäche mit   Ac-form., Cycl., Kali-bi., Rad., Tub.
- schwappende   Rhs-t.
- Schweißausbrüchen mit   Ac-sal., Cact., Croc., Jod.
- schwere   Crot.
- Schwere mit, im Kopf   Led., Olnd., Plb.
- Schwere mit, in Stirn und Schläfe   Phyt.
- Schwindel mit   Ac-form., Ac-sal., Alum., Arum., Bapt., Brom., Calad., Cocc., Con., Croc., Croton., Cycl., Dig., Dulc., Erig., Eupat-pur., Heder., Kali-bi., Kalm., Mang., Meph., Nat-m., Nicc., Olnd., Podo., Rad., Spig., Sulf., Ther., Tub., Valer., Visc.

- Sehstörungen mit   Flor.
- seitenwechselnde   Lac-c.
- Sex-Ausschweifungen nach   Agn.
- sinnesberaubende   Rhod.
- Sitzen im   Rhs-t.
- Sommerhitze in der   Brom., Calc-fl., Magn-c.
- Sonne in der   Brom.
- Sonne mit der steigender und fallender   Spig., Stront.
- Sonnenbestrahlung nach   Ant-c., Glon., Mandr.
- spannende   Arum., Berb., Lach., Mang., Stront.
- spinalen Ursprungs   Par.
- Sprechen beim   Ac-m., Coff., Ign.
- sprengender   Olnd.
- ständiger   Tub.
- starker   Kali-bi.
- stechender   Ac-form., Ac-sulf., Amm-c., Apis., Aran-d., Arum., Berb., Bor., Bry., Cad., Calc-fl., Cham., Chin., Cupr., Dros., Helleb., Hep., Hyper., Kali-c., Magn-c., Mandr., Mang., Merc-sol., Naja., Phos., Ran-b., Rauw., Tarax., Valer.

- Stehen im   Tarax.
- Stelle die wechselnder   Ign.

K

- Stelle von einer umschriebenen
  ausgehender — Ac-ox.
- Stirn in der rechten — Arg-nitr.
- Stirnhitze mit — Sulf.
- Stirnhöcker im linken — Thuj.
- Stirnhöckerdruck mit — Teucr-mar.
- Stirnhöhle in der — Kali-bi.
- Stirnschweiß mit — Arum.
- Stockschnupfen bei — Bufo.
- stoßender — Amm-c.
- Studenten der — Agar., Agn., Tub.
- Stuhlabgang mit — Cocc.
- Tabakrauch durch — Ign., Mandr.
- tagsüber — Agn.
- tiefsitzender — Tub.
- traumatischer — Hyper.
- Treppensteigen beim — Arn.
- Trübsichtigkeit mit — Kali-bi.
- Übelkeit mit — Ac-sal., Alum., Bor., Calad., Cocc., Helleb., Iris., Melil., Naja., Stann., Tab., Tub.

- Überanstrengung nach — Ac-acet.
- Überraschung bei freudiger — Coff.
- umschnürt wie — Thuj.
- unaufhörlicher — Cupr.
- unerträglicher — Cham., Eupat-perf.
- urina spastica bessert — Gels.
- Unterleibsstörungen bei — Sep.
- vasomotorischer — Aran-ix.
- Verdauungsbeschwerden bei — Chin.
- Vergrößerungsgefühl mit — Berb.
- Verwirrung mit — Dulc.
- Völlegefühl mit — Berb., Nicc.
- Vorderkopf im — Bapt.
- vormittags — Lyc.
- Vorwärtsbeugen beim — Med.
- Wallungen mit — Ac-lac., Ambr., Brom., Cact., Dig., Erig., Melil., Meph.

- wandernder — Puls.
- Wärme bei — Lyc.
- Warmeinhüllen bessert — Sil.
- Weingenuß bessert — Arg-nitr.
- Weingenuß nach — Ac-acet.
- wellenförmig aufsteigender — Lach.

- Wetter bei schwülem	Calc-fl.
- Wetterfühligkeit bei	Rhod.
- wogender	Melil., Senec.
- Würgen mit	Melil.
- Wüstheit mit, im Kopf	Led.
- wütender	Vip.
- zerebralsklerotischer	Bari-c.
- Zerspringen zum	Acon., Amm-c., Caps., Hep., Magn-m.
- ziehender	Ambr., Bellis., Caust., Kreos., Mang., Mez., Rhs-t., Stront.
- Zigarettenrauchen bessert	Aran-d.
- Zittern mit	Canth., Cocc.
- Zorn bei	Lyc.
- zuckender	Thea.
- Zugluft bei	Ac-benz., Acon., Chin., Mez. Sil.
- zusammenschnürender	Cad., Caust., Helleb., Plat.

K

Kopfschmerz, kongestiver

Acon., Ail., Anhal., Aral., Arist., Aur., Bell., Bellis., Bor., Canth., Chin., Croc., Crot., Eupat-perf., Hyosc., Lach., Mandr., Phos., Phyt., Plb., Rauw., Sang., Vip.

- Aufsetzen beim	Dig.
- Autreten bei hartem	Magn-c.
- Benommenheit mit	Calend.
- Bewegung bei	Dig.
- Blendung bei	Bufo.
- Bücken beim	Magn-c.
- Erkältung, bei der geringsten	Aral.
- Erregung bei	Cic.
- Gesichtshitze mit	Coff.
- Gesichtsröte mit	Coff.
- heftiger	Stram.
- Hinterkopf vom, bis in die Stirnhöhle	Ac-hydroc.
- Hitze mit	Bufo., Cact.
- Leichtigkeitsgefühl mit	Sec.
- migräneartiger	Aran-ix., Ferr.
- Nasenbluten bessert	Bufo.
- Nasenbluten mit	Graph.
- pressender	Fagop.
- Pupillen mit engen	Cic.
- Schläfen in den	Aran-ix.
- Schwäche mit	Magn-c.
- Schweregefühl mit	Sec.
- Schwindel mit	Dig., Magn-c.
- Stirn in der	Aran-ix.

- Überraschung bei jeder	Coff.
- urämischer	Cann.
- Verdauungsbeschwerden bei	Chin.
- Verwirrung mit	Calend.
- Wallungen mit	Bufo., Kali-nitr.

Kopfschmerzarten

- Augenkopfschmerz	s. dort
- Grippekopfschmerz	s. dort
- Halbseitenkopfschmerz	s. dort
- Hinterhauptkopfschmerz	s. dort.
- Magenkopfschmerz	s. dort
- Scheitelkopfschmerz	s. dort
- Schläfenkopfschmerz	s. dort
- Stauungskopfschmerz	s. dort
- Stirnkopfschmerz	s. dort

Kopfschmerzmittel   Gels.

Kopfschweiß	Hyper., Magn-m., Rheum.
- erschöpfender	Tarax.
- Haaren an den	Sil.
- heißer	Bell.
- Hinterkopf am	Calc-c.
- kalter	Anac., Phyt.
- Kinder der	Sil.
- klebriger	Anac.
- nachts	Tarax.
- profuser	Calc-c.
- säuerlich riechender	Calc-ph.
- Schlaf im	Calc-c.
- starker	Tarax., Thuj.

Koronarsklerose   Aur., Bari-c., Bari-m., Cupr., Heder., Jod., Lues., Stront.

Körper	
- Anschwellung des ganzen	Ther.
- Beugekrämpfe im ganzen	Sec.
- Blütchen am ganzen	Zinc.
- Brennen am ganzen	Kreos.
- Eiseskälte am ganzen	Cad., Kali-c., Vip.
- Entkräftung des	Cycl.
- Erregung lebhafte des	Coff.
- Frieren und Fröasteln am ganzen	Valer.
- Haltung lasche des	Sulf.
- Hitzewallungen im ganzen	Sep.

- Jucken am ganzen	Tarant.
- Kälte am ganzen	Latrod., Lauroc., Naja., Spig., Tarant., Verat., Vip.
- Kleinheit des	Sil.
- Magerkeit des	Sil.
- Mattigkeit des	Cycl.
- Pulsieren im ganzen	Graph., Kreos., Sang., Sep., Tell., Verat-v.
- Reißen im ganzen	Ac-sulf.
- Rucken durch den	Merc-sol.
- Schlaffheit des	Caps., Nat-c.
- Schmerzen am ganzen	Amm-c., Arn., Bapt., Eupat-perf., Lith., Mang., Thuj.
- Schmerzen im wandernde	Thuj.
- Schwäche des	Ac-ph., Agn., Bapt., Dros., Gins.
- Schweiße am ganzen	Mez.
- Schweiße nur an der Verderseite des	Graph.,
- Schwellung am ganzen	Crot.
- Schweregefühl im	Spong.
- Streckrämpfe im	Sec.
- Taubheitsgefühl am ganzen	Cedr., Spong.
- Temperatur im, herabgesetzte	Colch.
- Übersäuerung des	Bari-m., Nat-ph.
- Unruhe im ganzen	Aran-d., Ars., Spig.
- venöse Stauungen im	Sep.
- Verfall des	Ac-nitr., Pyrog.
- Wärme mangelnde des	Caps., Carc., Led.
- Wundheit am ganzen	Lil.
- zerschlagen wie am ganzen	Eupat., Lil., Ruta.
- Zittern am ganzen	Aran-d., Merc-sol., Mosch.
- Zucken am ganzen	Ac-sulf.
- zusammengeschnürt wie am ganzen	Sec.

Körpergeruch — s.a. Hautausdünstung
- geiler, während der Regel   Stram.
- übler   Aur., Graph., Psor., Stram.
- unangenehmer   Sulf.
- urinöser   Sil.

Körperkräfte
- Nachlassen der   Kali-nitr., Kalm., Nat-m., Verat.
- Verlust der   Carb-v., Plb.

Körperlich
- geht es ihr gut, dann seelisch schlecht
  und umgekehrt   Plat.

Körperöffnungen
- Blutungen aus allen   Crot.
- rot, auffallend sind   Sulf.

Körperteile(n)
- Empfindung, als sei etwas Lebendiges
  in allen   Croc.
- schmerzhaft sind äußerst, auf den er
  liegt   Ruta.
- Schweiße an unbedeckten   Thuj.

Kortex   Camph.

Kortikale Betäubung   Con.

Kräfteverfall
- Gesicht mit blassem   Camph.
- langsamer   Carb-v.
- Lebensgefahr mit   Ac-hydroc., Ant-t.
- plötzlich einsetzender   Camph.
- rapider   Ac-hydroc., Ant-t., Jod.
- rascher   Ars.

Kräftigungsmittel   Ferr-ars.
- Erschöpfung bei muskulöser   Kali-ph.
- Erschöpfung bei nervöser   Kali-ph.
- Infektionskrankheiten nach   Chin.

Kraftlosigkeit
- allgemeine   Ac-nitr., Sel.

Krampfadern   s. Varizen

Krämpfe   Ac-hydroc., Ambr., Apis., Brom., Canth., Cedr., Euph., Glon., Kali-ph., Merc-sol., Nux-v., Scil., Sec., Stann., Vib., Vip., Zinc.

- aller Art   Ign., Mosch., Plat., Stram.
- Bauchraum im   Latrod.
- Beugen bessert   Visc.
- Bewußtlosigkeit bis zur   Tab.
- Brustkorb um den   Plat., Visc.
- choreatische   Agar.
- Darm im   Atrop-s.
- Daumen mit eingezogenem   Helleb.
- Eierstocksgegend in der   Coloc.
- Einschlafen der Teile mit, auf den er
  liegt   Nux-m.

- epileptiforme   Ac-hydroc., Agar., Calc-c., Camph., Cocc., Cupr-ars., Hyosc., Ipec., Paeon., Plb., Sil., Thal.
- Fingerbewegungen mit   Mosch.
- Frauen bei   Cham.
- Gallenblase in der   Atrop-s.
- Gehen bessert   Visc.
- Gemütserregung nach   Cham.
- Gesicht mit blauem   Cupr.
- glänzende, helle Dinge machen   Stram.
- Hals am   Cic.
- Hohlorganen in den   Magn-c., Magn-ph.
- hysterische   Ac-succ., Hyosc., Magn-m., Nux-m., Sep.
- Kaltbaden nach   Ant-c.
- Kinder der   Cham., Cin.
- klonische   Cupr.
- Kontrakturen mit   Cupr.
- Körperteilen, in den unteren   Iris.
- Muskulatur der glatten, der Intestines und Gefäße   Magn-c.
- nachts   Thal.
- Neigung zu   Asa., Bufo., Cic., Coff., Nux-m., Valer.
- nervöse   Cin.
- Neumond bei   Caust.
- Ohnmachtsanfällen mit   Nux-m.
- reflektorische   Cin.
- Regekzeit in der   Caust., Hyosc.
- Schlaf im   Bell.
- Schreck vor   Sil.
- Schreien mit   Cic.
- Schweißausbruch bessert   Visc.
- Steifigkeit mit   Ac-hydroc., Mosch.
- tetanische   Abs., Ac-hydroc., Acon., Ipec., Phyt.
- tonische   Cond., Cupr.
- tonisch-klonische   Camph., Cic., Cocc., Olnd., Op.
- überall   Cham.
- urämische   Cupr-ars.
- wehenartige   Op.
- Zahnungen bei   s. Zahnung

Krampfdiathese   Cham., Ign., Kali-br., Magn-c., Magn-s., Nux-v.

- abdominelle   Diosc.
- allgemeine   Cocc.
- Delirien mit   Aeth.

- Frauen bei	Croc., Plat.
- Kindern bei	Aeth., Croc., Paeon., Plat.
- Muskulatur der glatten	Cocc., Cupr-acet., Op.
- Muskulatur der quergestreiften	Cocc., Cupr-acet.

Krampfhusten
Amm-c., Atrop-s., Calc-fl., Carb-v.,
Cauloph., Chin., Coff., Cycl., Eucal.,
Ipec., Kali-br., Rauw., Verat., Vinc.

- alter Leute	Con., Napht.
- anfallsartiger	Cin., Cocc-c.
- asthmaartiger	Ac-hydroc., Magn-ph.
- Atmungsschwierigkeiten mit	Plb.
- bellender	Bell.
- Blutungen mit	Ipec.
- Erbrechen mit	Cupr-acet., Ipec.
- Erstickungsanfällen mit	Agar., Cupr-acet.
- Erwachen beim	Bell., Cocc-c.
- Essen beim	Agar.
- Kehlkopf bei trockenem	Hyosc.
- keuchhustenartiger	Cham., Cin., Magn-ph.
- Kindern bei	Napht.
- Körperkälte mit	Cupr-acet.
- Masern bei	Dros.
- nachts	Hyosc., Meph.
- Niederlegen beim	Bell.
- Niesen mit	Agar., Cin.
- Schlaf nach dem	Aral.
- Schleimrasseln mit	Visc.
- schmerzhafter	Bell.
- Schwindsucht bei	Dros.
- Trinken beim	Agar.
- trockener	Aca., Bell., Jod., Magn-c., Napht.
- Übelkeit mit	Lob.
- Würgen mit	Lob.
- Zyanose mit	Cupr-acet.

Krampfmittel
Kali-ph., Magn-ph., Meph., Valer.

Krampfneurose
Magn-ph.

Krampfwehen
Bell., Cauloph., Cham., Cimic., Diosc.,
Gels., Ign., Nux-v., Ruta., Sec.

- Bauchschneiden mit	Ipec.
- Nabelschneiden mit	Ipec.
- Ohnmachtsneigung mit	Puls.

Kraniotabes
Calc-c., Calc-ph.

Krank
- fühlt sich   Nicc.

Krankheiten
- akuteste   Stram.
- chronische   Carb-s.
- deprimierende   Nat-m.
- entstehende   Camph.
- fortschreitende, stetig   Plb.
- heruntergekommener Patienten   Carb-s.
- Hirnsymptomem mit schwersten   Stram.
- langwierige   Carb-s.
- langsam sich entwickelnde   Plb.
- rezidivierende   Sulf.

Kraurosis   Ac-nitr.
- vulvä   Ac-fl., Stront.

Kratzen   Aran-d., Dros.
- bis es blutet   Psor.
- Juckreiz wechselt die Stelle beim   Staph.
- wollüstiges   Cin.
- Zwang sich zu   Euph., Plat.

Krebs   s., Karzinom

Kreislauf   Carb-an., Helleb., Kali-c., Naja., Prun.
- Dekompensation des   Stroph.
- leiden   Aur., Aur-j.
- peripherer   Conv., Iber.
- Regulation des   Vib.
- Stützung des, bei fieberhaften
  Infektionskrankheiten   Apoc.
- Versagen (kollabieren) des   Amm-c., Camph., Carb-v., Helleb.,
  Latrod., Merc-sol.

Kreislaufmittel   Scil.

Kreislauforgane   Lact., Stront.

Kreislaufschwäche   Alum., Coff., Crot., Gels., Helod., Kali-c.,
Tart-emet.
- akute   Vip.
- allgemeine   Helleb.
- Kollapsneigung mit   Amm-c.

Kreislaufstörungen   Hapl.
- hypotone   Lach.
- nervöse   Magn-c.

K

Kretinismus	Bari-c., Calc-ph., Thyr.

Kreuz
- alles schlägt sich ins — Kali-c.
- Brennen im — Alum.
- Druck im — Aloe.
- Druckempfindlichkeit im — Lob., Thea.
- gebrochen wie — Nux-v., Plat.
- Hinfälligkeit im, nachts — Lith.
- Knacken im — Rhs-t.
- Krachen im — Rhs-t.
- Kribbeln im, nach langem Stehen oder Sitzen — Cepa.
- Lähmigkeit im — Bapt., Rhs-t.
- Müdigkeit im — Hep.
- Quetschungsgefühl im — Cin.
- Reißen im — Berb., Nux-v., Rhs-t.
- Schläge, wie elektrische im — Thea.
- Schwäche im — Bapt.
- Schwere im — Aloe., Thea.
- Spannen im — Rhs-t.
- Stechen im — Alum., Hep., Rhs-t.
- Steifigkeit im — Ars., Bapt., Cocc., Led., Nux-v., Rad., Rhs-t., Sulf., Valer.
- Stiche im — Lith., Plb.
- Versagen des — Cocc.
- Verspannung des — Abs., Nux-v., Rhs-t.
- Wundheitsgefühl im — Brom.
- Zerschlagenheit im — Hep., Plat., Psor., Stront.
- Ziehen im — Hep., Rhs-t., Stram., Thea.

Kreuzbeingegend, Schmerzen in der
- nächtliche — Cham.
- gequetscht wie — Cham.
- zerschlagen wie — Cham.
- ziehende — Cham., Cimic.

Kreuzbeinschmerzen — Latrod., Tab.
- Aufwärtsstrahlung mit — Vesp.
- nagende — Nicc.

Kreuz-Darmbein-Schmerzen
- Bewegung bei — Lues.
- nachts — Lues.

Kreuzschmerzen

Abrot., Ac-picr., Beryl., Carb-v., Card., Cean., Colch., Graph., Hydrast., Lach., Lil., Magn-ph., Merc-sol., Nat-m., Par., Petr., Puls., Rhs-t., Ruta., Vacc., Valer.

- abgeschlagen wie — Ac-m.
- Anstrengung, wie nach großer — Nux-m.
- Ärger nach — Bry.
- Aufregung nach — Bry.
- Aufstehen beim — Dros., Lyc., Mandr.
- Beine, beim Herunterhängenlassen der — Mandr.
- Beine gegen die gehende — Ac-ox.
- Bewegung bei jeder — Tab.
- bohrende — Agar.
- Brennen mit — Canth.
- drückende — Ac-m., Amm-c.
- Durchnässung nach — Calc-ph.
- elektrische Schläge wie — Phyt.
- Fieber bei — Verat.
- Fiebergefühl mit — Senec.
- Frauen bei — Ac-ph., Bellis.
- Gang mit schwankendem — Rhod.
- Gebärmutter von der ausgehende — Gels.
- gebückt muß gehen vor — Caust.
- Gehen bessert — Amm-c.
- gequetscht wie — Verat.
- geschlechtlichen Reizen nach — Anhal.
- gynäkologische — Arist., Kali-c., Sep.
- heftigste — Clem., Cob.
- Herumgehen bessert — Cob.
- Hüftnerv entlang des — Lac-c.
- Husten beim — Magn-m.
- Kältegefühl mit — Amm-c.
- Klimakterium im — Arist.
- Koitus nach dem — Kali-c., Staph.
- Koitus vor dem, bei Frauen — Ac-ph.
- lähmige — Sel.
- Lendenwirbel am 1. — Zinc.
- Liegen im — Chin., Kreos.
- morgens — Dros., Sel.
- nachts — Ferr-ph., Kreos.
- Niesen beim — Magn-m.
- Onanie nach — Bufo.
- Regel vor der — Ac-hydroc.
- Regel während der — Tub.

K

- reißende	Ac-benz.
- rheumatische	Kali-nitr., Spong.
- Rückwärtsbeugen beim	Mang.
- Ruhe in der	Amm-c.
- Samenerguß nach	Sel.
- schießende	Phyt.
- Schwäche mit	Cocc., Coff., Kali-c.
- Schwäche mit, lähmungsartiger	Cob.
- Schweiß mit	Kali-c., Seneg.
- Sitzen im	Cob., Coff., Rhod., Sil.
- Spannen mit	Bari-c.
- spondylogene	Kalm.
- starke	Aesc., Sep.
- stechende	Ac-benz., Canth.
- Stehen beim	Coff.
- Steifigkeit mit	Cocc.
- Stichen mit	Agar.
- Stuhlgang beim	Verat.
- Stuhlpressen beim	Magn-m., Mandr.
- unerträgliche	Caps., Chin.
- verrenkt wie	Ac-m.
- Wochenbett im	Bellis.
- zerbrochen wie	Magn-c.
- Zerschlagenheit mit	Cepa., Clem.
- ziehende	Ac-m., Amm-c., Canth.

Kreuzschwäche   Ac-nitr., Ac-picr., Ac-succ., Alum., Arum., Calc-ph., Cann-ind., Cimic., Cocc., Gins., Kali-c., Med., Phos., Sep., Stann., Sulf.

- Ärger nach	Staph.
- aufstehen kann nicht mehr	Aur.
- Aufstehen nach dem	Staph.
- Auftreten beim	Bellis.
- Bewegung bei	Bellis.
- Frauen bei anämischen und asthenischen	Nat-m.
- Jungverheirateter	Staph.
- Kleinkindern bei	Carc.
- lähmige	Sel.
- Mädchen bei anämischen und asthenischen	Nat-m.
- morgens	Staph.
- Nierenkoliken bei	Ac-ox.
- Schulkindern bei	Carc.
- Sexualneurotikern bei	Calad.

- sexuellen Exzessen nach	Ac-ph., Staph.
- ständige	Helon.
- starke	Ac-sulf.

Kribbeln   Abs., Ac-ox., Ac-picr., Acon., Caust., Magn-m., Rhod., Sec., Staph., Tab., Thal.

- After im	Tereb.
- Bauch im	Tereb.
- Gliedern in den	Arg-nitr., Nux-v.
- Knochen bis in die	Abrot.
- Kreuz im, nach langem Sitzen	Cepa.
- Nasenlöchern in verstopften	Teucr-mar.
- Rücken im, bis zu den Fingern und Zehen	Sec.
- Rücken im, nach langem Sitzen	Cepa.
- Schulter in der	Cepa.
- Sitzen nach langem	Cepa.
- Stehen nach langem	Cepa.

Kribbelkrankheit (Ergotismus)
- Lähmung mit der sympatischen Nervenenden	Sec.

Kropf   s. Struma

Krupphusten   Acon., Ambr., Brom., Gels., Jod., Kali-bi., Kali-br., Kali-m., Sang., Spong., Stict.

- Essen bessert	Ac-acet.
- krampfartiger	Poth.
- Luft durch kalte, trockene	Hep.

Kruppöse Membranen
- Blutungsneigung mit	Jod.
- Geschwürsneigung mit	Jod.

Kummer   Ac-ph., Ac-picr.
- macht krank	Ign.
- Stillen, trägt im	Ign., Nat-m.
- Vielessen durch, möchte den vertreiben	Arist.

Kupfernase   Lach.

Kurzatmigkeit   Anac., Ant-ars., Aur., Calc-c., Chelid., Crat., Hep., Iber., Lauroc., Led., Lob., Lyc., Mandr., Naja., Nat-m., Samb., Tart-emet., Thuj., Verat., Vip., Zinc.

- Anstrengung nach	Ferr.

K

- Bewegen beim, im Bett   Spig.
- Enge mit   Podo.
- Freien im   Psor.
- große   Kali-nitr.
- hochgradige   Camph.
- Kollapsneigung mit   Podo.
- Niederlegen beim   Ars., Conv.
- Schwangerschaft in der   Viol-o.

Kurzsichtigkeit   Anac., Anhal., Calc-ph., Con., Jab., Lil., Mang., Ol-an., Phos., Sel.

- Kindern bei   Phys.
- Leuten bei jungen   Phys.

Kutis mamorata   Ac-hydroc., Carb-v.

L

Labyrinthreizungen	Apom.
Lachen	
- grundloses	Stram.
- Husten mit trockenem	Lac-c.
- Kehlkopfkitzel beim	Lac-c.
- sardonisches	Ac-hydroc., Stram.
- unwillkürliches	Mang.
- verschlimmert alle Symptome	Coff.
- zuerst, dann Weinen	Plat.
Lächerlichkeit	
- flüchtet sich in die	Agn.
Lachkrämpfe	Hyosc., Mosch., Nux-m., Zinc.
Lagewechsel	
- Schwindel beim	Ac-nitr.
Lageramennorrhö	Acon., Arist.
Lähmigkeit	Abrot., Ac-fl., Ac-ox., Acon., Aloe., Alum., Arg-nitr., Bari-c., Bell., Brom., Bry., Cact., Cad., Carb-v., Caust., Cepa., Cham., Cob., Coff., Colch., Cupr., Dros., Gels., Hyper., Kali-c., Lith., Mez., Petr., Phyt., Plat., Ran-b., Tab.
- Anfälle von	Podo.
- Ärger nach	Staph.
- Beinen in den	Ac-picr., Stann.
- Füßen in den	Ac-acet.
- Gliedern in allen	Cann-ind.
- Händen in den	Ac-acet.
- Hitze mit	Kres.
- Knochen der	Berb.
- Nacken im	Stann.
- postdiphterische	Kali-ph.
- Rücken im	Stann.
- Schweißausbrüchen mit	Kres.
- Sitzen beim	Beryl.
- Unterkühlung nach	Dulc.
- verdreht wie	Berb.
- verrenkt wie	Berb.
- Wallungen mit	Kres.

Lähmigkeitsgefühl	Cin., Cupr., Petr., Sep.
- Extremitäten in den befallenen	Mar.
- Gaumen am	Anhal.
- Sitzen nach vielem	Sil.
Lähmung	Ac-picr., Alum., Cann-ind., Chin., Colch., Cur., Helod., Hyosc., Lach., Mang., Merc-sol., Phos., Rhs-t., Sec., Stann., Verat.
- allmählich eintretende	Lath.
- Apoplexie bei	Olnd.
- Augenmuskeln der	Dulc.
- Beinen in den	Ac-ox., Amm-c., Lath., Sabad.
- doppelseitige	Cauloph.
- fortschreitende	Con.
- Glieder der	Dulc.
- Händen in den	Ac-ox.
- Handstreckermuskel des	Plb.
- Hirndruck von	Helleb.
- hysterische	Cocc.
- Koordinationsstörungen mit	Con.
- Muskeln an allen	Gels.
- Muskelgruppen an einzelnen	Plb.
- Muskelgruppen an willkürlichen	Plb.
- paretische	Kres.
- plötzlich eintretende	Lath.
- Poliomyelitis bei	Olnd.
- postdiphterische	Lac-c.
- rheumatische	Caust., Kalm.
- Rückenmarksleiden von	Caust.
- spastische	Kres.
- Schulter von der, bis in die Hände gehende	Psor.
- unten von, nach oben aufsteigende	Led.
Laktationsamenorrhö	Arist.
Lallen	Abs., Agar., Bufo., Crot., Stram.
Lampenfieber	Arg-nitr., Gels.
- Händen mit kalten, feuchten	Stroph.
- Herzklopfen mit	Stroph.
- Kopfdruck mit	Stroph.
- Seufzeratmung mit	Stroph.
Landkartenzunge	Lues., Lyc., Nat-m.
- Belegen mit grauen	Tarax.

- Belag mit weißem   Tarax.
- Stellen mit dunklen, wunden   Tarax.
- Zahneindrücken mit   Phyt.

Langsam, alles geht zu
- Denken   Alum.
- Essen   Alum.
- Stuhl   Alum.
- Trinken   Alum.

Langsames Temprament   Calc-c.

Langweilige Menschen   Plat.

Laparotomie   Hyper.

Lärm
- bringt ihn um   Lyc.
- Eingenommenheit bei   Acon.
- Empfindlichkeit gegen   Abs., Ac-succ., Card., Magn-m., Tab.
- Kopfschmerz mit Schwindel bei   Sang.
- schäden mit Klingen und Sausen   Arn.
- Strinkopfschmerzen bei   Ars.

Laryngo-Pharyngitis   Caust., Stict.

Lateralsklerose   Ac-ox., Alum., Hyosc., Plb., Stann.
- amyotophische   Kres.

Laufenlernen
- spätes der Kinder   Sil.

Laune
- sehr schlechte   Alum., Cann-ind., Carb-s., Ign., Sep., Tarant., Vacc., Valer.

Lebhaft   Nux-v.
- anfangs, später Depressionen   Op.

Lebenskräfte
- sinkende   Carb-v.
- Verfall der   Helleb.

Lebensmittelvergiftung
- Brechdurchfall mit   Verat.

Lebensmüdigkeit   Agn., Aur., Merc-sol., Phyt., Thuj.

Lebenswärme
- Mangel an   Psor., Sil.
- Verlust jeder   Plb.

L

Lebensweise
- sitzende   Nux-v.

Leber   Aloe., Amm-m., Aran-ix., Berb., Bry., Card., Cean., Chelid., Chin., Chion., Dol., Eichh., Flor., Iris., Jugl-reg., Lept., Lyc., Magn-m., Magn-s., Mandr e rad., Merc-cy., Merc-dulc., Merc-sol., Myric., Nat-m., Nux-v., Petros., Phos., Plb., Podo., Puls., Quas., Raph., Sep., Sulf., Tarax.
- anfälle   Card.
- Anschoppung der   Aloe.
- atrophie   Ac-fl., Ars., Card., Lach., Lues., Lyc., Phos., Plb.
- Aufgetriebenheit der   Op.
- Beengung der   Ac-form., Naja.
- Beklemmung der   Naja.
- Berührungsempfindlichkeit der   Hyosc., Lach., Phos., Sulf., Tarant.
- Degeneration der, fettige   Flor., Phos.
- Druck um die   Ac-acet., Ac-form., Ac-succ., Anhal., Ant-c., Bellis., Cact., Cad., Cepa., Graph., Led., Lil., Naja., Rhod., Tarant.
- Druckempfindlichkeit der   Bry., Crot., Helleb., Lach., Nux-v., Scroph-n., Sel., Zinc.
- empfimdlichkeit   Jod., Merc-sol.
- funktionsstörung   Flor., Lyc., Podo., Psor., Puls., Sel.
- gespannt mit Blähsucht   Op.
- Geschwulstgefühl in der   Abs.
- Herabdrängen der   Apis.
- insuffizienz   Vanad.
- jucken   Ac-sulf., Cupr., Heder.
- karzinom   Arum., Cholest., Lues.
- koliken   Card., Op.
- schrumpfung   Lyc.
- schwer, wie zu   Nat-s.
- siechtum, chronisches   Berb.
- stauungen   Apoc., Arn., Berb., Caps., Cholest., Dig., Eupat., Nat-m., Stront.
- stechen   Ac-form., Ac-nitr., Aloe., Clem., Stront.
- trägheit   Podo.
- verfettung   Petros.
- vergrößerung   Aur., Chion., Dig., Ferr-ph., Kres., Magn-m., Nux-v., Sel., Sil., Stel., Tarax.

- verhärtung	Aur., Carb-v., Con., Graph., Magn-m., Sil., Tarax.
- verspanntheit	Magn-m.
- völle	Cean., Gels.
- Ziehen in der	Rhod.
- zirrhose	Ac-fl., Ac-sulf., Ars., Aur., Bry., Calc-fl., Card., Cean., Chin., Cholest., Cupr., Heder., Jod., Lyc., Phos., Quas., Stann., Vanad.
- zusammengeschnürt wie	Guaj.

Leberaffektionen   Ac-nitr., Kali-c., Kres., Plb., Quer-glan-Spir., Tarax.

- Aszites mit	Spir-ulm.
- chronische	Magn-m.
- Frauen, bei unterleibskranken	Magn-m.
- Schmerzen mit	Chelid.
- stenokardische	Lycop.
- Wundheitsgefühl mit	Chelid.

Leberentzündung   Ars., Arum., Bapt., Bry., Calc-fl., Cob., Cholest., Crot., Erig., Hydrast., Lach., Lyc., Magn-c., Mandr., Merc-sol., Phos., Stann., Tarax., Vip.

- akute	Card.
- chronische	Card., Magn-m.

Leberflecken   Tarant.

Lebergegend

- Auftreibung der	Hiosc.
- Beengung in der	Coff.
- Blähungen in der	Kali-c., Nux-v.
- Brennen in der	Ac-ph., Staph.
- Druck in der	Ac-benz., Ac-lac., Arg-nitr., Ars., Beryl., Bry., Cocc., Coff., Iber., Lith., Mang., Nat-s., Nux-v., Phyt., Stann., Tab.
- Druckempfindlichkeit in der	Coloc., Sulf.
- Empfindlichkeit der	Lyc., Stann.
- Harnlassen bessert	Lith.
- Hautausschlag in der, feiner bei Leberschwellung	Sel.
- Kältegefühl in der	Stann.
- Klopfschmerz in der	Nux-v.
- Kneifen in der	Kali-c., Stront.
- Koliken in der	Iris., Kali-c.

343

- Krampfschmerzen in der — Bell.
- Leeregefühl in der — Hiosc.
- Schmerzen in der — Chelid., Chion., Eupat-perf., Grind., Iber., Iris., Lith., Myric., Quas., Stann., Ther.
- Schmerzen, bei Kleiderdruck in der — Magn-m.
- Schmerzen, bei Rechtslage in der — Magn-m.
- Schneiden in der — Beryl., Cin., Mang.
- Spannung in der — Aloe., Nat-s., Nux-v., Stront.
- Stechen in der — Ac-benz., Ac-lac., Cin., Nat-s., Staph.
- Stiche in der — Card., Caust., Cocc., Cycl., Eupat-perf., Hiosc., Quas.
- Stiche in der nach Ärger, Husten und Einatmen — Bry.
- Stiche in der beim Atmen — Ars., Calc-ph., Crot.
- Stiche in der beim Bücken — Alum.
- Stiche in der beim Essen — Alum.
- unangenehm in der beim Zusammenkauern — Calc-c.
- Unbehagen in der — Aloe., Thea.
- Unruhe in der — Thea.
- Völle in der — Kali-c.
- Wärmegefühl in der — Mang.
- wund wie in der — Chelid., Stront.
- Zerschlagenheitsgefühl in der — Clem.
- Zurückbeugen bessert — Kali-c.
- Zusammenkrümmen bessert — Kali-c.
- Zusammenschnürungsgefühl in der — Alum., Beryl.

Leberkapselschmerz
- Druck mit dauerndem, im rechten Oberbauch — Bry.

Leberleiden — Bry., Chelid., Chion., Flor., Iris., Magn-s., Mandr e rad., Myric., Nat-m., Nat-s., Nux-v., Petros., Podo., Puls., Quas., Sep., Tart-emet.

- anikterische — Tarax.
- chronische — Lyc.
- dunkelhaariger Personen, mit gelbsüchtigem Aussehen — Ferr-picr.
- latent ikterisches — Tarax.
- Leberschwellung mit — Magn-m.
- Pfortaderstauung mit — Sulf.

Lebermittel

Apoc., Aur., Berb., Card., Chelid., Lept., Lyc., Mandr., Myric., Nat-s., Podo., Quas., Raph.

- Infektionsneigung bei — Ptel.
- Konkrementneigung bei — Ptel.
- Unterleibsstauungen mit — Magn-m.
- Verstimmung mit depressiver — Tarax.
- Verstopfung mit — Magn-m.

Leberschmerzen

Ac-form., Ac-succ., Apis., Bapt., Bellis., Berb., Con., Dig., Gins., Kres., Podo., Ran-s., Sel., Sep.

- Beengung bei — Cimic.
- Berührung bei — Agn.
- brennende — Cimic.
- Bücken beim — Cocc.
- Druck bei — Agn.
- drückende — Flor.
- dumpfe — Myric., Tarax.
- Erschütterung bei — Cimic.
- Husten bei — Cocc.
- kneifende — Med.
- Knie-Ellenbogen-Lage bessert — Med.
- kolikartige — Colch., Crot., Hydeast., Ign.
- kongestive — Mandr.
- Kopfseite zur rechten ausstrahlende — Mandr.
- Linkslage bei — Nat-s.
- Rippenbogen, bis unter den rechten ausstrahlende — Mandr.
- schneidende — Sang.
- Schulter zur rechten ausstrahlende — Cimic., Mandr.
- stechende — Sang., Vacc.
- Wirbelsäule bis zur ausstrahlende — Lept.
- Zusammenkrümmen mit — Colch.
- zusammenziehende — Cocc.

Leberschwellung

Ant-c., Aur., Carc., Card., Chelid., Con., Cupr., Eupat-perf., Gels., Guaj., Iris., Jod., Mang., Med., Merc-sol., Mill., Nat-m., Nat-s., Phos., Podo., Psor., Puls., Sulf., Verat.

- Alkoholabusus nach — Nux-v.
- chronische — Sel., Vip.
- Hautausschlag mit feinem, in der Lebergegend — Sel.

345

- Ikterus mit	Hydrast.
- Schmerzen, mit stechenden	Cean.

Leberspannungsschmerz
- Alkoholabusus nach	Nux-v.

Lebersymptome
- Gliederschmerzen, mit rheumatischen gleichzeitig	Ptel.

Leberstiche

Abrot., Ac-hydroc., Bell., Brom., Cact., Cepa., Coloc., Lil., Sec., Sep., Stront., Tub.

- Atmen bessert	Ac-ox.
- heftige	Merc-sol.
- innen von, nach außen gehende	Valer.
- Magenbrennen mit	Hep.
- plötzliche	Valer.
- schmerzhafte	Con.

Leeregefühl — Bari-c., Cimic., Thea.
- Heißhunger mit	Ant-c.
- Hohlheit mit, in den betroffenen Teilen	Cocc.
- morgens	Sulf.
- nachts	Ac-ox.
- unangenehmes	Croton.

Leerschlucken — Bari-c.
- Gefühl mit wundem, trockenem im Rachen beim	Tell.

Legasthenie — Carc.

Leib
- Druck im	Ambr., Bellis., Bry., Cann-ind.
- Kollern im	Ac-acet., Ac-lac., Aloe., Cin., Colch., Olnd.

Leicht
- fühlt sich, wie schwebend	Valer.

Leiden
- chronische	Thuj.

Leidend aussehende Menschen — Carc.

Leidenschaftlich und unberechenbar — Anac.

Leiner-Krankheit — Ac-form.

Leiste(n) Merc-sol.
- Schneiden in der linken, bei Frauen Psor.,

Leistenbruchanlage Guaj.

Leistendrüsen Ac-acet., Ant-c., Arum., Calc-c., Calc-ph.,
Caps., Lues., Med.

- Berührungsempfindlichkeit der Agn.
- Druckempfindlichkeit der Agn., Bapt.
- Eiterung der, drohende Carb-an.
- empfindliche Abs.
- harte Ac-benz.
- Kältegefühl mit Carb-v.
- kleine Ac-benz.
- schmerzhafte Rhs-t.
- Schwellung der Bari-c., Carb-v., Rhs-t., Sil.
- Tuberkulose der Tub.
- Verhärtung der Bari-c., Carb-v.

Leistengegend-Schmerzen
- Bruch, wie von einem austretenden Guaj.
- rechtsseitige Podo.
- reißende Colch.
- Schenkelseite, zur inneren ausstrahlende Podo.

Leistenschmerzen Guaj.
- Blähungsabgang bessert Psor.
- Essen bessert Psor.
- Husten beim Dros.
- ziehende Bapt.

Leistung
- Beeinträchtigung der geistigen und
  körperlichen Guaj.
- Mangel an, aus Kummer und Sorgen Ac-picr.
- Rückgang der Carc.
- Unfähig zur, im Kindesalter Sil.
- Verfall der Tub.

Lenden
- Druck in den Aloe.
- Lähmigkeit in den Bapt., Rhs-t.
- Reißen in den Rhs-t.
- Reißen in den, nach allen Seiten
  ausstrahlend Berb.
- Spannen in den Rhs-t.

L

- Schwäche in den	Ac-ox., Ac-sulf., Bapt., Cacl-ph., Gins., Sep.
- Schwere in den	Aloe.
- Stechen in den	Rhs-t.
- Steifigkeit in den	Ac-ox., Bapt., Gels., Led., Rad., Rhs-t.
- Stiche in den	Ac-ox.
- Taubheit in den	Arg-nitr.
- Verspannung in den	Ac-lac.
- Ziehen in den	Rhs-t.

Lendengegend

- Brennen in der	Zinc.
- Druck in der	Croc., Mang., Zinc.
- Quetschungsschmerz in der, nachts	Cham.
- Rheumatismus in der	Gins.
- Schmerzen in der	Aran-d., Bry., Colch., Kali-c., Senec.
- Schwäche in der	Gins., Kali-c.
- Stechen in der	Zinc.
- Steifheit in der	Dulc.
- verrenkt wie, in der	Croc.
- Zerschlagenheit in der	Anhal., Cham.

Lendenmuskulatur

	Gnaph.
- Lähmigkeit in der	Cocc.
- Schwäche der	Olnd.
- Steifigkeit der	Cocc.
- Versteifung ziehende, krampfende in der	Ant-c.

Lendenschmerzen

	Abrot., Ac-acet., Beryl., Bufo., Cad., Calad., Card., Colch., Coloc., Dulc., Latrod., Meph., Podo.
- abgeschlagen wie	Ac-m.
- Anstrengung bei	Brom.
- Bewegung bei	Brom., Tab.
- brennende	Bell., Canth.
- drückende	Ac-m., Ambr., Amm-c.
- Erkältung in Folge von	Valer.
- Gehen bessert	Amm-c.
- geschlechtlichen Reizen nach	Anhal.
- grabende	Berb.
- heftige	Trill.
- Kältegefühl mit	Amm-c.
- klopfende	Bell.
- Kreuzgegend in die ausstrahlende	Agn.
- neuralgische	Diosc., Kalm.

- ossale Veränderungen durch, an der
  LWS   Calc-fl.
- reißende   Ac-benz., Ambr.
- rheumatische   Kalm.
- Ruhe in der   Amm-c.
- stechende   Ac-benz., Agn., Berb., Canth.
- Steißbeingegend bis in die ausstrahlende   Agn.
- Verheben nach   Valer.
- verrenkt wie   Ac-m.
- ziehende   Ac-m., Ambr., Amm-c., Bell. Canth.

Lendenwirbelgegend
- Schwäche in der   Ac-picr.

Lendenwirbelkrachen
- Aufrichten beim   Sulf.
- Bücken beim   Sulf.
- Rückwärtsbeugen beim   Sulf.

Lendenwirbelsäulenschmerzen   Ol-an.
- rheumatische   Arg.
- ziehende   Cimic.

Lepra   Aur.

Lernen
- langsam im   Phos.
- Schwierigkeiten beim   Crot., Lues., Magn-ph.,
- Versagen beim   Lues.

Lesen
- Augenschmerzen beim   Med.
- Buchstabenzusammenlaufen beim   Dros., Ferr-ph.
- Hinterhauptkofschmerz beim   Cin.
- Kopfschmerz mit Erbrechen durch   Stann.
- Kopfschmerzen wegen kann nicht   Clem.
- Schrift, verschwimmen der beim   Ac-ox., Cann-ind.
- Schwäche beim   Ac-ph., Stann.
- Schwindel beim   Med., Stann.
- Sehstörungen beim   Stann.
- Stirnkopfschmerz beim   Cin.
- unfähig zu   Quas.
- zweimal muß alles   Ambr.

Lethargie   Chelid., Zinc.

Leukämie   Ac-hydroc., Carb-v., Chin., Chin-ars.,
Crot.

L

Leukoplakie	Hydrast.
Leukozytose	Graph., Helod.
Libido	s. sexuelle Erregung
Lichen ruber planus	Ac-form., Anac., Ars., Berb., Carc., Thal.

Licht
- Eingenommenheit bei — Acon.
- Kopfschmerz mit Schwindel bei — Sang.
- Stirnkopfschmerz bei — Ars.

Lichtdermatitis	Calc-fl.
Lichtdermatose	Ac-fl., Arum.
Lichtempfindlichkeit	Abs., Ac-fl., Acon., Anac., Brom., Calc-fl., Cepa., Clem., Con., Eupat-perf., Hep., Ipec., Jab., Lach., Lil., Merc-sol., Phos., Sabad., Sep.

- Lampenlicht bei — Euphr.
- Lesen beim — Cad.
- Sonne in der — Euphr.
- starke — Ign.

Lichtscheu	Ac-picr., Amm-c., Ant-c., Apis., Ars., Aur., Bapt., Bari-c., Cham., Con., Dig., Euphr., Ferr.ph., Helleb., Hyosc., Ipec., Led., Lil., Lyc., Mandr., Merc-sol., Nat-m., Nux-v., Phys., Phyt., Plant., Psor., Rhod., Rhs-t., Spig., Sulf., Tab., Tarant., Ther., Thuj., Zinc.

Lider(n)
- Ausschlag an den — Caust.
- bläuliche — Dig.
- Brennen der — Croc., Nux-v., Olnd.
- Druck auf die — Croc.
- Eiterung der — Hep., Merc-sol.
- Ekzeme an den — Cob., Graph.
- Entzündung der — Calc-c., Calc-fl., Caust., Dig., Euphr., Graph., Lac-c., Napht., Tell.
- gerötete — Ac-picr., Ars., Bellis., Ferr-ph., Graph., Hep., Merc-sol., Thuj.
- Geschwüre an den — Calc-fl., Puls.
- Herabhängen der — Caust., Dulc., Euphr., Gels., Kali-c., Lues., Rhs-t., Zinc.
- Jucken der — Nux-v., Tell.

- Katarrhe der chronische	Alum.
- Krämpfe der	Ac-hydroc., Agar., Ars., Coff., Croc., Euphr., Ipec., Merc-sol., Nux-v., Rhod., Ruta., Spig.
- Lähmigkeit der	Alum., Bapt.
- Lähmung der	Plb.
- Ödeme der	Ac-acet., Apis., Caps., Euph., Naja., Sec., Valer.
- Schlaffheit der	Nux-m.
- Schmerzen der	Hep., Ign.
- Schwäche der	Carc.
- Schwellung der	Ac-acet., Apis., Ars., Bellis., Calend., Ferr-ph., Graph., Hep., Merc-sol., Prim., Rhs-t., Thuj., Tub., Valer.
- Schwere der	Croc., Helod., Lac-c., Sep., Spong.
- Spannen der	Croc., Olnd.
- Steifigkeit der	Kalm.
- Tic der	Lyc.
- Trockenheit der	Croc.
- Verdickung der	Calc-fl., Tell.
- verklebte	Ac-picr., Nux-v.
- Zittern der	Heder., Plat.
- Zucken der	Caust., Croc., Plat., Rat., Ruta.
- Zucken krampfhaftes am oberen Lid	Cedr.
- zusammengezogene, krampfhaft	Plb.

Lidmuskel — Caust.
- Lähmung des — Gels.
- Zucken des — Ac-hydroc.

Lidränder(n)
- Bläschen an den	Sel.
- Brennen an den	Abs.
- Eiterung der	Ac-sulf., Hep., Kreos.
- Ekzeme an den	Agn., Ars.
- Entzündung der	s. Lidrandentzündung
- gerötete	Abs., Apis., Beryl., Dig., Kreos., Sulf., Teucr-mar.
- Geschwüre an den	Ac-fl., Ac-nitr., Beryl., Guaj.
- Jucken der	Abrot., Carb-v., Staph.
- Kälteempfindlichkeit der	Nux-v.
- Katarrhe der	Ant-c.
- Rhagaden an den	Caust.
- rissige	Graph.
- Sandgefühl an den inneren	Sel.

L

- Schwellung der	Apis., Bari-c., Beryl., Dig., Graph., Kreos., Teucr-mar.
- Trockenheit der	Calend., Staph.
- verklebte	Ac-sulf., Ars., Bari-c., Led., Magn-c., Nicc., Nux-v.
- verkrustete	Staph.
- Wundheit der	Graph., Kreos.
- zerfressen wie	Beryl.

Lidrandentzündung

Ac-form., Ac-m., Ac-succ., Ac-sulf., Bell., Beryl., Bor., Calc-ph., Carb-v., Carc., Card., Caust., Cepa., Clem., Croton., Dig., Dulc., Ferr-ph., Kreos., Lyc., Med., Merc-sol., Nat-ars., Nat-m., Psor., Puls., Rumx., Ruta., Seneg., Sep., Sil., Staph., Tarant., Tell., Thal., Thuj., Vacc.

- Beißen mit	Euphr.
- Brennen mit	Euphr.
- chronische	Graph., Petr., Sulf.
- Eiterung mit	Hydrast.
- Geschwürsneigung mit	Kres.
- gonorrhoische	Arg-nitr.
- rezidivierende	Tub.
- Rötung mit	Kres.
- Schwellung mit	Kres.
- skrofulöse	Bari-c.

Liederliche Menschen — Stram.

Liftfahren

- Brechreiz beim	Bor.
- Übelkeit beim	Bor.

Liegen

- Abgeschlagenheit, bei zu langem	Beryl.
- Armen mit den über dem Kopf	Verat.
- atmen kann nicht im	Grind.
- Bauch auf dem zusammengekrümmt	Coloc.
- Blutandrang im	Stront.
- Brustbeklemmung im	Olnd.
- hart, alles ist zu beim	Bapt.
- Hitze mit im	Stront.
- kann nicht	Apoc., Bapt.
- Lähmigkeit bei zu langem	Beryl.
- Neigung dauernd zu	Led.

- Rückenschmerzen im, bei Rechtslage	Ferr-ph.
- Schmerzen am Hals, bei Rechtslage	Ferr-ph.
- Schmerzen im, ziehende	Beryl.
- Schwäche allgemeine, bei zu langem	Beryl.
- Schwindel im	Stront.
- Seite auf der kranken, verschlimmert	Kali-c.
- Seite auf der linken, kann nicht	Brom., Cact., Crat., Dig., Phos., Psor., Spig., Tell., Thea.
- Seite auf der rechten, kann nicht	Merc-sol., Phyt., Magn-m.
- Seit auf der rechten, muß	Spig.
- will immer	Stann.

Linkslateralität — Arg-nitr., Coloc., Lach. Spig.

Linsenablagerung — Tell.

Linsentrübung — Ruta., Sec.

Lipid

- ämie	Berb.
- entgleisungen	Ant-c.

Lipom — Bari-c., Bari-m., Lap-a.

Lippen

- abschälende	Lac-c., Plb.
- Aphthen an den	Med.
- aufgesprungende	Alum., Amm-c., Ant-c., Arum., Bry., Beryl., Canth., Caps., Carb-v., Card., Graph., Hep., Magn-m., Nat-m., Tab.
- aufgeworfene	Bari-c., Calc-ph., Lues., Med. Psor., Sil.
- Bläschen an den	Anac., Mang., Sang., Sulf.
- blasse	Ferr-ph., Stroph.
- blaue	Alum., Amm-c., Colch., Cupr., Lach., Lauroc., Mosch., Op., Stann., Vip.
- Brennen der	Anac., Arum., Calend., Hyper., Kreos., Sang.
- dicke	Sulf.
- Fissuren an den	Cond.
- gelähmte	Op.
- geschwollene	Calc-c., Calend., Caps., Chin., Hep., Hydrast., Sang.
- Geschwüre an den	Bor., Calend., Hydrast., Kreos., Med., Vinc.
- Herpes menstruales an den	Nat-m.
- Jucken der	Kreos.
- krämpfe	Dulc.

L

- krebs	Con., Hydrast., Kreos.
- Krusten an den	Sang.
- livide Verfärbung der	Lach., Stroph., Tarant.
- pelziges Gefühl auf den	Anhal.
- pergamentartige	Bry.
- Prickeln in den	Nat-m.
- Rhagaden an den	Aran-d., Beryl., Caust., Cond., Kreos., Lues., Lyc., Mang., Phyt.
- rissige	Beryl., Bry., Calc-fl., Calc.ph., Croton., Nat-m.
- rote	Sulf.
- schmerzhafte	Calend.
- schwarz belegte	Op.
- Schwellungsgefühl in den	Collins.
- taube	Acon., Calc-fl., Glon., Nat-m.
- trockene	Acon., Anhal., Calc-fl., Glon., Croton., Ferr-ph., Helod., Lac-c., Mang., Nat-m., Psor., Sang., Sil.
- verkrampfte	Ran-b., Sec.
- wulstige	Sulf.
- wunde	Cob., Glon., Kreos., Lac-c.
- Zittern der	Crot., Op.
- Zucken der nervöses	Arum.
- Zupfen an den	Abs., Card., Helleb., Hyosc.
Lithämie	Calc-c., Equis., Lyc., Urt.
Lithämische Diathese	Coloc., Thuj.
Lithiasis	s. Steinleiden
Little-Krankheit	Calc-ph., Hyosc.
Lochien	Kreos.
- blutungen	Arn.
- langanhaltende	Senec.
- stinkende	Lil.
- stockende	Arist., Bor., Poton., Sec.
- Unterdrückung der	Bry., Puls.
Lues	Abrot., Lues., Merc-sol., Sars.
- Lues II	Aur.
- ceribri	Jod.
- folgen	Ars., Aur, Thuj.
Luetiker	Kali-j.
Luetisch	Ac-nitr., Mez.

Luft
- Hunger nach — Chelid.
- Ringen nach — Lob., Samb.
- Scheu vor frischer — Nux-v.
- Schnappen nach — Ac-hydroc., Ac-picr., Chin., Latrod., Naja., Vip.

Lufröhre — Aral., Spong.
- Abräuspern von Schleim aus der — Iber.
- Brennen in der — Clem., Rumx.
- Entzündung der — Ac-lac., Acon., Ars., Bell., Brom., Guaj.
- Katarrhe der — Bell., Senec., Seneg.
- Keuchen in der — Lycop.
- Kitzel in der — Anac., Ant-c., Led., Phos., Rumx.
- Rauheit in der — Rumx.
- Reizzustand der — Aral., Phos.
- Schleim zäher in der — Samb.
- Schleimrasseln in der, mit erschwertem Auswurf — Tart-emet.
- Stechen in der — Led.
- Trockenheit in der — Aran-d.
- Wundheitsgefühl in der — Aran-d., Guaj.

Luftwege, obere — Amm-br., Bell., Hyosc., Ipec., Kali-j., Magn-c., Mang., Phell., Rumx.

- Affektionen der — Arg., Brom.
- Entzündung der — Acon., Bell.
- Hyperämie der trockene — Acon.
- Kälteempfindlichkeit der — Kali-c.
- Katarrhe der — Ac-lac., Amm-c., Hydrast., Kali-c., Magn-m., Mandr e rad., Rumx., Samb., Seneg., Spong., Sulf., Tereb., Verb.
- Luftzugempfindlichkeit der — Kali-c.
- Reizung der — Stict.
- Schleimhäute der — Amm-br., Amm-c., Amm-m., Aran-ix., Arum., Calc-j., Cepa., Eucal., Euphr., Kali-j., Kali-s., Marum., Nat-c., Nat-m., Rauw., Rumx., Samb., Sang., Seneg., Stict., Tart-emet., Tereb., Verb.
- Schleimhautkatarrhe der — Mang.

L

Lumbago	Ac-lac., Ac-ox., Ac-sal., Acon., Agar., Ant-t., Aran-d., Aran-ix., Arn., Berb., Bry., Cad., Colch., Diosc., Erig., Gins., Ham., Kali-c., Kalm., Led., Magn-m., Nux-m., Nux-v., Ran-b., Rhs-t., Ruta., Sulf., Tart-emet., Vacc., Valer.
- akuter	Ac-form.
- Ärger nach	Coloc.
- Aufregung nach	Coloc.
- Aufsetzen beim	Ant-c.
- Bücken nach langem	Dulc.
- Gehen bessert	Ant-c.
- Hämorrhoidenbluten wechelt mit	Aloe.
- Heben beim	Sang.
- heftigster	Aran-d.
- Ischias ambulatoria mit	Rhs-t.
- Kopfschmerz wechselt mit	Aloe.
- Lähmigkeit mit, vom Oberschenkel bis zu den Zehen	Gnaph.
- ossale Veränderungen durch, an der LWS	Calc-fl.
- rezidivierender	Ac-form.
- sexuellen Ausschweifungen nach	Bufo., Anhal.
- Sitzen nach, auf kaltem Stein	Dulc.
- Taubheit mit, vom Oberschenkel bis zu den Zehen	Gnaph.
- Verheben nach	Calc-c.
- Verrenken nach	Calc-c.
- Wärme bessert	Ac-form., Rhs-t.
Lumbalsyndrom	Ac-form., Cimic., Cycl., Mandr., Tab.
Lumboischialgie	Bell.
- Stehen bei langem	Aran-d.
Lunge(n)	Aca., Ac-form., Ars-j., Calc-hyp., Grind., Jod., Kali-nitr., Phell., Stram., Tab., Tart-emet.
- Abszess in der	Hep., Lach., Sil., Sulf-j.
- Affektionen der, bei alten Leuten und kleinen Kindern	Tart-emet.
- Beengung in der	Led.
- Blutüberfüllung der	Bell., Samg., Verat-v.

- Blutungen der	Abrot., Ac-acet., Ac-fl., Ac-ph., Cact., Chin., Croc., Crot., Dros., Ferr-ph., Ham., Hirud., Kreos., Lach., Med., Millef., Nux-v., Phos., Plb., Sec.
- Brennen in der	Hydrast.
- Brennen in der linken	Croton.
- Druck in der	Led.
- embolie	Vip.
- emphysem	Ant-s., Grind., Kres., Napht.
- infarkt	Crot., Phos.
- karzinom	Hydrast., Kreos.
- katarrh	Bari-c., Rumx.
- Krämpfe der, bei Husten	Canth.
- lähmung	Op.
- Ödeme in der	Kres., Thal.
- Schleim in der	Bor., Ipec.
- Stauung in der	Lach.
- Stiche rechts in der Tiefe der	Bor.
- Vollheit in der linken	Croton.
- Vollheitsgefühl in der	Lil.
- Wundheit in der	Hydrast.
- Zusammenschnüren der	Led., Lil.

Lungenentzündung

Abrot., Ac-acet., Ac-benz., Ac-form., Ac-hydroc., Acon., Ant-t., Apis., Bry., Ferr., Ferr-ph., Hep., Jod., Kali-c., Kali-j., Lach., Pyrog., Scil., Seneg., Sil., Tart-emet., Thal., Tub., Verat-v.

- Atemnot mit	Ant-ars.
- Beklemmung mit	Ant-ars.
- Brustbeklemmung, mit rechtsseitiger	Chelid.
- Fieber mit hohem	Ant-ars., Phos.
- Husten mit anstrengendem	Ant-ars.
- katarrhalische	Ipec.
- Neigung zu	Carc.
- Rasseln mit viel	Ant-ars.
- rechtsseitige	Lyc., Sang.
- Resolution mit verzögerter	Sulf.
- Resorptionsmittel	Kali-m.
- verschleppte	Tereb.

Lungengefäßfasern
- Erschlaffung der	Calc-fl.

Lungengewebe
- interstitielles	Equis.

Lungenhilustuberkulose   Bari-c.

Lungenrasseln   Lyc., Sil.
- Auswurf mit schleimigem   Carb-v., Hep., Ipec.
- großblasiges, über die ganze Lunge   Ipec.
- lockeres   Carb-v., Hep.
- mühsames   Op.

Lungenspitze
- Schmerzen in der rechten   Elaps.
- Stiche in der linken   Guaj.

Lungenschwindsucht   s. Schwindsucht

Lungenstechen   Ac-nitr., Berb., Coloc., Con., Thuj.
- Husten bei   Aur., Canth., Caps.
- linksseitiges   Croton.
- Wundheitsgefühl mit   Aur.

Lungenstiche   Ac-nitr.
- Atmen beim   Petr., Rumx.
- Erwachen beim   Rhs-t.
- heftige   Rhs-t.
- Husten bei   Calc-ph., Rumx.
- morgens   Rhs-t.
- schmerzhafte   Calc-ph., Rumx.
- Sprechen beim   Rhs-t.

Lungentuberkulose   s. Tuberkulose

Lungenvagus   Apom.

Lupus erythematodes   Ars., Aur., Aur-j., Carb-v., Graph.,
                                               Hydrast., Kres., Phos., Stront., Thuj., Tub.

Lüste
- widernatürliche   Plat.

Lüsterne Menschen   Sil.

Lustlos   Ac-sulf., Crat.
- tagsüber   Ac-picr.

Lyphatische Diathese   Bari-c., Calc-c., Lyc., Psor., Sil., Thuj.,
                                               Tub., Viol-t.

Lymphatisches System   Calc-c.
- Entzündung des, akut und chronisch   Merc-sol.

Lymphatismus
- Resorptionsmittel bei   Sulf-j.

Lymphgefäßentzündung

Apis., Carb-v., Crot., Croton., Hep., Latrod., Merc-sol., Vip.

- Fingern von den, bis zu den Achselhöhlen — Bufo.
- Insektenstichen nach — Led.
- Schmerzen mit großen — Cepa.
- septische — Echin.
- Stichverletzungen nach — Led.

Lymphgewebe

Sil.

Lymphknoten

Ac-fl., Amm-m., Calc-c., Calc-fl., Calc-j., Calc-ph., Carb-an., Carb-v., Clem., Con., Echin., Fuc., Kali-j., Kali-m., Spong., Viol-t.

- affektionen — Sulf-j.
- atrophie — Jod.
- berührungsempfindlichkeit — Graph.
- eiterung — Lyc., Sil.
- harte — Con.
- tuberkulose — Tub.
- verhärtung — Jod., Sil.
- vergrößerung — Sil., Spong.

Lymphknotenentzündung

Apis., Bell., Bufo., Calend., Cepa., Clem., Hep., Merc-sol., Myrist., Sil., Spong., Vip.

- chronische — Clem., Kali-j.
- diffuse — Crot.
- septische — Echin.

Lymphknotenschwellung

Aur., Bari-c., Calc-j., Calc-s., Chim., Clem., Croton., Calend., Graph., Jugl-reg., Kali-j., Lapis., Lyc., Nat-s., Phyt., Scroph-n., Spong., Sulf-j.

- generalisierte — Calc-c.
- skrofulöse — Chim.
- steinharte — Calc-fl.
- Vereiterung mit — Merc-sol.
- Vergößerung mit — Calc-fl.
- Verhärtung mit — Merc-sol.
- weiche — Kali-m.

Lymphödeme
- Mammoperation nach — Aals.

Lymphsarkom

Vinc.

359

Lymphstauungen	Ac-fl.
Lymphtumoren	Scroph-n.
Lyssa	s. Tollwut.

M

Machthungrige Menschen	Aur., Lach.

Mädchen (mittel)
- blasse — Ac-ph., Cycl.
- depressive — Ac-ph., Cycl.
- hochaufgeschossene — Jugl-reg.
- nervöse — Ac-ph., Cycl.
- Pubertät in der — Jugl-reg.
- schüchterne — Jugl-reg.
- träge — Jugl-reg.
- unkonzentrierte — Ac-ph.

Magen — Ac-nitr., Ac-sulf., Aran-ix., Cham., Chin., Cond., Eupat-perf., Lac-c.
- atonie — Alum., Carb-an., Hydrast., Stann.
- Autofahren beim, Schwäche und Leeregefühl im — Cocc.
- Berührungsempfindlichkeit des — Ac-acet., Bell., Phos., Tarant.
- blutungen — Ac-acet., Ac-fl., Ac-nitr., Bapt., Cact., Card., Erig., Ham., Hirud., Lach., Nux-v., Phos., Trill.
- Brechreiz im — Naja., Nux-v.
- Druck des, aufs Herz — Nux-m.
- druckempfindlichkeit — Bell., Naja., Phos., Tarant.
- Eiseskälte im — Colch.
- Elendigkeitsgefühl im — Thea.
- empfindlichkeit — Ferr-ph.
- enge — Cad.
- erweiterung — Carb-v.
- Essen bessert — Mandr.
- Essen liegt wie ein Stein im — Aran-d.
- Flauheit im, um 11 Uhr — Sulf.
- Füllegefühl im — Bry.
- Gewicht im — Wye.
- Herabsinkungsgefühl im — Croc.
- Hinsein im — Vib.
- Hitzegefühl im — Tereb.
- hohl wie — Cocc. Lil.
- karzinom — Ac-fl., Arg-nitr., Cad., Hydrast., Kreos., Nux-v., Phos.
- Klumpengefühl im — Nux-m., Sep.
- kneifen — Lyc.
- knurren — Olnd.
- Lastgefühl im — Sec.

- Leeregefühl im	Abrot. Ac-ox. Brom. Ign.
- Luftansammlung im	Arg-nitr., Ferr., Phos.
- Nagen im	Abrot. Lyc.
- Ohnmachtsgefühl im	Tell.
- Pulsieren im	Cact.
- Reiben bessert	Aran-d.
- reizung	Clem.
- Rückwärtsbeugen bessert	Naja.
- Säurebildung im	Calc-c.
- Schlaffheitsgefühl im	Tab.
- Schneiden im, bei leerem Aufstoßen	Dulc.
- schwäche	Ac-ph., Ac-sulf., Bari-c., Dig. Ferr., Hydrast., Ign., Mandr., Nicc., Nux-m., Podo., Sep., Thea., Zinc.
- Schweregefühl im	Graph.
- senkung	Calc-fl., Hydrast., Sep., Stann.
- Spätschmerz im	Arg-nitr.
- Stechen im	Caps., Jod., Spong., Tab.
- Übelkeit im	Croc., Nicc., Nux-m., Nux-v., Vip.
- Übersäuerung des	Rob.
- Unbehagen im	Iris.
- unverdaut bleibt alles liegen im	Abs.
- verdorbener	Ipec., Nux-v.
- verengung	Bari-c.
- voll wie zu	Beryl.
- Völle des	s. Magenvölle
- Wärmegefühl im	Ac-benz., Sec.
- Winde im	Ac-form.
- Wundheit im	Apis., Cupr., Helleb., Mang., Phos., Phyt.
- Ziehen im	Quas.
- Zusammenschnüren im	Cad.
- Zusammenziehen im	Nat-m.

Magenauftreibung

	Arn., Chin., Con., Grat., Tereb.
- Brennen mit	Abies.
- meteoristische	Nux-m.
- Mundgeschmack mit bitterem	Cham.
- Platzen zum	Arg-nitr.
- Untertasse, wie eine umgekehrte	Calc-c.

Magenbeschwerden

	Tarax.
- Augregung nach	Ign.
- Aufstoßen bessert	Ign.
- Essen bessert	Ign.
- Essen, wie nach fettem	Cycl.

- fetten Speisen nach   Thuj.
- Gähnen bessert   Ign.
- Kaffeegenuß nach   Ign.
- Magen bei leerem   Ign.
- nervöse   Ign.
- Obst nach   Ign.
- Rauchen nach   Ign.
- Schlaf im   Bor.

Magenbrennen   Ac-ox., All-s., Apis., Ars., Aur., Bapt.,
                                  Bism., Cact., Calad., Canth., Cimic.,
                                  Colch., Croton., Daph., Dulc., Glon.,
                                  Guaj., Helod., Hep., Iris., Mez., Oena.,
                                  Podo., Sabal., Sang., Verat-v.

- abends   Stann.
- Aufschreien mit   Hyosc.
- Bewegung bei jeder   Helleb.
- Durst mit   Merc-sol.
- Essen bessert   Jod.
- Essen nach dem   Nux-v., Phos.
- Gehen beim   Ac-benz., Helleb.
- Husten beim   Helleb.
- Krampfanfällen mit   Hyosc.
- Mund bis in den   Caps.
- Steigen beim   Ac-benz.
- Übelkeit mit   Merc-sol.
- Unruhe mit   Jod., Mang.
- Wundheitsgefühl mit, im Magen   Kali-bi.

Magen-Darm-Blutungen   Chin., Crot., Led., Sec.

M

Magen-Darm-Kanal

Ac-form., Ac-hydroc., Ac-m., Ac-ph.,
Aethus., Ail., All-s., Aloe., Ant-c., Apoc.,
Arg-nitr., Arist., Arn., Ars., Asa., Asar.,
Asclep., Atrop-s., Bell., Bellis., Bor.,
Bov., Bry., Cad., Calc-c., Calc-ph.,
Camph., Canth., Caps., Carb-v., Cin.,
Cocc., Colch., Collins., Croton., Cupr.,
Cupr-acet., Diosc., Ferr., Gels., Gnaph.,
Grat., Helleb., Hep., Ign., Jod., Kali-c.,
Kali-nitr., Lac-c., Luff., Lyc., Magn-c.,
Magn-m., Magn-s., Mandr e rad.,
Marum., Nat-c., Nat-m., Nat-ph., Nat-s.,
Nux-m., Nux-v., Olnd., Petr., Plat., Podo.,
Prun., Puls., Rauw., Rheum., Rhs-t., Ric.,
Rob., Rumx., Sabad., Scil., Sec., Sep.,
Staph., Strych., Sulf., Tab., Tarax.,
Tart-emet., Thal., Verat., Vip., Viol-t.,
Zinc.

- Enddarm besonders am   Arist.
- Schleimhautenzündung des   Merc-sol.

Magen.-Darm-Koliken   Cimic., Cin., Cycl., Plb.
- heftige   Podo.
- hineinschießende   Coloc.
- plötzlich auftretende   Coloc.
- Schmerzen mit   Cupr-acet.
- Verstopfung mit   Aesc.

Magen-Darm-Krämpfe   Arum., Cupr., Luff., Poten.
- plötzlich auftretende   Coloc.

Magn-Darm-Mittel   Colch.

Magen-Darm-Nerven   Kali-ph.

Magen-Darm-Schleimhaut   Abies., Carb-an., Ipec., Rhs-t.

Magen-Darm-Störungen   Berb., Verb., Viol-t.
- nervöse   Agar., Arg-nitr., Zinc.

Magendruck

Abrot., Ac-nitr., Ac-picr. Ac-sal., Alum.,
Amm-c., Anac., Ant-c., Bapt., Bari-c.,
Berb., Bism., Cad., Calc-c., Cham.,
Coloc., Croc., Hep., Hyper., Kali-c., Mez.,
Millef., Myric., Naja., Phell., Phyt., Plat.,
Puls., Rob., Spig., Staph., Sulf., Tab.,
Tereb., Visc.

- abends   Stann.

- Aufrechtsitzen bessert	Gels.
- Aufstoßen mit	Asa., Carb-v.
- Beklemmumg mit	Gels.
- Bewegung bei jeder	Helleb.
- Blähungsabgang bessert	Gels.
- Brennen mit	Caps.
- Durst mit	Coff.
- Erwachen beim	Petr.
- Essen nach dem	Bry., Chin., Nux-v., Rauw.
- Fleischspeisen nach	Ferr-ph.
- Gehen beim	Heder.
- Gewitter bei	Petr.
- heftiger	Cupr., Ferr-ph.
- Hunger mit	Coff.
- Husten mit	Heder.
- Hyperazidität mit	Caps.
- Magen bei leerem	Heder.
- morgens	Bry.
- nervöser	Coff.
- Rülpsen mit explosivem	Asa.
- Stein, als würde einer im Magen liegen	Brom., Bry., Nux-v.
- Trinken nach kaltem	Rhod.
- Übelkeit mit	Carb-v.
- viel	Ac-ph.

M

Magengegend

- Aufgetriebenheit der	Jugl-cin.
- Blähungen in der	Kali-c.
- Druck in der	Ac-ph., Phyt.
- Druckempfindlichkeit der	Nux-v., Sulf.
- Einsinken der	Croton.
- Kneifen in der	Kali-c.
- Koliken in der	Kali-c.
- Völle in der	Kali-c.
- Zurückbeugen bessert	Kali-c.
- Zusammenkrümmen bessert	Kali-c.

Magengrube

- Kneifen in der	Anac.
- Leere in der	Ign., Lac-c.
- Ödigkeit in der	Ign.
- Schneiden in der	Anac.
- Schwäche in der	Lac-c.
- Stechen in der	Anac.

Magengeschwür s. Ulcus ventrikuli

Magenkatarrh s. Gastritis.

Magenkopfschmerz Lith.
- Brechreiz mit Nux-v.
- drückende Anac.
- klopfende Anac.
- morgens beim Erwachen Nux-v.
- reißende Anac.
- stechende Anac.
- Übelkeit mit Nux-v.

Magenkrämpfe Abrot., Ac-acet., Anac., Arg-nitr., Ars., Atrop-s., Bapt., Calc-c., Cauloph., Cham., Cocc., C off., Collins., Ferr., Ham., Kali-c., Lach., Lauroc., Lob., Luff., Magn-c., Magn-ph., Mandr., Plat., Podo., Psor., Sabad., Tab., Tarant., Valer.

- Abendessen nach dem Grat.
- Aufregungszustand, mit manischem Canth.
- Aufschreien mit Hyosc.
- Blähsucht mit Ign., Stann.
- Blutdruckabfall mit Rauw.
- Brechreiz mit Tub.
- Durchfällen mit heftigen Ac-hydroc., Rauw.
- Durst mit Cupr-ars.
- Erbrechen mit Ac-mitr., Cupr-ars.
- Essen bessert Brom., Med.
- Essen nach dem Nux-v., Puls.,
- Essen nach hastigem Led.
- Gesichtsblässe mit Rauw.
- heftige Verat.
- Heißhunger mit Sec.
- kolikartige Thal.
- Kopfschmerzen mit Tub.
- Krampfanfällen mit Hyosc.
- langsam zu- und abnehmende Stann.
- Luftaufstoßen mit Diosc.
- Magen bei leerem Heder., Ign.
- Magen vom, nach allen Seiten ausstrahlende Plb.
- morgens Caust.
- nachts Grat.
- Rücken, bis zum strahlende Bism.
- Rückwärtsbeugen bessert Bell.
- Schwäche mit Tub.

- Schweißausbruch mit   Tub.
- Sodbrennen mit   Sec.
- Speichelfluß mit   Sec.
- Speisen durch warme   Graph.
- Speiseröhre bis zur   Zinc.
- Stuhldrang bei vergeblichem   Ign.
- Trinken bessert   Med.,
- Trinken nach hastigem   Cauloph., Led.
- Übelkeit mit   Diosc., Tub.
- Zusammenschnürungsgefühl mit   Zinc.

Magen-Leber-Gallegegend
- Druck in der   Aran-ix.

Magenleeregefühl   Ac-m., Amm-c., Bry., Cocc., Coloc., Croc., Croton., Hydrast., Lyc., Mandr., Petr., Podo., Ruta., Sang., Sars., Sep., Sulf., Thea., Verat.

- Aufrechtsitzen bessert   Gels.
- Aufstoßen mit   Lil.
- Beklemmumg mit   Gels.
- Blähungen mit   Lil.
- Blähungsabgang bessert   Gels.
- Branntwein bessert   Olnd.
- Hunger ohne   Nicc.
- Vollsein mit   Gels.

Magenleiden   Magn-m.

Magenmittel   Mandr., Nux-v., Petr., Podo.

Magensäure   Abies., Ac-sulf., Carb-an., Caps., Form., Nat-c., Nat-ph., Petr., Pop., Rob., Sulf.

- Aufstoßen bei saurem   Ac-form.
- Beschwerden durch   Zing.
- Eier, bei Verlangen nach   Calc-c.
- Milch wird nicht vertragen   Calc-c.
- Speisen nach fetten   Carb-v.
- übermäßig viel   Nat-ph., Rob.
- Würgen beim   Ac-form.
- Zähne macht die stumpf   Iris.

Magensymptome
- Gliederschmerzen mit rheumatischen
  gleichzeitig   Ptel.

Magenschleimhäute   Kali-s.
- Empfindlichkeit der   Jugl-reg.

M

- Schwellung der, entzündliche mit
  Koliken und blutigen Durchfällen   Rhs-t.
- Verhärtung der   Thuj.

Magenschmerzen   Ac-hydroc., Ac-m., Anac., Caps., Ferr., Ferr-ph., Gins., Guaj., Nat-ph., Podo., Sabad., Sabal.

- Ärger nach   Cham.
- Bauch, fächerförmig in den
  ausstrahlende   Diosc.
- Beengungsempfindlichkeit mit   Lach.
- Blähungsabgang bessert   Lach.
- bohrende   Cimic.
- Brechreiz mit   Bism., Nux-v.
- brennende   Ac-acet., Acon., Arg-nitr., Bry.
- Druckempfindlichkeit mit   Kreos., Lach.
- drückende   Arg-nitr., Cham.
- dumpfe   Hydrast.
- Durchfall mit   Ac-form., Kali-nitr.
- Empfindlichkeit mit, beim Essen   Kali-c.
- Essen bessert   Chelid., Cob., Graph., Kreos., Lith., Mandr., Visc.
- Essen nach dem   Abies., Bry., Cham., Cimic., Hyper., Mandr e rad., Nux-v., Sil.
- Erbrechen mit   Arist., Olnd., Petr.
- Fermentation, mit starker   Ac-acet.
- Gähnen mit ununterbrochenem   Arg-nitr.
- Galleerbrechen mit   Colch.
- Gesichtsröte mit   Rumx.
- heftige   Acon., Canth., Colch.
- Heißhunger mit   Mez., Olnd.
- Herzklopfen mit heftigem   Hydrast.
- hineinschießende   Coloc.
- Hitze mit   Rumx.
- Kaffeegenuß nach   Cham.
- Kalbfleischgenuß nach   Kali-nitr.
- kolikartige   Coloc., Hydrast., Spig.
- kongestive   Mandr.
- krampfartige   Cham., Cimic., Kali-c., Tarant.
- Leere mit   Olnd.
- Leibschneiden mit   Canth.
- Mageninhalt, mit Hochkommen des   Con.
- Mitternacht um   Arg-nitr.
- Mundgechmack mit bitterem   Bism.
- nächtliche   Arum.

- nagende	Arum., Cob., Kreos., Lach., Lith.
- Ödigkeit mit	Olnd.
- periodische	Arg-nitr.
- plötzlich auftretende	Coloc.
- Reden beim	Kali-c.
- reflektorische	Cauloph.
- Rücken zum ausstrahlende	Chelid.
- Schleimerbrechen mit	Colch.
- schneidende	Acon., Arum., Spig., Visc.
- Schulterblatt, zum rechten unteren ausstrahlende	Chelid.
- stechende	Ac-form., Bry., Cham.
- Übelkeit mit	Ac-form., Mandr., Mez.
- Unbehagen mit	Mez.
- Unruhe mit nervöser	Jod.
- Völlegefühl mit	Kali-c.
- Vorwärtsbeugen verschlimmert	Kalm.
- Würgen mit	Bism Olnd.
- zusammenschnürende	Kali-c.
- zusammenziehende	Agn.

Magenstörungen

- Durchfällen mit	Con.
- funktionelle, der Vagotoniker und der vegetativ Labilen	Poten.
- nervöse	Ign.
- Schweißausbrüchen mit	Con.
- thyreotoxische	Con.
- Tremor mit	Con.

Magenverstimmung

- Durcheinanderessen nach	Ant-c.
- Durchfall mit	Kres.
- Eisessen nach	Puls.
- Erbrechen mit	Kres.
- Leberstörungen mit	Senec.
- Sommer im	Puls.,
- Völlegefühl mit	Ant-c.

Magenvölle

	Amm-c., Mandr., Nux-m., Luff., Lyc., Puls., Ruta., Sec., Sil.
- Aufstoßen mit	Lil.
- Blähungen mit	Lil.
- Eisessen nach	Rhs-t.
- Essen nach dem	Chin., Rhs-t., Sulf.
- Schwere mit	Rhs-t.

M

- Übelkeit mit	Rhs-t.
- Weintrinken nach	Rhs-t.

Magere Personen — Ars., Calc-ph., Ferr., Lach., Nux-v.

- Appetit trotz gutem	Heder.
- Elendigkeit mit	Alum.
- Hunger trotz	Heder.
- Mattigkeit mit	Alum.
- Müdigkeit mit	Alum., Ambr.
- Nervosität mit	Ambr.
- Schwäche mit	Alum., Ambr.
- Überempfindlichkeit mit	Ambr.

Magersucht

- endokrine	Cimic.

Makula — Abs., Euphr.

Malaria — Aran-d., Chin., Chin-s., Eucal., Eupat., Verat.

- fieber	Ipec.
- folgen	Aran-d., Ars., Nat-m.
- kachexie	Nat-m.
- kopfschmerz	Cedr.

Mandel(n) — Apis., Bari-m., Calc-c., Calc.j., Kali-bi., Kali-m., Lyc., Merc-bi., Merc-cy., Phyt.

- berührungsempfindliche	Graph.
- Brennen in den	Card.
- dunkelrote	Brom.
- eitrig belegte	Merc-sol.
- eitrige	Colch., Med., Tub.
- Eiterung der, rechtsseitig	Lyc.
- gerötete	Ac-form., Acon., Alum., Aur., Bapt., Berb., Calc-c., Rhod.
- geschwollene	Aur., Bapt., Bari-c., Brom., Calc-c., Calc-fl., Cham., Graph., Guaj., Jab., Kali-bi., Staph., Sulf-j., Thuj., Tub., Vinc.
- geschwollene, rechtsseitig	Lyc.
- geschwüre	Kali-bi., Sil.
- glasige	Apis.
- hochrote	Ail., Bell.
- ödematöse	Apis.
- Operationsschmerz an den	Phyt.
- Schmerzen der	Bellis., Rhs-t., Zinc.
- Schmerzen der, bis zum Ohr ausstrahlende	Cham.

- Schmerzen der, rechtsseitig	Helod.
- Stechen in den	Card., Psor., Rhs-t.
- vergrößerte	Calc-c., Calc-j., Lyc., Lues., Magn-c., Med.
- Zusammenschnüren der	Tarant.
Mandelabszess	Guaj., Lyc., Med., Merc-sol., Sil.
- Rezidivneigung mit	Hep.
Mandelbeläge	
- membranöse	Ars.
Mandelentzündung	Ac-form., Acon., Ail., Apis., Bapt., Berb., Calc-fl., Colch., Gels., Guaj., Hep., Magn-ph., Marum., Rhod., Rhs-t., Staph.
- Absonderungen mit stinkenden	Kali-bi.
- chronische	Ac-benz., Bari-c., Brom., Calc-c., Calc-ph., Kali-bi., Kali-m., Lyc., Magn-c., Mandr., Phyt., Psor., Sil., Sulf-j., Thuj., Tub.
- Eiterpfröpfen mit	Kali-bi.
- Lymphdrüsenschwellung mit	Sil.
- Ohrenknacken mit	Bari-m.
- Ohrenschmerzen mit	Cham.
- Parotisschwellung mit	Sil.
- rechts beginnende	Thal., Tub.
- Schluckschmerzen mit	Rhs-t.
- Seite von einer zur anderen wandernde	Sabad.
- subakute	Phyt.
Mandelpfröpfe	Carc., Kali-bi.
- eitrige	Calc-c., Lues.
- übelriechende	Magn-c.
- weiß-graue	Kali-m.
Managermittel	Nux-v.
Mandibulardrüsen	Lues.
- Entzündung der	Calend.
- Schwellung der	Calend., Card.
Maniakalische Zustände	Bell., Hyosc.
Manien	Hyosc., Jod., Puls., Stram., Verat.
- Angst mit	Kres.
- Depressionen mit	Kres.
Manisch-depressiv	Kali-br., Lach., Tarant., Verat.
- geistige Batätigung bessert	Croc.

M

Manisch-schizoid	Stram.
Männer	
- alte	Con.
- cholerische	Staph.
- eigenartige	Con.
- geile	Con.
- hypochondrische	Staph.
- kindische	Con.
- läppische	Con.
- Sexgedanken mit dauernden	Staph.
Männermittel	Lyc.
Marasmus	Abrot., Ac-acet., Ac-fl., Ac-m., Ars., Bari-c., Beryl., Brom., Calc-fl., Chin., Eupat., Kreos., Lues., Op., Sec., Tub.
- Blutverlust nach	Nat-m.
- Säfteverlust nach	Nat-m.
- syphilitischer Anamnese bei	Sars.
- tonikum	Hydrast.
Masern	Amm-c., Arum., Bell ., Bry., Influ., Puls., Stict.
- exanthem	Puls.
- husten	Euphr., Gels., Stict.
Mastdarm	Anac., Caust., Graph., Merc-sol.
- Brennen im	Aloe., Aur., Sep.
- Entzündung des	Aloe., Calc-fl., Thal.
- Geschwüre am	Lues.
- Jucken am	Sep.
- Kraftlosigkeit des	Anac.
- Krämpfe des	Ign.
- Lähmung des	Agar., Alum., Caust.
- Schwäche des	Phos.
- Trockenheit des	Nat-m.
- Untätigkeit des	Anac.
- vegetative Nerven des	Caust.
- Zusammenschnüren im	Mez., Nat-m.
Mastdarmtenesmus	
- Frauenleiden bei	Lil.
- Harnlassen nach	Canth.
Mastdarmvorfall	Ac-m., Ign., Lues., Mez., Podo., Sep.
- Hämorrhoiden bei	Ruta.
- Obstipation bei atonischer	Ruta.

Mastoid
- Karies des — Lues.
- Entzündung des — Arum., Caps.
- Schmerzen am — Canth., Caps.
- Stechen unter dem — Cin.

Mathematikschwäche — Lues.
- Intelligenz bei sonst guter — Syph.

Mattherzigkeit — Olnd.

Mattigkeit — Abrot., Ac-form., Ac-nitr., Ac-picr., Ac-sulf., Agn., Alum., Ambr., Amm-c., Anhal., Apoc., Arist., Bapt., Berb., Beryl., Brom., Bufo., Cad., Calc-c., Calc-ph., Caps., Carb-v., Card., Cham., Cob., Crat., Cycl., Dulc., Gins., Heder., Hydrast., Kali-ph., Lac-c., Led., Mosch., Naja., Nat-m., Nux-m., Petr., Plat., Sec., Sep., Stann., Tereb., Thal.
- allgemeine — Zinc.
- Essen nach dem — Nat-c.
- große — Dig., Form., Nat-c., Psor., Valer., Zinc.
- Knien in den — Ac-ox.
- sexuelle — Ac-lac.
- tagsüber — Bry.

Medulla oblongata — Caust., Ipec.

Medulläre Zentren — Apom.

Megakolon — Podo.

Melancholie — Aur., Cact., Cham., Helleb., Ign., Kali-bi., Kali-j., Kali-ph., Lues., Merc-sol., Plat., Puls., Senec., Thuj., Verat.
- Aufgeräumtheit manische, wechselt mit — Nat-s.
- tagsüber — Sec.

Melanome — Carc.

Membranen
- Brennschmerz an den — Brom.

Menarche — Cycl.
- fehlende, wird eingeleitet — Arist.

M

Meniere-Krankheit Ac-acet., Ac-benz., Ac-sal., Caust., Chin., Cocc., Crot., Glon., Hyper., Kres., Plb., Sec., Tab., Ther.
- Erschütterung nach Arn.
- Fall nach Arn.
- Verletzung nach Arn.

Meningen Apis., Bell., Op.

Meningitis Bell., Bry., Cupr., Gels., Glon., Helleb., Lach., Ran-b., Tarant., Zinc.
- Zustände nach Oena.

Meningismus Apoc., Cic., Gels., Glon., Helleb., Hyosc., Influ., Ran-b., Tarant., Verat-v., Zinc.

Menorrhagie Acon., Apis., Arist., Bell., Bor., Bov., Brom., Calc-c., Carb-v., Card., Cimic., Cin., Cocc., Cocc-c., Croc., Dig., Erig., Ferr., Ham., Helon., Ipec., Kali-c., Kreos., Led., Magc-c., Millef., Nat-m., Nux-v., Phos., Plat., Ruta., Sabin., Sec., Stram., Sulf., Thlaspi., Trill., Ust., Verat., Visc.
- Blutungen mit langanhaltenden Cauloph.
- Blutungen mit passiven Cauloph.
- Klimakterium im Sep.
- Konvulsionen mit Chin.
- Ohnmacht mit Chin., Nux-m.
- Schwäche mit Nux-m.
- Styptikum Hydrast.

Menschenscheu Ambr., Con., Kali-bi., Staph.

Mercuralismus s. Quecksilbervergiftung

Mesenterialgefäßthrombose Latrod.

Mesenteriallymphknoten Abrot., Ac-acet., Calc-c., Calc-ph., Med.
- Druckempfindlichkeit der Bapt.
- Schwellung der Bari-c., Sil.
- Tuberkulose der Abrot., Arum., Jod., Tub.

Metastasen Carc.

Meteorismus

Ac-acet., Ac-form., Ac-ph., All-s., Aloe.,
Arg-nitr., Asa., Bari-m., Bism., Bov., Cad.,
Calc-c., Calc-ph., Crot., Diosc., Euph.,
Ferr., Flor., Form., Gins., Graph., Helleb.,
Hydrast., Mandr e rad., Mosch., Phell.,
Phos., Tab., Tarax., Tereb., Valer., Vip.

- Durchfall mit saurem   Bry.
- Herzklopfen mit   Magn-m.
- Kohlehydraten nach   Nat-c.
- Leberleiden bei   Lyc.
- Leberschmwerzen mit   Raph.
- Milchgenuß nach   Nat-c.
- Milzschmerzen mit   Raph.
- Platzen zum   Sep.
- Stauungen in Folge   Scil.
- Verstopfung mit   Bry.
- viel   Sil.

Metritis   s. Gebärmutterentzündung

Metrorrhagie   s. Gebärmutterblutung

M

Migräne

Ac-form., Ac-picr., Ammi., Anhal., Bell.,
Bellis., Chin., Cocc., Colch., Cupr.,
Damin., Ferr., Ign., Psor., Sil., Stront.,
Sulf., Thuj., Vib., Vip., Visc., Zinc.

- abends   Atrop-s.
- anfälle   Nicc., Ther.
- Ärger bei   Tab.
- Auge über dem linken   Sel.
- Auge vom linken, bis zum Hinterkopf   Sep.
- Augenflimmern mit   Cycl.
- Augenüberanstrengung durch   Onos.
- Autofahren beim   Tab.
- Benommenheit mit   Cycl.
- berstende   Sep.
- billöse   Eupat.
- Blutandrang mit   Sep., Tab.
- Brechreiz mit   Sep., Stann.
- Brechwürgen mit   Dig.
- chronische   Nat-m.
- Doppeltsehen mit   Cycl.
- Druck bessert   Sep.
- drückende   Sep.
- Erbrechen mit   Ipec., Sec.
- Erschütterung durch   Tab.

- Essen bessert	Sep.
- Farbsehen mit	Cycl.
- Frauen der, genitalbedingte	Cimic.
- Freude bei	Tab.
- Galleerbrechen mit	Acon.
- gastrische	Rob.
- Gefäßkrämpfen mit	Dig., Iris., Nux-v., Sec.
- Gerüchen bei scharfen	Sel.
- Haarschneiden nach	Glon.
- Harnabgang wasserheller bessert	Gels.
- hepatogene	Flor.
- Hirnhyperämie mit	Melil.
- Hirnreizung mit	Cann-ind., Ipec.
- Kaffeetrinker der	Thea.
- Lesen beim	Cad.
- Limonadengenuß nach	Sel.
- linksseitige	Ars., Cauloph., Cimic., Lil., Nicc., Sep., Spig.
- nachts	Atrop-s.
- Nagelkopfschmerzen mit	Coff.
- Nebelsehen mit	Cycl.
- Ohnmachtsneigung mit	Stict.
- periodisch, alle 14 Tage	Nicc.
- periodisch auftretende	Ars., Atrop-s., Sabad.
- Polyurie mit am Schluß	Iris.
- pulsierende	Sep.
- Raucher der	Thea.
- rechtsseitige	Arg-nitr., Magn-c., Sang.
- scharfe	Lac-c.
- Schmerzen, mit heftig einschießenden	Coloc., Lac-c.
- Schmerzen, mit neuralgischen	Coloc.
- Schütteln durch	Cad.
- Schwäche mit	Stann.
- Schwindel mit	Cycl., Stann., Tab.
- Seiten wechselnde	Lac-c.
- Sonnenbestrahlung durch	Sel.
- Sonntags, mit Übelkeit	Iris.
- stechende	Sep.
- Studieren beim	Cad.
- Teegenuß nach	Sel.
- Übelkeit mit	Sep., Stann.
- Umschläge, heiße bessern	Sep.
- Urina spastica bessert	Gels.
- Vormittags um 10 Uhr	Nat-m.

- Wallungen mit	Sep.
- Weingenuß nach	Sel.

Migränemittel — Spig.

Milchabsonderung

- Anfangs gesteigert danach vermindert	Naja.
- erhöhte, bei Stillenden	Bals.
- förderndes Mittel	Urt.
- Mangel an	Agn., Lac-c., Op., Puls., Urt.
- spärliche	Ac-ph.
- Schwäche bei	Ac-ph.
- Stauung der	Ac-acet., Ac-succ., Phyt.
- Stillpause in der	Bor., Lac-c., Puls., Urt.
- vermehrte	Urt.
- verminderte	Op.
- Versagen der nach Ärger, Kränkung und Tadel	Ign.
- wäßrige, bessern die Beschwerden	Cycl.

Milchallergie — Lac-c.

M

Milcherbrechen

- Säuglinge der	Calend., Calc-ph.
- Stuhl mit gelbem	Calend.

Milchfieber — Acon., Puls.

Milchknoten — Jod., Phyt., Puls., Ric.

Milchschorf — Aeth., Calc-c., Calc-ph., Croton., Dulc., Lith., Olnd., Psor., Sars., Tub., Viol-t.

- Juckreiz mit starkem	Vinc.

Milchtrinken

- Durchfall nach	Croton., Nat-c.
- Kopfschmerzen nach	Brom.
- Verstopfung nach	Nat-c.

Milchunverträglichkeit — Aeth., Arist., Calc-c., Magn-c., Magn-m., Nat-c.

Milz — Cean., Chin., Grind., Quas., Squil.

- Affektionen der	Quer-glan-Spir.
- Empfindlichkeit der	Jod.
- Geschwulstgefühl in der	Abs.
- Schwere in der	Op.
- Vergrößerung der	Ferr-ph., Grind., Lues.
- Verhärtung der	Carb-v.

Milzbrand   Crot.

Milzgegend
- Schmerzen in der   Cean., Grind., Mez.
- Ziehen in der   Ambr.

Milzschmerzen   Agn., Sel.
- Hüfte gegen die linke ausstrahlende   Grind.
- kneifende   Med.
- Knie-Ellenbogen-Lage bessert   Med.
- Liegen im   Cepa.
- schneidende   Sang.
- stechende   Sang.
- zusammenziehende   Cepa.

Milzschwellung   Abs., Agn., Ant-c., Carc., Card., Chin.,
                                                        Grind., Jod., Lyc., Mang., Med.,
                                                        Merc-sol., Nat-m., Op., Phos., Tub.,
                                                        Verat.
- Infektionen nach chronischen   Cean.

Milzstiche   Abrot., Aloe., Grind., Sec., Vacc., Zinc.
- Gehen bei schnellem   Rhod.
- Magenbrennen mit   Hep.

Milztumor   Lach., Scil.
- Infektionskrankheiten nach   Urt.
- Leberzirrhose bei   Quas.
- Schmerzen mit stechenden   Cean.

Mißmutigkeit   Card., Cauloph., Lyc., Magn-c. Nat-s.
- morgens   Bry.

Mißtrauische Menschen   Cic., Hyosc., Lach.

Mitesser   Abrot., Ac-picr., Nat-m., Sabin., Sel.

Mitgefühl   Caust.

Mitralfehler   Naja.

Mittagessen
- Benommenheit nach dem   Berb.
- Schwäche nach dem   Magn-m.
- Völle nach dem   Berb.

Mittagsschlaf
- übelgelaunt nach dem   Calc-fl., Magn-m.

Mitteilungsbedürfnis
- großes — Lach.

Mittelohrentzündung
- Absonderungen mit stinkenden — Kali-bi.
- alte — Sulf.
- chronische — Graph., Hep., Kali-c., Magn-c., Merc-sol., Puls., Sil., Thuj., Tub.
- Eiterungen mit — Calc-j., Calc-sulf., Hep., Hydrast.
- Gehörgangsekzem mit — Graph.
- Knacken mit, im Ohr — Kali-m.
- Krachen mit, im Ohr — Hep.
- Stechen mit — Hep.
- Taubheit mit — Kali-m.
- Völlegefühl mit — Kali-m.

Mittelohreiterung — Puls.
- chronische — Sil., Thuj.

Mittelohrkatarrhe — Acon., Euph., Med.
- Ausfluß mit reizendem — Tell.
- Schnupfen bei jedem — Bari-c.
- Tubenkatarrh mit — Puls.

Mittelschmerz — Cimic., Cocc.

Möbelstücke
- erscheinen nachts als Personen — Nat-ph.

Monarthritis — Kalm.

Monarthrose — Cann-ind.

Mongolismus — Bari-c., Calc-c.

Monozytenleukämie — Vinc.

Mord
- Neigung zum — Thea.

Morgens
- Aufstehen kann nicht — Cycl.
- Augen mit Dunkelheit vor den — Dulc.
- durstig — Chin.
- elend fühlt sich — Sep.
- Gang in, kommt nur langsam — Sep.
- gerädert wie — Bellis.
- hungrig — Chin.
- munter werden kann nicht — Spig.

M

- Rausch wie im   Nicc.
- schlafen könnte er   Cepa.
- schwächlich fühlt sich   Dulc., Sep.
- schwindlig ist ihm   Dulc.
- stumpfsinnig   Dulc.
- unausgeschlafen   Sep.
- verwirrt ist   Chin.
- zänkisch   Dulc., Magn-m.
- zittrig   Dulc.

Morgendurchfälle   Cact., Coloc., Diosc., Hyper., Lues.,
                                             Nat-s., Phos., Sulf., Tub.

- Appetitlosigkeit mit   Guaj.
- Blähungsabgängen mit   Aloe., Thuj.
- braune   Kali-br., Rumx.
- dunkle   Cimic.
- dünne   Cimic., Nat-m.
- explosive   Mandr.
- gallertartige   Kali-bi.
- Gastroenteritis bei   Ac-form.
- gelbe   Lith.
- gelb-grünliche   Apis.
- grüne   Eupat-perf.
- Gurkengenuß nach   Cepa.
- häufige   Cimic., Eupat-perf.
- heftige   Cepa.
- helle   Lith.
- Hitze mit, am After und Ampulle   Aloe.
- hydrantenartige   Podo.
- Kolitis bei   Ac-form.
- Salatgenuß nach   Cepa.
- schleimige   Apis., Eupat-perf.
- Schwäche mit   Aloe.
- Übelkeit mit   Guaj.
- übelriechende   Cimic.
- wäßrige   Kali-bi., Nat-m.
- weiche   Lith.

Morphinismus
- Folgezustände von   Pass.

Motorische Endplatten   Con.

Mouches volantes   Calc-fl., Cocc., Kres., Lil., Phos., Prun.,
                                             Tab.

Müdigkeit (müde)	Acon., Agn., Aloe., Alum., Ambr., Anac., Anhal., Apoc., Arist., Bapt., Beryl., Bufo., Cad., Calad., Calc-ph., Card., Caust., Chin-ars., Clem., Cob., Cocc., Cycl., Dros., Dulc., Gins., Hapl., Heder., Hirud., Hydrast., Hyosc., Kali-c., Kali-j., Lach., Lac-c., Magn-m., Mandr., Mang., Nat-m., Nux-m., Olnd., Petr., Phyt., Rad., Scil., Sel., Sep., Thea.
- abends	Ac-fom., Ac-lac., Croc.
- Essen nach dem	Ac-ph., Nux-v.
- Gedanken mit traurigen	Ac-form.
- geistige	Nux-v., Vib.
- geistiger Arbeit nach	Ac-picr.
- Gesicht mit fahlem, schlaffem	Berb.
- große	Ant-c., Aran-d., Berb., Cann-sat., Croc.
- Kinder der, wenn sie aus der Schule kommen	Crat.
- körperliche	Nux-v.
- liegen will stets vor	Ant-c.
- morgens	Magn-m.
- niederlegen muß sich vor	Abrot.
- plötzliche	Ran-b.
- schläft im Sitzen ein vor	Ac-m.
- sexuelle	Ac-lac.
- ständige	Ac-picr., Hyper., Plat.
- Studieren nach	Ac-picr.
- tagsüber	Ac-ox., Agar., Ant-c., Arum., Bor., Bry., Caps., Cimic., Crot., Gels., Graph., Kres., Petr.
- ungewöhliche	Rhs-t.
- Wetter bei heißem	Ant-c.
Multiple Sklerose	Ac-form., Ac-ox., Ac-picr., Agar., Alum., Aran-d., Arg-nitr., Caust., Cocc., Con., Cupr., Gels., Helod., Hyosc., Lath., Mang., Plb., Sec., Stann., Tarant., Thal., Verat.
Mumps	s. Parotitis
Mund	
- Aphthen im	Mandr., Tub.
- atmung	Lyc.
- Ausfluß aus dem, schaumig-blutiger	Crot.

M

- Bläschen im	Lac-c., Mez., Op., Petr., Staph., Thuj., Zinc.
- bläuliche Verfärbung um den	Cin.
- Blutungen aus dem	Abrot., Ac-acet., Ac-hydroc., Ac-m., Ac-nitr., Bapt., Dros., Ham., Lach., Sec.
- Brennen im	Ac-m., Ac-ph., Ars., Arum., Arund., Cauloph., Guaj., Hyper., Lauroc., Lil., Magn-c., Merc-sol., Oena., Sulf., Tab., Verat.
- Brennen im, trotz Speichelfluß	Colch.
- Eiterpfröpfe im	Mandr.
- Entzündung im	Ac-m., Stront.
- geschwüriges Gefühl im	Tarant.
- Hitze im	Bor., Cauloph.
- Jucken am	Ac-fl., Arund.
- Kältegefühl im	Verat.
- kapillare Blutungen im	Mandr.
- krampfhaft verschlossener	Stram.
- Lähmung des	Con.
- Leder wie im kann nicht sprechen	Ac-m.
- ödematöse Schwellung im	Mandr.
- pelziges Gefühl im	Mandr.
- Rauheit im	Jab., Lauroc, Tell.
- Rötung im	Jab., Visc.
- Schiefheit des	Caust.
- Schleimansammlung im	Ipec., Ther.
- Schmerzen im	Con.
- Schweiß um den herum	Tab.
- Schwellung im	Con., Merc-sol.
- Schweregefühl im	Anhal.
- Stechen im	Glon.
- Taubheitsgefühl im	Anhal., Tarant., Ther.
- Trockenheit im	Asar., Alum., Amm-c., Ars., Bell., Cepa., Erig., Flor.
- Trockenheit im trotz Speichelfluß	Colch., Jab.
- verbrannt wie	Magn-ph.
- verzerrter	Dulc.
- weißliche Verfärbung um den	Cin.
- Wundheit im	Amm-c., Ars., Graph., Kres., Tab., Tell.
- zittriger	Dulc.
Mundfäule	Ac-sulf., Kali-m., Lach., Med., Merc-sol.

Mundgeruch

Ac-hydroc., Ac-m., Ac-sulf., Berb., Brom., Bry., Carc., Ign., Jod., Lach., Lues., Magn-ph., Naja., Nat-m., Nicc., Sars., Stann., Stront., Sulf., Tab.

- Atem, durch schlechten Geruch des   Croc.
- Eiern nach faulen   Agar.
- fauler   Ac-acet., Ac-nitr., Alum., Bapt., Helleb.
- Käse wie alter   Kali-c.
- morgens   Cact.
- Speichelfluß mit   Ac-nitr.
- starker   Merc-sol.
- stinkender   Cact.
- übler   Ambr., Aur., Graph., Hep., Kali-nitr., Kres., Led., Myric., Nux-v., Pulx., Sec., Spig.

Mundgeschwüre

Ac-acet., Ac-form., Ac-m., Ac-nitr., Ac-sal., Ac-sulf., Aloe., Aur., Bapt., Berb., Calend., Canth., Carc., Jod., Kali-c., Lac-c., Lues., Merc-sol., Mez., Op., Petr., Phyt., Thuj., Zinc.

M

- brennende   Ambr.
- Gaumen am harten   Kali-bi.
- perforierende   Kali-bi.
- tiefe   Kali-bi.

Mundhöhle   Mers-cy.
- Geschwüre der   Hydrast.
- Hyperämie der trockene   Acon.
- trockene mit Durstgefühl   Abies.

Mundschleimhaut

Aesc., Arum., Bellis., Bor., Gins., Kali-bi., Myric.

- Empfindlichkeit der   Helod.
- fast weiß verfärbte   Ferr-ph.
- Geschwüre an der   Bor., Dulc., Hydrast.
- leicht blutende   Zinc.
- Leukoplakie der   Thuj.
- ödematöse Schwellung der   Apis.
- Trockenheit der   Aran-ix., Flor., Luff., Rauw., Tereb.
- Wundheit der   Ac-sulf.

Mundschleimhautentzündung Ac-form., Ac-m., Ac-nitr., Ac-sulf.,
Amm-c., Anac., Ars., Arum., Bapt., Bell.,
Bellis., Brom., Fagop., Hydrast., Jod.,
Kali-m., Marum., Merc-sol., Myric.,
Nat-m., Phyt., Staph., Tereb., Thal., Vinc.
- apthosa Bor., Caps., Carb-v., Croton. Magn-c.,
Thuj.
- Bläschen mit brennenden Mez.
- blutende Mandr.
- schmerzhafte Kali-m.

Mundschwämmchen Sulf.

Mundtrockenheit Ac-benz., Ac-m., Alum., Ambr., Amm-c.,
Ars., Bufo., Cad., Cann-ind., Card.,
Cauloph., Caust., Cepa., Cimic., Dulc.,
Ferr-ph., Guaj., Helleb., Kali-ph., Kres.,
Lach., Lauroc., Lil., Magn-c., Magn-ph.,
Mandr., Mosch., Nat-m., Nicc., Nux-m.,
Puls., Rad., Stram., Stront., Sulf., Tab.,
Tarant., Tell., Thea., Verat., Visc.
- Brennen mit Ac-ph., Ac-succ., Brom.
- Durst mit großem Kali-nitr., Sulf.
- Hitze mit Agar.
- kaltes Wasser bessert Cact., Onos.
- Kratzen mit Agar.
- Speichelfluß trotz Colch.
- Schleim mit zähem, übelriechendem Spig.

Mundwinkel Lues.
- aufgesprungende Amm-c., Ant-c., Arum.
- Bläschen an den Caust.
- Geschwüre an den Ac-nitr., Caust.
- Rhagaden an den Ac-m., Ac-nitr., Ant-c., Arist., Bellis.,
Beryl., Calc-c., Cond., Graph., Psor., Sil.
- rissige Calc-fl.
- schmerzhafte Arum.
- Schrunden an den, blutende Petr.
- wunde Ac-sulf.
- Zucken der Ign.

Munter
- wird früh, kann aber nicht aufstehen Cycl.

Murmelt
- vor sich hin, bei herunterhängendem
  Unterkiefer Ac-m.

Mürrische
- Kinder — Ant-c.
- Menschen — Calend., Caps., Pulx., Sulf.

Musik
- Abneigung gegen — Viol-o.
- Empfindlichkeit gegen — Ac-ph., Ac-succ., Ac-sulf., Ambr., Bufo., Coff., Ferr-ph., Phos.
- sensibel auf, fängt an zu tanzen — Tarant.
- traurig wird bei — Nat-s.
- Überempfindlichkeit gegen — Sep., Tab.
- unerträglich ist — Nat-c.
- Verlegenheitshusten bei — Ambr.
- vertragen kann keine — Cham.
- Weinen fängt an zu bei — Graph.

Muskeln — Ac-benz., Ac-fl., Ac-hydroc., Agar., Aran-ix., Arn., Bellis., Calc-c., Cimic., Cocc., Colch., Dulc., Guaj., Helon., Icht., Jugl-c., Kalm., Led., Magn-m., Puls., Rhod., Rhs-t., Ruta., Sabad., Sabin., Samb., Sang., Sars., Sep., Spir-ulm., Stann., Stront., Sulf., Tart-emet., Tell., Tereb., Thal., Thuj., Urt.

- abgeschlagen wie — Eupat-perf., Hydrast.
- Anspannung der — Cham., s.a. Hypertension
- Bleischwere in den — Mandr.
- Blutungen der — Bellis.
- Durchschießen blitzartiges in den — Verat.
- Dystrophie der — Alum., Carc., Plb., Stann.
- Entartung der — Ars., Plb.
- Entzündung der — Echin., Kali-m., Phyt.
- Erschlaffung der — Lob.
- Fibrillieren der — Ac-form., Bell., Calc-fl., Carb-v., Coff., Olnd.
- gelähmt wie — Eupat-perf.
- gequetscht wie — Kreos., Plat., Ran-b.
- Koordinationsstörungen der — Anhal.
- Kraftabfall der, starker — Cupr.
- Kraftlosigkeit der — Ac-acet., Acon., Cad., Caust., Gels., Lyc., Mez., Nux-m., Tub.
- Krankheiten der, nach Grippe — Infl.
- kurz wie zu — Amm-m., Guaj.
- Lähmigkeit der — Bufo., Rhs-t., Ruta., Sil.
- Mattigkeit der — Abs., Ac-acet.

M

- Motoriksteigerung der — Thyr.
- Müdigkeit in den — Abs., Ac-acet., Hydrast., Kali-nitr., Puls.
- Reißen in den — Ambr., Ars., Caust., Magn-m., Merc-sol., Phos., Ran-b., Rhs-t.
- Reißen in den, rheumatisches nachts — Verat.
- Rucken der — Ac-sal., Aran-d., Coff., Tab.
- Schlaffheit der — Abs., Ac-acet., Calc-fl.
- Schwäche der — Tarax.
- Schwere in den — Arg-nitr., Staph.
- Schwund der — Ac-fl., Arum., Lath.
- Spannen in den — Aran-d., Glon., Mang., Merc-sol., Rhs-t.
- Stechen in den — Eucal., Rhs-t.
- Stöße der, krampfhafte — Kres.
- trophische Prozesse der — Alum.
- Vergrößerungsgefühl in den, wie nach einem langen Marsch — Arg-nitr.
- Verhärtung der — Calc-fl.
- Verkrampfung der — Canth., Nux-v., Petr., Strych., Tarant.
- Verkürzungsgefühl der — Caust., Guaj., Tarant.
- verrenkt wie — Staph., Ther.
- Verspannung der — Anac., Aur., Bell., Bufo., Calc-fl., Cupr., Eupat-perf., Hyosc., Lach., Plat., Thea., Ther.
- Wehtun aller — Eupat.perf., Lith.
- Wehtun der, bei Schnupfen — Hydrast.
- Witterungsschmerzen in den — Rhod.
- wund wie — Phyt., Staph.
- zerschlagen wie — Amm-c., Eupat-perf., Kreos., Lyc., Magn-c., Phyt., Ran-b., Ruta., Staph.
- Ziehen in den — Ars., Erig., Magn-m., Phos., Ran-b., Rhs-t.
- Zittern der — Ac-ph., Ac-sal., Ac-succ., Ac-sulf., Amm-c., Coloc., Hyosc., Latrod., Lyc., Mang., Phos., Plat., Staph., Tarant.
- Zucken der — Ac-sal., Eucal.
- Zupfen der, krampfhaftes — Helleb.
- Zusammenziehen der — Lyc.
- Zwitschern der — Ign., Sec.

Muskelansatzstellen — Bellis.

Muskelatrophie — Thal.
- Beinen an den — Kres.
- progressive — Plb.

Muskelbauch-Schmerzen	Bellis.
- Glieder der	Cimic.
Muskelbeschwerden	
- Armen an den	Ac-succ.
- Beinen an den wandernde	Ac-succ.
- Händen an den	Ac-succ.
Muskelfaser	
- entartete	Caps.
Muskelgewebe	Magn-c.
Muskelkater	Arn., Magn-c.
- Reiben bessert	Valer.
Muskelkontraktionen	
- heftige am Oberkörper	Olnd.
- krampfhafte	Kres.
- schmerzhafte	Lues.
Muskelkrämpfe	Ac-lac., Ac-nitr., Ac-picr., Ac-sulf., Anac., Ars., Bell., Calc-fl., Con., Croc., Cupr., Kres., Latrod., Magn-m., Magn-ph., Mang., Nux-m., Op., Petr., Phyt., Poten., Rat., Sabad., Vib., Zinc.
- Abdomen am	Plb.
- Atrophieneigung mit	Sec.
- Augenverdrehen mit	Cin.
- Beinmuskeln der, in Folge Leistungsstörungen des Rückenmarks	Hyper.
- Durchfällen mit profusen	Verat.
- Gliedererschlaffung mit	Camph.
- Gliederverdrehen mit	Cin.
- hysterische	Ac-succ.
- Lähmungsneigung mit	Sec.
- Liegen im, nachts	Anhal.
- recken muß sich dauernd bei	Aran-d.
- reflektorische	Cin.
- reißende	Tab.
- schmerzhafte	Coloc.
- strecken muß sich dauernd bei	Aran-d.
- Stuhl mit hartem	Alum.
- tonisch-klonische	Cic., Cin.
- zuckende	Tab.
Muskelmittel	Hep.
- tiefgreifendes	Stront.

M

Muskellähmung	Ac-lac., Amm-c., Anac., Con., Gels., Phos.
- aufrecht kann sich nicht halten	Ac-ox.
- Muskeln gewisser	Alum.
Muskelrheumatismus	Ac-lac., Ac-nitr., Ac-ox., Ac-sal., Ac-sulf., Acon., Aur., Bell., Bellis., Berb., Beryl., Calc-c., Cann., Caps., Caust., Cepa., Chelid., Chin., Cycl., Erig., Ferr., Ham., Harp., Heder., Hep., Hirud., Jod., Kali-bi., Kali-j., Kalm., Kreos., Lac-c., Lil., Mandr e rad., Merc-sol., Ran-b., Rhod., Rhs-t., Sabad., Sang., Sars., Sep., Spir-ulm., Sulf., Teucr-mar., Urt., Verat., Visc.
- akuter	Ac-form., Ferr-ph., Led.
- chronischer	Guaj., Ichth., Led., Lyc., Med., Thuj., Tub.
- Deltamuskel am rechten	Magn-c.
- Durchnässung nach	Arn., Calc-ph., Dulc.
- Entzündung mit	Kali-m.
- Erkältung nach	Dulc.
- Fieber mit	Samb.
- fokaltoxischer	Phyt.
- kommen- und gehender	Med.
- links von, nach rechts wandernder	Ac-benz.
- Muskelknoten mit rheumatischen	Syph.
- Nierenreizung mit	Samb.
- oben von, nach unten wandernder	Ac-benz.
- periodischer	Ac-benz.
- subakuter	Ac-form., Apis., Colch., Ferr-ph.
- Schmerzen mit reißenden	Bry., Cham.
- Schwellung mit	Kali-m.
- Übermüdung nach	Arn.
- wandernder	Puls.
- Wetter bei feucht-kaltem	Med.
- Zugluft durch	Calc-ph.
Muskelschmerzen	Ac-ph., Ac-picr., Alum., Ant-c., Aran-d., Aran-ix., Arn., Bad., Croc., Crot., Helod., Influ., Latrod., Mandr e rad., Nicc., Olnd., Plat., Rhod., Sec., Tereb., Thal., Visc.
- akute	Spir-ulm.
- anfallsartige	Spig.
- Anstrengungen nach	Ac-lac., Valer.

- Berührungsempfindlichkeit mit	Croton.
- Bettwärme in der	Sulf.
- Bewegung bessert	Valer.
- biltzartig auftretende	Plb.
- bohrende	Ran-s.
- brennende	Croton., Magn-c., Magn-ph., Thuj.
- chronische	Jod.
- diffuse	Magn-c.
- Ergußneigung mit	Spir-ulm.
- gichtische	Sars., Spir-ulm.
- Grippe nach	Chin.
- heftige	Caps.
- herumziehende	Spir-ulm.
- hin- und herziehende	Lues.
- Kälte bei	Caps.
- krampfartige	Cimic., Hyosc., Magn-ph., Millef., Plb., Ran-b.
- Krämpfen mit	Ac-sal.
- Lähmigkeit mit	Agn., Cact., Cimic., Colch., Grind., Stront.
- Mattigkeit mit	Berb.
- Müdigkeit mit	Cimic.
- Muskeln in allen	Lac-c., Marum., Sep.
- nachts	Lues., Naja.
- nagende	Ran-s.
- Nässe bei	Caps.
- Ödemneigung mit	Spir-ulm.
- Operation nach	Chin.
- periodisch auftretende	Ac-benz., Sabad.
- plötzlich auftretende	Cob., Form., Kali-bi., Magn-c.
- Quetschungsgefühl mit	Agn.
- reißende	Ac-benz., Acon., Agn., Arist., Berb., Bry., Calend., Cham., Dulc., Guaj., Kalm., Lauroc., Magn-c., Magn-ph., Mez., Millef., Ran-b., Rhs-t., Stront., Thuj.
- Rekonvaleszenz nach	Chin.
- rheumatische	Ac-form., Aloe., Bry., Cact., Caps., Chin., Clem., Cycl., Form., Guaj., Magn-c., Sars., Spig., Spir-ulm., Staph.
- Rheumatismus bei	Bellis.
- ruckartige	Stront.
- Ruhe in der	Sulf.
- schießende	Acon.
- Schreiben beim	Valer.

M

- Schulterblatt, oberhalb des	Berb.
- Schwäche mit	Agn., Colch., Spig.
- Schwere mit	Arist.
- Sonne mit der steigende und fallende	Spig.
- spannende	Bry., Lauroc.
- stechende	Ac-benz., Berb., Croton., Guaj., Lauroc., Stict., Stront., Thuj.
- Schlaflosigkeit mit	Berb., Cact., Lauroc., Spig., Stict.
- stichartige	Bellis.
- Taubheitsgefühl mit	Acon., Cimic.
- Überanstrengung nach	Bellis.
- Unterkühlung nach	Ac-lac.
- Verrenkungsgefühl mit	Agn., Lauroc.
- Verspannung mit	Cact.
- wandernde	Ac-nitr., Cimic., Clem., Form., Kali-bi., Lil., Sars.
- Wärme bessert	Kali-c.
- Wetterwechsel bei	Ac-nitr.
- Witterungsbedingte	Rhod.
- wogende	Ac-lac.
- wühlende	Ac-lac.
- Zerschlagenheit mit	Spig., Stict.
- ziehende	Acon., Agn., Arist., Bellis., Bry., Cham., Dulc., Kalm., Mez., Ran-b., Rhs-t., Sars., Stront., Thuj.
- Zittern mit	Ac-sal., Stront.
- zuckende	Arist., Calend., Magn-c.

Muskelschwäche
Abrot., Ac-fl., Ac-nitr., Ac-ph., Ac-picr., Ac-sulf., Amm-c., Arum., Aur., Bari-c., Bell., Clem., Coff., Con., Croc., Hyper., Kali-c., Lil., Lyc., Mang., Phos., Plat., Sep., Sil., Tab., Tarax., Ther., Tub.

- allgemeine	Gels., Kali-ph., Stann.
- aufrechthalten kann sich nicht	Ac-ox.
- äußere, wie nach einem langen Marsch	Arg-nitr.
- große	Hydrast.
- Sitzen kann nicht	Ac-m.
- ständige	Helon.
- Stehen kann nicht	Ac-m.
- Stellen an verschiedenen	Caps.
- Treppensteigen kann kaum	Ac-ox.
- zittrige	Alum.

Muskelsteifheit	Abs., Acon., Anac., Ang., Bari-c., Berb., Cact., Calc-fl., Cham., Dros., Glon., Hyper., Kali-nitr., Mang., Merc-sol., Petr., Phyt., Plat., Puls., Rhs-t., Sec.
- lähmende	Nux-v.
- Muskeln in allen	Lith., Strych.
- reißende	Nux-v.
- schmerzhafte	Hyosc.
- Unterkühlung nach	Dulc., Sang.
- Zugluft durch	Sang.
Muskeltonus	
- erhöhter	Mang.
- Herabsetzung des	Cocc.
- Steigerung des	Cocc.
Muskelzellen	Kali-ph.
Muskelzucken	Ac-sal., Aran-d., Ars., Bell., Cocc., Coff., Con., Croc., Cupr., Dulc., Lil., Lyc., Magn-ph., Ran-b., Scil., Stram., Tab., Tarax., Tub., Zinc.
- Armen in den	Hyosc.
- automatisches	Helleb.
- Bein, als wäre eins zu kurz	Coloc.
- Extremitäten der	Aran-ix.
- fibrilläres	Agar., Phys.
- Gesicht im	Hyosc.
- klonisch-tonische	Ac-hydroc., Cin.
- Liegen im	Anhal.
- Muskelgruppen einzelner	Stront.
- nachts	Anhal.
- Ohr am	Dig.
- rheumatisches	Ac-form.,
- Schlaf im	Bari-c., Led.
- Schreiben beim	Ac-lac.
Muskulatur	Bellis., Ran-b.
- gespannt	Asar.
- Lähmigkeit der	Gels.
- Schwäche der	Gels.
- Zittern der	Gels.
Muskulatur, glatte(n)	Cin., Cupr., Cupr-acet., Magn-ph., Op.
- Darm des	Atrop-s., Sec.
- Gallenblase der	Atrop-s., Hydrast.
- Gallenwege, der ableitenden	Magn-c.

M

- Harnblase der	Atrop-s.
- Intestines der	Coloc., Magn-c.
- Krämpfe der	Atrop-s., Lauroc., Magn-c., Plb., Sec.
- Lähmung der	Ac-hydroc.
- Magen des	Atrop-s., Sec.
- Magen-Darm-Kanal des	Hydrast., Lauroc.
- Uterus des	Hydrast., Sec.

Muskulatur, quergestreifte — Cin., Cupr., Cupr-acet., Mandr e rad., Op.
- Krampferkrankung der — Poten.
- Lähmung der — Ac-hydroc.

Muskulatur, unwillkürliche
- Krampfneigung der — Aran-ix., Lauroc.
- Untertemperatur der — Lauroc.

Muskulatur, willkürliche
- Krämpfe der — Aran-ix.

Mutlose Menschen — Guaj., Jod., Lath., Sil.

Mutterband
- Schmerzen am — Ac-ox., Ac-succ., Clem., Coloc.
- Schwäche des — Ac-succ.

Muttermal — Ac-acet., Ac-fl., Ac-hydrof., Calc-fl., Rad., Thuj.
- Feuermal — Ham.
- Gesicht im — Carc., Ham.

Muttermilcherbrechen
- Säuglinge der — Calc-ph.

Muttermund
- Erosion am — Helon.
- Geschwüre am — Lues., Mez.
- Krämpfe am — Sec.
- Narbenfissuren am — Calc-fl.
- Prickeln am — Mez.
- Rigidität des — Gels.
- Schlaffheit des — Ust.
- Schwammigkeit des — Ust.
- starrer — Cauloph.

Mutwillige Menschen — Cann-ind.

Myalgien — s. Muskelschmerzen

Myodegeneratio cordis   Arn., Crat., Crot., Kali-c., Stroph.
- chronische   Olnd.

Myokarditis   Ac-benz., Ac-lac., Acon., Ars., Aur.,
Bellis., Cact., Colch., Crot., Gels., Kali-c.,
Kres., Lach., Lycop., Phos., Spig.,
Verat-v.
- akute   Naja., Olnd., Spong.
- chronische   Naja., Spong.
- infektiöse   Apis.
- postinfektiöse   Iber.
- rheumatische   Ac-form., Apis., Kalm., Phyt.

Myokardschaden   Crot., Heder., Olnd.
- Arrhythmien mit   Adon., Spart.
- Dekompensation mit beginnender   Adon.
- fokaltoxischer   Crat.
- Infektioskrankheiten nach   Crat., Naja.
- Tachykardie mit   Spart.
- toxischer   Lach.

Myom   Ac-fl., Aur., Aur-j., Aur-m., Calc-fl., Con.
- blutungen   Calc-stib., Erig., Hydrast., Plat., Sec.,
Sep., Ust.

Myxödem   Thyr.

M

N

Nabel
- Brennen um den   Bapt.
- Drücken um den   Bapt.
- Kneifen um den   Nicc.
- Krampfen um den   Bapt.
- Nagen um den   Olnd.
- Schmerzen um den   Berb.,
- Stiche um den   Olnd.

Nabelgegend
- Brennen in der   Cact., Hydrast.
- Hitze in der, unerträgliche   Cact.
- Kneifen in der   Tell.
- Koliken in der   Rheum.
- Krämpfe in der   Bell.,
- Schmerzen in der   Ac-picr., Amm-c.
- Schneiden in der   Glon., Staph.

Nabelkoliken   Ac-succ., Agar., Cepa., Cin., Diosc., Ipec., Magn-ph., Plat., Plb., Spig.

- Erdbeergenuß nach   Ac-ox.
- Kindern bei   Coloc.
- schmerzhafte   Cham.
- Weingenuß nach   Ac-ox.
- Zornausbrüchen mit   Cham.
- Zuckergenuß nach   Ac-ox.
- zusammenschnürende   Cham.

Nabelschmerzen   Anac., Calend., Cin.
- Hitze mit   Ac-benz.
- kolikartige   Spig.
- schneidende   Ac-benz., Hyper.

Nabelschneiden
- Kalttrinken nach   Dulc.

Nabelsekret   Ac-nitr.

Nachblutungen
- atonische   Cimic.

Nachdenken
- kann nicht   Nat-c.

Nachgeburtsmittel   Cauloph.

Nachlässige Menschen   Tell.

Nachtripper	Sulf.
Nachtröpfeln	Agn., Apoc., Brom., Rauw., Spig.
- alten Herren der	Bari-c.
- Frauen bei	Sel.
- Harnentleerung nach	Psor., Sel.
- langes	Thuj.
- Stuhlentleerung nach	Sel.
Nachwehen	Cauloph., Coff., Cupr.
- schmerzhafte	Cham.
- Unruhe mit großer	Cham.
Nachtblindheit	Chin., Lyc., Phys.
Nachthusten	Amm-c., Bari-c., Colch., Cycl., Hyosc., Lyc., Magn-m., Mez., Rumx., Sang., Thuj.
- Auswurf mit rostfarbenem	Sang.
- Bruststechen mit	Sang.
- erschütternder	Caust.
- harter	Caust., Sang.
- hohler	Caust.
- Kalttrinken bessert	Caust.
- quälender	Rhs-t., Rauw., Sang.
- Schleim bringt den nicht hinaus	Caust.
- trockener	Caust., Rhs-t., Rumx., Sang.
Nachtschwärmermittel	Nux-v.
Nachtschweiße	Ac-acet., Ac-nitr., Alum., Ambr., Anac., Arist., Ars-j., Bari-c., Bry., Calc-hyp., Carc., Cimic., Coloc., Dros., Ferr-ph., Jab., Jod., Kreos., Mang., Staph., Teucr-sc., Thal.
- Aufdecken mag sich nicht	Clem.
- Beinen an den	Carb-an.
- Besserung mit allgemeiner	Nat-m.
- brennende	Ac-sulf.
- erschöpfende	Ac-ph., Mandr., Med.
- Fieber mit	Colch., Sil.
- Frösteln mit	Med.
- gelb färbende	Merc-sol.
- gelbliche	Med.
- Hals am	Calc-ph.
- heftige	Stann.
- kalte	Ac-form., Lith., Mandr.

- klebrige	Abrot., Ac-form., Lith., Lues., Petr., Spig.
- Kopf am	Calc-ph.
- Neigung zu	Sil.
- nervöse	Ac-ph.
- profuse	Bolet., Clem., Tarax.
- saure	Calc-ph., Colch., Hep., Lith.
- Schwäche aus	Ac-ph.
- schwächende	Led., Lith., Stann., Tub.
- stark riechende	Ac-form., Mandr.
- Teilen an unbedeckten	Thuj.
- übelriechende	Ac-sulf., Carb-an., Guaj., Led., Lues., Med., Merc-sol., Petr., Psor., Spig.
- unangenehme	Graph., Hep.

Nachtwachen

- Kopfweh nach	Cocc.
- Ohnmacht nach	Chin.
- Schwindel nach	Chin., Cocc.

Nacken

- Abgeschlagenheit im	Phyt.
- Brennen im	Apis.
- Drücken im	Apis., Anac.
- Hitze im, prickelnde	Apis.
- Knacken im	Petr.
- Knarren im	Petr.
- Kraftlosigkeit im	Stann.
- Krämpfe im	Ac-hydroc., Cic., Nux-v.
- Lähmigkeit im	Bapt., Cin., Stann.
- Reißen im	Lach., Nux-v.
- Rheumatismus im	Led.
- Schmerzen im	Helod.
- Schweiß am, nachts	Agn.
- Spannen im	Apis., Plat.
- starre	Zinc.
- steifigkeit	s. Nackensteifigkeit
- Stiche im	Ac-ox.
- verrenkt wie	Lachn.
- Verspannung im	Ac-lac., Anhal., Lachn., Nux-v., Rhs-t.
- Wundheit im	Helod.
- Zerschlagenheitsgefühl im	Bapt., Merc-sol.

Nackendrüsen

	Ant-c., Caps.
- Entartung der, maligne	Cist.

N

Nackenmuskeln
- Krämpfe in den, anfallsartige — Nux-v.
- Lähmigkeit in den — Cocc., Colch.
- Schmerzen in den — Mez.
- Schwäche in den — Colch., Hydrast., Olnd.
- Steifigkeit in den — Cocc., Ign., Magn-c., Mang., Mez., Visc.
- Verkrampfung der — Mang., Podo.
- Verspannung der — Hydrast.
- Versteifung der krampfhafte — Ant-c.

Nackenschmerzen
Ac-acet., Meph., Nux-m., Par., Petr., Psor., Rhs-t., Sang.

- Arm bis in den ausstrahlende — Crot.
- berstende — Ipec.
- Drehen beim — Sel.
- drückende — Ambr., Cocc.
- elektrische Schläge wie — Phyt.
- Gehen beim — Bor.
- gequetscht wie — Ars.
- heftige — Eupat-perf., Glon.
- klopfende — Glon.
- lähmige — Sel.
- Liegen im — Bor.
- morgens — Sel.
- pochende — Glon.
- pulsierende — Glon.
- Regel vor der — Ac-hydroc.
- reißende — Ac-benz., Acon., Ambr., Bor.
- rheumatische — Arg., Jugl-cin.
- Rückenlage in — Spig.
- schießende — Phyt.
- schraubstockartige — Cocc.
- Schulter, bis in die linke ausstrahlende — Ars.,
- Schultern, bis in die ausstrahlende — Crot.
- spannende — Crot.
- stechende — Ac-benz.
- Taubheitsgefühl mit — Spig.
- verrenkt wie — Ars.
- Wirbelsäule entlang der — Stront.
- ziehende — Acon., Ambr., Bor., Crot.

Nackenschwäche
Arum., Bapt., Phyt., Plat., Sulf.
- Kleinkindern bei — Carc.
- Nierenkoliken bei — Ac-ox.
- Schulkindern bei — Carc.

Nackensteifheit   Abs., Ac-benz., Ac-ox., Anac., Anhal., Aran-ix., Bapt., Bari-c., Bufo., Caps., Carb-v., Card., Cimic., Coloc., Dros., Dulc., Gels., Glon., Graph., Helod., Jugl-cin., Lach., Lachn., Lues., Nux-v., Phyt., Plb., Psor., Rad., Sang., Stront., Sulf., Tab., Zinc.

- Drehen beim   Sel.
- Kälte bei   Merc-sol.
- Nässe bei   Merc-sol.
- Unterkühlung durch   Aran-d.
- Zugluft durch   Aran-d.

Nadelstiche
- juckende   Led.

Nägel   Cast-eq., Graph., Ust.
- Ausfallen der   Graph., Merc-sol., Sec., Sil.
- brechende   Thuj.
- Brüchigkeit der   Calc-fl., Meph., Sel., Sil., Ust.
- Dystrophie der   Ant-c., Thal.
- Flecken mit weißen   Sil., Thal.
- fleckige   Meph.
- gespaltene   Ust.
- quergerillte   Sel.
- rissige   Thuj.
- Splitterung der   Sil.
- spröde   Thuj.
- trophische Störung der   Sec.
- verdickte   Ant-c., Sabad.
- Verkrümeln der   Ac-fl.
- verkrümmte   Graph.
- verkrüppelte   Sil.
- verunstaltete   Sel., Thuj.
- verwachsene   Calc-fl.
- Wachstumsstörungen der   Sil.
- Warmwerden beim, fangen an zu jucken   Alum.
- weiche   Thuj., Ust.
- wulstige   Ac-fl., Ant-c., Graph., Sil., Vacc.

Nagelbetteiterungen   Jod.
- entzündliche   Graph., Myrist.

Nagelfalzeiterungen   Sil.

Nahrungsaufnahme
- Angst vor jeder   Arum.

N

- Widerwille gegen jede   Anhal.

Narben   Ac-fl., Ac-hydrof., Bellis., Graph.
- Aufbrechen alter   Croc., Glon., Stront., Vip.
- Beschwerden an den   Graph.
- Eiterungen der   Croc., Sil.
- Fissuren an den   Calc-fl.
- fühlbar werden alte   Glon.
- Geschwüre an den   Pyrog.
- Jucken der   Calc-fl.
- Schmerzen an den   Abrot., Ac-hydroc., Arg-nitr., Calend., Cepa., Croc., Diosc., Dulc., Rhod., Sil.
- Schwellung alter   Sil.
- Wulst mit   Sil.

Nase   Croc., Cycl., Kali-bi., Kali-m., Tell.
- Affektionen der   Arum.
- Beißen in der   Cin., Sin-n.
- blau verfärbte   Colch.
- Bohren in der   Arum., Cin., Hyper.
- Borken in der   Bari-c., Stict.
- Brennen in der   Ac-lac., Arum., Euph., Hydrast., Merc-sol., Ran-b., Sang-nitr., Sil., Tab.
- dicke   Bari-c.
- Diphterie der   Ac-nitr.
- eiskalte   Verat.
- Entzündung der   Jod., Rad., Spig., Stann., Thal.
- fettige   Caps.
- fließende   Helleb., Sil.
- Furunkel in der   Apis., Calc-fl., Tub.
- glänzende   Caps.
- kalte   Plb.
- Kitzel in der   Cann-ind.
- Kitzel in der, mit Niesanfällen   Bell.
- knotige Verdickung der   Thuj.
- Krusten in der   Aur., Alum., Bari-c., Bor., Brom., Con., Helod., Kali-c., Lith., Lues., Mandr., Sil., Stront.
- lange   Verat.
- ödematöse   Apis.
- Pfröpfe in der hinteren   Teucr-mar.
- Polypen in der   Arum., Psor., Sang., Sil., Teucr-mar., Teucr-sc., Thuj.,
- Prickeln in der   Caps., Nat-m., Ran-b.
- Reizzustände in der, trockene   Luff.

- Rhagaden an der	Caust.
- Rötung der	Apis., Aur., Jod., Lith., Merc-sol., Ran-b., Rhs-t., Tub.
- Sattel, gelb-brauner auf der	Sep.
- Schleim voller	Ant-s., Kali-bi.
- Schnupfengefühl in der	Cob.
- Schorfe in der	Ac-nitr., Bari-c.
- Schrunden in der, blutende	Petr.
- Schwellung der	Apis., Bari-c., Calc-c., Guaj., Kali-bi., Lith., Merc-sol., Nat-m., Sulf., Tub.
- spitze	Carb-v., Helleb., Plb., Verat.
- Taubheit in der	Nat-m.
- Trockenheit in der	Ambr., Flor., Petr.
- Tröpfeln der	Abs., Apis., Berb., Lith., Sabal.
- Wundheit in der	Ac-m., Ac-nitr., Beryl., Fagop., Hydrast., Hyper., Kali-c., Kreos, Led., Lith., Lyc., Merc-sol., Nat-m., Tab.
- zupft an der	Ac-acet., Helleb.

Nasenausfluß

- Augensekretion mit reizloser	Cepa.
- blutiger	Cocc., Ferr-ph., Hydrast., Lac-c., Med., Merc-sol., Mez., Phos.
- blutdurchstreifter	Brom., Clem., Mandr.
- brennender	Ars., Sabad.
- dickflüssiger	Alum., Bapt., Bari-c., Hydrast., Kali-c., Kali-j., Lac-c., Nat-s., Teucr-mar., Thuj.
- dünner	Ars., Gels., Rhod.
- eitriger	Ac-lac., Ac-nitr., Berb., Con., Kali-j., Lac-c., Lyc., Magn-m., Thuj.
- Eiweiß wie	Nat-m.
- fadenziehender	Hydrast.
- flüssiger	Rhod.
- gelber	Hydrast., Kali-c., Lyc., Stram.
- gelb-grüner	Kali-c., Sep.
- Gerüchen nach scharfen	Cocc.
- glasiger	Mandr.
- grüner	Lac-c., Lyc., Thuj.
- milder	Euphr.
- Niesen mit heftigem	Nat-m.
- profuser	Sang-nitr.
- Rachen tropft den hinunter	Corall.
- reichlicher	Alum., Brom., Mandr.
- reizender	Cepa., Sang-nitr., Sin-n.

N

- scharfer	Aral., Ars., Cepa., Ferr-ph., Gels., Jod., Kali-j., Merc-sol., Nat-m., Phyt., Sabad.
- Schleim, in Strömen fließender	Ran-b.
- schleimiger	Ac-lac., Ac-nitr., Bapt., Cocc., Ferr-ph., Led., Magn-c., Magn-m., Mandr., Mez., Teucr-mar., Thuj.
- spärlicher	Sin-n.
- Stirnhöhlenkatarrh bei	Zinc.
- transparenter	Alum.
- übelriechender	Ac-nitr., Lyc., Stram.
- vermehrter	Led.
- wäßriger	Ac-form., Berb., Cepa., Cob., Ferr-ph., Kali-j., Magn-c., Mandr., Nat-m., Ran-b., Sang-nitr.
- weißer	Hydrast., Nat-s.
- weiß-gelblicher	Med.
- wundmachender	Ac-form., Ac-lac., Ac-nitr., Aral., Ars., Jod., Lac-c., Lyc., Med., Merc-sol., Phyt.
- zäher	Bari-c., Kali-c., Lyc., Mandr., Nat-s., Plb.

Nasenbein

- Ekzeme am	Caust.
- Karies am	Arum., Lues.
- Nekrose am	Calc-fl.

Nasenbluten

Ac-hydroc., Ac-nitr., Ac-ox., Ac-sal., Ac-succ., Ac-sulf., Agar., Ambr., Ant-c., Arg-nitr., Arn., Bari-c., Bell., Bellis., Berb., Brom., Bufo., Cact., Calc-ph., Carc., Cin., Cob., Colch., Con., Cupr., Dig., Elaps., Glon., Graph., Ham., Hep., Hirud., Kali-c., Kreos., Kres., Lach., Lachn., Med., Nux-m., Nux-v., Petr., Phos., Puls., Rhs-t., Rumx., Sang., Spong., Stann., Stront., Sulf., Tereb., Thlaspi., Thuj., Trill., Tub., Vacc., Verat., Vip., Visc.

- alter Leute	Sec.
- anämischen der	Ferr-ph.
- Anstrengung bei	Amm-c.
- atonisches	Cimic.
- bessert Kopfschmerz	Ferr-ph.
- Blut mit dunklem, klumpigem	Stram.
- Blut mit hellem, heißem	Dulc.
- Blut mit hellrotem	Acon., Ferr., Hyosc., Ipec., Led., Millef.

- Blut mit zähem, dickem, dunklem	Croc.
- Bücken beim	Amm-c.
- erleichterndes	Cham.
- Erwachen beim	Aloe.
- Gebärmutteranschoppung bei	Cauloph.
- Gefäßhyperämie bei aktiver	Rauw.
- Gichtunterdrückung bei	Abrot.
- hämorrhagischer Diathese bei	Bov.
- häufiges	Canth.
- heftiges	Pyrog.
- Jugendlichen bei blutarmen, geschwächten	Ac-ph.
- Kaltwaschen nach	Amm-c.
- Kopfschmerzen mit	Coff.
- Laune bei übler	Coff.
- langanhaltendes	Led.
- Menstruationsstörungen bei	Bov., Sep.
- morgens	Canth., Carb-v., Dros.
- Neigung zu	Naja.
- Pubertät in der	Crot., Nat-nitr.
- Regel vor der	Bry.
- Regelausbleiben bei	Dulc., Ferr-ph.
- Regelaussetzen bei	Senec.
- Schnupfen bei	Caust., Chin.
- Schwangerschaft in der	Cauloph.
- Sonnenbestrahlung bei	Glon.
- starkes	Ac-acet.
- Stuhlpressen beim	Coff.
- Trinkern bei	Sec.
- Übelkeit mit	Ipec.
- vikariirendes	Abrot., Bry.
- Wehen nach	Ac-acet.
- Weingenuß bei	Glon.
- wochenlanges	Carb-v.

Nasenflügel

- geschwürige	Petr.
- Stiche in den	Op.

Nasenflügelatmung   Amm-c., Ant-t., Chelid., Lyc., Pyrog.

Nasengeruch

- Eiern wie nach faulen	Calc-c.
- Hering nach	Agn.
- Moschus nach	Agn.
- Pech nach	Ars.

- Schwefel nach — Ars.
- übler — Anac., Ars., Calc-c., Kreos., Plb.

Nasengeschwüre — Ac-nitr., Apis., Beryl., Kali-bi., Lues., Merc-sol., Phos., Phyt., Staph., Sulf., Tub.
- Krusten mit — Aur.
- Sekreten mit scharfen — Kreos.

Nasenjucken — Ac-fl., Ac-m., Ac-succ., Ac-sulf., Cann-ind., Caps., Cin., Hyper., Nux-v., Sil., Sin-n.
- Brennen mit — Arund.
- Nase in der — Teucr-mar.
- nervöses — Ac-picr.
- Stockschnupfen bei — Card.

Nasenknochen — Abrot.
- Karies in den — Aur.,
- Schmerzen in den — Cycl., Guaj., Hep.

Nasenlöcher
- Berührungsempfindlichkeit der — Stann.
- Entzündung der — Ran-b., Rhs-t.
- geschwürige — Bor., Helod., Ign., Ran-b., Thal., Thuj.
- Kribbeln in den — Tab., Teucr-mar.
- krustige — Alum., Kali-c.
- rissige — Hyosc., Petr.
- Rötung der — Aur., Kres.
- schmerzhafte — Hep., Stann.
- schorfige, bei Schnupfen — Magn-m.
- schrundige — Graph.
- Schwellung der — Aur., Kali-c., Mez.
- Taubheit der — Alum., Helleb.
- verstopft ist eins der — Ign., Staph.
- verstopft ist eins, das andere läuft — Plat.
- verstopft ist das linke — Sin-n.
- verstopft sind abwechselnd die — Magn-ph.
- wunde — Ac-lac., Alum., Anac., Ant-c., Arum., Beryl., Calc-c., Graph., Hep., Kali-c., Kres., Magn-m., Merc-sol., Mez., Petr., Rhs-t.
- Wundheitsgefühl in den bei Fließschnupfen — Ign.

Nasenmuscheln
- Klümpchen in den — Lith.
- Schwellung der — Bari-c.

- Verquellung der	Marum.
Nasennebenhöhlen	Cinnb., Kali-bi., Med.
- Eiterung der	Hydrast., Sil.
Nasennebenhöhlenentzündung	Ac-sulf., Ant-c., Arist., Calc-fl., Cepa., Euph., Kali-j., Lues., Luff., Merc-sol., Rad., Spig., Stann., Stront., Thuj.
- akute	Cinnb.
- chronische	Ac-fl., Carc., Kali-bi.
- frontalis	Viol-o.
- Sekret mit wundmachendem	Ac-nitr.
Nasennebenhöhlenkatarrh	Ac-benz., Cepa., Jod., Kali-c., Kali-j.
- Absonderungen mit zähen, grünlich-gelben	Kali-bi.
- akuter	Rauw.
- chronischer	Magn-c.
- eitriger	Hep.
Nasennebenhöhlen- Rachenkatarrh	Infl.
- absteigender	Heder.
- Ausfluß mit gold-gelbem	Nat-ph.
Nasennebenhöhlen- Schleimhaut	Luff.
Nasen-Rachen-Katarrh	Ferr-ph.
- Brennen mit im Hals	Solid.
- chronischer	Magn-m.
Nasen-Rachen-Raum	Bari-m., Cist.
- Kältegefühl im	Sin-n.
- Veränderungen im, schwere destruktive besonders an der Schleimhaut	Kali-bi.
Nasenreiben	Cin.
- Anfall im, bis sie ganz rot ist	Abs.
- nervöses	Arum.
- Verlegenheit aus	Ac-succ.
Nasenspitze	
- bläuliche Verfärbung der	Crot.
- Juckreiz an der	Cob., Med.
- kalte	Apis.
- reiben muß dauernd	Ac-picr.
- Rötung der	Aur., Crot., Nicc.
- Schwellung der	Aur., Nicc.
- Zwicken an der	Med.

N

Nasenscheidewand
- Geschwüre an der   Kali-bi.

Nasenschleimhaut   Galph., Luff., Rumx., Teucr.
- allergische Störung der   Luff.
- atrophische Störung der   Luff.
- Empfindlichkeit der   Jugl-reg.
- Entzündung der   Cinnb.
- Geschwüre an der   Phos.
- Reizung der   Phell.
- Schwellung der   Merc-sol., Naja., Phos., Stann.
- Trockenheit der   Flor.
- Wucherungen der   Ac-nitr.

Nasenschmerzen
- brennende   Aloe.
- Erkältungsschnupfen bei   Dulc.
- Niesreiz mit   Aloe.

Nasentrockenheit   Abrot., Abs., Ac-lac., Ac-m., Ac-succ., Acon., Apis., Beryl., Brom., Clem., Cob., Euph., Hyper., Kali-c., Lith., Nat-m., Nux-m., Nux-v., Op., Sang-nitr., Sil., Spong., Tab.
- Brennen mit   Ac-sulf., Berb.
- Empfindlichkeit mit, gegen kalte Luft   Stict.
- Erkältungsschnupfen bei   Dulc.
- innerliche, wie von Straßenstaub   Verat.
- langanhaltende   Ambr.
- Niesanfällen mit   Bell.
- Verstopfung mit   Ambr.

Nasenverstopfung   Abrot., Ambr., Apis., Ars., Calc-c., Calc-fl., Carb-v., Cinnb., Hydrast., Kali-c., Kreos., Kres., Lac-c., Lyc., Merc-sol., Nat-ars., Nux-m., Nux-v., Op., Phos., Sang-nitr., Sulf., Teucr-mar., Thal., Vacc., Verb., Zinc.
- dauernde   Amm-c.
- Gefühl von   Stram.
- hindert bei Atmen und Trinken   Samb.
- Katarrhe durch   Amm-c.
- Kitzel mit   Arg-nitr.
- Kopfschmerzen mit starken   Arist.
- kühle Luft bessert   Arist.
- links zuerst, dann rechts   Rhod.

- morgens	Magn-c., Valer.
- Mundatmung mit	Arum.
- nachts	Nicc.
- Nasenlaufen mit	Sec.
- Nasenschwellung mit	Euph.
- Niesen bessert	Arist.
- Schleim mit klebrigem	Spong.
- Warmen im	Arg-nitr.

Nasenwurzel
- Druck über der	Bapt., Cinnb., Hyosc., Stict., Zinc.
- Schmerzen an der	Anhal., Coloc., Glon., Lach., Mang., Nat-ars.
- Schwere an der	Zinc.
- Taubheitsgefühl an der	Anhal.

Nasolabialfalte
- Venülen in der kleine, variköse	Carb-v.

Nässe
- alles beginnt mit	Dulc.
- empfindlich gegen	Rhod.

Nässen
- zwischen Hoden und Oberschenkel	Hep.

Naschhaftigkeit Magn-m.

Nebelsehen Ac-nitr., Ambr., Aran-d., Phos., Plb., Ran-b.

Nebenhoden Sabal.
- Brennen in den	Rhod.
- Entzündung der	Arist., Clem., Phyt., Puls., Sabal., Sel., Sep., Spong., Thuj.
- gequetscht wie	Rhod.
- Schmerzen in den	Amm-c., Aloe., Chin., Coloc., Phyt., Rhod., Thuj., Tub.
- Schmerzen im linken	Vib.
- Schwellung der, unspezifische	Spong.
- Schwellung im linken	Vib.
- Stechen in den	Rhod.
- Verhärtung der	Rhod.

Nekrose Calc-c., Lach.
- Neigung zu	Naja.
- trockene	Ars.

Neoplasmatische Leiden Carb-an., Cob., Con.

N

Nephrosen	Ac-form., Calc-ars.
Nephrosklerose	s. Nierenschrumpfung
Nephrozirrhose	s. Nierenschrumpfung
Nerven	Sulf., Tell., Thuj.
- Atrophie der	Plb.
- Berührungsempfindlichkeit der	Latrod.
- Druckempfindlichkeit der, an den Austrittstellen	Ac-form.
- Erschöpfung der	Gels.
- Krämpfe der	Sec.
- Krankheiten der nach Grippe	Infl.
- Krankheiten, organische	Med.
- Lähmung der	Aur., Crot., Hyper.
- Lähmung der motorischen	Olnd.
- Lähmung der peripheren	Gels.
- motorische	Gels., Olnd.
- periphere	Acon., Aran-d., Aran-ix., Ars., Bell., Cedr., Cepa., Cham., Chin., Cocc., Collins., Coloc., Con., Gels., Gins., Hyper., Iris., Kalm., Magn-ph., Marum., Merc-sol., Mez., Olnd., Plat., Plb., Ran-b., Rauw., Rhod., Rhs-t., Ruta., Sel., Sep., Stann., Tereb., Thal., Valer., Verb., Zinc.
- Quetschungen an den, nach Traumen	Hyper.
- Reißen an den	Caust., Phyt.
- Reißen an den, rheumatisches nachts	Verat.
- Reizbarkeit der	Hep.
- Schmerzen heftige, im Bereich der	Latrod.
- schwäche	Ac-m., Ac-ph., Aur., Gels.
- Schwere der	Staph.
- sensible	Gels., Ran-b., Strych.
- spinale	Par., Tarant.,
- Taubheitsgefühl der	Ac-fl., Chin., Dros., Petr.
- trophische Prozesse der	Alum.
- Überreiztheit der	Ac-nitr., Cocc.
- Verletzung der	Hyper.
- verrenkt wie	Staph.
- Witterungsschmerz in den	Rhod.
- wund wie	Staph.
- Wurzelgebiet der	Con.
- Zerrüttung der	Ac-ph., Ac-picr., Ambr.
- zerschlagen wie	Staph.
- Zittrigkeit der	Staph.

- zucken	Ac-hydroc., Ac-ox., Sep., Stram.
Nervenbündel	Asar.
Nervenendplatten, motorische	Con.
Nervenmittel	Arum., Hyper., Kali-ph., Meph., Spig., Stann., Zinc.
- Erregtheit bei großer	Rhs-t.
- Frauen für, mit Familienproblemen	Ambr.
- Männer für, mit Geschäftssorgen	Ambr.
- Schulkinder für, mit Prüfungssorgen	Ambr.
- tiefgreifendes	Mang.
- Unruhe bei großer	Rhs-t.
Nervensystem	Nicc., Stann., Stront., Sumb., Xan.
- hypersensibles	Hydroph.
- stark gestörtes	Hyosc.
- Überempfindlichkeit des gegenüber Schmerzen, Berührung und Kälte	Hep.
- vegetatives	s. vegetatives NS
- zentrales	s. zentrales NS
Nervenstränge	
- Schmerzen entlang der	Hyper.
Nervös	Ac-hydroc., Agn., Ambr., Apoc., Arum., Aven., Carc., Card., Cauloph., Cham., Cocc., Croc., Ferr-ph., Hirud., Jod., Kali-bi., Kali-br., Kali-j., Kalm., Kreos., Lachn., Lath., Latrod., Lauroc., Magn-c., Med., Meph., Nat-m., Nux-m., Nux-v., Phos., Sil., Spig., Tarant., Vacc.
- Geschlechtsverkehr nach dem	Agar.
- Kinder, mit Magen-Darm-Katarrh	Bor.
- könnte alle umbringen oder selbst aus dem Fenster springen	Camph.
- Regel während der	Agar.
- Schlaflosigkeit mit	Teucr-mar.
- vegetativ	Pass.
Nervöses System	Spig.
Nervöse Störungen	
- Augenschwäche mit	Nicc.
- Kopfschmerzen mit	Nicc.
Nervus alveolaris sup. et inf.	Plant.

N

Nervus auditivus
- Überempfindlichkeit des   Srych.

Nervus facialis   Coloc.

Nervus infraorbitalis
- Berühtungsempfindlichkeit des   Zinc.

Nervus ischiadikus   Coloc., Gnaph.
- Reißen am   Visc.
- Ziehen entlang des   Hyper., Visc.

Nervus laryngei et rekurens   Caust.

Nervus optikus
- fettige Degeneration des   Phos.

Nervus pudendus
- Schmerzen am   Coloc.

Nervus trigeminus   Coloc., Plant., Spig., Verb.

Nervus ulnaris   Calc-fl.
- Angegriffenheit des   Kalm.
- neuralgische Schmerzen am   Iris.
- Ziehen entlang des   Hyper.

Nervus vagus   Ipec., Jab., Kali-c., Mandr e rad., Meph., Stram., Visc.

- Reizzustände des   Lob.
- Übererregbarkeit des   Diosc.
- Zentrum des   Tab.
- s.a. Vagus

Nesselsucht   s. Urtikaria

Netzhaut
- Ablösung der   Aur., Dig., Lues.
- Blutungen der   Ac-sal., Ac-sulf., Arn., Crot., Glon., Phos.
- erkrankungen, nicht entzündliche   Lach.

Netzhautentzündungen   Ars., Kali-c., Plb., Vanad.
- albuminurika   Glon., Kali-ph., Phos.
- diabetika   Phos.

Neubildungen
- beginnende, maligne   Bari-c.

Neuralgien

Ac-form., Ac-lac., Ac-sal., Ac-succ., Anhal., Aran-d., Aran-ix., Arn., Bry., Calc-ph., Caps., Cedr., Cham., Chelid., Cimic., Clem., Cocc., Coff., Colch., Diosc., Dulc., Gels., Ham., Helod., Hep., Kali-j., Lach., Magn-m., Mandr., Mang., Med., Nat-m., Nux-v., Op., Phyt., Rad., Rhod., Sel., Sep., Sulf., Tab., Tarant., Tereb., Thea., Valer., Verat., Zinc.

- Abdecken nach	Acon.
- Ameisenlaufen mit	Thal.
- Amputationsstümpfen in den	Cepa.
- anfallsweise	Acon., Bell., Rhs-t., Spig.
- Anstrengung nach	Phos.
- Atemnot mit	Dirc.
- Augen an den	Asa., Spig.
- Augenbrauengegend in der	Viol-o.
- ausstrahlende	Berb.
- Bewegung bei	Iris., Mez.
- bltzartige	Bell., Magn-c., Magn-ph., Rauw.
- bohrende	Ran-s., Thal.
- brennende	Ac-carb., Magn-c., Thal., Thuj.
- Depressionen mit	Dirc.
- diffuse	Atrop-s.
- durchschießende	Magn-c.
- einschießende	Arg-nitr., Coloc., Magn-ph., Rauw., Thal.
- Gesicht im, wie ein langer Faden	Cepa.
- gichtisch-rheumatische	Ac-benz.
- Glieder der	Caust., Ferr., Plat., Rauw.
- Gonorrhö bei	Kalm.
- halbseitige	Spig.
- Hals im, wie ein langer Faden	Cepa.
- hartnäckige	Thuj.
- Hautnerven, im Gebiet von sensiblen	Lauroc.
- heftige	Arg-nitr., Coloc.
- Herumgehen zwingen zum	Ferr-ph.
- Herzklopfen mit	Dirc.
- Herzleiden bei	Kalm.
- Hitze mit	Thal.
- infraorbitale	Chin.
- interkostale	s. Interkostalneuralgie
- Ischias-	Plb.
- ischiasartige	Tart-emet.
- Jochbeingegend in der	Par.

N

- Kälte bei	Mez., Phos., Sil.
- Kältegefühl mit	Thal.
- Kehlkopf im, wie ein langer Faden	Cepa.
- klopfende	Sang.
- kolikartige	Coloc.
- Kopf am	s. Kopfneuralgie
- Körperteilen an allen	Acon., Rhs-t.
- krampfartige	Magn-ph.
- Kribbeln mit	Thal.
- Lähmigkeitsgefühl mit	Grind.
- langsam beginnende und plötzlich aufhörende	Ac-sulf.
- langsam zu- und abnehmende	Plat., Stann.
- linksseitige	Spig.
- Mitternacht um	Ars.
- multiple	Marum., Ruta., Thuj., Verb., Zinc.
- Muskelatrophien mit	Thal.
- nachts	Ac-nitr., Acon., Ferr., Ferr-ph., Merc-sol., Mez., Puls., Sil.
- nagende	Ran-s.
- Nässe bei	Mez.
- Nervenaustrittstellen der Knochen, an den	Form.
- Nieren entlang der	Cupr.
- oben von nach unten ziehende	Kalm.
- Ohren der	s. Ohrenneuralgien
- periodische	Ars., Bell., Chin., Chin-ars., Ferr., Iris., Puls., Sabad., Thuj.
- plötzlich auftretende	Acon., Bell., Coloc., Form., Kali-bi.
- Punkt von einem ausgehende	Ac-ox.
- rechtsseitige	Spig.
- reißende	Ac-benz., Acon., Calend., Kalm., Magn-c., Phos., Sang., Stann., Thal.
- rheumatische	Form.
- Schläfe an der	Spig., Verb.
- schneidende	Thuj.
- Schwäche mit großer	Kali-ph.
- Sonne, mit der aufsteigende und fallende	Spig.
- spannende	Phos.
- spermatica	Marum.
- stechende	Ac-benz., Rauw., Stict., Thuj.
- Steifigkeit mit	Stict.
- Stelle die wechselnde	Bell.

- Stellen an kleinen	Kali-bi.
- stichartige	Bellis.
- Stirnhöcker am	Spig.
- Stirnregion in der	Verb.
- Stunde, immer zur gleichen	Verb.
- tägliche	Iris.
- Traumen nach	Hyper.
- Trigeminus-Nerv, am gesamten	Spig.
- veraltete	Sil.
- wandernde	Ac-benz., Carb-v., Form., Kali-bi., Sang.
- witterungsbedingte	Rhod.
- Zähnen an den	Ferr.
- zersprengende	Sang.
- Zerschlagenheit mit	Stict.
- ziehende	Bellis., Phos., Sang., Thal.
- zuckende	Calend., Magn-c.

Neuralgiemittel

- langsam wirkendes	Sil.
- tief wirkendes	Sil.

Neurasthenie

Ac-ox., Ac-ph., Ac-picr., Agn., Ambr., Anac., Arg-nitr., Asa., Calc-c., Cast-eq., Cob., Con., Damin., Gins., Hyper., Kali-ph., Magn-c., Med., Meph., Nux-m., Pass., Sabad., Sel., Valer., Zinc.

- allgemeine	Nat-m., Phos.
- Kinder der	Calc-ph., Ferr-ars.
- Reizbarkeit mit	Nux-v., Staph.
- Schlaflosigkeit mit	Tub.
- Überarbeitung durch	Nux-v.

Neuritis

Ac-form., Ac-lac., Ac-sal., Ac-succ., Apis., Aran-d., Carb-s., Chin., Coloc., Hyper., Mang., Mez., Phos., Phyt., Plat., Plb., Puls., Rhs-t., Spig., Stann., Thuj.

- gichtisch-rheumatische	Ac-benz.
- hartnäckige	Thal.
- lumbosakralis	Gnaph.
- optica	Cin.
- Paresen mit	Thal.
- Polyneuritis bis zur	Ars.
- Reflexunterbrechung mit	Thal.
- retrobulbäre	Thal.
- Schmerzen mit	Ferr-ph., Rhod.
- spermatica	Staph.

N

- Winde durch kalte, trockene — Acon.

Neurodermatitis — Ac-form., Calc-c., Calc-ph.

Neurolues — Kali-j., Merc-sol.

Neuromuskuläres System — Strych.

Neuropathie — Ac-lac., Ac-ox., Carc., Cin., Cupr., Magn-m., Mosch., Nat-c., Sabad.
- diabetische — Sec.
- Kinder der — Zinc.
- Schlaflosigkeit mit — Cimic.

Neurosen — Hyosc.
- klimakterische — Glon.
- traumatische — Hyper.

Neurotiker — Arg-nitr.

Neurotische Mädchen und Frauen — Croc.

Neurovegetativum — Ambr., Asa.
- Störung des — Lob.

Niedergeschlagenheit — Apoc., Caust., Cedr., Dros., Graph., Hep., Nat-m., Plat.

- Schmerzen durch — Sars.
- Verkehr nach dem, tagelange — Agar.

Nieren — Ac-benz., Ac-hydroc., Ac-nitr., Apis., Apoc., Ars., Aur., Berb., Canth., Cocc-c., Coff., Colch., Dulc., Equis., Eucal., Eupat-pur., Helleb., Kali-nitr., Merc-cy., Pareir., Phos., Phyt., Pich., Plb., Prun., Samb., Sars., Scil., Solid., Spart., Spir-ulm., Tarax., Tereb., Urt., Uva.

- Berührungsempfindlichkeit der — Canth.
- blutungen — Ac-nitr., Ac-sal., Cact., Ham., Hirud., Millef., Nux-m.
- brennen — Sabin.
- degenerative Erkrankung der, chronische — Ac-form., Calc-ars.
- druck — Card.
- funktionsstörung — Zing.
- grieß — Berb., Calc-c., Canth., Echin., Guaj., Sars., Tereb., Urt.
- hydrops — Colch.,
- insuffizienz — Ac-benz.

- krämpfe	Camph.
- reizung	Ac-benz., Ac-sal., Ac-sulf., Dulc., Led., Phyt., Tarax., Zinc.
- sand	Ac-acet., Ac-benz., Ac-form., Ac-ox., Berb., Calc-c., Canth., Chin., Equis., Guaj., Lith., Magn-ph., Nux-m., Sars., Tab., Urt.
- schäden, postinfektiöse	Solid.
- schrumpfung	s. Schrumpfniere
- schwäche	Helon.
- senkung	Clac-fl.
- siechtum, chronisches	Berb.
- Sklerose der	Ac-fl., Ars., Aur., Calc-fl., Carc., Kres., Plb.
- stauungen	Ac-sulf.
- stiche	Lach., Mez.
- tuberkulose	Tereb., Tub.
- versagen in der Schwangerschaft	Aals.
- zysten	Ac-form., Apis.

Nierenbeckenentzündung — Berb., Bor., Cann-ind., Chin., Crot., Echin., Equis., Eucal., Lith., Lyc., Pich., Podo., Puls., Sars., Scil., Tereb., Urt.

- Sediment mit ziegelsteinrotem	Cocc-c.
- Urin mit saurem, scharfem	Cocc-c.

Nierenbeschwerden

- Unterkühlung nach	Dulc.
- Sitzen nach, auf kaltem Stein	Dulc.

Nierenentzündung — Ac-hydroc., Ac-nitr., Ac-picr., Ac-sulf., Apis., Bry., Canth., Carc., Crot., Eupat-pur., Glon., Kali-bi., Lyc., Mang., Med., Merc-sol., Napht., Sars., Scil., Senec., Sil., Tereb., Tub., Vacc.

- akute	Ac-form.
- Albuminurie mit	Arg-nitr., Cocc-c.
- Alkoholabusus nach	Carb-v., Nux-v.
- Arteriosklerose durch	Plb.
- aufsteigende	Sabin.
- chronische	Ac-fl., Ac-form., Cocc-c., Cupr., Form., Kres., Plb., Rad., Solid.
- degenerative	Plb.
- Durchnässung nach	Acon.
- Erkältung nach	Nux-v.
- Hämaturie mit	Arg-nitr., Phos.

N

- hämorrhagische — Thal.
- Harnröhrenentzündung mit — Croton.
- Harnverhalten mit — Cocc-c.
- Herzbeschwerden mit — Cann-sat.
- Medikamentenmißbrauch nach — Carb-v.
- Rheuma nach — Colch.
- Scharlach bei — Apis., Colch., Hep., Kali-s., Tereb.
- septische — Lach.
- Unterkühlung nach — Acon.
- urämischen Symptomen mit — Cupr.
- Wassersucht mit — Helleb.
- Zylindurie mit — Phos.

Nierengegend
- Abgeschlagenheit in der — Bellis.
- Brennen in der — Canth., Lachn., Tereb.
- Druck in der — Bellis., Cad., Coloc., Croc., Helon.
- Druckempfindlichkeit in der — Calc-ars., Solid.
- Drücken in der, schmerzhaftes — Ac-succ.
- Hitzegefühl in der — Helon.
- Lastgefühl in der — Abs.
- Reißen in der, nach Durchnässung — Rhs-t.
- Schmerzen in der — Alum., Apoc., Aran-d., Arg-nitr., Ars., Berb., Cepa., Colch., Eupat-perf., Eupat-pur., Helon., Hydrast., Mez., Tereb.
- Schmerzen in der, beim Harnlassen — Agn.
- Schmerzen in der, vor und nach dem Harnlassen — Phyt.
- Schmerzen in der rechten — Cycl., Lith.
- Schneiden in der — Canth., Coloc.
- Schweregefühl in der — Abs.
- Spannen in der — Bellis.
- Stechen in der — Mez.
- Unbehagen in der — Aran-d., Tarant.
- verrenkt wie — Croc.
- Zerschlagenheit in der — Anhal., Eupat-perf.
- Ziehen in der, schmerzhaftes — Ac-succ.
- Zusammenschnürungsgefühl in der — Cact., Cad.

Nierenkoliken
Ac-benz., Arg-nitr., Arn., Bell., Cocc-c., Coloc., Diosc., Magn-ph., Pareir., Tab., Tereb.

- Anamnese, bei syphilitischer — Sars.
- Harnverhaltung mit — Nux-v.
- Kreuzschwäche mit — Ac-ox.

- Lendenschwäche mit	Ac-ox.
- Nackenschwäche mit	Ac-ox.
- Rückenschwäche mit	Ac-ox.

Nierenlager

- Berührungsempfindlichkeit der	Chin.
- Klopfempfindlichkeit der	Chin.

Nierenmittel — Berb., Cocc-c., Lyc., Podo., Stroph.

- ausleitendes	Solid.
- regulierendes	Solid.

Nierenschmerzen — Ac-succ., Agn., Calc-c., Cann-sat., Card., Cepa., Dros., Ferr-ph., Ipec., Meph., Mez., Tab.

- Ärger nach	Bry.
- Aufregung nach	Bry.
- Aufstehen beim	Lyc.
- Bewegung bei	Lues.
- brennende	Bell., Canth.
- dumpfe	Ac-benz., Cann-ind.
- durchschießende	Bapt.
- grabende	Berb.
- Harn mit zuckerhaltigem	Cean.
- Harnabgang bessert	Mandr.
- Harnlassen beim	Abrot.
- Heben beim	Calc-ph.
- heftigste	Coloc.
- hineinschießende	Coloc.
- klopfende	Bell.
- kolikartige	Coloc.
- linksseitige	Bapt.
- nachts	Lues.
- Niesen beim	Calc-ph.
- Onanie nach	Bufo.
- plötzlich auftretende	Coloc.
- Regel während der	Tub.
- reißende	Ac-benz.
- stechende	Ac-benz., Berb., Canth.
- Stehen nach langem	Calc-ph.
- ziehende	Bell. Canth.

Nierenstein(e) — Ac-acet., Ac-benz., Ac-form., Ac-ox., Berb., Calc-c., Cann-sat., Canth., Chin., Cocc-c., Coloc., Equis., Lith., Lyc., Nux-m., Pich., Podo., Rub., Sil., Urt.

- abgänge	Lith.
- diathese	Pareir.
- Harnabgang mit qualvollem	Sars.
- koliken	Atrop-s., Bell., Calc-c., Tab. Urt.
- leiden	Tereb., Urt.

Niesen — Ac-benz., Ac-m., Agar., Anac., Berb., Bor., Cact., Carb-v., Cepa., Cob., Colch., Hyper., Lauroc., Nux-m., Nux-v., Scil., Sin-n., Stront., Tub.

- Absonderungen mit wäßrigen	Tarant., Ther.
- allergisches	Nicc., Poth.
- Anfälle von	Ac-acet., Ac-benz., Aral., Bapt., Bell., Bufo., Cann-ind., Cupr., Cycl., Hyper., Rhs-t., Seneg., Stann.
- Anstrengung bei	Arn.
- Augenschmerzen mit	Lil.
- Brennen mit	Lil.
- häufiges	Carc., Con., Merc-sol., Rhs-t.
- Heben beim	Arn.
- heftiges	Cin., Croc., Nicc., Poth., Rhod., Sabad.
- Husten bei krampfhaftem	Ther.
- Kopfschmerzen beim	Caps., Lil.
- krampfhaftes	Rhs-t.
- morgens	Dros., Mandr., Nat-m., Rhod.
- Nase bei trockener	Teucr-mar.
- Nierenschmerzen beim	Calc-ph.
- plötzliches	Glon.
- Schnupfen bei	Chin., Merc-sol.
- Schnupfen ohne	Nicc.
- Stirnschweiß mit	Croc.
- viel	Bry., Chin., Rumx., Sil., Teucr-mar.

Niesreiz — Aloe., Ambr., Berb., Cad., Kreos.

- erheblicher, ohne Niesen zu können	Euph.
- Geruchsverlust bei	Ipec.
- häufiger bei Schnupfen	Caust.
- heftiger	Clem.
- morgens	Naja.
- Nasenverstopfung bei	Ipec.
- ständiger	Ac-sulf., Sang.

Nietnägel

- schmerzhafte	Stann.

Nikotin
- Entgiftungsmittel   Cact.
- Lähmung durch   Nux-v.
- Vergiftung durch   Conv.

Noma   Kali-m.

Nörgler   Lyc., Nux-v.

Nüchternschmerz   Arg-nitr., Mandr.
- Essen bessert   Anac., Mandr e rad.
- Rückwärtsbeugen bessert   Mandr e rad.

Nykturie   Ac-picr., Arist., Crat., Dig., Sang.

Nymphomanie   Calad., Canth., Caust., Croc., Grat., Hyosc., Lil., Lyc., Mosch., Murx., Plat., Sil., Stram., Tarant., Verat.
- Pubertät in der   Bufo.

Nystagmus   Agar., Cic., Cocc., Jod.

N

O

Oberarmknochen
- Schmerzen dumpfe, krampfartige
  entlang des   Anac.

Oberarmschmerz   Ran-b., Rhs-t.
- bohrende   Cin.
- kneifende   Cin.

Oberbauch
- Aufgetriebenheit des   Jod.
- Berührungsempfindlichkeit des   Podo.
- Beschwerden im   Visc.
- Blähungen im   Visc.
- Druck im   Bufo., Puls., Quas., Zinc.
- Druck im linken   Bor.
- Druck im rechten   Bor.
- Druckempfindlichkeit des   Flor., Jod.
- Hinsein im   Lob.
- Kleiderdruck- empfindlichkeit des   Podo.
- Kollern im   Visc.
- Leeregefühl im   Bari-m.
- Schmerzen im   Ambr., Mang., Stann., Tarant.
- Schmerzen im, kolikartige   Iris.
- Schmerzen im linken   Amm-c., Aur.
- Schmerzen im rechten   Aur., Hyper.
- Schneiden im linken   Bor.
- Schneiden im rechten   Bor.
- Schwäche im   Lob., Spig.
- Spannungsgefühl im   Flor., Zinc.
- Stechen im   Bufo.
- Stiche im linken   Sep., Spig.
- Völlegefühl im   Puls.
- Ziehen im, leichtes   Quas.

Oberkiefer
- Schmerzen am, bei kalter Zugluft   Verb.
- Schmerzen am, neuralgische   Gnaph.
- Taubheit am   Gnaph.,

Oberkörper
- Abmagerung des   Lyc.
- massiver   Calc-fl.
- Muskelkontraktionen am   Olnd.
- schwitzt nur am   Kali-c.

O

Oberlid(er)

- Drücken im	Stann.
- Herabhängen des	Kalm.
- Jucken am	Cad.
- Lähmigkeit der	Caust., Zinc.
- Rötung des rechten	Stann.
- Schmerzen am	Cad.
- Schwellung der	Kali-c.
- Schwellung des rechten	Stann.
- Spannungsgefühl im	Stann.
- Stechen im	Stann.
- Zucken im, hartnäckiges	Mez.
- Zucken des linken	Stront.

Oberlippe

- aufgeworfene	Beryl.
- brennende	Beryl.
- rissige	Beryl.
- Taubheit in der	Olnd.
- trockene	Beryl.
- Zucken der	Stront.

Oberschenkel(n)

	Mez.
- Abmagerung der	Sel.
- Ameisenlaufen an der Außenseite des	Gnaph., Phyt.
- Druckempfindlichkeit der	Thea.
- Gefühlslosigkeit der	Gnaph., Phyt.
- Lähmigkeitsgefühl in den	Spong.
- Prickeln an der Außenseite des	Gnaph.
- Schweregefühl in den	Gnaph., Thea.
- Spannung in den	Magn-m.
- Zerschlagenheit in den	Sabin.
- Ziehen im rechten	Flor.
- Zucken im, leichtes	Thea.

Oberschenkelschmerzen

	Canth.
- drückende	Ambr., Spong.
- durchschießende	Ac-m.
- lähmungsartige, bis zum Knie	Cin.
- reißende	Ambr., Euph., Stann.
- stechende	Euph.
- ziehende	Ac-m., Ambr., Stann.

Obstipation Ac-sal., Aesc., Alet., All-s., Aran-d.,
Arist., Arum., Asa., Chion., Cupr., Cycl.,
Dig., Grat., Kali-j., Lac-defl., Lauroc.,
Led., Nicc., Rob., Ruta., Sars., Scil.,
Tereb., Thuj., Wye.

- Abführmittelmißbrauch nach Hydrast.
- Afterfissuren mit Ac-nitr.
- Afterjucken mit Glon.
- Afterschließmuskel- krampf durch Plb.
- Afterschmerz mit Phyt.
- alter Menschen Phyt.
- Ärger durch Magn-c.
- atonische Alum., Anhal., Carb-v., Graph., Mang.,
Nat-m., Op., Sel., Staph., Verat., Zinc.

- Aufregungsdurchfall wechselt mit Ac-succ.
- Blähungen mit Collins., Jod., Prun., Sulf.
- Blut mit auf dem Stuhl Ac-sulf., Kres.
- Blutabgang mit aus dem After Crot.
- chronische Graph., Lues., Magn-m., Nat-m., Op.,
Psor.

- Drängen mit Con.
- Durchfall wechselt mit Ant-c., Bell., Cimic., Collins., Magn-s.,
Nat-s., Nux-m., Olnd., Phos., Podo., Puls.,
Sang., Stell., Stram.

- fetten Speisen nach Puls.
- Flaschenkindern bei Podo.
- Fremdkörpergefühl mit, im Mastdarm Cad.
- habituelle Ferr-ph., Sulf-j., Urt.
- Hämorrhoidenschmerzen mit Clem., Collins.
- hartnäckige Graph., Hydrast., Lach., Mandr e rad.,
Nat-m., Psor., Sabad., Syph., Tarax.

- Hitze mit heftiger Glon.
- Kindern bei Alum.
- klumpig anfangs, dann weich Lyc.
- Koliken mit Sulf.
- Kopfkongestionen mit Crot.
- krampfartige Bell., Carc., Clem., Cob., Gins., Lyc.,
Mandr., Mang., Nux-v., Olnd., Plb.,
Staph., Tab., Thal., Vib.

- Leberleiden bei Lyc., Magn-m., Tarax.
- Leberstörungen mit Hydrast.
- Mastdarmbrennen mit Abies.
- Milch nach Jod., Puls.
- mühsame Berb., Plat., Rat., Sel.

O

423

- nervöse	Ambr., Anac.
- Obstgenuß nach	Magn-m.
- Operationen nach	Op.
- Pfortaderstauung mit	Croc.
- proktogene	Sil.
- Prolaps mit, beim Drücken	Podo.
- Regel während der	Aur.
- Reisen auf	Plat.
- Schleim mit, auf dem Stuhl	Ac-sulf., Caust., Thal.
- Schmerzen mit heftigen, nach dem Stuhlgang	Ac-nitr.
- schmerzhafte	Magn-c., Sil., Sulf.
- Schwäche mit	Con.
- Schwangeren bei	Alum.
- seltene	Cepa.
- sitzende Lebensweise durch	Ferr-ph.
- Stuhl mit dunklem	Cact.
- Stuhl mit hartem	Bari-c., Cact., Guaj., Magn-c., Sel., Sulf.
- Stuhl mit hellgelbem	Card., Chelid.
- Stuhl mit kleinkalibrigem	Caust., Collins., Mandr e rad., Mang.
- Stuhl mit krümeligem	Guaj., Nat-m.
- Stuhl mit ständigem	Ambr.
- Stuhl mit trockenem	Alum., Amm-m., Bari-c., Berb., Bov., Bry., Card., Caust., Collins., Graph., Magn-c., Magn-m., Mang., Nat-m., Sep., Sil., Sulf.
- Stuhldrang mit erfolglosem	Abs., Bell., Kali-c., Lac-c., Nux-v., Plat., Rhs-t., Sil., Stram.
- Stuldrang ohne jeglichen	Alum., Alumn.
- Tag von einem zum anderen	Cauloph.
- tagelange	Bufo.
- Tenesmen mit	Collins., Hyper., Thal.
- träge	Nat-m.,
- Zittern mit	Con.

Obszön(e)
Ac-hydroc.

- Gesten	Hyosc.
- Sprache	Hyosc.

Ödeme
Aals., Abrot., Ac-acet., Apis., Arum., Aur., Bellis., Bor., Colch., Crat., Dig., Kali-c., Olnd., Puls., Pyrog., Scil., Sulf., Tereb., Verat., Vip.

- angioneurotische	Hep.
- Armen an den	Spig.

- Beinen an den	Ac-acet., Apoc., Cob., Ferr., Kali-c., Nat-m., Phos., Spig., Stront., Ther.
- Gesicht im	Ac-acet., Caps., Graph., Phos.
- Händen an den	Graph.
- hartnäckige	Sil.
- Herzoperation nach	Stroph.
- kardiale	Apoc., Helleb., Kali-nitr.
- Knöchel am	Med.
- Neigung zu	Ac-hydroc., Arist., Ars., Cob., Cycl., Graph., Led., Prun., Spig., Uran., Vacc.
- Nierenentzündung, bei chronischer	Stroph.
- Organen in den fibrösen	Kali-j.
- Regeleintritt bessert	Arist.
- renale	Apoc., Ars., Eupat-pur., Kali-nitr.
- rheumatische	Spir-ulm.
- Stauungen durch	Aals.
Ohnmacht	Abs., Ac-hydroc., Acon., Alum., Canth., Carb-v., Cham., Cic., Cin., Cocc., Coff., Con., Croc., Crot., Cupr., Eupat-perf., Helleb., Lach., Lauroc., Magn-m., Magn-ph., Op., Plat., Podo., Ran-b., Sabad., Stann., Sulf., Vip.
- Alkoholgenuß nach	Glon.
- anfälle	Camph., Caust., Cham., Crot., Dig., Graph., Hydrast., Hyosc., Ran-b., Sep.
- Angst mit	Mandr.
- Anlässen, bei den geringsten	Mosch.
- Atemnot mit	Mandr.
- Augen mit verdrehten	Hep.
- Augenschließen beim	Ther.
- Autofahren beim	Hep., Petr.
- Blutungen bei	Trill.
- Fingernägel mit blauen	Verat.
- Gehen beim, im Freien	Canth.
- häufige	Bapt.
- Herzangst mit	Carb-v.
- Herumwerfen mit	Bapt.
- Herzschwäche mit	Nux-m.
- Hysterikerinnen bei	Nux-m.
- hysterische	Arum., Plat.
- Kirche in der	Verat.
- Liebeskummer nach	Ac-ph.
- Magen vom ausgehende	Arum., Tell.
- nachts um 3 Uhr	Ther.

O

- Nachtwachen nach — Chin.
- Neigung zu — Amm-c., Arist., Asa., Ipec., Magnol., Olnd., Petr., Stram.
- plötzliche — Manc., Valer.
- Röcheln mit — Cupr-acet.
- Schmerz beim geringsten — Valer.
- Sonnenbestrahlung bei — Glon.
- Stirnschweiß mit kaltem — Verat.
- Stühlen mit unfreiwilligen — Ac-m.
- Todesangst mit — Visc.
- Tympanie mit — Nux-m.
- vroübergehende — Bell.
- Zerschlagenheit mit — Bapt.

Ohren — Calc-c., Euph., Kali-m., Magn-m., Viol-o.
- Ausschläge an den — Staph.
- blau verfärbte — Colch.
- Blütchenausschlag an den — Ac-m.
- Blutandrang zu den — Bellis., Cauloph., Spong., Stront.
- Bluten der — Crot., Ham.
- Bohren in den — Magn-c.
- Brennen in den — Ac-fl., Ant-c., Clem., Petr., Stront.
- Donnern in den — Lach.
- Dröhnen in den — Abs., Apis., Bapt., Cupr., Ipec., Naja., Nicc., Spong., Stront.
- Druck in den — Berb., Cauloph.
- fauchende Geräusche in den — Ac-acet., Ac-benz.
- Fremdkörpergefühl in den — Tub.
- Furunkel in den — Staph.
- Glockenläuten in den — Alum., Op.
- Hämmern in den — Graph., Lach., Nat-m.
- Hitze in den — Chin., Lil., Stront.,
- hochrote — Sang.
- Jucken in den — Berb.
- Katarrh der — Vinc.
- Kitzel in den — Rad., Viol-o.
- Knallen in den — Ac-nitr.
- Knistern in den — Alum., Coff.
- Krachen in den — Calc-c., Hep., Zinc.
- kreischende Geräusche in den, beim Ausschnauben — Stann.
- Kribbeln in den — Coloc.
- Kriechgefühl in den — Berb.
- Labyrinthreizung — Apom.

- Läuten in den	Ars., Chin-sulf., Cupr., Magn-c., Mang., Rhod.
- Pfeifen in den	Alum., Ambr.
- Polypen in den	Lyc., Thuj.
- Prickeln in den	Lil.
- Pulsieren in den	Bell., Bellis., Cauloph., Coff., Ferr-ph., Magn-m., Podo., Stront.
- Reißen in den	Chin., Cin., Cepa., Heder., Mez., Plb., Thuj.
- Reißen hinter den	Ambr.
- Rötung der	Ant-c., Chin.
- Schneiden in den	Coloc.
- Schrunden an den, blutende	Petr.
- Singen in den	Ac-m., Cann-ind., Cimic., Hyosc., Kali-c., Petr., Sec.
- Stiche in den	Ferr-ph.
- Surren in den	Nat-m.
- Taubheitsgefühl der	Lach., Naja., Plat.
- Trockenheit in den	Anhal., Lach., Naja.
- Verstopft wie	Cimic., Meph., Mez., Phos., Puls., Sel., Tab., Verat.
- Vollheitsgefühl in den	Cann-ind.
- Wehtun der	Berb.
- Widerhall der eignen Stimme in den	Ac-nitr., Caust., Lac-c., Phos.
- Widerhallen der Geräusche in den	Ac-ph., Sec.
- Ziehen hinter den	Ambr.
- Ziehen in den	Cycl.
- Zirpen in den	Bry.
- Zischen in den	Sulf.
- Zufallen der	Ac-nitr., Bari-m.

Ohrenausfluß

	Alum., Calc-c., Carb-v., Carc., Con., Med., Tereb.
- blutiger	Elaps., Lach., Merc-sol., Petr., Rhs-t.
- chronischer	Ac-sulf., Bari-c., Calc-fl., Tub.
- dicker	Hydrast.
- dünnflüssiger	Ac-fl., Elaps.
- eitriger	Ac-form., Aur., Bor., Elaps., Hep., Lach., Lues., Lyc., Merc-sol., Petr., Psor., Sep., Sulf., Thuj.
- fauler	Psor.
- Heringslake nach riechender	Tell.
- juckender	Amm-c.
- rezidivierender	Tub.
- schleimig-eitriger	Bufo.

O

- stinkender	Aur., Hydrast., Lach., Psor., Thuj., Zinc.
- übelriechender	Abs., Ac-sulf., Arum., Merc-sol., Psor., Sulf.
- weiß-gelblicher	Hydrast.
Ohrenbrausen	Agn., Ambr., Amm-c., Ars., Canth., Coloc., Cycl., Helleb., Led., Mang., Phos., Plat., Viol-o.
- Ohren, als wären die verstopft	Colch.
- Tubenkatarrh bei	Ant-c.
Ohrekzeme	Ac-m., Ac-ox., Alum., Anac., Bari-c., Bor., Calend., Calc-ph., Carb-v., Card., Caust., Mez.
- brennende	Beryl.
- geschwürige	Beryl.
- Haaransatz bis zum	Tell.
- heiße	Beryl.
- impetiginöse	Tell.
- juckende	Abrot., Ac-sulf., Arg-nitr., Tub.
- Nacken bis zum	Tell.
- nässende	Calc-c., Graph.
- rissige	Beryl.
- schuppende	Tub.
- seborrhoische	Tub.
- trockene	Graph.
Ohrenentzündung	Acon., Alum., Aur-j., Bell. Calc-fl., Calc-ph., Dulc., Puls.
- Absonderung mit dünn-eitrigem, übelriechendem	Sil.
- chronische	Nat-m., Thuj.
- externa	Ac-form.
- skrofulöse	Calc-c.
Ohrenjucken	Bufo., Coloc., Cycl., Flor., Hep., Ign., Mez., Petr., Rumx., Sep., Tell.
- Brausen mit	Amm-c.
- Erfrierungen wie bei	Ac-ox.
- kratzen muß dauernd	Ac-fl.
- Summen mit	Amm-c., Cin.
Ohrklingen	Ac-m., Ac-ox., Agn., Ars., Brom., Bry., Canth., Carb-v., Caust., Chin., Cimic., Con., Cycl., Dulc., Ferr-ph., Graph., Kali-c., Magn-c., Mez., Nat-m., Plat., Puls., Rumx., Tarant., Visc.

- Glocken wie · Clem.
- Ohr im linken · Stann.
- periodisch auftretendes · Cann-ind.
- Schneuzen beim · Hep.
- Tubenkatarrh bei · Ant-c.

Ohrenklopfen · Coloc., Glon., Lach.
- Absonderungen mit, nach Heringslake riechende · Tell.
- Ohren, als wären die verstopft · Berb.
- periodisch auftretendes · Cann-ind.
- pulsierendes · Cact.

Ohrenknacken · Bari-m., Cob.
- Kauen beim · Aloe., Nat-m.
- Niesen beim · Bari-c.
- Schlucken beim · Bari-c.

Ohrenknochen · Abrot.
- Eiterung der · Aur.

Ohrenneuralgien · Carc., Cauloph., Cham., Colch., Coloc., Cupr., Heder., Magn-ph.
- brennende · Acon.
- Pflockgefühl mit · Spig.
- stechende · Acon.
- Verstopfungsgefühl mit · Spig.
- ziehende · Acon.

Ohrenrauschen · Alum., Aur., Bellis., Bry., Cact., Hyosc., Lach., Lil., Rad., Rhod.
- nachts · Dulc.
- Schlucken beim · Anac.
- Stille bei · Dulc.
- Wasserfall wie ein · Cocc.

Ohrensausen · Abs., Ac-form., Ac-hydroc., Ac-ox., Ac-sal., Ac-succ., Ac-sulf., Acon., Anac., Arist., Arn., Ars., Aur., Bapt., Bari-m., Bell., Brom., Carb-s., Caust., Cedr., Cepa., Chin., Cimic., Con., Croc., Crot., Glon., Heder., Helleb., Kali-ph., Lyc., Mandr e rad., Mez., Naja., Op., Petr., Phos., Psor., Puls., Rhod., Sabal., Sang., Sec., Sil., Stront., Tereb., Thea., Ther., Tub., Visc.
- Bewegung bei jeder · Ac-nitr.

O

429

- Brausen mit	Chin-sulf.
- Brummen mit	Chin-sulf.
- Durchfällen bei	Podo.
- Erbrechen mit	Tab.
- hatnäckiges	Ferr-picr.
- Hochdruck bei	Mandr.
- Klimakterium im	Mandr.
- Läuten mit	Chin-sulf.
- Nervösen bei	Mandr.
- Rollen wie dumpfes	Plat.
- Schwindel mit	Tab.
- Sex bei	Carb-v.
- Taubheit mit vorübergehender	Gels.
- Wasser wie fließendes	Cact., Cob.
- wochenlang anhaltendes	Mandr.

Ohrenschmalz · Tarant.

- hartes	Sel.
- vermehrtes	Bufo., Carb-v., Caust., Helod., Sel.

Ohrenschmerzen · Bell., Bry., Calc-c., Cepa., Lues., Plat., Tub., Vib.

- anfallsartige	Verb.
- Ärger nach	Cham.
- blitzartige	Coloc.
- Bücken beim	Cham.
- drückende	Caps.
- durchfahrende	Ferr-ph.
- Gehen beim	Mang.
- Geräusch, mit dröhnendem	Cad.
- Grippe wie bei	Phyt.
- heftige	Guaj.
- Husten beim	Caps.
- Kältegefühl mit	Calc-ph.
- Kauen beim	Eupat-perf.
- klammartige	Dros.
- kneifende	Croton.
- krampfhafte	Croton., Guaj.
- kribbelnde	Colch.
- linksseitige	Croton., Guaj., Lith.
- nachts	Dulc., Puls.
- neuralgische	Ac-ph., Coloc., Heder., Verb.
- plötzliche	Coloc.
- Rachen vom ausgehende	Lith.
- rechtsseitige	Dros.

- reißende	Anac., Cad., Canth., Colch., Guaj., Nux-v., Rhs-t., Stront., Verb.
- schießende	Tarant., Viol-t.
- Schlucken beim	Nux-v., Phyt., Rhod.
- Schneuzen beim	Calc-ph.
- Sekreten mit eitrigen	Caps.
- Sprechen beim	Eupat-perf., Mang.
- stechende	Ac-ph., Aloe., Anac., Bor., Caps., Cham., Colch., Merc-sol., Nux-v., Psor.
- Warzenfortsatz am	Caps.
- Zahn von einem ausgehende	Lith.
- ziehende	Ac-ph., Aloe., Ant-c., Rhs-t., Verb.
- zuckende	Ign., Rhod.
Ohrensummen	Ac-hydroc., Ac-ox., Alum., Amm-c., Apis., Bry., Calc-c., Canth., Carb-v., Cycl., Dros., Eupat-perf., Hyosc., Jod., Nat-m., Nicc., Op., Psor., Sec., Sep., Sulf.
- Bücken beim	Croc.
- nachts	Dulc.
- periodisch auftretendes	Cann-ind.
- Schlucken beim	Anac.
- Stille bei	Dulc.
Ohrenstechen	Brom., Coloc., Dros., Glon., Graph., Heder., Hep., Hyper., Kali-c., Magn-c., Mez., Plb., Puls., Sep., Staph., Tell., Teucr-mar., Thuj., Zinc.
- abends	Ran-b.
- Schlucken beim	Alum.
- Schneuzen beim	Alum.
Ohrgeräusche	Ac-form., Ac-m., Ac-succ., Aur., Bari-c., Bor., Bry., Cad., Calad, Canth., Card., Caust., Cepa., Cham., Clem., Coff., Con., Elaps., Jod., Kali-c., Kalm., Kres., Lachn., Lauroc., Lyc., Magn-c., Mez., Phos., Psor., Rhs-t., Stann., Thea., Thuj.
- fauchende	Ac-benz.
- Getöse wie	Led.
- Glockengeläut wie	Led.
- Maschinen wie von	Hydrast.
- Musik bessert	Ign.
- nachts	Ther.
- periodisch auftretende	Ac-acet.
- Stimmen wie von wilden	Ac-acet.

O

- Sturmwind wie   Led.
- unerträgliche   Ign.
- Zahnrädern, wie von knarrenden Hydrast.

Ohrknorpel
- gequetscht wie   Ruta.

Ohrkratzen   Ruta.

Ohrmuschel
- Blütenausschlag an der   Ac-m.
- Brennen der   Agar., Clem.
- Ekzeme an der   Berb., Beryl., Kres., Petr.
- Entzündung der   Ant-c.
- Erfrierungen an der   Abrot., Agar.
- Hitze der   Clem.
- Ziehen an der, krampfhaftes Olnd.

Ohrmuschelansätze
- Rhagaden an den   Petr.

Ohrringlöcher
- Entzündung der   Stann.

Ohrspeicheldrüse   Abrot., Ac-acet., Ac-fl., Ac-m., Amm-c.,
           Arum., Brom., Bry., Calc-c., Calc-ph.,
           Carb-v., Chin., Jab., Jod., Lues., Med.,
           Merc-sol.
- Entzündung der   s. Parotitis (Mumps)
- Schmerzen der   Agar., Ail.
- Schmerzen der, bis zum Ohr
 ausstrahlende   Cham.
- Schwellung der   Ail., Cham., Plb., Thuj.
- Verhärtung der   Phyt.

Ohrstiche   Merc-sol.
- Hals vom ausgehende   Nicc.
- Hitze mit   Hyper.
- Röte mit   Hyper.
- Zähnen von den ausgehende Nicc.

Ohrtubenkatarrh   s. Tubenkatarrh

Oligomenorrhö   Arist., Cimic., Kali-c., Magn-c., Nat-m.,
           Senec.

Onanie   Abrot., Ac-picr., Ac-sulf., Anhal., Calad.,
           Calc-c., Calc-ph., Cann., Carb-v., Caust.,
           Coloc., Con., Croc., Lil., Lues., Nux-v.,
           Psor., Sep., Sulf.

- Erschöpfung nach	Agn.
- Knaben der	Plat.
- Müdigkeit nach	Agn.
- schwächende	Chin.
- Schweißausbrüche bei	Agn.
- übertriebene	Bufo.
- Verlangen nach, unwiderstehliches	Phos.
- Verstimmung nach	Staph.
Onychomykose	Ant-c.
Oophoritis	s. Eierstocksentzündung
Operation(en)	Arn., Hyper.
- Blutungsgefahr gegen venöse, vor der	Ham.
- Folgen chronische von	Stront.
- schmerzlindernd nach der	Ham.
- Schock nach	Stront.
Opisthotonus	Abs., Ac-hydroc., Camph., Cic., Nux-v., Op.
Optikusatrophie	Ars.
- Leberkranken bei	Nux-v.
- Rauchern bei	Nux-v.
Optische Täuschung	Amm-c., Jod.
Orbitalgegend	Viol-o.
Orbitalknochen	
- Druckschmerz an den	Aur.
- Quetschungsschmerz an den	Aur.
Orbitalneuralgien	Caps., Coloc., Viol-o.
Orbitalränder	
- Druck an den	Anac.
Orbitalschmerzen	
- heftige	Berb.
- reißende	Berb.
Organe(n)	
- Angriff sekundärer, an sämtlichen	Thuj.
- Schmerzen an allen, brennende	Ac-ox.
- Verfettung der, degenerative	Ars., Phos.
- Verhärtung der inneren	Bari-m.
- Tuberkulose der	Sil.
- Zusammenschnürungsgefühl an allen	Cact.

O

Orgasmus
- mangelnder — Calend.

Orientbeule — Berb.

Orthostatische Insuffizienz — Phos.

Ösophagus
- blutungen — Hirud.
- brennen — Glon., Oena., Stroph.
- Geräusche im, gurgelnde beim Trinken — Cupr., Hyosc., Lauroc.
- krämpfe — Agar., Alum., Arum., Atrop-s., Bapt., Bari-c., Con., Lauroc., Naja.
- lähmung — Alum.
- Leeregefühl im — Ac-m.
- varizen — Ham.
- verengung — Stront.

Osteochondrose — Phos., Sil., Stann.

Osteoporose — Ac-fl., Ac-form., Arn., Aur., Calc-c., Calc-fl., Calc-ph., Sil., Stront.
- seniles — Carc.

Otosklerose — Aur., Caust., Graph., Sil., Sec.

Oxalsteine — Ac-ox.
- Kopfschwäche mit — Ac-ox.
- Kreuzschwäche mit — Ac-ox.
- Lendenschwäche mit — Ac-ox.
- Nackenschwäche mit — Ac-ox.
- Rückenschwäche mit — Ac-ox.

Oxalurie — s. Urin

Oxyuren — s. Würmer

Ozäna — s. Stinknase

P

Pädatrophie	Abrot., Ac-hydroc., Ars., Bari-c., Calc-c., Calc-ph., Carc., Hep., Jod., Kali-bi., Kreos., Magn-c., Nat-m., Petr., Sec., Sil., Tub.
- Durchfällen mit	Ars-j., Psor.
- Verstopfung mit	Psor.
Pankarditis	Acon., Ars., Crot.
Pankreas	Cob., Eichh., Merc-sol.
- insuffizienz	Iris., Jod.
- leiden	Nat-s.
- störungen	Mandr.
Pankreatitis	Arum., Calc-fl., Chin., Cob., Diosc., Heder., Iris., Jod., Phos.
- chronische	Flor., Nux-v.
Panzerherz	Apis.
Papeln	Acon., Amm-c., Calc-fl., Cad., Guaj., Hyper., Psor., Sars., Thuj.
- Gesicht im	Aur.
- Haargrenze an der	Merc-sol.
- juckende	Ac-sal., Caust.
- Kopf am	Aur.
- Körper am ganzen	Hydroc.
Papillome	Thuj.
Parametritis	s. Beckenbindegewebs-Entzündung
Paraplegie	s. Lähmung, doppelseitige
Parästhesien	Abrot., Ac-ox., Acon., Agar., Alum., Anhal., Aran-d., Calc-ph., Cocc., Cupr., Flor., Graph., Hyper., Ign., Kali-br., Kali-c., Lath., Mandr., Mang., Nux-v., Olnd., Plat., Plb., Puls., Sec., Tab., Tarant., Zinc.
- Brechreiz mit	Ac-lac.
- Gichtiger der	Ac-lac.
- Raucher der	Ac-lac.
- Trinker der	Ac-lac.
Parasympatikus	Aran-ix., Bell., Cocc.
- Reizwirkung auf den	Agar.
Paratyphus	Bry., Ipec., Pyrog., Verat.

P

Parenchymblutungen — Ham., Kali-nitr., Trill.

Paresen — Brom., Cocc., Gels., Lach., Sec., Stann., Tab., Vip., Zinc.
- Beine der — Ac-picr.
- Handstrecker der — Plb.
- motorische, mit heftigen Schmerzen in kleinen Bezirken — Ac-ox.
- periphere — Olnd.
- spinale — Irid.

Parfümempfindlichkeit — Phos.

Parkinson-Krankheit — Ac-picr., Agar., Aran-d., Con., Hyosc., Kres., Mang., Merc-sol., Plb., Rauw., Stram., Tarant., Thal.
- Finger mit kalten, blauen — Helod.

Parodontitis — Lach.

Parodontose — Ac-benz., Ac-fl., Aur., Bari-c., Calc-c., Calc-fl., Calc-ph., Carc., Chin., Dulc., Kres., Lues., Lyc., Psor., Sil., Tereb., Tub.

Parotitis — Med., Merc-sol., Plb., Rhs-t., Sil., Sulf-j., Thal., Vacc.
- Eiterung mit — Phyt.
- epidemika — Plb., Puls.
- Verhärtung mit — Phyt.

Pastöse Menschen — Hep., Lach.

Patellareflexe
- fehlende — Plb.

Pelviperitonitis — Med., Merc-sol.

Pemphigus — Ac-sal., Canth., Crot., Lues., Manc., Med., Merc-sol., Ran-b., Thuj.

Penis
- Brennen im — Lith.
- Deszensus mangelhafter — Lues.
- Entzündung im — Mez.
- Hitze im — Mez.
- Kälte im — Ac-picr., Agn., Helod.
- kleiner — Aloe., Lyc.
- Reizung des — Calad.
- Rutensteifigkeit, abnorme — Yohim.

- Schlaffheit des   Ac-m., Agn., Cad., Cann-ind., Graph., Lyc., Sulf.
- Schmerzen im   Anac., Arum., Helod., Lith.
- Schrumpfung des   Cann-ind., Ign.
- Schwellung des   Canth., Helod.
- Stechen im, prickelndes mit starker Erregung   Mez.
- Wundheitsgefühl am   Cad., Cald.
- zupft dauernd an dem   Canth.

Periarthritis   Ac-form., Lach.
- humeroscapularis dextra   Magn-c.

Pericard   Abrot., Spig.

Pericarditis   Abrot., Ac-benz., Ac-lac., Acon., Ars., Bry., Cact., Canth., Colch., Kali-c., Kalm., Magn., Verat-v., Vip.

- Atemnot mit   Spig.
- chronische   Aur-j.
- Herzklopfen mit   Spig.
- infektiöse   Apis.
- rheumatische   Ac-form., Apis., Spig.

Periodisch auftretende Beschwerden   Aran-d., Ars., Eupat-perf., Ferr., Nat-m., Nicc., Sabad., Tarant., Ther.

- alle 3 Wochen   Magn-c.
- Kommen und Gehen, mit plötzlichem   Bell.
- Wetter, bei rauhem kaltem   Chelid.

Periodontitis   s. Zahnwurzelhautentzündung

Periost   s. Knochenhaut.

Peristaltik
- gestörte, mit Durchfällen und Kopfschmerzen   Diosc.

Peritoneum   Abrot.

Peritonitis   Acon., Apis., Ars., Bell., Bry., Calc-fl., Canth., Crot., Lach., Op., Vip.

- Beckenraum im   Med., Merc-sol.
- tuberkulosa   Ars-j.

Perityphlitis   Gins.

Perniziöse Anämie   Ars.
- Ameisenlaufen mit   Ac-picr.

P

- Taubheitsgefühl mit   Ac-picr.

Persönlichkeitsabbau   Anhal., Sec. (wie bei Trinkern und Rauschgiftsüchtigen)

Perspektiven
- überdimensional veränderte   Anhal.

Perthes-Krankheit   Sil.

Perversion   Ac-hydroc., Lues.

Pessimist   Sulf.
- abgespannter, blasser   Nat-m.

Petechien   Ac-m., Ac-ox., Ac-sal., Ac-sulf., Con., Lach., Led., Phos., Thal.

Pflichten
- gleichgültig gegen ihre   Sep.

Pfortadergebiet   Aloe., Collins.

Pfortaderkreislauf   Card., Puls., Sulf.

Pfortaderstauungen   Aesc., Card., Graph., Hapl., Lyc., Millef., Quas., Sep., Sulf., Tarax.

- Hämorrhoidenblutungen mit   Aloe.

Phantasien
- glückliche   Op.
- voller   Meph., Stram.
- wollüstige   Ant-c., Chin.

Phantomschmerz   Cepa.

Phimose   s. Vorhautverengung

Phlebitis   s. Venenentzündung

Phlegmasia
- alba dolens   Puls., Vip.
- dolorosa   Ham.

Phlegmatische Menschen   Calc-c., Caps., Lach.

Phlegmone   s. Zellgewebsentzündung

Phlyktäne   Abrot., Aeth., Dig., Vacc.
- Augenhornhaut auf der   Syph.
- rezidivierende   Lues.

Photophobie   s. Lichtscheu

Photosensibilität	Fagop.
Pickel	Abs., Arist., Clem., Hirud., Kali-c., Kreos., Olnd., Puls., Tarant.
- Gesicht im	Ac-m., Calc-ph., Jugl-reg., Lil., Psor., Sep., Tell.
- Haargrenze an der	Ac-nitr.
- kleine	Jugl-reg.
- rote	Ac-m., Jugl-reg.
- Rücken auf dem	Jugl-reg.
- Schulter auf der	Jugl-reg.
- seborrhoische	Ac-ox.
- Stirn an der	Led.
Pigmente	s. Hautpigmente
Pilgern	
- empfindliche	Hep.
- geschwollene	Bism.
Pilzdermatosen	Ac-fl., Magn-c., Tell.
Pilzekzeme	Ac-fl., Bor., Rhs-t., Sil.
Platzangst	Ambr., Arg-nitr., Arist., Arn., Kali-ph.
Plethora	Caps., Nat-c.
- abdominelle	Aloe., Aesc., Card.
- Obstipation mit habitueller	Sep.
Pleura	Abrot., Asclep., Guaj., Ran-b.
- Eiteransammlung in der	Calc-sil.
Pleuraschwarte	Lyc.
Pleuritis	Abrot., Ac-lac., Acon., Ant-t., Apis., Bry., Calc-fl., Jod., Kali-c., Seneg., Spir-ulm.
- Exsudation mit blutiger	Canth.
- exsudative	Ant-ars., Asclep., Ran-b., Sulf.
- fibrosa	Guaj.
- Kollaps mit raschem	Colch.
- Schmerzen mit brennenden	Canth.
- trockene	Asclep., Ran-b., Sulf., Tub.
Pleurapneumonie	Bry.
Plexus hämorrh. supp. et inff.	Aloe.
Plexus solaris	Latrod.
- Schmerzen am	Med.

P

Plumpe Menschen Caps.
- wollen durch graziöse Bewegungen
  Sympathie erwecken Graph.

Pneumonie s. Lungenentzündung

Pocken Crot., Hydrast.

Pollutionen Ac-form., Ac-ph., Agar., Aur., Camph.,
  Canth., Caust., Colch., Con., Jod., Petr.,
  Phos., Puls., Tarant., Ther., Thuj.
- atonische Dig., Gels., Sep., Visc.
- Erektion ohne Cob., Guaj., Sel.
- erschöpfende Carb-v.
- Geschlechtstrieb bei mangelndem Diosc.
- häufige Cob., Nux-v., Sep.
- Kindern bei Bari-c.
- Kopfschmerzen mit Nux-v.
- Kreuzschmerzen mit Nux-v.
- nachts Ac-acet., Aloe., Anac., Ant-c., Ferr-ph.,
  Guaj., Kali-c., Led., Lyc., Plat., Tab.
- schwächende Ac-acet., Aloe., Bor., Kali-c., Staph.,
  Visc.
- Übelkeit mit Nux-v.
- Wollust mit Ac-sulf., Ant-c.

Polyarthritis Bry., Ferr-ph., Thal.
- akute Verat-v.
- chronische Ac-fl.,
- Fieber mit hohem Verat-v.
- fokalinfektiöse Ac-benz.

Polyarthrose
- deformierende Kres.

Polychrest Lyc., Merc-sol., Nux-v., Phos., Sulf.
- Beziehungen mit vielen psychischen Ign.

Polyglanduläre Insuffizienzzustände Calc-c.

Polyglobulie Aur., Cob.

Polyneuralgien Caust., Chin.

Polyneuritis Bell.

Polyneuropathia
- diabetica Ac-sulf.

Polypen	Ac-succ., Calc-c., Kali-bi., Phos., Sil., Sulf-j., Thuj., Tub.
Polyurie	Ac-form., Ac-lac., Ac-m., Arist., Bor., Canth., Cepa., Clem., Coff., Samb., Sars., Seneg., Syz., Tarax., Viol-t.
- Exzessen nach	Sel.
- nächtliche	Euphr.
- Schlaf nach dem	Sel.
Polyzythämie	Cob., Phos.
Poncet-Krankheit	Tub.
Postthrombotisches Syndrom	Vip.
Potenz	
- Reizung der	Naja.
- Schwächung der	Naja.
- Steigerung der	Helon.
- Störung der	Sabal.
- Verlust der	Ant-c.
- verminderte	Coff.
Pott-Buckel	Dros.
Präinsuffizienz	Crat., Dig.
Präkanzerose	Ac-form., Caust.
Präkordialangst	Ac-hydroc., Acon., Camph., Cic., Gins., Jod., Naja., Spig., Tab., Tarant.
- schwere	Vip.
Präkordialschmerzen	Lycop.
Präkapillaren	Millef.
Präurämie	Cann-ind., Helleb.
Prellungen	Arn., Bellis., Hyper.
Pressen	
- Leib vom zur Scham	Lil.
- Schoß im	Stann.
Prickeln	Ac-ox., Ac-succ., Agar., Cimic., Coloc., Croc., Ign., Petr., Phos.
- Armen in den	Calad., Kres.
- Augen in den	Med.
- Beinen in den	Calad., Kres.

P

- Erwärmung bei	Jugl-cin.
- Fingern in den	Arum.
- Fingerspitzen in den	Dulc.
- Füßen in den	Dulc.
- Gehen beim	Bry.
- Knien in den	Calad.
- Mund im	Glon.
- Nadelstiche wie	Cepa., Hyper.
- Oberschenkel vom, bis in die Zehen	Gnaph.
- Zehen in den	Arum., Lil.

Prolapsgefühl   Alet., Aur.
- Genital am weiblichem   Calc-fl.

Proliferative Prozesse   Thuj.

Prostata   Arist., Calc-c., Clem., Con., Dig., Kali-j., Magn-c., Pich., Sabal., Senec., Solid.

- Brennen in der, bei Blähungen	Magn-c.
- Druck in der	Nicc.
- karzinom	Ac-fl.
- krämpfe	Visc.
- schmerzen	Cepa., Con., Gnaph., Nicc.
- schwellung	Clem., Kali-j.
- Stechen in der, bei Blähungen	Magn-c.
- Stuhlentleerung bessert	Magn-c.
- verhärtung	Brom.

Prostatabeschwerden mit Blasenentzündung   Staph.

Prostatahypertrophie   Ac-benz., Ac-fl., Ac-picr., Ac-sulf., Aur., Bari-c., Bor., Brom., Calc-c., Calc-fl., Carb-v., Chin., Dig., Ferr-ph., Gnaph., Jod., Magn-c., Magn-m., Sabal., Senec., Sep., Thuj.

- Blasenentzünung mit   Con., Solid.
- folgen   Pareir.

Prostatamittel   Sabal.

Prostatitis   Ac-benz., Ac-form., Ac-sulf., Arist., Arn., Arum., Cann., Canth., Clem., Graph., Hep., Magn-c., Merc-sol., Phyt., Pich., Puls., Sabal., Sel., Senec., Sep., Staph., Sulf., Thuj., Tub.

- Durchnässung von   Acon.

- Geschlechtsverkehr, nach
  Unterdrückung des   Con.
- gonorrhoische   Med.
- rheumatische   Ac-sal.,
- Unterkühlung nach   Acon., Dulc., Nux-v.

Prostatatorrhö   Anac., Calc-c., Cann., Carb-v., Caust., Dig., Psor., Sabal.

- Gehen beim   Sel.
- Schlaf im   Sel.
- Sitzen beim   Sel.

Prothrombinzeit
- Verlängerung der   Cob.

Protoplasmagift   Chin.

Prüfung(en)
- Abend am, vor der   Arg-nitr.
- Angst vor dem Durchfallen bei   Ars.
- Angst vor der   Anac., Arg-nitr.
- Durchfälle vor der, nervöse   Gels.
- Herzjagen vor der   Gels.
- Mittelgabe, 4 Wochen vor der   Helleb.
- Schwitzen vor der   Gels.
- während der   Stroph.

Prüfungsmittel   Stroph.

Prurigo   Sulf.

Pseudoarthrosen   Symph.

Pseudoangina   Cham.

Pseudokrupp   Brom., Hep., Jod., Samb., Spong.
- Masern bei   Arum.
- Mumps bei   Arum.
- Scharlach bei   Arum.

Pseudoleukämie   Chin-ars.

Pseudomembranbildung   Kali-bi.

Psoriasis   Ac-form., Ars., Ber., Bor., Caust., Cupr., Form., Graph., Hep., Hydroc., Kali-ars., Kali-br., Kali-c., Kres., Lyc., Mang., Nat-m., Psor., Rad., Sars., Sep., Sulf., Sulf-j., Staph., Thal., Thuj., Thyr., Tub.

- luetica   Aeth.

P

Psorische Konstitution	Con., Mez.
Psychasthenie	Ambr., Arg-nitr.

Psychisch
- ängstlich	Atrop-s.
- depressiv	Iris.
- gestört	Aur., Brom., Plat.
- reizbar	Atrop-s.
- widerspruchsvoll	Ign.

Psychopathie
- Kindern bei	Zinc.

Psychosen Alum., Anhal., Cic., Glon., Hyosc., Kali-ph., Lach., Merc-sol., Puls., Sabad., Sec., Thuj.

- Amenorrhö bei	Helleb.
- manisch-depressive	Cann-ind., Verat.
- Menarche, bei verspäteter	Helleb.
- Regelausbleiben bei	Helleb.

Psychosensorische Zentren	Con., Cypr., Hyper., Sep.

Psychosyndrom
- Hirntumoren bei	Anhal.
- Hirnverletzungen bei	Anhal.

Pterygium	Brom., Calc-fl., Tell., Zinc.

Pubertät(s)
- depressionen	Arist.
- Epilepsie in der	Cauloph.
- Gedächtnisschwäche in der	Bufo.
- Hitze in der	Croc.
- Intellektabbau in der	Bufo.
- Konzentrationsschwäche in der	Bufo.
- Kopfschmerzen in der	Croc.
- Krämpfe in der	Caust.
- melancholie	Arist.
- Nasenbluten in der	Croc.
- Schwitzen in der	Croc.
- störungen	Calc-c., Phos.
- Verfall, geistiger und moralischer in der	Bufo.

Pulmonale Insuffizienz	Lauroc.

Puls
- abends beschleunigter	Brom., Ran-b.

- abfall	Lycop.
- anfangs schneller, später aussetzender	Tab.
- arrhythmischer	Spart.
- aussetzender	Ac-benz., Ac-m., Ac-nitr., Caps., Conv., Helleb., Iber., Kali-c., Kalm., Lycop., Nat-m., Spig., Thuj., Vip.
- aussetzender, jeden 3. oder 4. Schlag	Cimic.
- bebender	Naja.
- beschleunigter	Ac-hydroc., Ac-sulf., Acon., Ant-c., Camph., Cin., Colch., Gels., Helleb., Jod., Kalm., Lauroc., Naja., Pyrog., Spart.
- dünner	Ac-acet.
- fadenförmiger	Ac-sulf., Lauroc., Naja., Verat.
- gespannter	Dig.
- harter	Acon., Cin., Dig., Mez., Ran-b.
- hoher, bei niedrigem Fieber	Pyrog.
- intermittierender	Verat-v.
- kaum fühlbarer	Camph.
- kleiner	Ac-hydroc., Camph., Cin., Colch., Conv., Helleb., Iber., Naja.
- klopfender	Acon., Iber.
- kraftvoller	Bapt.
- langsamer	Berb., Cann-ind., Dig., Helleb., Kalm., Latrod., Naja., Op., Rhod., Verat-v.
- morgens langsamer	Ran-b.
- nachts beschleunigter	Ac-m.
- niedriger bei hohem Fieber	Pyrog.
- schwacher	Abrot., Ac-acet., Ac-sulf., Arn., Bapt., Gels., Helleb., Kali-c., Kalm., Latrod., Lauroc., Lycop., Naja., Pyrog., Rhod., Rhs-t., Tab., Verat-v.
- tagsüber langsamer	Ac-m.
- unfühlbarer	Helleb.
- unregelmäßiger	Abrot., Ac-acet., Ac-benz., Ac-hydroc., Alum., Anhal., Ant-c., Arist., Bapt., Caps., Helleb., Iber., Lil., Lycop., Naja., Petr., Rhs-t., Tab., Verat-v.
- unterdrückter	Mez.
- verlangsamter anfangs, später gesteigerter	Cob.
- voller	Acon., Iber., Ran-b.
- wechselnder	Apoc.
- weicher	Ac-hydroc., Colch., Conv., Ferr-ph., Gels., Mez., Verat-v.

P

445

- zittriger	Crot., Kalm.

Pulsationstaubheit
- Finger bis in den kleinen	Glon.

Punkte sehen — Kali-c.

Pupillen
- erweiterte	Ac-lac., Agn., Coff., Gels., Op., Sec., Tab., Thea.
- lichtscheue	Bell.
- reaktionslose	Carb-v., Helleb.
- starre	Ac-picr., Bell., Ran-b.
- träge	Dig.
- verengte	Jab., Op., Phys., Plb.
- weite	Ac-hydroc., Bell., Dig., Helleb., Hyosc., Jod., Mandr., Nux-m., Oena., Rob., Stram.

Purpura — Ac-hydroc., Ac-m., Carb-v., Crot., Heder., Lach.
- hämorrhagica	Ac-sulf.
- rheumatica	Berb., Jod., Led.

Pusteln — Ac-sal., Acon., Alum., Amm-c., Anac., Anhal., Ant-c., Bell., Beryl., Brom., Bry., Calad., Calc-c., Calc-fl., Canth., Chin., Cimic., Clem., Crot., Croton., Dulc., Hyosc., Hyper., Ichth., Jod., Kali-c., Lil., Psor., Rhs-t., Sars., Tarant.

- Alter im	Ac-fl.
- Bartregion in der	Cic.
- brennende	Kreos.
- Einbuchtung mit zentraler	Vacc.
- eiternde	Cic., Mez.
- Gesicht im	Ac-picr., Aur., Iris., Magn-c., Tell.
- Haargrenze an der	Ac-nitr, Amm-c., Merc-sol.
- herpes-zoster-artige	Grind.
- Inhalt, mit grünlich-eitrigem	Vacc.
- juckende	Ac-fl., Clem., Kreos.
- kleine	Heder., Jugl-cin.
- Kopf am	Aur.
- Kopfhaut auf der	Iris.
- Krustenbildung mit	Viol-t.
- Licht beim ersten	Ac-fl.
- Mund um den	Cic.
- Nacken im	Ac-picr.
- Ring unter dem	Cob.

- rote	Heder.
- seborrhoische	Ac-ox.
- Sonnenschein bei	Ac-fl.
- Wangen an den	Amm-c.
- Warmbaden beim	Ac-fl.

Putzneurose Lues.

Pyämie Echin., Crot.

Pyelonephritis Ac-nitr., Crot.
- Scharlach nach Hep.

Pyelozystitis Sars.

Pykniker
- hellhaarige Calc-c.
- pastös-lymphatische Calc-c.
- phlegmatische Graph.,
- plethorische Aur., Graph.

Pylorus
- geschwüre Mandr.
- krampf Nux-v.
- verengung Kreos.

Pylorusgebiet
- Krampf im Poten.
- Schmerzen im Uran.

P

Q

Quaddeln	Anac., Bellis., Berb., Cob., Rhs-t., Sars., Tereb.
- allergische	Ac-sal., Urt.
- juckende	Ac-sal., Nat-m.
- Übergang bei, von kalt zu warm	Dulc.
Quecksilber	
- mißbrauch	Aur., Clem.
- vergiftung	Merc-sol.
Querulant	Hep., Hyosc.
Quetschungen	Arn., Bellis., Con., Hyper., Led., Ruta., Symph.
- schlecht heilende	Calend.
Quinke-Ödem	Apis., Chin.

Q

R

Rachen

	Guaj., Kali-bi., Kali-m., Lac-c., Lyc., Myric.
- Abszess im	Sil.
- Aphthen im	Plb.
- ausgedörrt wie	Cann-ind.
- Beengung im	Ac-Hydroc., Bapt.
- Beißen im, linksseitig	Teucr-mar.
- Beläge im, diphterieähnliche	Kres., Naja.
- Berührungsempfindlichkeit des	Crot.
- Bläschen im	Clem.
- Blutungen im	Ac-nitr., Hirud., Mandr.
- Brechreiz im	Cupr., Lach.
- Brennen im	Ac-acet., Ac-m., Acon., Ars., Arum., Bell., Beryl., Bufo., Cact., Canth., Carc., Card., Clem., Cocc., Hyper., Kres., Lauroc., Lil., Med., Mez., Phos., Psor., Ran-b., Rhod., Sec., Senec., Spong., Tab., Verat., Visc.
- diphterie	Ac-nitr.
- dunkelroter	Abrot., Ant-c., Caps., Carc.
- Durstgefühl im	Rhs-t., Sec.
- Eiterpfröpfe im	Mandr.
- Engegefühl im	Nux-m.
- Erstickungsgefühl im	Lach., Verat.
- Geruch aus dem, übler	Bari-c.
- glasiges Aussehen des	Beryl.
- Grätengefühl im	Ac-nitr., Kali-c.
- Heiserkeit im	Hyper.
- Hitze im	Ac-acet., Ac-sal., Ars., Bell., Cob., Glon., Hyper., Mez.
- Hustenreiz im, dauernder	Carb-v., Hep.
- Infiltrationen im	Lach.
- Jucken im	Ac-benz., Ac-fl.
- Kaltwassertrinken bessert	Cact.
- Kitzel im	Colch., Coloc., Glon., Hep., Plat., Verat.
- Kloßgefühl im	Ac-sal., Lach., Lil., Plat.
- Klumpengefühl im	Ferr-ph., Graph., Ign., Nux-m.
- krämpfe	Ac-acet., Agar., Bell., Cic., Cocc., Cupr., Dulc., Hyosc.
- kratzen	Ac-benz., Ac-fl., Ac-hydroc., Ac-m., Anac., Beryl., Carb-v., Coloc., Cycl., Hyper., Kreos., Merc-sol., Mez., Nux-m., Petr., Plat., Spong., Tab., Verat., Zinc.

R

- kratzen linksseitiges	Teucr-mar.
- Kugelgefühl im	Beryl., Valer.
- lähmungsartige Zustände im	Cin., Cocc., Plb.
- Leeregefühl im	Ferr-ph.
- Ödem im	Cimic.
- ödematöse Schwellung im	Mandr.
- Pflockgefühl im	Ac-picr., Ant-c., Apis., Arum., Bari-c., Coff., Ign., Kali-bi., Plb., Psor., Sep.
- Prickeln im, schmerzhaftes	Sec.
- Rauheit im	Anac., Berb., Carb-v., Cepa., Cimic., Coloc., Eupat-perf., Ferr-ph., Hyper., Kreos., Lauroc., Merc-sol., Mez., Sep., Stann., Staph., Stront., Tarant., Tell., Zinc.
- Roheit im	Eupat-perf.
- Rötung des	Ac-picr., Ac-sal., Ac-sulf., Acon., Agar., Agn., Bell., Beryl., Clem., Croton., Cycl., Helleb., Ipec., Kres., Led., Lith., Phyt., Puls.
- Salzgeschmack im	Con.
- Schleim im, glasiger	Visc.
- Schleim im, zäher	Anac., Kali-c., Olnd., Psor.
- Schleimansammlung im	Ac-picr., Amm-m., Ant-c., Ant-s., Bor., Cauloph., Caust., Ipec., Lac-c., Magn-c., Med., Ran-b., Teucr-mar., Visc., Zinc.
- Schleimpfropf im	Ac-fl.
- Schleimrasseln im	Cin., Ipec.
- schlucken kann nichts flüssiges	Cin.
- schlucken muß dauernd	Carb-v., Caust.
- schnauben muß dauernd	Carb-v.
- Schneiden im	Beryl., Stann.
- Schwäche im	Verat.
- Schwellung des	Ac-picr., Agn., Alum., Cad., Caps., Cimic., Cinnb., Croton., Led., Thea.
- Splittergefühl im	Arg-nitr.
- Staubgefühl im	Verat.
- Stechen im	Acon., Canth., Carb-v., Card., Hyosc., Ign., Spong., Stann.
- Steckenbleiben der Speisen im	Hyosc.
- Taubheit im	Cepa.

- Trockenheit im	Abrot., Ac-acet., Ac-lac., Ac-m., Ac-nitr., Ac-ox., Agar., Alum., Ambr., Amm-c., Anac., Aran-d., Arg-nitr., Arist., Ars., Bell., Berb., Bufo., Cact., Cad., Cann-ind., Carc., Card., Caust., Cepa., Chin., Cimic., Cinnb., Cob., Cocc., Coloc., Con., Crot., Cycl., Dulc., Eupat-perf., Flor., Gels., Helleb., Helod., Hyosc., Hyper., Ipec., Kreos., Lach., Lauroc., Lil., Med., Nat-m., Nux-m., Op., Petr., Phos., Phyt., Puls., Rhs-t., Rumx., Sec., Senec., Sep., Sil., Stann., Staph., Stict., Stront., Tab., Tarant., Tell., Thea., Visc.
- tuberkulose	Arg-nitr.
- verbrannt wie	Bor.
- Wundheit im	Ac-fl., Ac-lac., Ac-m., Ac-sal., Agar., Amm-c., Aran-d., Arg-nitr., Arist., Aur., Cad., Chin., Coloc., Eupat-perf., Gels., Glon., Helod., Ipec., Led., Phos., Podo., Psor., Rhs-t., Rumx., Sil., Staph., Tab., Tell.
- Würgen im, krampfhaftes	Cupr., Lach., Nicc., Tab.
- zusammengeschrumpft wie	Bor.
- Zusammenschnüren im	Ac-hydroc., Ac-ox., Apis., Ars., Bapt., Bufo., Cact., Canth., Caps., Cepa., Cocc., Crot., Cupr., Ferr-ph., Glon., Graph., Hyosc., Ipec., Kali-c. Lil., Lyc., Mez., Naja., Nicc., Nux-v., Phos., Plb., Rhod., Sabad., Stram., Tab., Tarant., Verat., Vip.
- Zusammenziehen im	Abs., Ac-lac., Ac-succ., Agar., Alum., Arum.
Rachenentzündung	Ac-form., Ac-sulf., Acon., Aloe., Arg-nitr., Bellis., Brom., Caps., Caust., Dulc., Echin., Ham., Led., Lues., Petr., Phyt., Psor., Ran-b., Sabad., Sil., Spig., Stann., Stront.
- chronische	Kali-m., Myric., Rad.
- follikuläre	Wye.
- glasige	Apis.
- granulosa	Lyc.
- ödematöse	Apis.
- Rednern bei	Wye.
- Rötung mit	Abs.
- Sängern bei	Wye.

R

- Schluckzwang mit — Lac-c.
- schmerzhafte, bis in die Ohren
  ausstrahlende — Lac-c.
- Seite, von einer auf die andere
  wechselnde — Lac-c.
- trockene — Luff.
- verbrannt wie — Abs.
- verbrüht wie — Abs.

Rachengeschwüre — Clem., Kali-bi.
- aashaft stinkende — Helleb.
- flache — Caps.
- gelbe — Helleb.
- Rändern mit erhabenen, grauen — Helleb.
- schmerzhafte — Helleb.

Rachenkatarrh — Alum., Arg-nitr., Beryl., Euph., Euphr., Gels., Kali-c., Sabad., Sep., Spig., Stram., Vinc.

- Absonderungen mit scharfen, eitrigen — Petr.
- Absonderungen mit strähnigen, zähen — Kali-bi.
- absteigender — Stict.
- Auswurf mit von festen
  Schleimklumpen — Mar.
- brennender — Aesc.
- chronischer — Clac-j., Caps., Lyc., Mar., Nat-m., Petr., Thuj.
- eitriger — Hydrast., Kali-bi.
- Grätengefühl mit — Hep.
- Husten mit — Cepa.
- Kehle, mit sehr empfindlicher — Corall.
- Kratzen mit — Sulf.
- Raucher der — Caps.
- Räusperzwang mit — Hydrast., Sulf.
- Schleim mit zähem, gelbem — Hydrast.
- Schleim mit zähem, weißlichem — Olnd.
- Schluckbeschwerden mit — Heder.
- skrofuloser — Jod.
- Splittergefühl mit — Hep.
- Trinker der — Caps.
- trockener — Aesc., Bari-m., Gins.
- Verschleimung mit, beim Reden — Heder.
- Wundheit mit — Hydrast., Mang.

Rachen-Kehlkopf-Entzündung — Amm-c., Arum., Bry., Cepa., Guaj., Hep., Hyosc., Kali-j., Kali-s., Spong.

- kratzige	Aesc.
- trockene	Aesc.

Rachenmandeln

- Belegen mit gelben	Arist.
- Entzündung der	Ail.
- Rötung der	Ail., Arist.
- Schwellung der	Arist.
- Wucherung der	Bari-c.

Rachenring — Ail.

- Entzündung des	Ail., Magn-c.
- lymphatischer	Magn-m.

Rachenschleimhaut — Aesc., Caust., Ham., Luff., Myric.

- Bläschen auf der	Croton.
- Blasen auf der	Croton.
- Blutung der	Ac-m.
- Trockenheit der	Flor., Rauw., Tereb.

Rachenschmerzen

- brennende	Caps.
- Ohr, bis in das linke ausstrahlende	Lith.
- Ohren, bis in die gehende	Ambr., Phyt.
- stechende	Ambr., Caps.

Rachitis — Ac-ph., Calc-c., Calc-ph., Nat-m., Phos., Sulf.

- Augenleiden mit	Bari-m.
- Knochenverkrümmung mit	Sil.
- Nasenleiden mit	Bari-m.
- Ohrenleiden mit	Bari-m.

R

Rachsüchtige Menschen	Ac-nitr.
Radialisneuralgie	Mang.
Radiumverbrennungen	Rad.
Ranula	Thuj.

Ranzig

- alles schmeckt	Psor.

Rasende Menschen	Tarant.
Rasierempfindlichkeit	Ac-ox.
Ratlose Menschen	Carc., Zinc.
Raucher	Cann-ind., Gels.

455

Raucherbein	Tab.
Rauchergastritis	Cocc-c., Ign.
Raucherherz	Ars., Conv.
Raucherkatarrh	Ac-sulf., Arg-nitr., Beryl., Bufo., Caps., Card., Colch., Tab.
Rauchertachykardie	Gels.

Räumen, in warmen
- hält es nicht aus — Lil., Puls.
- Kopfschmerz, kongestiver in — Bufo.

Räuspern — Kali-c.
- Auswurf mit blutigem, geballtem — Abrot., Sel.
- lästiges — Abrot.
- nervöses — Abs., Ac-picr., Thea.
- schmerzhaftes — Jod.
- ständiges — Wye.

Räusperhusten
- nervöser — Spong.
- quälender — Spong.
- strumabedingter — Spong.

Räusperzwang — Ac-fl., Ac-sulf., Alum., Anac., Aran-d., Calc-fl., Cob., Coff., Flor., Hyper., Kali-c., Lith., Lyc., Magn-c., Mang., Petr., Phell., Phyt., Rumx., Spong.

- Brechreiz bis zum — Ant-c.
- Eintritt beim, ins warme Zimmer — Nat-c.
- hindert am Sprechen — Abs., Ac-ph.
- nervöser — Ign.
- Zusammenschnürungsgefühl mit — Plat.

Rauschgiftsüchtige — Cann-ind., Cob.
- abgemagerte — Ac-sulf.
- heruntergekommene — Ac-sulf.
- ungeliebte — Ac-sulf.
- verwahrloste — Ac-sulf.

Rauschzustände — Agar., Anhal.
- Erregung mit — Mosch.
- Kopfschmerz mit — Mosch.
- Ohnmacht mit — Mosch.
- Schwindel mit — Mosch.

Raynaud-Krankheit   Ac-lac., Ail., Kres., Sec., Tab.

Reaktion, mangelnde   Lauroc., Psor., Sulf.
- fettsüchtigen bei   Caps.
- Krankheiten in schweren   Ambr.
- Schwäche aus nervöser   Ambr.

Reaktion, übermäßige
- Einflüsse auf äußere   Asar.

Reaktionsmittel   Lues., Med., Sulf., Tub.
- Hautausschlägen bei unterdrückten   Cupr.
- Psora bei   Psor.

Rechnen
- Fehler macht im   Lyc., Sumb.
- Schwäche im   Lues.

Rechtsinsuffizienz   Apoc., Tart-emet.
- chronische   Lauroc.
- Ödemniegung mit   Scil.
- Stauungen mit   Scil.
- Zyanose mit   Lauroc.

Rechtslateralität   Bapt., Card., Con., Crot., Equis., Ferr-ph., Jod., Rhod., Sang.
- Leberseite   Chelid.

Recken
- muß sich dauernd   Guaj.

Reden   s. a. Worte
- Abneigung gegen das   Ac-ph., Zinc.
- beschleunigtes   Jod.
- dauernd muß   Cann-ind.
- gähnt beim   Nux-m.
- Schlaf im   Ac-sulf., Hyosc., Zinc.
- schläft ein, während des   Nux-m.
- unanständige führt   Hyosc., Stram.

Redselige Menschen   Aran-d., Hyosc., Lauroc., Stram.

Reflexasthma
- Nasenmuschelschwellung von der ausgehendes   Aral.

Reflexbeschwerden
- Uterus vom ausgehende   Cauloph.

R

Reflexe
- Erlöschen der   Thal.
- gesteigerte   Bufo., Kali-br., Lath., Mang., Nux-v.
- keine   Op.

Reflexkrämpfe
- Wurmkindern bei neuropathischen   Cin.

Regel (während der)
- Abwärtsdrängen   Agar., Agn., Bry., Croc., Glon., Ign.,
  Kreos., Murx., Podo., Puls., Sulf., Visc.
- Akne   Kali-ars.
- akutes Mittel   Trill.
- Ameisenlaufen in den Gliedern   Sec.
- Angegriffenheit   Ferr-ph.
- Angst vor der   Acon.
- Aufregung bei Einsetzrn der   Nux-m.
- Augenbrennen   Nicc.
- Augenschmerzen   Hyper.
- Ausschläge juckende   Croton., Led.
- Auswurf blutiger   Zinc.
- Bauchkrämpfe   Cupr.
- Bauchschmerzen   Hyper., Crot.
- Berührungsschmerz   Plat.
- Beschwerden nervöse und seelische   Cimic., Spig.
- Beschwerden vielerlei   Hyper.
- Blasenhalsreizung   Senec.
- blutunghemmendes Mittel   Trill.
- Blutverlust starker   Led.
- Brennen mit   Merc-sol., Mez., Sulf., Tarant.
- Brustberührungsempfindlichkeit   Sang.
- Brustschmerzen   Ac-lac., Lac-c.
- Brustschwellung   Clem., Phyt.
- Depressionen   Ac-m.
- Drang, wehenartiger   Sabin.
- Dysurie   Cocc-c.
- Eierstockschmerzen   Abs., Thea.
- Eierstocksschmerzen, linksseitige   Thuj.
- Eintritt alle 14 Tage, 8 Tage dauernd   Trill.
- Eintritt bessert alle Beschwerden   Senec., Zinc.
- Eintritt, jeder 2. ist besonders stark   Thlaspi.
- Ekzem nässendes   Petr.
- epileptische Anfälle   Kali-c.
- Erschöpfung   Amm-c., Sec.
- fließt beim Gehen   Lil.

- fließt nur abends und nachts	Cocc-c., Magn-c.
- fließt nur in Ruhe	Magn-c.
- fließt nur am Tage	Caust.
- Frostgefühl	Magn-c., Puls.
- Gaumensegellähmung, postdiphterische mit Schluckbeschwerden	Lac-c.
- Gebärmutterkrämpfe	Art-v.
- Gebärmutterschmerzen	Abs., Cann-ind., Hyper.
- Gelenkbeschwerden	Ac-sal.
- Geruch geiler, übler	Stram.
- Geschwätzigkeit	Stram.
- Gliederschmerzen	Magn-c., Spong.
- Gliederzucken	Cin.
- Halsentzündung	Lac-c.
- häufig zu	Arum., Kali-c., Mang., Phyt., Vacc.
- Hautjucken	Kali-ars.
- heftige	Trill.
- Heimweh	Magn-c.
- Heiserkeit	Cauloph., Magn-c.
- Heißhunger	Spong.
- Herzklopfen	Ac-sal., Spong.
- Hitze	Ac-sal.
- Husten trockener	Zinc.
- hysterische Ohnmachtsanfälle	Valer.
- Klimakterium im, wiederkehrende	Magn-m.
- Koliken	Magn-ph., Nicc., Sec., Spong.
- Kollaps	Sec., Sel.
- Kopfkongestionen	Merc-sol., Spong.
- Kopfschmerzen	Crot., Hyper., Kali-c., Puls., Verat.
- Krampfschmerzen	Senec., Zinc.
- Kreuzschmerzen	Agar., Aloe., Dig., Bellis., Caust., Kali-nitr., Nicc., Nux-v., Olnd., Spong., Staph., Tub.
- kurz zu	Ac-benz., Ac-hydroc., Ac-lac., Ac-picr., Ac-succ., Anhal., Arist., Bari-c., Berb., Cad., Caps., Carc., Clem., Collins., Dros., Dulc., Eupat-perf., Graph., Heder., Jugl-reg., Lith., Nat-m., Petr., Puls., Sil., Thuj.

R

- lang zu	Ac-form., Ac-m., Ac-nitr., Ac-ph., Acon., Aloe., Amm-c., Anhal., Arg-nitr., Arn., Ars., Asar., Aur., Bor., Brom., Bry., Calc-c., Canth., Carb-v., Card., Cham., Chin., Cimic., Cin., Cocc., Coff., Colch., Coloc., Cycl., Ferr., Ferr-ph., Helod., Hep., Hyper., Ign., Ipec., Jod., Jugl-reg., Kali-c., Kreos., Led., Lil., Lyc., Magn-c., Merc-sol., Mez., Nux-v., Petr., Phos., Plat., Rhs-t., Sabin., Sang., Sec., Sil., Spong., Sulf., Thuj., Tub., Ust., Verat.
- langanhaltende	Vinc.
- Lebenswärmemangel	Led.
- Leibauftreibung	Cocc.
- Leibschmerzen krampfartige	Cocc.
- Lendenschmerzen	Aloe.
- liegen muß	Coloc.
- Magenbeschwerden	Magn-c.
- Mattigkeit	Cocc.
- Melancholie	Caust.
- Migräne	s. Regelmigräne
- Müdigkeit	Cocc.
- Muskelzucken	Cin.
- Mutterbandschmerzen	Clem.
- Nasenbluten	Lach., Sulf., Verat.
- Nervosität	Agar.
- Nierenschmerzen	Kali-nitr., Tub.
- Ohnmacht	Ac-sal., Nux-m.
- Ohrensingen	Petr.
- prickelnde Empfindungen	Mez.
- profuse	Ham., Med., Tarant.
- pulsierende	Bell.
- Quetschungsgefühl	Bellis.
- Rückenmarksschmerzen	Hyper.
- Rückenschmerzen	Crot.
- Rückenschwäche	Kali-c.
- Scheidenjucken	Sulf., Tarant.
- Schläfenkopfschmerz, halbseitiger	Puls.
- Schlafsucht	Nux-m., Olnd.
- schlechter alles wird	Agar.
- Schmerz ist heftiger, je stärker die	Cimic.
- Schmerzen wehenartige	Arum., Dros.
- Schmerzen, von der Eierstocksgegend bis zu den Oberschenkeln ausstrahlende	Vib.

- schmerzhafte	s. Dysmenorrhö
- Schnupfen	Magn-c.
- Schreck vor der	Acon.
- schwach zu	Ac-acet., Ac-benz., Ac-form., Ac-hydroc., Ac-ox., Ac-picr., Ac-succ., Acon., Alum., Anhal., Arist., Bari-c., Berb., Cact., Cad., Calc-fl., Caps., Carc., Cob., Dros., Dulc., Eupat-perf., Gnaph., Heder., Hep., Lith., Lues., Mang., Nat-m., Nicc., Petr., Puls., Sep., Sil., Spig., Thuj., Vib.
- Schwäche große	Ac-sal., Cocc., Vinc.
- schwächende	Ac-hydroc., Chin., Kali-c., Olnd.
- Schwerhörigkeit	Kreos.
- Schwindel	Verat.
- Schwitzen	Ac-sal.
- seltene	Cimic., Nat-m.
- Senkungsgefühl	Staph.
- spärliche	Arum., Cimic., Con., Lach., Lil., Naja., Nat-m., Op., Valer.
- stark zu	Ac-fl., Ac-lac., Ac-m., Ac-nitr., Ac-ph., Ac-sulf., Agar., Agn., Aloe., Ambr., Amm-c., Anhal., Ant-c., Aran-d., Arg-nitr., Arn., Ars. Art-v., Aur., Bari-c., Bell., Bor., Bov., Brom., Bry., Bufo., Calc-c., Calc-ph., Camph., Canth., Carb-v., Card., Cauloph., Cham., Chin., Cimic. Cin., Clem., Cob., Cocc., Cocc-c., Coff., Colch., Collins., Coloc., Croc., Cycl. Dig., Ferr., Ferr-ph., Glon., Helod., Hyper., Ign., Ipec., Jod., Kali-c., Kali-nitr., Kali-ph., Kreos., Kres., Lac-c., Led., Lil., Lyc., Magn-c., Magn-m., Med., Merc-sol., Mez., Millef., Mosch., Murx., Nicc., Nux-m., Nux-v., Petr., Phos., Phyt., Plat., Rhod., Rhs-t., Sabin., Sang., Sec., Sel., Sep., Sil., Spong., Stann., Stram., Sulf., Thea., Thuj., Tub., Ust., Vacc., Verat., Vib., Visc., Zinc.
- Stechen	Murx.
- stinkende	Crot.
- Stirnkopfschmerz, halbseitiger	Puls.
- Stunden, einige nur dauernde	Vib.
- Übelkeit	Caps., Ipec., Nux-v., Olnd.

R

461

- übelriechende	Ac-hydroc., Bry., Cist., Kali-c., Kreos., Kres., Lac-c., Lil., Sang., Sec.
- unregelmäßige	Ac-nitr., Anhal., Bellis., Bufo., Caps., Carc., Cauloph., Naja., Nux-m., Olnd., Sil., Spig., Staph., Zinc.
- Unruhe große	Puls.
- unterbrochene	Cob., Kreos., Magn-s.
- verfrühte	Ac-benz., Ac-fl., Ac-form., Ac-hydroc., Ac-lac., Ac-m., Ac-nitr., Ac-ox., Ac-ph., Ac-succ., Ac-sulf., Agn., Aloe., Alum., Ambr., Amm-c., Ant-c., Aran-d., Arg-nitr., Arist., Arn., Ars., Asar., Bari-c., Bor., Bov., Brom., Bry., Bufo., Cact., Calc-c., Calc-fl., Calc-ph., Canth., Carb-v., Card., Cham., Chin., Cimic., Cin., Clem., Cocc., Cocc-c., Coff., Colch., Coloc., Con., Croc., Cycl., Dig., Ferr-ph., Helod., Hyper., Ign., Ipec., Jod., Jugl-reg., Kali-c., Kali-nitr., Kali-ph., Kreos., Lac-c., Lil., Lyc., Magn-c., Magn-m., Magn-ph., Magn-s., Mang., Med., Merc-sol., Mez., Millef., Nat-m., Nat-ph., Nicc., Nux-m., Nux-v., Petr., Phos., Phyt., Plat., Rhod., Rhs-t., Sabin., Sang., Sec., Sel., Senec., Sep., Sil., Spong., Stann., Stront., Sulf., Thuj., Tub., Verat., Vib., Visc., Zinc.
- verlängerte	Con., Glon., Millef.
- verspätete	Ac-picr., Ac-sulf., Acon., Alum., Arist., Aur., Bari-c., Berb., Cad., Calc-fl., Calc-ph., Caps., Cob., Cycl., Dros., Dulc., Eupat-perf., Ferr-ph., Flor., Graph., Heder., Hep., Lith., Lues., Nat-m., Nicc., Nux-m., Petr., Podo., Puls., Senec., Sep., Sil., Staph., Stront., Tell., Thuj., Valer.
- verstärkte	Flor., Senec.
- Verstopfung	Aur.
- Verwirrung	Stram.
- verzögerte	Pulx., Vib.
- Vollheitgefühl in der Gebärmutter	Aloe.
- wäßrige	Calc-fl., Ferr., Nat-ph.
- Wehen	Kreos., Vib.
- Woche, eine zu früh einsetzende	Aran-d.
- Wundsein	Merc-sol.

- zusammenkrümmen muß sich	Coloc.
Regelausbleiben	Arist., Bufo., Ferr., Graph., Guaj., Ign., Kali-c., Med., Merc-sol., Naja., Olnd., Plb., Podo., Sec., Sep., Staph., Tell.
- Angst durch	Ambr., Tab.
- Ärger durch	Tab.
- Brechreiz mit	Tab.
- Brustkongestionen mit	Glon.
- Brustkrämpfen mit	Cycl.
- Brustschwellung mit	Dulc.
- Depressionen mit	Cycl.
- Epilepsieanfällen mit	Hyosc.
- Erkältung bei	Calc-c.
- Fußbad durch kaltes	Lac-c.
- Füße durch kalte	Puls.
- Gesichtskongestionen mit	Glon.
- Hautausschlägen mit	Cupr.
- Heimweh bei	Helleb.
- Husten mit	Cupr., Senec.
- Kaltbaden durch	Acon., Ant-c.
- Kopfkongestionen mit	Glon.
- Krämpfen mit	Cupr., Hyosc.
- Kreuzschmerzen mit	Olnd.
- Liebe durch unglückliche	Helleb.
- Mädchen bei jungen	Calc-c., Podo.
- Manie mit	Hyosc.
- Nasenbluten mit	Dulc., Ferr-ph., Senec.
- Schläfrigkeit mit	Olnd.
- Schreck durch	Acon., Ambr., Tab.
- Schweißausbrüchen mit	Tab.
- Sorgen durch	Ambr.
- Übelkeit mit	Olnd., Tab.
- Venenstau durch	Sang.
- Wallungen mit	Tab.
Regelaussetzen	Arist., Cauloph., Cimic., Ham., Nat-m., Nicc., Nux-m., Op., Puls.
- Kopfschmerzen mit	Lith.
- Nasenbluten bei	Senec.
- Regel kommt in Klumpen wieder	Vib.
- zeitweise	Ferr.
Regelblut	
- blasses	Ac-acet., Alum., Graph.
- dickes	Carb-v., Cocc-c., Mandr.

R

- dunkles	Ac-fl., Ac-nitr., Agar., Amm-c., Aur., Brom., Calc-c., Calc-ph., Carb-v., Cauloph., Cham., Chin., Cimic., Coff., Colch., Croc., Crot., Eupat-perf., Ham., Ign., Jugl-reg., Kali-nitr., Magn-m., Mandr., Med., Nux-m., Nux-v., Plb., Rhs-t., Sec., Sep., Stram., Sulf., Thea., Thlaspi., Valer.
- dunkelrotes	Sabin.
- dünnflüssiges	Nat-ph.
- fadenziehendes	Croc.
- Gerinnseln mit	Lil., Med., Thlaspi.
- gerinnt beim Sitzen und Fahren	Amm-c.
- geronnendes	Cimic.
- grünliches	Lac-c.
- heißes	Bell.
- helles	Acon., Calc-ph., Visc.
- hellrotes	Bell., Calc-ph., Ipec., Lac-c. Sabin., Sang., Trill.
- klebriges	Crot.
- klumpiges	Amm-c., Cham., Chin., Coff., Colch., Croc., Crot., Cycl., Eupat-perf., Lach., Magn-m., Mandr., Naja., Nux-m., Plat., Plb., Stram., Sulf., Thea., Valer., Zinc.
- pechschwarzes	Magn-c., Magn-m.
- scharfes	Kreos., Lac-c., Mang.
- schleimiges	Croc.
- schwarzes	Amm-c., Asar., Bellis., Cact., Cocc-c., Cycl., Lach., Lil., Magn-ph.
- stückeliges	Ign.
- wundmachendes	Amm-c.
- zähes	Croc.
- zersetztes	Lac-c.

Regelblutung

- Abgang von schwarzen Blutstropfen	Berb.
- Abortus vor dem	Cauloph.
- anfallsweise	Sabin.
- Angst mit	Sec.
- Bewegung bei leichtester	Croc., Trill.
- Druck mit, auf die Geschlechtsteile	Mang.
- Geburt vor der	Cauloph.
- gestaute	Ac-sal.
- gestockte	Bellis.
- Gliederkribbeln mit	Sec.

- gußweise	Ipec., Lac-c., Trill.
- Harndrang mit	Sabin.
- Hitze mit innerlicher	Sec.
- Klimakterium im	Ac-sulf., Magn-m., Plb., Visc.
- Klumpen mit schwarzen	Coff.
- Kreuzschmerzen mit	Sabin.
- Kummer nach	Ac-succ.
- langanhaltende	Cauloph., Coff., Sec.
- passive	Brom., Cauloph., Sec.
- profuse	Cann-ind., Cauloph., Coff.
- Regeln zwischen den	Lyc., Mang., Petr., Ust., Visc.
- Schenkelschmerzen mit	Sabin.
- schmerzhafte	Beryl., Sec.
- Schwäche mit	Cauloph.
- seltene	s. Oligomenorrhö
- spärliche	Beryl.
- starke	Alet., Sec.
- stoßweise	Acon.
- Stuhldrang mit	Sabin.
- Stuhlpressen nach jedem	Jod.
- übelriechende	Sec.
- unregelmäßige	Anhal.
- unzeitgemäße	Sabin.
- Zittern mit	Cauloph.

Regelende, nach dem

- Abgespanntheit	Nat-m.
- Ausfluß profuser	Nicc., Thlaspi.
- Brüste hart gespannt und vergrößert	Cycl.
- Depressionen	Nat-m.
- Stirnkopfschmerzen mit Kongestionen	Jugl-reg.
- Überempfindlichkeit	Tarant.

Regelfluß

- milchiger	Calc-c.

Regelförderndes Mittel   Asar.

Regelkrämpfe   Cauloph., Cham., Cocc., Coff., Cupr., Cycl., Ign., Magn-m., Cimic., Cin., Lach., Magn-m., Nux-m., Nux-v., Puls., Sel., Stram., Thea., Vib.

- anfallsweise	Diosc.
- Beinschmerzen mit	Diosc.
- Blutung vor der	Mosch.
- Blutungseintritt bessert	Zinc.

R

- Durchfall mit	Verat.
- intensive	Vib.
- Kreuzschmerzen mit	Diosc.
- Rückenschmerzen mit	Diosc.
- Schreien zum	Plat.

Regelmigräne — Arist., Cimic., Ign., Puls., Sep.
- heftige — Verat.
- Nacken vom, über den Kopf und Stirn
  zun rechten Auge ziehende — Sang.
- Schweregefühl mit — Verat.
- Sonne, mit der steigend und fallend — Sang.
- Vollheit mit — Verat.

Regelstörungen — Lac-c., Mang.
- Entwicklungsalter im — Abrot., Bufo., Cycl.
- Klimakterium im — Sep.

Regelunterdrückung
- Augenbrennen bei — Nicc.
- Benommenheit bei — Millef.
- Blutandrang bei — Millef.
- Brustschmerzen bei — Con., Psor.
- Brustschwellung bei — Con., Dulc.
- Durchnässung nach — Rhs-t.
- Eierstocksbeschwerden mit — Rhod.
- Erkältung nach — Rhs-t.
- Heimweh durch — Helleb.
- Kopfschmerzen mit — Gels., Millef., Rhod.
- Liebe durch unglückliche — Helleb.
- Lungenbluten mit — Ferr-ph.
- Mädchen bei jungen — Podo.
- Nasenbluten mit — Bry., Dulc., Ferr-ph., Gels.
- Rückenschwäche mit — Nicc.
- Schwindel mit — Millef.
- Unterkühlung nach — Dulc.
- Unterleibsschmerzen mit — Agn.

Regelvorzeit in der
- Abwärtsdrang — Thuj.
- Angina — Magn-c., Senec.
- Angst — Acon., Stann.
- Atemnotanfälle — Cupr.
- Ausfluß — Magn-m., Thlaspi.
- Bauchkrämpfe — Cupr.
- Bauchschmerzen — Arist., Hyper., Tab.

- Beckenschmerzen	Stann.
- Blasenentzündung	Senec.
- Bronchitis	Senec.
- Brustknoten	Phyt.
- Brustschmerzen	Arist., Calc-c., Calc-fl., Con., Cycl., Helon., Phyt.
- Brustschwellung	Arist., Calc-c., Con., Cycl., Helon., Phyt.
- Brustvergrößerung	Dulc.
- Depressionen	Arist., Stann., Vesp.
- Dysmenorrhö	Cauloph.
- erotisch	Verat.
- geil	Verat.
- Hautausschläge	Dulc.
- Hungergefühl	Crot.
- hysterische Anfälle	Cauloph., Magn-c.
- Konvulsionen	Cupr.
- Kopfschmerzen	Crot., Magn-c., Petr.
- Krämpfe	Lach., Magn-c., Mosch., Nux-m. Puls.
- Kreuzschmerzen	Ac-hydroc., Bari-c., Magn-m.
- Migräne	Verat.
- Nackenschmerzen	Ac-hydroc.
- Nasenbluten	Bry., Verat.
- nymphoman	Verat.
- Schlaf unruhiger	Arist.
- Schlaflosigkeit	Magn-c.
- Schwanger zu sein, glaubt	Verat.
- Schweiße	Thuj.
- Schwermut	Stann.
- Stauungskopfschmerz	Arist.
- unanständig	Verat.
- Unterleibsschwere	Puls.
- Vaginawundheit	Cob.
- Vaginismus	Cupr.
- Verstopfung	Vesp.
- Zahnschmerzen	Bari-c., Magn-c.

R

Regelzwischenschmerz Ac-sal.

Regenbogensehen Ac-ph.

Regenbogenhautentzündung s. Iritis

Regenwetter
- bessert alle Symptome Nux-v.
- Depressionen bei Cob.

Reisekrankheit Beryl., Bor., Mandr., Ther.

Reißen   Acon., Brom., Canth., Erig., Hyper.
- Nerven entlang der, bei Grippe und
  Infektionen   Phyt.
- Rückgrad vom, bis in die Glieder   Ran-b.

Reiter-Krankheit   Ac-form

Reizbarkeit   Ac-nitr., Aloe., Ars., Aur., Calend.,
                                                     Carb-s., Carc., Coff., Cycl., Cupr., Helon.,
                                                     Hirud., Kali-c., Kali-ph., Kreos., Lyc.,
                                                     Mandr e rad., Myric., Nat-m., Nux-v.,
                                                     Ol-an., Petr., Phos., Phyt., Rad., Sep.,
                                                     Spart., Stel., Sulf., Vacc., Valer.
- Benommenheit mit   Aeth.
- Erwachen beim   Tub.
- gesteigerte   Merc-sol.
- nervöse   Med., Strych.
- psychische   Atrop-s.
- Schmerzen bei   Coloc.

Reizblase   Ac-lac., Ac-picr., Ac-succ., Ac-sulf.,
                                                     Arist., Bufo., Cepa., Cham., Cin., Coloc.,
                                                     Equis., Hydroc., Ign., Lup., Mandr.,
                                                     Mandr e rad., Nux-v., Petros., Senec.,
                                                     Sep., Stann., Staph., Tarax., Thuj.
- Abgang tropfenweiser   Sabal.
- Blasenkrämpfen mit heftigen   Cann-ind.
- Diabetikern bei   Kreos.
- Frauen bei   Eupat-perf., Eupat-pur.
- Füße durch kalte   Puls.
- Harn mit dunklem, übelriechendem   Calend.
- Harnabgang mit unwillkürlichem   Ferr.
- Harndrang mit häufigem, schmezhaftem   Sabal.
- Harnröhrenkrämpfen mit   Cann-ind.
- hysterische   Plat.
- Unterkühlung durch   Puls.

Reizleitungsstörungen   Bari-c., Gels.
- Prozessen bei septischen   Naja.

Reizleitungssystem   Dig., Iber., Naja.

Reizhusten   Ambr., Amm-c., Arist., Berb., Cad.,
                                                     Cham., Flor., Lauroc., Spong.
- alter Leute   Con., Stict.
- anfallsweise   Rumx.
- Angst mit   Brom., Carc.

- anhaltender	Rumx., Tab.
- Atemnot mit	Cocc., Tab.
- Auswurf mit schiefergrauem, gelbem	Heder.
- Auswurf mit schleimig-glasigem	Mandr.
- Bronchitis, bei chronischer	Stict.
- Einschlafen beim	Tub.
- Erbrechen bis zum	Sabad.
- Erkältung bei	Stict.
- Erstickungsanfällen mit	Arum., Brom., Tab.
- Freien im	Coff.
- Galleerbrechen mit	Eupat-perf.
- gastrischen Beschwerden mit	Nux-v.
- Hals bei rauhem	Ac-benz.
- hohler	Bry.
- Kalttrinken bessert	Brom.
- Kehlkopf vom ausgehender	Caust.
- Knie-Ellenbogen-Lage bessert	Eupat-perf.
- Kopfschmerzen mit	Eupat-perf.
- krampfhafter	Bry., Dros., Mandr.
- kratziger	Ac-benz.
- Lungenstichen mit schmerzhaften	Calc-ph.
- maschinengewehrartiger	Cocc-c.
- morgens	Stict.
- morgens um 3 Uhr	Magn-c.
- nachts	Cocc., Coff., Sep., Stict., Stront.
- nervöser	Phos.
- Niederlegen beim	Aral., Rauw., Sabad.
- Niesanfällen mit	Eupat-perf.
- quälender	Eucal., Rumx., Stict.
- rauher	Eupat.perf.
- Schleimauswurf mit gelbem, zähem	Magn-c.
- Schlucken beim	Brom.
- Schmerzen mit stechenden	Bry.
- Schmerzen mit, hinter dem Brustbein	Dros.
- schmerzhafter	Eupat-perf.
- Schwindsüchtigen der	Stict.
- Staubeinatmen beim	Brom.
- trockener	Ac-benz., Arum., Brom., Bry., Bufo., Calc-ph., Coff., Jod., Lob., Mandr., Naja., Sep., Stict., Tab., Tub.
- Zimmer im warmen	Brom.

Reizmagen

- hypersekretorischer	Poten.

Rekonvaleszenz
Arn., Chin-ars., Ferr., Ferr-ph., Gins., Meph., Nat-m., Op., Sil.

- Blutbildungsmittel nach Blutverlusten — Chin.
- Geburt nach der — Cad.
- Grippe nach — Calc-ph.
- Infektionskrankheiten nach — Calc-ph., Chin.
- Kräftigunsmittel — Chin.
- langsame — Sulf.
- Nachtschweißen mit — Ac-ph.
- schleppende — Calc-ph.
- Stillen nach dem — Cad.

Rekonvaleszenzmittel
Kali-c., Psor.

Rektale Symptome
- herrschen vor — Rat.

Rektum
Podo.
- Blutungen aus dem, hämorrhoidale und parenchymatöse — Calc-stib., Canth.
- Druck im — Cycl.
- Krämpfe im — Cauloph.
- Krebs im — Kreos.
- Pflockgefühl im — Stann.
- Schlaffheit des — Lues.
- Schleim im — Sel.
- Schmerzen im, kolikartige — Canth.
- Schwäche des — Verat.
- Stuhl voller — Lil., Sel.
- Tenesmen im — Stann.
- Trockenheit im — Hyper.
- Untätigkeit des — Verat.
- Vorfall des — Ac-fl.
- Ziehen vom bis in das Genital — Rhod.
- Zusammenziehen im — Berb., Rat., Vib.

Religiöse
- Manie — Aur.
- Verzweiflung — Kali-br.
- Zwangsvorstellung, betet ständig — Stram.

Resorptionsmittel
Arn.
- Blutgerinnseln nach Venenentzündungen — Calc-ars.
- Exsudaten von — Kali-m., Sulf.
- Infiltrationen von — Sulf.
- Lungenentzündungen bei — Ars-j., Kali-m.

- Rippenfellentzündungen bei   Ars-j., Kali-m.

Respirationsorgane   s. Atmungsorgane

Retentio   Bell.

Retentionszysten   Thuj.

Retikulozytenanstieg   Cob.

Retroaurikularneuralgie   Caps.

Retronasalkatarrh   Arum., Teucr-mar.
- Brechreiz mit   Cocc.
- Erstickungsanfällen mit   Cocc.
- Räusperanfällen mit   Cocc.
- Schleim mit weißem, durchsichtigem   Nat-c.

Retronasalraum
- Schleim im   Cauloph., Med.
- Trockenheit des   Wye.

Retroperistaltik   Strych.

Retrotonsillarabszesse   Sil.

Rezidivneigung   Ac-nitr.

Rhagaden   Aran-d., Bari-c., Caust., Graph., Hydrast., Kreos., Kres., Lyc., Nat-m., Petr., Thal., Thuj.

- Augen an den   Caust.
- Haut-Schleimhautübergängen an den   Ant-c.
- Lippen an den   Caust.
- Mund am   Ant-c.
- Nase an der   Caust.
- Zehen an den   Lil.

R

Rheuma der kleinen Gelenke
- Frauen bei, mit Unterleibsleiden   Cauloph.

Rheumamittel   Kalm., Petr., Rhs-t.

Rheumatische Diathese   Ac-nitr., Ac-sulf., Calc-ph., Thuj., Urt.

Rheumatische Konstituion   Aran-d., Dulc., Phyt., Rhs-t.
- anämische   Cycl.
- nervöse   Cham.

Rheumatisch-gichtische Diathese   Aesc., Ant-c., Ant-t.

Rheumatisch-gichtische Konstituion   Coloc., Kali-bi.

Rheumatismus

Abrot., Ac-benz., Amm-c., Berb., Bry.,
Cann-ind., Cardios., Caust., Clem.,
Colch., Dulc., Eucal., Form., Guaj.,
Heder., Irid., Lac-c., Lyc., Magn-c.,
Merc.sol., Nux-v., Par., Petr., Phyt.,
Podo., Rad., Rhs-t., Sabad., Sabin., Sil.,
Staph., Tub., Valer., Visc.

- Abgeschlagenheit mit großer — Sars.
- Aufsetzen bessert — Kali-ph.
- Bewegung bessert — Kali-ph.
- chronischer — Calc-c., Carc., Kali-j., Lith. Med., Sulf.
- Durchfall mit — Stront.
- Durchfall wechselt mit — Kali-bi.
- Fingern in den — Ant-c., Glon.
- Fingergelenken in den — s. dort
- Füße durch kalte — Calc-c
- Füßen in den — Kali-j.
- gastrische Beschwerden wechseln mit — Kali-bi.
- Gelenken in den — s. Gelenkrheumatismus
- Gelenken in den, herdbedingt bei
  Sinusitis — Luff.
- Gelenken in den kleinen — Lith.
- Gonorrhö nach — Thuj.
- Händen in den — Glon.
- Handgelenken in den — Calc-ph.
- Handwurzelknochen in den, rechtsseitig — Viol-o.
- Herz auf das überspringender — Colch., Magnol., Spig.
- Kachexika alkalina mit — Nat-c.
- Katarrhe wechseln mit — Dulc.
- Klimakterium im — Cimic.
- Knien in den — Glon.
- Körper im ganzen — Kali-nitr., Lith.
- Kreuz im — Led.
- linksseitiger — Ac-ox., Lach.
- Mittelhandknochen in den, rechtsseitig — Viol-o.
- Muskeln in den — s. Muskelreheumatismus
- Muskeln in den, herdbedingt bei
  Sinusitis — Luff.
- Nacken im — Kali-j.
- Nerven der — Kalm.
- nervöser — Verat.
- Nervosität wechselt mit — Cimic.
- Oberschenkeln in den — Glon.
- periodisch auftretender — Marum.

- rezidivierender	Lith.
- Rücken im	Kali-j.
- Ruhe verschlimmert	Kali-ph.
- Schultern in den	Ferr., Led., Lith., Prim., Viol-o.
- Schulter in der rechten	Phyt., Sang., Stict.
- Sehnen in den	Kalm.
- Serosa auf die überspringender	Colch.
- Steißbein im	Led.
- wandernder	Clem., Puls.
- Wetter durch feuchtes	Calc-c.
- wetterbedingter	Rhod.

Rheumatoide Schmerzen — Dulc., Lach., Psor., Ran-b., Stront., Thuj.

- Armen in den	Brom., Chelid., Collins., Magn-m.
- ausstrahlende	Berb.
- Beinen in den	Collins., Magn-m., Rumx., Visc.
- Beinen, mit Schwere in den	Apoc.
- Berührungsempfindlichkeit mit	Hep.
- Bettwärme in der	Led.
- Bewegung bei jeder	Rumx.
- Bewegung verschlimmert	Ferr-ph.
- Bindegewebe am	Rhod.
- brennende	Led.
- Fersen in den	Chelid.
- Fingern in den	Brom.
- Gelenken in allen	Brom., Dros., Erig., Eucal., Ferr., Guaj., Hep., Jod., Kalm., Nicc., Spig., Staph., Verat-v.
- Gliedern in den	Dros., Hyosc., Ign., Plat.
- Grippe nach	Chin.
- Händen in den	Brom., Chelid.
- Hüften in den	Chelid., Magn-m., Rumx.
- Kälteempfindlichkeit mit	Hep.
- Knochengewebe am	Rhod.
- Körperteilen in allen	Stel.
- langsam beginnende und plötzlich aufhörende	Ac-sulf.
- Muskeln in allen	Cact., Chin., Erig., Eucal., Ferr., Guaj., Hep., Kalm., Nicc., Petr., Spig., Staph., Verat-v.
- Muskelgewebe am	Rhod.
- nachts	Chelid., Ferr-ph.
- Nacken im	Verat-v.
- Nerven an den	Kalm.
- Operation nach	Chin.

R

- reißende   Kalm., Led.
- Rücken im   Magn-m.
- Sakroiliakalgelenken in den   Rumx.
- scharfe   Stel.
- schießende   Kalm., Stel.
- Schläge, wie elektrische   Verat-v.
- Schultern in den   Chelid., Verat-v.
- Schultern von den, bis zum Ellenbogen
  strahlende   Rumx.
- Schultergürtel im   Ferr.
- Schwäche mit   Spig.
- Schweiß mit   Apoc.
- Schwindel mit   Apoc.
- Sehnenscheiden in allen   Jod.
- stechende   Led.
- Steifigkeit mit   Spig.
- Treppenseigen beim   Rumx.
- Überanstrengung bei   Rumx.
- unten von nach oben ziehende   Kalm.
- Unterkühlung nach   Rumx.
- wandernde   Collins., Ferr-ph., Ign., Kali-s., Kalm., Puls.
- Wetter bei naßkaltem   Nat-m.,
- Zehen in den   Graph.

Rhinitis   s. Schnupfen

Rhinitis atrophicans   Arum., Calc-fl., Carc., Kali-bi., Luff., Petr., Teucr-mar., Thuj.

Rhinopharyngitis   Ac-fl., Ant-c., Apis., Arum.

Rhinopharyngobronchitis   Ant-c.

Riesenappetit
- wenn es ihr schlecht geht   Arist.

Ring, Schwarzfärben des   Cob.

Ringe sehen   Anhal.

Rippen
- prellung   Bellis.
- Schmerzen der unteren in Rechtslage   Wye.
- stiche, heftige   Coloc.

Rippenbogen
- Druck zwischen Hüftbein und   Lith.

- Schmerzen heftige, zwischen Hüftbein und	Lith.
- Schmerzen unter dem, brennende	Apis.
- Stiche am, plötzliche von innen nach außen gehende	Valer.
- Wundheitsgefühl unter dem	Apis.

Rippenfell s. Pleura

Rippengelenke
- schmerzhafte Guaj.

Risikoschwangerschaft Carc.

Risswunden
- schlecht heilende Calend.

Röhrenknochen, lange Stront.
- Berührungsempfindlichkeit der Ac-succ.
- Druckempfindlichkeit der Ac-succ.
- Müdigkeit in den Ac-sal.
- Quetschungsgefühl in den Kres.
- Schmerzen entlang der, tiefsitzende Aran-d.
- Scmerzen in den Thal., Tub.
- Schwere in den Ac-sal.
- Zerschlagenheit der Ac-sal., Kres.

Röntgen
- kater Rad.
- schäden Abrot., Ac-fl., Arum.
- verbrennungen Rad.

Röte
- Nase von der ausgehende Ac-ox.

Rotsehen
- nachts Cedr.

Rücken
- Abmagerung des Nat-m.
- Berührungsempfindlichkeit des Nat-m.
- Brennen im Apis., Alum., Glon.
- Drücken im Apis.
- Eiseskälte im Cast.
- Hitze am Apis., Glon.
- Kälteempfinden im Quas., Stych.
- Kraftlosigkeit im Stann.
- kramphaft nach hinten gebeugter Op.

475

- Kribbeln im, nach langem Sitzen und
  Stehen   Cepa.
- Lähmigkeit im   Bapt., Stann.
- Müdigkeit im   Hep.
- Reißen im   Berb., Mang., Nux-v., Ran-b.
- Schneiden entlang des   Glon.
- Schwäche im   Ac-ph.
- Schweiße auf dem   Card.
- sensibler   Tell.
- Spannen im   Apis., Nicc.
- Stechen im   Hep.
- Steifigkeit des   Ac-form., Ac-ox., Ars., Bapt., Brom.,
  Carb-v., Cimic., Cocc., Dulc., Form.,
  Led., Lyc., Nat-m., Nux-v., Sec., Sil.,
  Stront., Sulf.
- Stiche im   Ac-ox., Alum., Caps., Plb.
- Taubheitsgefühl im   Arg-nitr., Petr.
- Überempfindlichkeit des   Kali-c.
- Verhärtung des   Ac-lac.
- Verkrümmung des, bei Schülern und
  Studenten   Calc-ph., Tub.
- Verspannung des   Ac-lac., Cupr., Nux-v., Rhs-t.
- zerbrochen wie   Plat.
- zerschlagen wie   Hep., Plat., Psor., Sil.
- Ziehen im   Hep., Stram.
- Ziehen vom bis in die Glieder   Ran-b.

Rückenlage
- Liegen in der ist unmöglich   Spong.

Rückenmark(s)   Cann-ind., Con., Lath., Par., Strych., Tell.
- Degeneration, aufsteigende   Con.
- Entzündung des, mit Krämpfen   Ac-picr.
- reizung   Ac-ox., Ac-picr., Agar., Cimic., Cob.,
  Kali-c., Nux-v., Phys., Sabad., Sec.,
  Strych., Tab., Tarant., Tell., Valer., Zinc.

Rückenmarksleiden   Alum., Arg-nitr., Med., Plb.
- Degeneration mit Lähmung   Ac-picr.
- Gangstörungen bei   Jod.
- Krämpfen mit   Ran-b.
- Kribbeln mit, im Rücken bis zu den
  Fingern und Zehen   Sec.
- Lähmungen mit   Ran-b.
- Lähmung mit einseitiger   Agar.

Rückenmarksparesen — Agar., Dulc., Rhs-t.
- alter Leute — Iris.

Rückenmuskulatur
- Lähmung der — Cocc., Cupr.
- Schmerzen der — Sang.
- Schwäche der — Cupr., Olnd.
- Steifigkeit der — Cocc., Ign., Sang., Visc.

Rückennerven
- Überreizung der — Cimic.

Rückenschmerzen — Abrot., Ac-acet., Ac-ox., Ac-picr., Bufo., Cad., Calad., Caps., Card., Cocc., Kali-c., Kali-ph., Lach., Lil., Magn-c., Magn-ph., Meph., Petr., Pulx., Puls., Rhs-t., Senec., Sep., Vacc.

- Ameisenlaufen mit — Ac-ph.
- Anstrengung bei — Brom.
- Anstrengung, wie nach großer — Nux-m.
- Ärger nach — Bry.
- Aufregung nach — Bry.
- Aufstehen beim — Lyc.
- Auftreten beim — Bellis.
- Bewegung bei — Bellis., Brom.
- blitzartige — Canth.
- brennende — Bell., Canth., Med., Phos.
- drückende — Ambr.
- Durchnässung bei — Calc-ph.
- Einschlafen mit — Ac-ph.
- Fieber bei — Verat.
- Frost bei — Podo.
- Gallensteinen von — Berb.
- Gang mit schwankendem — Rhod.
- Gehen beim — Bor.
- gequetscht wie — Verat.
- Glieder bis in die ausstrahlende — Bellis.
- Halswirbel vom 7. bis zum 5. Brustwirbel — Tell.
- Haltungsschwäche mit — Helleb.
- Harnabgang bessert — Mandr.
- Harnentleerung nach — Ant-c., Cimic.
- heftige — Merc-sol., Phos., Trill., Vario.
- herabdrängende der Frauen — Cimic.
- hin unf herziehende — Cimic.
- Hüftnerv entlang des — Lac-c.

R

RÜCKENSCHMERZEN

- Husten vom   Dros.
- klopfende   Bell.
- Koitus beim   Sabal.
- Kopf beim Vorwärtsbeugen des   Beryl.
- Krankheitsgefühl mit   Cepa.
- Kreuzbein am   Aesc.
- Kribbeln mit   Ac-ph.
- lähmige   Sel.
- Liegen beim   Bor., Kreos., Nicc.
- morgens beim Aufstehen   Dros., Sel.
- Müdigkeit mit großer   Nicc., Onos.
- nachts   Ferr-ph., Kreos.
- neuralgische   Diosc., Kalm.
- Niederlegen beim   Beryl.
- Nierensteinen von   Berb.
- reißende   Ambr., Bor.
- rheumatische   Kalm.
- rheumatisch-gichtische   Tart-emet.
- Rücken entlang des   Eupat-perf., Merc-sol.
- Rückenlage bei   Spig.
- Schamgegend gegen die ausstrahlende   Sabin.
- schießende   Phyt.
- Schläge wie elektrische   Phyt.
- Schülern bei   Tub.
- Schwäche mit   Onos.
- Schwächegefühl mit, in den Beinen   Nux-m.
- Sitzen beim   Beryl., Sil.
- Spermatorrhö nach   Sel.
- starke   Vib.
- Steifigkeit mit   Helleb.
- Studenten bei   Tub.
- Stuhlgang bei   Verat.
- Taillengegend in der   Zinc.
- Taubheitsgefühl mit   Spig.
- unten nach ausstrahlende   Wye.
- Unterbauch bis zum ziehende   Vib.
- Wirbelsäule entlang der   Stront.
- Wirbelsäule, mit Ermüdungsschmerz in
  der   Cob.
- Zerschlagenheit mit   Ac-ph., Cepa.
- ziehende   Ambr., Bell., Bor., Canth.

Rückenschwäche	Ac-nitr., Ac-succ., Ac-sulf., Alum., Arum., Aur., Bapt., Cann-ind., Cocc., Gins., Graph., Med., Sep., Sil., Stann., Sulf.
- Ameisenlaufen mit	Ac-picr.
- Ärger nach	Staph.
- Bewegung bei	Lues.
- Exzessen nach	Staph.
- Frauen bei anämischen und asthenischen	Nat-m.
- Kleinkindern bei	Carc.
- Kreuzschwäche mit	Ac-picr.
- Kribbeln mit	Ac-picr.
- Mädchen bei anämischen und asthenischen	Nat-m.
- morgens nach dem Aufstehen	Staph.
- nachts	Lues.
- nervöse	Ac-ph.
- Nierenkoliken bei	Ac-ox.
- Schulkindern bei	Carc., Tub.
- ständige	Helon.
- Studenten bei	Tub.
- Taubheitsgefühl mit	Ac-picr.
Rücksichtslose Menschen	Sulf.
Rückwärtsbeugen	
- Husten beim trockener, schmerzhafter	Beryl.
- Krachen beim, in Hals-, Brust und Lendenwirbeln	Sulf.
- muß sich, Zwang zu	Stram.
Rückwärtsfallen	
- Neigung zum	Bry., Visc.
Ruhelosigkeit	Ars., Cad., Cham., Dulc., Kali-br., Phos., Phyt., Pyrog., Rhs-t.
- Abendessen nach dem	Magn-m.
- Bewegung, ist immer in	Agar.
- Essen beim	Calc-ph.
- Gehen beim	Calc-ph.
- große	Lac-c.
- Körper des	Cypr.
- Meer am	Magn-m.
- Mittagessen nach dem	Magn-m.
- nachts, bei unbefriedigtem Geschlechtstrieb	Staph.

R

- Schlaf im   Apis.
- Schmerzen bei   Coloc.
- Sitzen kann nicht   Calc-ph.
- Wundschmerzen wegen brennender   Calend.

Ruhr   Ac-hydroc., Ac-m., Acon., Agar., Apis., Ars., Bapt., Bry., Canth., Caps., Colch., Crot., Diosc., Ipec., Merc-sol., Rhs-t., Sec., Verat.

- Blutabgang mit   Aloe.
- Tenesmus mit   Aloe.

Rührseligkeit   Caust.
- Geschichten bei traurigen   Cic.

S

Säfteverlust	Ac-ph., Chin., Lyc.
Saftlosigkeit	Calc-fl.

Samen
- dünner — Sel.
- geruchsloser — Sel.

Samenbläschen
- Entzündung der — Sep.
- von den, Brennen und Ziehen bis zur Eichel — Mang.

Samenerguß — Ac-ox., Ars., Cann-sat., Caust., Cic., Graph., Magn-c., Naja.

- Anblick beim, schöner Frauen — Con.
- außergewöhnlicher — Ther.
- Geschlechtsteilen bei erschlafften — Abs.
- häufiger — Ac-ph.
- Mittagsruhe während der — Ther.
- schmerzhafter — Nat-m.
- schwächender — Ac-ph., Alum., Chin., Ipec., Olnd.
- Stuhlgang während des — Gels., Viol-t.
- Übelkeit mit — Ipec.
- unwillkürlicher — Ac-hydroc., Ac-ph., Alum., Calad., Vib.

Samenfluß — Dig., Diosc., Hydrast., Staph.
- Erektion ohne — Gels.

Samenleiterschmerzen — Apis., Cin., Coff.
- "Bräutigamsschmerz" — Ac-ox., Clem.

Samenstrang
- Brennen im — Agn., Mang., Rhod.
- Druck im — Agn., Cimic., Nicc.
- Entzündung des — Plb., Sep.
- Pressen entlang des — Anhal.
- Quetschungsgefühl im — Spong.
- Schmerzen entlang des — Anhal., Dulc., Mang., Nicc.
- Schmerzen reißende, im linken — Colch., Lac-c.
- Schwellung des — Clem., Naja.
- Stechen in dem — Cimic., Rhod., Spong.
- verhärtung — Lues.
- Ziehen im — Bellis., Mang., Psor.
- Ziehen im nach Koitus — Cepa.

S

Samenstrangneuralgie	Ac-ox., Ac-succ., Acon., Agn., Amm-c., Arg-nitr., Arn., Bell., Berb., Bor., Bry., Bufo., Cact., Cann., Card., Chin., Cimic., Eupat-perf., Ham., Hyper., Lues., Med., Phos., Phyt., Sabal., Sel., Spong., Staph., Teucr-mar., Tub., Zinc.
- Durchfall bei	Podo.
- Kälte nach	Arist.
- Unterkühlung nach	Arist.
- ziehende	Kali-c.
Sarkoid	Arum.
Sarkom	Ac-fl., Carc., Thal.
Satt wird nicht	Lyc.
- trotz Vielessen	Cad., Lac-c.
Sättigungsgefühl	
- unerträgliches	Mang.
Sauer alles riecht	
- Kind das ganze	Rheum.
- Schweiß	Rheum.
- Stuhl	Rheum.
- Zimmer das ganze	Rheum.
Sauerkrautgenuß	
- Tenesmen nach	Arist.
Sauerstoffmangel-Krankheiten	Lauroc.
Säufer	
- epilepsie	Ran-b.
- gastritis	Ac-sulf., Aur., Kali-bi., Led.
- katarrhe	Ac-sulf.
- krankheiten langwierige	Kali-j.
- wahn	Hyosc., Kali-ph.
Säufermittel	Ac-sulf.
Säuglinge	
- Durchfall der	Calc-ph.
- Ekzeme der	Lyc., Psor.
- Gasbeschwerden der	Calc-ph.
- gereizte	Cham., Rheum.
- launenhafte	Cham.
- nervöse	Cham.
- Pyloruskrampf der	Aeth.

- Schnupfen der   Cham., Samb.
- Windabgang mit viel   Calc-ph.

Säuglingsmittel   Cham.

Säurebildung
- Darm im   Calc-c.
- Magen im   Calc-c.

Schädelbruch
- Lähmung mit folgender   Op.

Schädeldecke
- Schmerzen an der nachts Lues.

Schädelknochen
- Schmerzen an den   Merc-sol., Mez.
- Überempfindlichkeit der Lues.

Schädelnekrose   Abrot.

Scham, weibliche   s. Vulva

Schamgegend
- Jucken in der   Lyc.
- Kneifen in der   Psor.

Schamhaare
- männl.: Jucken an den   Eupat-perf.
- weibl.: Jucken an den   Agar.

Schamlippen
- Bläschen auf den   Staph.
- Brennen der   Thuj.
- Entzündung der   Stront.
- Hitze an den   Eupat-perf.
- Jucken der   Aur., Eupat-perf., Thuj.
- Knotenbildung an den   Lues.
- ödematöse Durchtränkung der Apis.
- Rötung der   Aur.
- Schwellung der   Aur., Kreos., Thuj.
- Stechen in den   Phos.
- Varizen an den   Zinc.
- Verhärtung der   Lues.
- Wundheit der   Thuj.

Schamlosigkeit   Stram.
- Pubertät in der   Bufo.

Scharfsinnige Menschen Lyc.

S

Scharlach	Amm-c., Apis., Bapt., Bell., Bry., Canth., Crot.
Scharlachnephritis	s. Nierenentzündung
Schaum vor dem Mund	Abs., Ac-hydroc., Cic., Cupr-acet., Olnd.
- blutiger	Oena.
Scheibenwischer	
- sieht wie durch einen	Anhal.
Scheide	s. Vagina.
Scheinröte	Ferr-ph.
Scheitel	
- Blutwallungen auf dem, bei Kopfschmerzen	Hyper.
- Brennen auf dem	Sulf.
- Druck auf dem	Phell.
- Hitze auf dem	Podo., Sulf., Tarax.
- Kältegefühl auf dem	Verat.
- Pulsieren auf dem	Podo.
Scheitelkopfschmerz	Hyper.
- drückender	Ran-b., Sulf., Visc.
- dumpfer	Spong., Stict., Visc.
- Eingenommenheit mit	Sulf.
- hämmernder	Visc.
- Hitze mit	Sulf.
- Hohlheitsgefühl mit	Visc.
- klopfender	Visc.
- kongestiver	Sulf., Visc.
- Nagel wie von einem eingetriebenen	Nicc.
- plötzlich kommen- und gehender	Sabal.
- prickelnder	Sulf.
- pulsierender	Spong., Sulf., Visc.
- reißender	Sulf.
- schießender	Sabal.
- Schwitzen mit	Sulf.
- stechender	Spong., Stict., Sulf.
- Wallungen mit	Sulf.
- wandernder	Sabal.
- zerspringender	Spong.
- ziehender	Sulf.
Schenkelkrämpfe	Cupr.

Scheuermann-Krankheuit Ac-fl., Ac-form., Aur., Calc-c., Calc-fl., Calc-ph., Sil.

Schief alles erscheint Stram.

Schiefhals s. Tortikollis

Schielen Agar., Alum., Cin., Con., Cycl. Helleb., Lues., Spig., Stram., Tab.
- Erkältung nach Caust.

Schienbein
- Berührungsempfindlichkeit des Guaj.
- Quetschungsgefühl im Kres.
- Zerschlagenheitsgefühl im Kres.

Schienbeinkante
- Druckschmerz an der Thal.
- Reizung der Thal.

Schienbeinmuskel
- Lähmung des, schlaffe Kres.

Schienbeinschmerzen Abrot., Mang., Psor.
- bohrende Brom., Clem.
- dumpfe Anac.
- grabende Clem.
- heftige Lues.
- krampfartige Anac.
- lanziernede Lues.
- nächtliche Lues.
- tiefe Anac.

Schilddrüse Ars., Calc-c., Calc-j., Chin-ars., Flor., Fuc., Heder., Jod., Kali-j., Lach., Lues., Lycop., Magn-c., Nat-m., Spong.

- Atrophie der Jod.
- Druckbeschwerden an der Anhal., Flor.
- Empfindlichkeit der Ham.
- Klopfen in der Anahl., Spong.
- Pulsieren in der Ham.
- Schmerzen an der Ail.
- Schwellung der Ail., Anhal., Clem., Ham., Magn-c., Spong.
- Spannung an der Magn-c.
- Stechen in der Spong.
- Störungen der Magn-c.

S

- Unterfunktion der, mit schweren toxischen Krankheitsbildern	Ac-fl., Anhal., Brom., Calc-fl., Con., Crot., Heder., Jab., Jod., Sec.
- Vergrößerung der	Jod.
- Verhärtung der	Brom., Jod.
- Verspannung der	Agar.
- Zusammenschnüren der	Nicc.

Schildknorpel
- Kitzel hinter dem   Cad.

Schizoide Symptome   Hyosc.

Schizophrenieartige Zustände
- Symptomem mit katatonen   Sec.
- Symptomen mit paranoiden   Sec.

Schläfen
- Druck in den   Podo.
- groß wie zu, zum Zerplatzen   Glon.
- Kongestionen zu den   Hyper.
- Pulsieren in den, bei Schwindel   Croc.

Schläfenarterien
- Klopfen in den mit Übelkeit   Sang.
- Pulsieren der   Podo.

Schläfenkopfschmerz   Euph.
- Anstrengung nach geistiger   Nat-m.
- Auge über dem linken   Lil.
- Augenempfindlichkeit mit großer   Nat-m.
- Augenflimmern mit   Cycl.
- Benommenheit mit   Cycl., Lachn., Sabad.
- berstende   Graph.
- Blutandrang mit   Card., Flor.
- bohrende   Clem., Spig., Thuj.
- Brechreiz mit   Flor.
- Bücken beim   Puls.
- Denkunfähigkeit mit   Sabad.
- Doppeltsehen mit   Cycl.
- Druck bessert   Hydrast.
- drückender   Agn., Clem., Graph., Spig., Sulf., Visc.
- dumpfer   Cann-ind., Spong., Stict., Visc.
- Erwachen beim   Cob.
- Essen beim   Puls.
- Essen bessert   Lith.
- Farbensehen mit   Cycl.
- Gewitter vor   Rhod.

- halbseitiger	Nat-m., Puls., Spig.
- hämmernder	Cob., Ham., Visc.
- Hitze mit	Card., Flor.
- Hohlheitsgefühl mit	Visc.
- klopfender	Cann-ind., Cycl., Visc.
- kongestiver	Aran-ix., Lil., Rauw., Visc.
- langsam zu- und abnehmender	Plat.
- linksseitiger	Clem., Flor., Spig., Spong.
- morgens im Bett	Rhod.
- nachts	Med.
- Nebelsehen mit	Cycl.
- nervöser	Spig.
- plötzlich kommen- und gehender	Sabal.
- prickelnder	Sulf.
- pulsierender	Cycl., Spong., Sulf., Visc.
- Regel bei der	Puls.
- reißender	Agn., Graph., Sulf., Thuj.
- scharfer	Hydrast.
- schießender	Sabal.
- schlagender	Cann-ind.
- schneidender	Hydrast.
- Schwere mit beim Gehen	Clem.
- Schwindel mit	Cycl., Lachn., Sabal.
- sinnesberaubender	Rhod.
- spannender	Clem.
- stechender	Cob., Graph., Spig., Spong., Stict., Sulf., Verb.
- stoßender	Cann-ind.
- Übelkeit mit	Flor.
- wandernder	Puls., Sabad.
- Weintrinken beim	Rhod.
- Wetter vor trübem, regnerischem	Rhod.
- zersprengender	Puls., Spong.
- ziehender	Cann-ind., Sulf.
- zusammenpressender	Plat.
- zusammenziehender	Agn.

Schläfenvenen

- vorspringende	Sang.

Schläfrigkeit   Ac-form., Ac-hydroc., Ac-ph., Acon., Ambr., Apoc., Carc., Chin., Echin., Helleb., Helod., Hirud., Kali-j., Kalm., Mandr e rad., Nat-m., Phyt., Plb., Scroph-n., Stel., Valer.

S

- Abend am frühen	Mang., Stram.
- Abendessen nach dem	Led.
- betäubt wie	Gels., Spong.
- deliröse	Bapt.
- Einschlafen kann aber nicht	Cann-ind., Cupr., Kreos., Stram.
- Essen nach dem	Ac-ph., Agn., Ant-c., Rhs-t.
- Herzklopfen mit	Hyper.
- Hirndruck von	Apis.
- Mittagessen nach dem	Cad., Led.
- morgens	Aloe.
- nachts	Nux-m.
- ständige	Hyper.
- tagsüber	Ac-ph., Ac-picr., Ac-sal., Agar., Agn., Anhal., Ant-c., Arn., Arum., Bellis., Berb., Bor., Brom., Bry., Caps., Caust., Cham., Cob., Colch., Conv., Crot., Cycl., Gels., Glon., Kres., Magn-c., Med., Merc-sol., Nat-c., Nux-m., Nicc., Petr., Rhod., Sec., Sil., Stann., Tarant., Zinc.
- Unruhe mit	Bapt.

Schläft

- Augen mit halboffenen, vor sich hin murmelnd	Ipec.
- Rücken auf dem, mit den Händen über dem Kopf	Carc.
- spät ein	Stront., Visc.
- sich in die Verschlimmerung hinein	Lach.
- Tag den ganzen, ohne ausgeschlafen zu sein	Ther.

Schläft ein

- Essen beim	Helleb.
- Gehen im	Ferr-ph.
- Lernen beim	Ferr-ph.
- Reden beim	Amm-c., Helleb.
- Sitzen im	Ac-m., Amm-c., Ferr-ph.
- Trinken beim	Helleb.

Schlaf

- Alpträumen mit	Acon., s.a. Alpträume
- ängstlicher	Lith., Nux-v.
- Aufdecken im	Zinc.
- Auffahren aus dem	s. Auffahren/Aufschrecken
- Aufwachen mit häufigem	Olnd.
- Benommenheit mit starker	Led.

- betäubender	Hyosc., Op.
- erfrischt nicht	Magn-c.
- erholt sich schnell nach kurzem	Ac-fl., Ac-ph.
- Gähnen mit viel im	Ign.
- gestörter	Aran-ix.
- Gliederzucken im	Cann-ind., Ipec.
- Hitze mit	Naja.
- hustet im	Aral., Cham.
- Jammern im	Ambr., Podo.
- klagt im	Cham.
- Kopfschmerzen mit	Naja.
- leichter	Canth., Ign.
- Luftschnappen im	Lach.
- Mangel an	Cocc.
- Muskelzucken im	Cupr.
- nervöser	Card.
- oberflächlicher	Ac-lac., Ant-c., Ign., Sel., Spig.
- rastloser	Abrot.
- Reden im	Bari-c., Cham., Podo., Zinc.
- Reißen im	Cupr.
- Rucken im	Zinc.
- ruheloser	Abs., Agn., Coloc., Jod., Lyc., Tarant.
- schlechter	Cimic., Ferr-ph., Lues., Ran-b., Rhs-t., Visc.
- Schnarchen mit	s. dort.
- schreckhafter	Agn., Bry., Nux-v.
- schreit im	Cham., Cin., Hyosc.
- Seufzen mit viel	Ambr., Ign.
- tiefer	Led., Naja., Rhod.
- Träumen mit ängstlichen	Mandr., Rhs-t.
- Träumen mit schrecklichen	Petr., Ptel.
- Träumen mit unangenehmen	Cepa., Ferr-ph., Visc.
- traumreicher	Sec.
- unbehaglicher	Dulc.
- unergiebiger	Ac-lac.
- unerquicklicher	Ac-sulf., Agar., Amm-c., Ant-c., Aur., Bellis., Brom., Cepa., Colch., Naja.

S

- unruhiger	Abs., Abrot., Ac-lac., Ac-sulf., Acon., Agar., Alum., Amm-c., Arist., Aur., Bor., Bry., Bufo., Card., Cauloph., Cham., Cimic., Coloc., Con., Croc., Cupr., Dulc., Glon., Helod., Jod., Lil., Lith., Lues., Magn-m., Mandr., Naja., Nux-v., Olnd., Petr., Podo., Ptel., Rhs-t., Sang., Sec., Sil., Spig.
- unterbrochener	Alum., Bellis., Con., Petr.
- vormitternächtlicher, tiefer	Rhod.
- weint im	Cham.
- wimmert im	Zinc.
- wirft sich im Bett herum	Alum., Coloc.
- Würgen im	Naja.
- Zähneknirschen im	s. Zähneknirschen
- Zuckungen im	Bell., Colch., Cupr., Ferr-ph., Zinc.

Schlafbedürfnis — Ac-picr.
- auffallend geringes — Cob.
- tagsüber — Lyc.

Schlafen
- fürchtet sich vor dem — Bapt.
- könnte den ganzen Tag — Sep.
- Mitternacht nach, kann nicht mehr — Jod., Mez.
- Neigung zum — Mez.
- Platz findet keinen zum — Ac-benz.
- spät geht erst — Cycl., Spig., Stann.
- unfähig zu — Quas.

Schlaffe Personen — Ant-c., Nicc.
- Kraftlosigkeit mit — Amm-m.
- Reaktionsfähigkeit mit mangelnder — Amm-c.

Schlaflosigkeit	Ac-lac., Acon., Anhal., Arum., Aven., Cact., Calc-c., Carc., Cauloph., Cholest., Clem., Colch., Conv., Crat., Croc., Ferr., Ferr-ph., Gels., Gins., Hyosc., Ign., Kali-br., Lup., Lycop., Magn-m., Olnd., Op., Pass., Scil., Sep., Sil., Syph., Tarant., Thea.
- abends	Puls.
- Alten der	Bari-c.
- Ängstlichkeit wegen	Cocc., Nux-v.
- Arteriosklerose bei	Bari-c.
- Atemnot mit	Eupat-perf., Ran-b.

- Aufschrecken mit, nach schweren
  Träumen   Dig.
- Blutandrang mit   Merc-sol., Ran-b.
- chronische   Kali-c.
- depressive bei Frauen   Cimic.
- Erregung wegen   Tab., Tub.
- Erschöpfung aus   Abrot., Ac-acet., Ambr.
- Frostigkeit wegen   Aran-d., Ran-b.
- Gedankenzustroms wegen   Cocc., Coff., Yohim.
- Gliederschmerzen wegen   Eupat-perf.
- hellwachen Zuständen mit   Rauw.
- Herzklopfen mit   Ac-ox.
- Hitze wegen   Ac-sal., Bell., Med., Merc-sol., Ran-b.
- Hunger wegen   Abies., Phos.
- Ischiasschmerzen wegen   Tell.
- Juckreiz wegen starkem   Psor.
- Knochenschmerzen wegen   Daph., Eupat.perf.
- Kopfschmerzen wegen   Ac-picr., Eupat-perf.
- Kreuzschmerzen wegen   Ac-picr.
- Kummer vor   Ac-succ.
- Lebhaftigkeit wegen   Nux-v.
- morgens um 1 Uhr   Ran-s.
- morgens zwischen 1 und 3 Uhr hellwach   Tub.
- morgens ab 3 Uhr   Magn-c., Nux-v.
- Muskelschmerzen wegen   Daph.
- nachts   Ac-ox., Arn., Arum., Kali-c., Lach., Med.,
  Phos., Sang., Sec., Sep., Ther., Zinc.
- Nervenüberreizung nach   Ambr.
- nervöse   Ac-ph., Cham., Cypr., Kali-ph., Marum.,
  Mosch.
- Pulsklopfen wegen   Bell.
- Rückenschmerzen wegen   Ac-ox., Ac-picr.
- Schlafmittel, trotz stärkster   Thal.
- Schläfrigkeit trotz   Bell., Eucal.
- Schwäche aus   Meph.
- Schweißausbrüchen wegen   Ac-sal., Med., Merc-sol.
- Sorgen wegen   Ac-succ.
- Übermüdung bei   Arn., Cocc.
- Unruhe durch   Psor., Ther., Valer.
- Unruhe, durch große in den Beinen   Zinc.
- Wallungen wegen   Ran-b.
- Wirbelsäulenempfindlichkeit wegen   Tell.
- Wundschmerzen wegen   Calend.

S

Schlafmittel
- Frauen für, mit Familienproblemen   Ambr.
- Kinder für nervöse   Cypr.
- Männer für, mit Geschäftssorgen   Ambr.
- Schulkinder für, mit Prüfungssorgen   Ambr.

Schlafsucht
Ant-t., Hyosc., Lil., Op., Rhs-t., Sec., Tereb.

- Erschöpfung aus   Dig.
- morgens   Puls.
- tagsüber   Puls., Sep., Staph., Tab.

Schlafstörungen
Agn., Bor., Dros.
- kardiale   Lauroc.
- sexuelle   Staph.
- Stillen nach dem   Teucr-mar.

Schlafwandeln
Bry., Nat-m., Phos., Sil.

Schlagverletzungen
Ham., Led.

Schlangen
- Illusionen von   Lac-c.

Schlanke Personen
Ars.

Schlappheit
Vacc.
- geistige   Cad.
- körperliche   Cad.

Schlatter-Krankheit
Calc-fl.

Schlecht gelaunte Personen
Cact.

Schleiersehen
Ac-nitr., Aran-d., Lac-c., Stram.
- Harnlassen bessert   Gels.

Schleim
- Abhusten erschwertes von zähem   Mang., Stann.
- Abhusten kann nicht   Ac-acet.
- blutstreifiger   Bor.
- Bronchien in den   Ant-s., Lyc.
- Brust auf der   Lach.
- dicker   Ac-ox., Caps., Cocc-c., Cycl., Kali-m., Med.
- faserhaltiger   Kali-m.
- festsitzender   Stann.
- gelber   Cepa., Med.
- glasiger   Mandr., Visc.

- Hals im	s. Hals
- husten muß dauernd	Cocc-c.
- Kehlkopf im	s. Kehlkopf
- klebriger	Kali-bi., Ran-b., Tab.
- Luftröhre in der	Samb.
- Lunge in der	Ipec.
- Mund aus dem fließender	Rhs-t.
- Nase aus der fließender	Rhs-t.
- Nasenbmuschel in der unteren	Canth.
- Nasenrachenraum im	Sang-nitr.
- Rachen im	s. Rachen
- Rachen in den fließender	Cinnb.
- räuspern muß sich dauernd	Cocc-c.
- retronasaler	Caulph., Med.
- Schluckzwang mit	Caulph., Caust.
- schwerlöslicher	Aur., Bufo., Canth., Dros., Petr., Stann., Staph., Tab.
- Stockschnupfen bei	Caps.
- strähniger	Cinnb.
- tiefsitzender	Petr.
- übelriechender	Ac-nitr.
- viel	Ac-m., Ant-s., Mang., Stann.
- wäßriger	Rhs-t.
- weiß-grauer	Kali-m.
- wundmachender	Ac-nitr.
- zäher	Ac-acet., Alum., Ant-c., Ant-s., Bor., Bufo., Canth., Cinnb., Cocc-c., Dros., Mandr., Petr., Samb., Staph.
- Zähnen an den klebender	Cimic., Kal-bi.

Schleimabwurf

- dicker	Sulf.
- erschwerter	Ac-fl., Ant-c., Magn-m.
- morgens	Phell.
- reichlicher	Alum.
- ständiger	Wye.
- übelriechender	Sulf.
- viel	Phell.

Schleimbeutel(n)

- Bursitis praepatillaris	Kali-m.
- Entzündung der	Ac-fl., Apis., Arn., Kali-m.
- Wasseransammlung in den	Jod.
- zysten	Hep.

Schleimhäute(n)

Ail., Apis., Arg-nitr., Bell., Brom., Bry., Calc-c., Calc-ph., Camph., Canth., Caps., Carb-v., Fagop., Hep., Hydrast., Ichth., Ipec., Kali-br., Merc-sol., Petr., Phos., Puls., Sabad., Sulf., Thuj., Vib., Vinc.

- Bläschen an den · Mez.
- blasse · Ferr.
- Blaufärbung der · Lach.
- Blutungsneigung der · Ac-m.
- Brennen der · Aesc., Aloe., Arum., Bell., Brom., Caps., Carb-an., Car-v., Caust., Euph., Kreos., Lach., Nat-m., Phos., Sabad., Sang., Sulf., Tereb.
- Erkältlichkeit der · Merc-sol., Puls.
- Exsudation der, fibrinöse · Kali-m.
- Exsudation der, plastische · Spong.
- Gelbfärbung der · Myric.
- gerötete · Merc-sol.
- Geschwüre an den · Carb-an., Hydrast.
- Geschwüre an den, mit pseudomembranösen Schleimhautnekrosen · Ac-m.
- hyperämische · Jod.
- hypertrophische · Calc-ph., Psor., Sulf-j., Thuj.
- Jucken der · Kreos.
- Kälteempfindlichkeit der · Phos.
- ödematöse Durchtränkung der · Med.
- Pigmentation an den, verstärkte · Kres.
- Rachen des · s. Rachenschleimhaut
- Reizung der · Caust., Kali-c., Sabad.
- roh wie · Caust.
- sämtliche · Arg-nitr., Puls., Thal.
- Schmerzen der · Stict.
- Schwellung der · Merc-sol.
- Stechen in den · Arum., Bry., Kali-c., Lach.
- Trockenheit der · Aesc., Aloe., Alum., Amm-c., Aran-ix., Ars., Atrop-s., Bari-c., Bell., Bry., Caps., Caust., Kali-c., Lyc., Mez., Nat-m., Nux-m., Phos., Sabad., Sang., Sin-n., Stict., Tereb., Uran.
- Unempfindlichkeit der · Carb-s.
- Venen mit geschlängelten · Ham.
- Veränderungen an den, schwere destruktive · Kali-bi.

- Verdauungswege der	Iris.
- Verhärtung der	Alum.
- Wucherungen der, in den Kieferhöhlen	Ac-form.
- wund wie	Caust., Mez.

Schleimhautabsonderungen

- ätzende	Jod., Nat-m.
- blutige	Lach.
- dickflüssige	Hydrast., Kali-s.
- fadenziehende	Hydrast.
- gelbliche	Hydrast., Kali-bi., Kali-s.
- geringe	Aesc.
- grüne	Kali-bi
- Membranen mit	Kali-bi.
- profuse	Amm-m.
- rahmige	Kali-s.
- salzige	Jod.
- scharfe	Jod., Kreos., Nat-m.
- schwerlösliche	Lach.
- strähnige	Kali-bi.
- transparente	Amm-m.
- verstärkte	Amm-m.
- wundmachende	Kreos.
- zähe	Amm-m., Kali-bi., Lach.

Schleimhautblutungen

Ac-sal., Ac-sulf., Kali-nitr., Sec., Tereb., Thuj.

- diffuse — Phos.

Schleimhautentzündung

Apis., Crot., Form., Merc-sol.

- Absonderungen mit schmierigen	Kali-br.
- chronische	Alum., Med.
- katarrhalische	Canth.
- Magen-Darm-Kanal des	Merc-sol.
- Mundhöhle der	Merc-sol.
- schleichende	Kali-bi.
- Sekreten mit foetiden	Ac-nitr.
- starke	Canth.

Schleimhautgeschwüre

Ac-sulf.

- blau-schwarze	Crot.
- blutende	Crot.
- kreisrunde	Kali-bi.
- Schleimhatnekrosen mit pseudomembranösen	Ac-m.
- stinkende	Crot.

S

Schleimhautkatarrhe   Calc-c., Psor., Tub.
- anämischen bei   Mang.
- chronische   Mang., Petr.
- Erkältung nach   Hep.
- hämorrhagische   Rauw.
- Hypertoniker der   Rauw.
- Luftwege der oberen   Mang.
- Sekreten mit   Guaj., Hydrast.
- Splitterschmerz mit   Arg-nitr.
- Stechen mit   Hep.
- Trockenheitsgefühl mit   Bari-c.

Schleimhautkrankheiten
- Absonderungen mit blutigen   Tereb.
- allergische   Ac-form., Ac-sulf.
- chronische   Beryl., Caust.
- Geschwürsbildung mit   Ac-m., Equis.
- Ödemneigung mit   Tereb.
- rheumatische   Ac-form.
- zehrende   Caust.

Schleimhautmittel   Arum., Aur., Brom., Canth., Caust., Colch., Hep., Petr.
- Genitalorgane der   Kreos.
- Kinder der   Vinc.
- langsam wirkendes   Sil.
- Magen-Darm-Bereich im   Bor., Kreos.
- tief wirkendes   Sil.

Schleimhautpolypen   Sulf-j.

Schleimhautsystem   Puls.

Schleimrasseln   Chin.
- Angst mit   Hyosc.
- Atemnot mit   Ant-t., Hyosc.
- Auswurf ohne viel   Verat.
- Beklemmung mit   Hyosc.
- Brust auf der   Ant-t.
- Kehle in der   Jod.
- Luftröhre in der   Tart-emet.
- Rachen im   Cin., Ipec.
- Räuspern mit schmerzhaftem   Jod.
- Schleim von schwer löslichem   Tart-emt.

Schlingt alles hinunter   Arg-nitr.
- hastig und gierig   Coff.

Schließmuskel s. Sphinkter

Schluckanfälle Op.
- hysterische Nux-m.
- nervöse Nux-m.

Schluckauf Bari-c., Berb., Cic., Cin., Coff., Crot., Cupr., Euph., Gins., Ign., Kali-br., Lob., Magn-ph., Mandr., Sec., Stroph., Tab., Teucr-mar.

- Apfelgenuß nach Bov.
- Bananengenuß nach Bov.
- Essen nach dem Cycl., Ran-b.
- Essen nach fettem Dros.
- hartnäckiger Bov.
- krampfhafter Ran-b.
- Pflaumengenuß nach Bov.
- Schluckbeschwerden mit Hyosc.
- Schwangerschaft in der Cycl.
- Sodbrennen mit Ac-sulf.
- Speiseröhrenkrampf mit Verat-v.
- Zwerchfellkrämpfen mit Verat.

Schluckbeschwerden Alum., Ambr., Aran-d., Bapt., Bell., Bellis., Both., Carb-v., Cimic., Cocc., Crot., Eupat-perf., Kali-br., Lach., Magn-c., Merc-sol., Mez., Naja., Nux-m., Sang., Stront., Tarant., Vinc.

- Flüssigkeiten bei Canth.
- Kehlkopfkrebs bei Kres.
- Ohrenstechen mit Gels.
- Rachen vom ausgehende Gels.
- Splitter wie von einem Hep.

Schlucken
- faul zu, zum Ac-picr.
- Gefühl beim, trockenes, brennendes Sang.
- kann nicht Ac-hydroc., Con., Phyt.
- Rauheit mit im Hals Clem.
- Stiche mit im Hals Clem., Sulf., Thuj.

Schluck-Krämpfe Dulc., Ign., Sabad.
- Feuer, beim Anblick von Stram.
- Trinken beim Stram.
- Wasser, beim Anblick von Stram.

S

Schluckmuskel
- Krämpfe des   Cic.
- Lähmung des   Gels.

Schluckschmerzen
Ac-picr., Alum., Ars., Brom., Gels., Merc-sol., Millef., Psor., Sep., Sil., Stict.
- Bissen, jeder bleibt stecken   Abrot.
- Ohren, bis in die ausstrahlende   Phyt., Podo.
- Speisen bei festen   Tub.,

Schluckzwang
Ac-lac., Alum., Cact., Flor., Kali-c., Merc-sol.
- dauernder   Myric.
- Einatmen beim, von kalter Luft   Coff.
- Essen bessert   Beryl
- kaltes Wasser bessert   Beryl.
- warmes Wasser verschlechtert   Beryl.

Schmerzempfindlichkeit
Kalm., Nux-v.
- überaus große   Cham., Plat.
- Verminderung der   Kali-br.

Schmerzen
- aller Art   Phyt.
- allmählich zu- und abnehmende   Plat., Syph.
- Ameisenlaufen mit   Rhod.
- anfallsartige   Ac-ox., Magn-c., Magn-m.
- Anstrengungen nach   Arn., Phos.
- Arm, gegen den linken schießende   Kalm.
- Armen in den   s. Armschmerzen
- Atemnot mit   Dirc.
- Augäpfeln in den   s. Augäpfel
- Auge über dem linken   Senec., Spig.
- Auge, von einem zum anderen ziehende   Cinnb.
- Augen in den   s. Augenschmerzen
- Augen über den   Glon., Lith., Naja.
- Bauch im   s. Bauchschmerzen
- Becken im   s. Beckenschmerzen
- Beinen in den   s. Beinschmerzen
- Beinen von den, bis zu den Zehen   Rhod.
- berstende   Beryl., Ipec.
- Blase in der   s. Blasenschmerzen
- blitzartige   Alum., Arg-nitr., Bell., Carb-s., Magn-c., Plb.
- bohrende   Aran-d., Mang., Mez., Thal.

- brennende	Abrot., Ac-carb., Ac-ox., Acon., Ars., Calend., Canth., Caps., Lith., Mang., Thal., Thuj.
- Brust in der linken, mit Ausstrahlung zum Rücken	Croton.
- Brust von der linken, auf der Innenseite des Armes bis in die Finger ziehende	Aster.
- Brustbein unter dem, bis zur Wirbelsäule ausstrahlende	Stict.
- Brustwirbelsäule an der	Arg.
- Darandenken bessert	Camph.
- Daumenballen vom, bis in die Fingerspitzen	Lith.
- Depressionen bei	Dirc.
- diffuse	Amm-m.
- Druck bessert	Diosc.
- drückende	Cinnb., Helleb., Verb.
- dumpfe	Apoc., Eupat-perf.
- durchschießende	Magn-c., Rhod.
- einschießende	Acon., Alum., Arg-nitr., Coloc., Spig.
- Fahren beim	Abrot.
- Fingerspitzen bis in die schießende	Amm-m.
- fliegende	Cauloph.
- flüchtige	Puls.
- Gebärmuttergegend in der	Cepa.
- gekreuzte: rechte Schulter und linker Eierstock und umgekehrt	Murx.
- geprügelt wie	Arn., Phyt.
- gequetscht wie	Arn.
- Gürtelgefühl mit	Alum.
- Harndrang mit ständigem	Equis.
- Harnabgang bessert	Lith.
- Harnleiter längs des ausstrahlende	Berb.
- hartnäckige	Psor.
- heftigste	Ac-ox., Coloc., Hyper., Latrod., Lith., Magn-c., Mez.
- herabdrängende	Abrot.
- Herz über dem	Zinc.
- Herzklopfen mit	Dirc.
- Hinten (Rücken) von nach vorne ziehende	Ol-an.
- Hinsetzen beim	Ipec.
- Hitze mit	Ac-sal., Thal.
- Ileum von Ileum schießende	Lil.

S

- juckende   Lith.
- Kälte bei der geringsten   Phos.
- Kältegefühl mit, auf der Haut   Kalm.
- Klammgefühl mit   Alum.
- klopfende   Lith.
- kolikartige   Magn-c.
- kommem und gehen schnell   Ac-nitr.
- Kopf vom bis Fuß   Helod.
- Kopf vom, zur Nase hin   Guaj.
- Kopfnerv am   Coloc.
- Körperteilen an verschiedenen   Calad.
- Körperteile, in die entferntesten
  schießende   Kali-bi.
- krampfartige   Acon., Cact., Cad., Diosc., Gels., Plat.,
                                                    Thuj.
- Krämpfen mit   Carb-s.
- kreuzweise auftretende: rechter Arm -
  linkes Bein   Agar.
- Krümmen zum   Cimic.
- kurzandauernde   Mang.
- lähmende   Arg-nitr.
- Lähmigkeitsgefühl mit   Plat.
- Lähmung mit aufsteigender   Led.
- lanzierende   Plb.
- Lendenwirbel am letzten und am
  1. Brustwirbel   Zinc.
- links von, nach rechts ziehende   Beryl., Lac-c.
- Linkslage in   Magn-c.
- linksseitige   Cean., Spig.
- Lumbosakralgegend in der   Colch., Tub.
- Mac-Burney-Punkt am   Zing.
- Mädchen bei jungen   Abs.
- Nabel um den herum   Cin.
- Nabel und Schwertfortsatz zwischen   Quas.
- Nachmittags von 16 - 20 Uhr   Lyc.
- nachts   Cauloph., Magn-ph., Mang.
- nagende   Mang.
- Nasenrücken am   Agn.
- Nasenwurzel über der   Cinnb.
- Nerven längs der aufwärts ziehende   Hyper.
- nervöse   Diosc.
- neuralgische   Ac-ox., Amm-m., Aran-d., Cauloph.
- Niere von der rechten nach unten
  ziehende   Cedr., Cham., Coloc., Gels., Magn-c.,
                                                    Sars.

- Niere von der rechten zur Hüfte
  ziehende   Tereb.
- oben von nach unten ziehende   Ac-benz., Lyc.
- Ohr von einem, durch den Kopf zum
  anderem hindurchziehende   Plant.
- Ohren bis in die ausstrahlende   Mang.
- Parästhesien mit   Aran-d.
- Pelzigkeitsgefühl mit   Kalm.
- periodische   Bell., Cedr., Coloc., Spig., Urt.
- plötzlich kommen- und gehende   Bell.
- prickelnde   Ac-carb., Helleb.
- prickelnde bei Kälte   Colch.
- pulsierende   Ac-sal., Beryl.
- rechts von nach links ziehende   Ac-benz., Lyc.
- rechtsseitige   Sang.
- Regeleintritt bei, verstärken sich die   Tub.
- reißende   Cham., Helleb., Kalm., Mang., Mez.,
  Phos., Rhod., Thal.
- rheumatische   Amm-m., Arg., Chelid., Diosc., Psor.,
  Urt.
- Richtungen nach allen ausstrahlende   Diosc.
- Rippen der unteren, rechtsseitig   Wye.
- Rippen unter den, linksseitig   Nat-s.
- Rippenbogen und Hüftbein zwischen   Lith.
- Rücken in den ausstrahlende   Croton.
- Rücken vom, bis ins Herz
  durchschießende   Rhod.
- Rückwärtsbeugen bessert   Diosc.
- ruckweise auftretende   Zinc.
- schabende   Ac-ph.
- Schambein vom, zum Kreuz
  ausstrahlende   Sabin.
- scharfe   Bry., Cimic., Lil., Senec., Urt.
- schießende   Gels., Hyper., Lil., Prun.
- Schulter und Kreuz zwischen   Thuj.
- Schulter bis in die rechte ausstrahlende   Magn-c.
- Schulter unter der rechten   Podo.
- Schulterblatt, zwischen dem inneren
  rechten und der Wirbelsäule   Ran-b.
- Schütteln mit, in Händen und Beinen   Helod.
- Schwäche mit   Cocc., Rhod.
- Schweißausbrüchen mit   Ac-sal.
- schwere   Cact.
- Schwere mit   Rhod.

S

- Sonne, mit der steigende und fallende	Sang.
- spannende	Glon., Mang., Phos.
- springende	Cauloph.
- starke	Helleb., Naja.
- stechende	Abrot., Acon., Apis., Bry., Calad., Equis., Gels., Kali-c., Kalm., Lith., Mang., Mez., Prun., Psor., Spig., Verb.
- Stelle oft die wechselnde	Diosc., Magn-ph., Mang.
- Stellen an kleinen auftretende	Ac-ox., Kali-bi.
- Stellen von kleinen ausgehende	Ign., Lith.
- stichartige	Ac-lac.
- Stillenden bei	Abs.
- Stirnbein vom rechten zum Hinterkopf ausstrahlende	Prun.
- stoßweise auftretende	Zinc.
- Stunde immer zur gleichen auftretende	Cedr., Verb.
- Taubheitsgefühl mit	Acon., Aran-d., Cham., Kalm., Plat.
- Traumen nach	Hyper.
- Trigeminusbereich im ganzen	Verb.
- überall	Bapt., Dirc., Phyt., Ran-b.
- unerträgliche	Helod.
- ungeheure	Eupat-perf.
- Unruhe mit großer	Prun.
- unten von nach oben ziehende	Led., Ol-an., Sep.
- Unterarm vom, bis in die Finger	Rhod.
- Verbandwechsel bei	Abrot.
- verrenkt wie	Arn.
- vorne von, nach hinten ziehende	Phyt.
- wandernde	Ac-sal., Cauloph., Chelid., Kalm., Prun., Psor., Puls., Rhod., Thuj.
- wechselhafte	Puls.
- wehenartige	Abrot.
- Wehtun, unsägliches überall	Bry.
- wellenförmige	Magn-ph.
- zerschlagen wie	Bapt.
- ziehende	Acon., Bry., Cham., Colch., Croton., Mang., Phos., Rhod., Tereb., Thal.
- Zittern mit	Helod.
- Zucken mit	Helod.
- zuckende	Plat., Spig.
- zusammenschnürende	Plat.

Schmerzmittel Cact., Magn-ph.
- tiefgreifendes Mang.

Schmerzunempfindlichkeit	Ac-hydroc., Olnd., Op.
- Körper am ganzen	Mandr e rad.
Schleudert	
- Arme und Beine von sich	Cin.
Schnarchen	Bari-c., Dulc., Led., Naja., Olnd., Op., Stram.
Schnell- und Vielesser	
- Magenbeschwerden der	Ant-c.
Schnittverletzungen	Led., Staph.
- ad externum bei	Trill.
Schnupfen	Ac-benz., Ac-form., Ac-picr., Acon., Aesc., All-s., Apis., Bell., Bellis., Berb., Bry., Cad., Calc-c., Camph., Card., Cepa., Cocc., Colch., Corall., Croton., Dig., Eucal., Helleb. Phyt., Sin-n., Spong., Stram., Tell., Ther.
- absteigender	Stict.
- akuter	Jod., Kali-j., Nux-v., Puls., Rauw., Samb., Sang., Teucr-mar.
- allergischer	Ac-succ., Ac-sulf., Luff.
- Anfangsmittel	Cham.
- atrophikans	Thuj.
- Bindehautkatarrh mit	Erig.
- blutiger	Bor., Rauw.
- blutstreifiger	Clem.
- Borkenbildung mit	Bor., Psor.
- brennender	Lues., Sulf.
- chronischer	Alum., Amm-c., Carc., Cinnb., Euphr., Graph., Jod., Kali-bi., Kali-c., Kali-j., Magn-c., Marum., Merc-sol., Nat-m., Phos., Pich., Puls., Samb., Sang., Sulf., Tarant. Teucr-mar., Teucr-sc., Tub.
- dick-schleimiger	Sel.
- einseitiger	Stann.
- eitriger	Arg-nitr., Bor., Hep. Hydrast., Luff., Magn-m., Vacc., Visc.
- endet mit Bronchitis	Stict.
- feuchter	Luff.
- Fließschnupfen	s. dort
- fließt im Freien und hört im Hause auf	Kali-nitr.
- gelblicher	Lues., Tarant.
- Geruchsmangel mit	Nat-m.

- Geschmacksmangel mit — Nat-m.
- grünlicher — Cimic., Lues.
- heftiger — Clem., Staph.
- Herbst im — Dulc.
- Husten mit — Euphr.
- hypertrophikans — Thuj.
- Jucken mit — Ac-m., Lues., Sel.
- Kälteempfindlichkeit mit — Cimic.
- Kiefernhöhlenschmerzen mit — Kali-j.
- Kopfschmerzen mit — Cimic., Lach., Nat-ars.
- Kratzen mit, im Hals — Aran-d.
- Menschen bei korpulenten — Sang.
- morgens — Stann.
- morgens mit Niesanfällen — Mandr.
- Mundwinkelrhagaden mit — Gnaph.
- nachts verstopft, fließt am Tage — Nux-v.
- Nase mit wunder — Kali-nitr.
- Nasenbluten mit heftigem — Arn., Carc., Caust., Chin., Lach., Nat-m.
- Nasenbohren bei — Sel.
- Nasenbrennen mit — Sang.
- Nasenkitzel mit — Brom.
- Nasenlöchern mit wunden — Merc-sol.
- Nasenmuschelschwellung mit — Marum.
- Nasenrhagaden mit — Gnaph.
- Nasenschmerzen mit — Dulc.
- Nasenschwellung mit — Bari-c.
- Nasentrockenheit mit — Sang.
- Nasenverstopfung mit — Brom., Caust., Cham., Gnaph., Lac-c., Magn-m., Sang.

- Nasenverstopfung, rechts und links wechselnde — Agar., Stann.
- Nasenwurzel, mit Druck über der — Bapt.
- nervöser — Sel.
- Niesen mit häufigem — Ac-m., Carc., Caust., Chin., Clem., Erig., Euph., Ipec., Marum., Merc-sol., Rumx., Staph.

- Oberlippenschwellung mit — Bari-c.
- profuser — Kali-j., Sang.
- rahmiger — Cycl.
- Reden beim, im warmen Zimmer — Heder.
- reifer — Hep., Puls.
- rezidivierender — Teucr-mar.
- rezidivierender, bei Kindern — Samb.
- Schleimabgang mit zähem, weißem — Olnd.

- Schleimangang mit, aus dem hinteren Nasenrachenraum	Spig.
- Schleimabsonderungen mit starken	Senec.
- schleimiger	Ac-m., Arg-nitr., Cimic., Croc., Magn-m., Mez., Sep.
- Schneuzen mit ständigem, ohne daß Sekret kommt	Stict.
- Sekret fließt nach hinten, in den hinteren Nasenrachenraum	Spig.
- Sekret mit reichlichem	Euphr.
- Sekret mit reizendem	Kal-j., Sang.
- Sekret mit scharfem	Merc-sol.
- Sekret mit schleimig-eitrigem	Arg-nitr.
- Skret mit übelriechendem	Alum., Hep., Tarant.
- Sekrte mit zähem	Alum.
- skrofulöser	Jod.
- Stirnhöhlenschmerzen mit	Kali-j.
- Stockschnupfen	s. dort.
- subakuter	Cinnb.
- Taubheit mit, in der Nase	Dulc.
- Tränen mit viel	Chin., Staph.
- trockener	Bari-c., Caust., Graph., Kreos., Psor., Sep., Stann., Stict.
- trockener vorn	Spig.
- vasomotorischer	Ac-sal., Cycl., Luff., Sabad.
- wäßriger	Agar., Aran-d., Aran-ix., Chin., Cimic., Cycl., Ipec., Lac-c., Mez., Rumx., Sang., Sel., Sep., Stict., Verat., Visc, Zinc.
- wundmachender	Ac-m., Arum., Sulf.
- Zahnungen bei	s. Zahnung
Schock	Camph., Tab.
- geistiger	Ac-ph.
Schorfe(n)	Podo.
- Bildung von	Kres.
- Kreide wie	Calc-c.
- unheilsame, am Handrücken	Ac-m.
Schrammen	
- entzündete	Lac-c.
Schreck	Acon., Verat.
- Durchfälle nach	Coloc.
- Folgen nach, langandauernde	Petr.
- Heißhunger nach	Coloc.

S

- Krämpfe bei	Agar., Cin., Lyc., Op., Sil.
- krank macht	Ign.
- Zittern nach	Zinc.

Schreckhafte Menschen Calend., Cin., Kali-c., Kali-nitr., Mosch., Phos., Sabad., Sil., Stram., Ther.

Schreiben

- Augenschmerzen beim	Med.
- Fehler macht beim	Lyc., Samb.
- kann nicht	Ant-c., Clem.
- Kopfschmerzen beim	Clem., Med., Stann.
- Knochenschmerzen beim	Clem.
- Krämpfe beim	Ac-picr., Ac-sulf., Arn., Carb-v., Caust., Cimic., Cupr., Gels., Hyper., Magn-ph., Mandr., Ran-b.
- Muskelzucken beim	Ac-lac.
- Schriftstörungen beim	Merc-sol.
- Schwäche beim	Stann.
- Schwächekopfschmerz beim	Ac-ph.
- Schwindel beim	Med., Stann.

Schritte hört im Gang Nat-ph.

Schrumpfniere Ac-form., Glon., Kali-nitr., Kali-ph., Merc-sol., Pich., Plb.

Schrunden Aran-d., Bari-c., Graph., Lyc. Psor., Rhs-t.

- Armbeugen in den	Kali-ars.
- Fingern an den	Ant-c., Sars.
- Kniebeugen in den	Kali-ars.
- Körperöffnungen an den	Ac-nitr.
- Lippen an den	Ant-c.
- Nase an der	Ant-c.
- tiefe	Sars.
- Zehen an den	Sars.

Schüchternheit Ac-succ., Bari-c., Puls., Sabad.

Schuldgefühle Ac-ph.

Schule

- Kinder sind in der nervös, gereizt, neuropathisch	Magn-ph.
- Kopfschmerzen in der	Ac-ph., Calc-ph., Magn-ph., Phos., Tub.
- Kopfschmerzen um 10 Uhr in der	Nat-m.
- Langsamkeit in der	Phos.

- nach der, Kinder kommen müde nach
  Hause   Crat.
- Schwierigkeiten in der   Carc., Helleb., Lues.
- Schwindel in der   Ac-ph.
- Sport nach dem, Kinder kommen müde
  nach Hause   Crat.
- Störungen in der, nervöse   Kali-br.
- Versagen in der   Lues.

Schulter(n)
- Brennen zwischen den   Glon.
- Flecke rote, an der rechten   Tab.
- Gicht in den   Led.
- Kälte in den   Hep.
- Kribbeln in den, nach langem Sitzen
  oder Stehen   Cepa.
- Prickeln in den   Hep.
- Reißen in den   Led.
- Rheuma in den   s. Rheumatismus
- Schmerzen zwischen den   Eupat-perf., Ther.
- Steifigkeit in den   Ac-ox., Rad.
- Stiche in den   Ac-ox., Phos.
- Taubheit in den   Hep.
- verrenkt wie   Ign.
- verrenkt wie, in der rechten   Magn-c.
- Verspannung in den   Rhus-t.
- verstaucht wie   Ign.
- Ziehen in den   Led.
- Zucken in den   Spong.

Schulter-Arm-Schmerzen   Cact., Lil.
- nachts   Sang.
- neuralgische   Ac-ph.
- rechtsseitge   Sang.

Schulter-Arm-Syndrom   Aran-d., Kalm., Visc.
- rechtsseitiges   Flor.

Schulter-Ellenbogen- Schmerzen   Ther.

Schulterblatt
- Schmerzen am rechten   Card.
- Stechen am Innenrand des rechten   Ran-b.
- Zuckungen unter dem rechten   Card.

Schulterblätter
- Brennen zwischen den   Glon., Lachn., Lyc., Phos.

S

- Druck zwischen den   Naja.
- Eiseskälte zwischen den   Amm-m., Bolet.
- Hitze zwischen den   Glon.
- Kältegefühl zwischen den   Lachn., Petr., Sep.
- Kolikschmerzen zwischen den   Amm-c.
- Müdigkeit zwischen den   Hep.
- Reißen in den   Nicc.
- Reißen über den   Berb.
- Reißen zwischen den   Anac., Berb., Chin., Nux-v., Psor.
- Schmerzen in den, rheumatisch-neuralgische   Kalm.
- Schmerzen zwischen den   Chin., Dros., Naja., Podo., Tell., Ther.
- Schmerzen zwischen den, durchschießende von der rechten Niere bis in den Oberschenkel   Ipec.
- Schneiden zwischen den   Glon.
- Stechen zwischen den   Hep., Petr., Psor., Teucr-sc.
- Steifigkeit zwischen den   Led., Nux-v.
- Verspannung zwischen den   Nux-v.
- Zerschlagenheit zwischen den   Hep.
- Ziehen zwischen den   Hep.

Schulterblattwinkel
- Schmerzen am linken, in den linken Arm ausstrahlende   Cimic.
- Schmerzen am unteren rechten   Chelid.
- Schmerzen unter dem rechten   Jugl-cin.

Schultergelenke(en)   . Kreos., Mez.
- Quetschungsschmerz im   Amm-c.
- Reißen im linken   Ambr.
- Schmerzen im linken   Ferr-ph.
- Schmerzen in den   Berb., Cad., Urt.
- Stechen im linken   Ambr.
- Steifigkeit in den   Abs.
- Ziehen im linken   Ambr.
- Zucken im linken   Ambr.

Schultermuskeln
- Schmerzen in den   Mez.
- Steifheit der   Mez.
- Verkrampfung der   Podo.
- Versteifung der, krampfhafte   Ant-c.

Schulterschmerzen   Cad., Calad., Canth., Caps., Hyper., Mandr., Med., Rhs-t.

- Berührung bei	Bor.
- Bewegung bei	Ran-b.
- Druck bei	Bor.
- Erkältung von	Valer.
- nachts	Lues.
- reißende	Acon., Bor., Lyc., Magn-m., Stann.
- rheumatische	Ol-an., Visc.
- rheumatisch-gichtische	Graph., Guaj.
- rheumatische, rechtsseitig	Sang.
- Rücken, wenn er mit dem zum Fenster sitzt	Aran-d.
- spondylogene	Kalm.
- Verheben durch	Valer.
- ziehende	Acon., Bor., Stann.

Schuppen Ac-benz., Alum., Magn-m. Staph.
- seborrhoische Ac-ph.

Schuppenflechte s. Psoriasis

Schüttelfrost Ac-sal., Agar., Cob., Croc., Echin., Pyrog., Stram., Tereb.

- Elendigkeit mit großer Ther.
- Fieber mit trockenem Acon.
- Kopf mit heißem und kalten Händen Rhs-t.
- Krampfanfällen mit Ther.
- Schaum vor dem Mund bei Ther.
- Schweißen mit, ohne Erleichterung Bell.

Schüttelkrampf s. Konvulsionen

Schüttellähmung Helod., Merc-sol.

S

Schwäche Ac-benz., Ac-form., Ac-succ., Ac-sulf., Agar., Alum., Apoc., Aran-d., Ars-j., Berb., Beryl., Bor., Bry., Bufo., Cad., Calc-c., Calc-fl., Calc-ph., Cann-ind., Caps., Carc., Cauloph., Cham., Cimic., Cob., Croc., Dulc., Eucal., Ferr-ph., Jab., Jod., Kali-br., Kali-c., Kali-ph., Kreos., Magn-c., Mang., Merc-sol., Mez., Naja., Phyt., Plb., Podo., Ran-b., Sil., Solid., Spong., Stront., Syz., Tab., Thal., Thea., Ther., Tub., Uran., Vacc., Valer., Vip., Visc.

- Abendessen nach dem Magn-m.

- allgemeine	Ars., Bari-c., Chin., Cycl., Gels., Kali-m., Lyc., Onos., Sulf., Zinc.
- aller Art	Gins.
- anfallsartige	Amm-c., Dig., Sec., Verat.
- Anstrengung, bei geringster geistiger und körperlicher	Cad., Stann.
- Aussehen bei blühendem	Ferr.
- äußerste	Ac-hydroc.
- Blutandrang mit, zum Kopf und Nacken	Tell.
- Blutverlusten nach	Arn.
- Geburten nach	Helon.
- geistige	Ac-ph., Agn., Gins., Tarax.,
- große	Ac-ph., Chin., Colch., Croton., Diosc., Ferr., Nat-m.
- Herzkollaps mit	Verat.
- Hitzewallungen mit, im Gesicht	Hydrast.
- hochgradige	Ac-picr., Ail., Naja.
- hysterische	Arum.
- Infekt nach grippalem	Cad.
- Kollaps mit drohendem	Ant-ars.
- Kopf kann den nicht hochhalten vor	Abrot.
- Krankheiten nach akuten	Psor.
- Krankheiten nach schweren	Arn.
- Kreislaufkollaps mit	Helod.
- lähmungsartige	Lach., Stann.
- Magen vom ausgehende	Tell.
- Meer am	Magn-m.
- Nachtschweiße durch	Med.
- Nervenkollaps mit	Verat.
- nervöse	Ac-m., Helon.
- Ohnmacht bis zur	Lob.
- Oxidation mit mangelnder	Carb-v.
- rasch zunehmende	Ant-ars.
- reizbare	Ambr., Ars., Helon., Plat., Sel., Staph.
- schleichende	Ac-nitr.
- Schweißen mit	Chin.
- Schwindel mit	Con.
- Sitzen im	Beryl.
- Sommerhitze bei, allgemeine	Nat-c.
- Venosität mit	Carb-v.
- zittrige	Ant-c., Bor., Cocc., Con., Crot., Hep., Lach., Phos.,
- zunehmende	Bapt., Hydrast., Rhs-t.
- Zunge mit trockener	Rhs-t.

Schwächekopfschmerz
- Blutandrang mit   Ac-ph.
- Anstrengung bei   Ac-ph.
- Geräuschen bei   Ac-ph.
- Haarausfall bei   Ac-ph.
- Lesen beim   Ac-ph.
- Schreiben beim   Ac-ph.
- Schwindel mit   Ac-ph.
- Streit bei   Ac-ph.

Schwächlich
- Kindesalter im   Sil.
- morgens beim Erwachen   Dulc.

Schwache Menschen   Alum., Ambr., Carb-an., Gins., Heder., Hyper.

Schwachsichtigkeit   Cimic., Cin., Cob., Con., Lil., Phos., Ruta., Sabad., Seneg.
- Blutfülle von   Glon.
- Geschlechtsverkehr nach dem   Kali-c.
- Trinkern bei   Chin.

Schwachsinnigkeit   Bufo.

Schwangerschaft
- Abort habitueller, mit Tendenz zu im 3. Monat   Sabin.
- Bauchdeckenkrämpfe in der   Bellis.
- Bauchdeckenschmerzen in der   Bellis.
- Blasenentzündung in der   Arist.
- Blutandrang in der   Bellis.
- Brustschwellung in der   Millef.
- Depressionen in der   Coff.
- Durchfälle während der   Caps., Rheum.
- fieberhafte Zustände in der, während der letzten Monate   Colch.
- Füße steif in der, können nicht geschlossen werden   Cauloph.
- Geburtserleichterung zur   Cimic.
- Hämorrhoiden in der   Podo.
- Hände steif in der, können nicht geschlossen werden   Cauloph.
- Harnlassen in der, häufiges nachts   Podo.
- Heiserkeit in der, reflektorische   Cauloph.
- Hirnhautreizung in der   Rheum.
- Hitze in der   Bellis.

S

- Jucken überall in der	Dol.
- Kurzatmigkeit in der	Viol-o.
- Melancholie in der	Arist.
- Nasenbluten in der	Cauloph.
- Nierenentzündung in der	Helon.
- Obstipation in der	Collins., Podo., Sabin.
- Psychosen in der	Cimic.
- Rheuma während der, in den kleinen Gelenken	Cauloph.
- Schwitzen in der	Bellis.
- Sodbrennen in der	Caps., Sabin.
- Venenentzündung in der, mit Krampfaderschmerzen	Millef.
- Wallungen in der	Bellis.

Schwangerschaftserbrechen — Cocc., Cupr., Glon., Jab., Jod. Lac-c., Lob., Nat-m., Nux-m., Psor., Sep., Tab.

- Ohnmachtsanfällen mit	Ac-acet.
- Säurebeschwerden mit	Iris.
- Schweißausbrüchen mit	Ac-acet.
- Speichelfluß mit	Kreos.
- Übelkeit mit, vor und nach dem Essen	Anac.

Schwanken — Acon., Caps., Nux-v., Stram.
- betrunken wie — Ac-fl.
- Dunkeln im — Arg-nitr.
- Gehen beim, im Freien — Canth.

Schwarzsehen — Caps., Kalm.

Schwatzhaftigkeit — Stram., Verat.

Schwarzwerden vor den Augen — Cin., Glon., Phos., Puls.
- Ärger bei — Cham.
- Aufrichten beim — Anac., Cham., Cin.
- Aufstehen beim — Cham.
- Blutandrang bei — Thea.
- Bücken beim — Anac.
- Denken beim — Cham.
- Essen nach dem — Cham.
- Hungern beim — Arist.
- morgens beim Erwachen — Dulc.
- Schwäche bei — Thea.
- Schwindel bei — Lil., Thea.

Schweiß(e)   Ac-ox., Arn., Bellis., Card., Chin., Echin.,
                                              Jod., Lach., Lycop., Podo., Samb., Sep.,
                                              Spong., Stram., Stront., Sulf., Thea.
- anhaltende   Aur., Merc-sol.
- Ausbleiben der   Nux-m.
- bessern alle Symptome   Camph.
- Bettwärme in der   Sulf.
- Bewegung bei   Bell., Psor.
- Blutandrang mit   Aur., Canth.
- Blutdrucksteigerung mit   Aur.
- blutige   Crot.
- brennende   Acon., Canth., Sang.
- Durst mit   Ant-c.
- Durst ohne   Ac-m.
- eiskalte   Ars., Cupr.
- erleichtern nicht   Acon., Bell., Hep., Merc-sol., Stram.
- erschöpfende   Ac-acet., Agar., Amm-c., Tab.
- Erschütterung bei jeder   Bell.
- Fischgeruch mit   Ol-an.
- Frieren mit   Agn., Amm-c., Anac., Heder.
- Frostigkeit mit   Agn., Amm-c., Anac.
- Füßen an den   s. Fußschweiß
- Händen mit eiskalten   Croc.
- Hautfalten in den   Graph.
- Hauttrockenheit wechselt mit   Nat-c.
- heftige   Dulc., Sep.
- heiße   Acon., Aur., Bell., Cham., Stram., Verat.
- Herzschmerzen mit   Aur.
- Hitze mit   Ac-sulf., Ant-c., Canth., Coff., Sulf.,
                                              Valer.
- kalte   Ac-acet., Ac-benz., Ac-lac., Ac-nitr.,
                                              Ac-picr., Agar., Agn., Amm-c., Anac.,
                                              Camph., Carb-v., Colch., Crot., Elaps.,
                                              Latrod., Lob., Mandr e rad., Mez., Phyt.,
                                              Sil., Tab., Tarant., Tart-emet., Ther.,
                                              Verat., Vip.
- klebrige   Ac-picr., Agar., Agn., Anac., Ant-t.,
                                              Cann-ind., Colch., Lach., Mosch., Rauw.,
                                              Tab.
- Knoblauchgeruch mit   Art-v.
- Kollapszuständen mit   Mandr e rad.
- Kopf am   s. Kopfschweiß
- leicht auftretende   Merc-sol.
- libidinöse   Croc.

S

- mangelnde	Alum., Carc.
- morgens	Ant-c., Bry., Magn-c., Rhs-t., Thuj.
- nachts	Ac-m., Agn., Ant-c., Bry., Cham., Hep., Merc-sol.
- nervöse	Ac-picr.
- partielle	Calc-c.
- profuse	Art-v., Aur., Cann-ind., Chin., Hep.
- reichliche	Ac-lac., Urt.
- Röte mit	Ac-sulf., Bell., Coff., Crot., Sang., Sulf., Valer.
- saure	Ac-lac., Bry., Colch., Lyc., Magn-c., Rhs-t., Sil.
- Schauern mit	Helleb.
- Schwäche aus	Ac-sulf., Nat-m., Vip.
- schwächende	Ac-m., Ac-picr., Cast., Samb., Stann.
- starke	Ac-acet., Ac-sulf., Guaj., Hydroc., Nat-c., Sep., Thuj.
- Todesangst mit	Ars.
- Trockenheit wechselt mit	Ign.
- übelriechende	Ac-hydrof., Ac-nitr., Diosc., Graph., Guaj., Lyc., Petr., Samb., Sep., Sil., Sulf., Tell.
- unaufhörliche	Amm-c.
- Unruhe mit	Ars.
- Wallungen mit	Ac-sulf., Acon., Aur., Canth.
- warme	Carb-v., Coff., Urt.
- Zornausbrüchen mit	Canth.
- Zwiebelgeruch mit	Lyc.
Schweißausbrüche	Abrot., Abs., Ac-hydroc., Ac-sulf., Apis., Apom., Aran-ix., Ars., Cob., Jab., Lauroc., Lycop., Phyt., Sang., Stram.
- anfallsartige	Ipec.
- Anlass beim geringsten	Agar.
- Anstrengung bei	Arg-nitr., Con.
- Aufregung bei	Arg-nitr.
- Augenschließen beim	Con.
- Brennen mit	Ac-benz.
- Durst mit	Ac-benz.
- Erbrechen mit	Ipec.
- Essen beim	Con.
- fettige	Merc-sol.
- Fieber mit	Ac-benz.
- Frost mit	Ac-acet., Ign.
- Füßen mit kalten	Anhal., Eupat-perf.

- Gähnen mit	Thea.
- gelb färbende	Merc-sol.
- Gesichtsröte mit	Ipec.
- Gesichtsschmerzen bei	Ac-lac.
- Händen mit kalten	Anhal.
- heftige	Phos.
- heiße	Ipec.
- heiße und kalte abwechselnd	Cimic.
- Hitze mit	Ac-acet., Ac-benz., Ac-sal., Ign., Phos.
- kalte	Anhal., Helleb., Naja., Sec., Tab., Thea., Vip.
- klebrige	Coloc., Naja., Tab.
- Kollaps mit	Naja.
- nachts	Alum., Card., Merc-sol., Phos.
- nervöse	Arg-nitr., Ign.
- reichliche	Ac-benz.
- saure	Coloc.
- Schlaf im	Con., Dulc.
- Schüttelfrost mit	Ac-sal.
- Schwäche mit	Thea.
- schwächende	Merc-sol., Sec.
- ständige	Con., Psor.
- starke	Spir-ulm.
- Totenblässe mit	Tab.
- Totenelendigkeit mit	Naja.
- Übelkeit mit	Ipec.
- übelriechende	Cimic., Merc-sol., Pyrog.
- Uringeruch mit	Coloc.
- warme	Card.
- Weingenuß nach	Glon.

Schweißdrüsen — Jab., Samb., Spir-ulm.
- abszess — Calend.

Schweißtreibende Mittel — Samb., Spir-ulm.

Schwellung — Canth.
- Augen unter den — Apis.
- dunkelrote — Samb.
- Konsistenz mit teigiger — Clac-fl.
- Nase von der ausgehende — Ac-ox.
- Regeleintritt bessert die — Arist.
- rot wechselt mit blaß — Colch.
- Verfärbung mit bläulicher bis
  purpurroter um die Bißstelle — Naja.

S

Schweratmigkeit   Helleb.

Schwere(gefühl)   Aloe., Ars., Clem., Cob., Magn-m., Puls.,
                                              Ran-b., Sec., Tarant.
- abends   Lith.
- Augen über den   Lith.
- betäubt wie   Plb.
- Extremitäten, in den befallenen   Marum.
- Herzklopfen mit heftigem   Stann.
- Herzspitzenschmerz mit   Stann.
- Kopfschmerzen bei   Plb.
- Kopfschmerzen nach anhaltenden   Agn.
- Leib im   Aloe.
- morgens   Stront.
- Nachtwachen nach   Chin.
- Regeleintritt bessert   Cycl.
- Sonne, mit der steigend und fallend   Stront.
- Vorderkopf im   Lith.

Schwerfälligkeit   Clem.

Schwerhörigkeit   Ac-sal., Agn., Apis., Arn., Ars., Arum.,
                                              Aur., Bari-c., Cact., Calc-c., Calc-ph.,
                                              Carc., Cepa., Cocc., Con., Cupr., Euph.,
                                              Ferr-ph., Hyosc., Ign., Jod., Kreos., Lues.,
                                              Magn-c., Magn-m., Merc-sol., Mez.,
                                              Nat-m., Petr., Phos., Psor., Sabad., Sec.,
                                              Sil., Spong., Stram., Sulf., Teucr-mar.,
                                              Vario., Viol-o.
- besser bei Geräuschen   Graph.
- besser im fahrenden Wagen   Graph.
- Mandelentzündung bei   Staph.
- Nebengeräuschen bei lauten   Amm-c.
- plötzlich einsetzende   Plb.
- Scharlach nach   Hep.
- Schnupfen bei   Staph.
- Stimme gegenüber der menschlichen   Rhs-t.

Schwermütigkeit   Aur.

Schwertfortsatz
- Stechen unter dem, atemversetzendes   Stront.

Schwielen   Sil.
- Hornhautverdickung   Ant-c., Thal.

Schwindel

Ac-acet., Ac-form., Ac-hydroc., Ac-ox., Ac-picr., Ac-succ., Acon., Agar., Ambr., Arn., Bapt., Berb., Beryl., Calc-c., Calc-ph., Caps., Carb-v., Carb-s., Carc., Card., Cauloph., Caust., Cham., Chin-s., Cic., Crat., Crot., Croton., Dig., Eucal., Ferr-ph., Gels., Helleb., Kali-j., Kreos., Led., Lycop., Magn-c., Mang., Nux-v., Olnd., Phos., Phyt., Rauw., Senec., Spart., Stram., Stront., Tarant., Thal., Visc.

- Abwärtssehen beim — Ferr., Puls.
- Alkoholgenuß nach — Agn.
- Alten der — Bari-c., Rhs-t.
- anämischer — Chin.
- anfallsweise — Ign., Led., Oena., Sil., Tab.
- Angst mit — Cact.
- Anstrengung bei — Ac-ph., Aur.
- Aufregung bei — Cocc.
- Aufrichten beim — s. Aufrichten
- Aufsehen beim — Cin., Puls., Rhs-t.
- Aufstehen beim — Cin., Jod., Ruta., Sabad.
- Aufwärtssehen beim — Petr., Plb., Puls., Thuj.
- Augenflimmern mit — Ac-sal.
- Augenschließen beim — Clem., Lach., Ther., Thuj.
- Augenverdrehen mit — Hep.
- Autofahren bessert — Kali-nitr.
- Benommenheit mit — Amm-c., Bellis., Eupat-perf., Hyosc., Kalm.
- berauscht wie — Op.
- Bergsteigen beim — Bor.
- betäubt wie — Kali-nitr.
- betrunken wie — Ac-sulf., Alum., Ant-c., Bapt., Hyosc., Led., Lyc., Meph., Nux-m.
- Bewegung bei — Bell., Cocc., Ferr., Glon., Ther.
- Biergenuß bessert — Thea.
- Blutandrang mit — Cact., Lach., Sil.
- Blutverlust nach — Chin.
- Brechreiz mit — Ac-sulf.
- Bücken beim — Ac-nitr., Alum., Aran-d., Aur., Kali-nitr., Puls., Rhs-t., Sil., Thuj.
- Drehen beim — Con., Puls., Sil.
- Dunkelm im — Arg-nitr.
- Durst mit — Eupat-perf.
- Eingenommenheit mit — Arist., Kali-nitr., Psor.

S

517

- Elendigkeitsgefühl mit	Tab.
- Entwicklungszeit in der	Ac-ph.
- Erbrechen mit	Alet., Cocc., Ther.
- Erkältung bei	Arist.
- Erschöpfung mit	Arist.
- Erschütterung bei	Bell., Glon.
- Erwachen beim	Dulc., Graph.
- Essen nach dem	Grat.
- Exopthalmus mit	Ac-lac.
- Fahren beim	Bor., Cocc., Hep.
- Fixieren beim, eines Gegenstandes	Con.
- Fliegen beim	Bor.
- Fluss, wenn er von einer Brücke in den sieht	Brom.
- Freien im	Cycl., Dros.
- Gefühl von	Chin., Hapl., Phell.
- Gehen beim	Ac-ph., Alum., Colch., Dros., Sep., Zinc.
- Gehirn, als bewege sich das	Ars.
- Gesichtshitze mit	Hydrast.
- Harnflut mit	Ac-sal.
- Harnflut nach	Aran-d.
- häufiger	Thuj.
- Hirnanämie bei	Bari-m., Con.
- Hitze mit	Ac-sal., Hydrast., Kres., Psor.
- Hypotonie bei	Arist.
- Kältegefühl mit	Tab.
- Knien mit Schwäche in den	Coloc.
- Kollaps mit	Arist.
- Kopf mit heißem	Aran-d.
- Kopfbewegen beim	Kali-nitr.
- Kopfdrehen beim	Coloc.
- Kopfheben beim	Cocc.
- Kopfschmerzen mit	Bellis., Croc., Ran-b., Sec.
- Kreis, alles dreht sich im	Bari-c., Con., Cycl.
- Lagewechsel bei	Ac-nitr., Con.
- Licht durch farbiges	Art-v.
- Liegen im	Ran-b.
- Liftfahren beim	Bor.
- links zu fallen, mit Neigung zu	Ac-sal., Dros., Flor.
- morgens	Alum., Dulc., Graph., Psor., Ruta., Sil., Sulf.
- morgens um 3 Uhr	Ther.
- Müdigkeit mit	Cupr.
- Nachtarbeit nach	Agn., Chin.

- Niederlegen beim	Con., Gins., Jod., Sang.
- Niederlegen bessert	Cin.
- Ohnmacht mit	Ac-hydroc., Ac-succ.
- Ohrensausen mit	Ac-sal., Ac-sulf., Cact.
- otogener	Chin.
- Pulsieren mit, am ganzen Körper	Puls.
- Rückenlage bei	Ac-m.
- rückwärts zu fallen, mit Neigung zu	Brom., Bry.
- Säfteverlust nach	Chin.
- Schnellgehen beim	Brom.
- Schrei mit einem, fällt bewußtlos zusammen	Hyosc.
- Schreiben beim	Sep.
- Schule in der	Ac-ph.
- Schwäche mit	Ac-sal., Con., Tab., Thea.
- Schwarzsehen mit	Anac., Cin., Lil., Thea.
- Schweißausbrüchen mit	Ammi., Kres., Petr.
- Schweißen mit kalten	Tab.
- Schwitzen mit	Ac-sal.
- Sehstörungen mit	Puls.
- Seite zur fallen, Gefühl als würde er	Ac-benz.
- Seitenlage bei	Ac-m.
- Seitwärtssehen beim	Thuj.
- Setzen beim	Jod.
- sexualen Ausschweifungen nach	Agn.
- Sitzen beim	Colch., Psor., Puls., Ruta.
- Sonne bei	Glon.
- Sprechen beim	Sil.
- Stehen beim	Ac-ph.
- Stockschnupfen bei	Arist.
- Straße auf der	Ruta.
- Straßen in engen	Arg-nitr.
- Studieren nach	Agn.
- Taumeln mit	Ferr., Hyosc.
- Temperaturwechsel bei	Ran-b.
- Theater im	Cact.
- Träumen, nach erotischen	Agn.
- Treppensteigen beim	Aloe.
- Trübsichtigkeit mit	Phell.
- Übelkeit mit	Ac-sal., Ac-sulf., Cob., Con., Sil., Spong., Tab., Ther.
- Überarbeitung nach	Agn.
- Umdrehen beim	Coloc., Con., Ipec., Kali-c., Rhs-t.
- Umhergehen beim	Sel.

S

- Umsehen beim   Con.
- Verkühlung bei   Arist.
- Völle mit   Psor.
- Vorbeugen beim   Cob., Med.
- vorübergehender   Lach.
- Wachstumszeit in der   Ac-ph.
- Wallungen mit   Ac-sal., Kres., Merc-sol.
- Wanken mit   Coloc.
- Waschungen kalte bessern   Aur.
- Weingenuß nach   Cact., Glon.
- Wutausbrüchen bei   Cact.
- Zimmer, wenn er aus dem geht   Ran-b.

Schwindsucht   Ac-nitr., Bor., Calc-hyp., Carb-an.,
                                                 Carb-v., Con., Dros., Elaps., Guaj., Hep.,
                                                 Phos., Rumx., Ther.

- Anlage zur   Ferr., Hydrast.
- beginnende   Calc-c., Form., Puls.
- Blutungen, mit Neigung zu   Calc-c.
- Blutspucken mit   Chin.
- Fieber mit hektischem   Stann.
- Folgezustände   Kreos.
- galoppierende   Sang.
- husten   Napht.
- Schweißen mit   Jab.

Schwören   Anac.

Seborrhö   Abs., Ac-lac., Aran., Bor., Brom., Bufo.,
                                                 Caps., Graph., Kali-br., Kali-c., Mandr.,
                                                 Med., Nux-v., Plb., Raph., Sel., Thuj.

- Jucken mit, besondern im Bett   Ac-picr.
- Kopfhaut an der   Ust.

Sedativum   Cact.
- zerebrales   Crat.

Seekrankheit   Ammi., Apom., Asar., Beryl., Cer-ox.,
                                                 Cob., Cocc., Ipec., Kreos., Lob., Petr.,
                                                 Tab., Tart-emet.

- Schwindel mit   Ther.

Seelisch
- geht es ihr gut, dann körperlich schlecht
  und umgekehrt   Plat.
- schwach ist   Gins.
- überreizt ist   Plat.

Seelenheil
- verzweifelt an ihrem   Lil., Verat.

Sehen
- gesteigertes   Coff.
- Täuschungen beim   Glon., Hyosc., Lauroc.
- verschwommenes   Chin., Lac-c.
- verwischtes   Thuj.

Sehkraft
- Abnehmen der   Cycl., Lac-c.
- Einschränkung der   Ac-sal., Helleb.
- erhöhte   Coff.
- überaus scharfe   Colch.
- verminderte   Lil., Sang., Staph.
- verminderte durch Gefäßspasmen   Magn-c.

Sehnerv
- atrophie   Lues., Thal.
- degeneration   Phos.
- entzündung   Gels., Napht., Phos.
- lähmung   Con., Tab.
- schädigung   Plb.

Sehschwäche   Ac-ox., Ac-ph., Ac-picr., Ac-succ., Ac-sulf., Alum., Cad., Cann-ind., Carc., Cycl., Dig., Euphr., Kalm., Meph., Mez., Puls., Rad., Stront., Tab.

- Anstrengung nach   Nicc.
- Diphterie nach   Lach.
- Fixieren beim, kleiner Gegenstände   Dros.
- Lesen beim   Phos.
- periodisch wiederkehrende   Cact.
- Raucher der   Nux-v.
- Schulkindern bei   Calc-ph.
- Studierenden bei   Calc-ph.
- Überanstrengung nach   Ruta.

Sehstörungen   Ac-picr., Ac-sal., Ac-sulf., Ambr., Aur., Croc., Euphr., Gels., Grat., Jab., Jod., Mandr., Med., Mez., Nux-v., Par., Petr., Phos., Stram., Tab., Ther., Valer., Verat.

- Blindheit bis zur   Ac-hydroc.
- Blutandrang durch   Lil.
- Gefäßspasmen durch   Magn-c.
- Lesen beim   Stann.
- Netzhautblutungen nach   Both.

S

- Rauchern bei	Cann-ind.
- Schreiben beim	Stann.

Sehnen — Ruta.
- entzündungen — Guaj., Merc-sol.
- gewebe — Calc-fl.
- hüpfen — Bell., Con., Cupr.
- kontrakturen schmerzhafte — Lues.
- kurz, wie zu — Caust., Nat-ph.
- rheumatismus — Bry.
- schmerzen — Helod., Sulf.
- verhärtung — Calc-fl.
- Verkürzungsgefühl der — Guaj.

Sehnenansatzstellen
- Berührungsempfindlichkeit der — Magn-m.
- Knacken an den — Rhs-t.
- Reißen an den — Rhs-t.
- Spannen an den — Rhs-t.
- Stechen an den — Rhs-t.
- Wundheitsgefühl an den — Magn-m.
- Ziehen an den — Rhs-t.

Sehnenscheiden
- entzündung — Ac-benz., Ac-fl., Ac-form., Bry., Colch., Guaj., Heder., Jod., Kali-j., Med., Merc-sol., Phyt., Rhs-t., Thuj.
- Gicht der, mit Deformationen — Ac-acet.
- Rheuma der — Ac-benz.
- Schmerzen der, rheumatische — Jod.
- Schmerzen der, rheumatisch-neuralgische — Merc-sol.
- Schmerzen der, tuberkulöse — Jod.

Seitenstechen — Ac-form., Ac-hydroc., Card., Coloc., Grind., Kali-c., Ran-b., Ruta., Vinc., Zinc.
- Jugendlichen bei — Calc-ph.
- Kleinkindern bei — Calc-ph.
- rheumatisches — Eucal.

Sekrete
- ätzende — Ac-hydrof., Ars., Carb-v., Sil.
- blutige — Abrot., Bry., Carb-v., Croton., Lach.
- brennende — Caps., Sulf.
- Bronchien aus den — Kali-bi., Mandr.
- dicke — Alum., Bapt., Euphr., Hydrast., Merc-sol., Puls.

- dick-eitrige	Hep.
- dünnflüssige	Abrot., Merc-sol., Sil.
- eintrocknende, rasch	Stict.
- eitrige	Euphr., Kali-bi., Med., Merc-sol., Puls.
- entzündliche	Merc-sol., Ran-s.
- fadenziehende	Croton., Kali-br.
- fettige	Mandr.
- gelbe	Hydrast., Puls.
- Geschwüren aus	Kreos.
- glasige	Mandr.
- grünliche	Carb-v., Kali-bi., Thuj.
- kadaverös riechende	Ars.
- Kehlkopf aus dem	Kali-bi., Mandr.
- klare	Kali-bi.
- klebrige	Kali-bi.
- Luftröhre aus der	Kali-bi.
- Lunge aus der	Kali-bi.
- milde	Merc-sol., Puls.
- Mund aus dem	Kali-bi., Ran-b.
- Rachen aus dem	Mandr.
- Regel bei der	Croton.
- reizende	Ran-s.
- scharfe	Ac-m., Ars., Caps., Carb-v., Merc-sol., Sang., Sulf., Thuj.
- Scheide aus der	Mandr.
- Schimmelgeruch mit	Psor.
- Schleimhäute der	Amm-m.
- schleimige	Alum., Bapt., Euphr., Med.
- schleimig-eitrige	Hydrast.
- schmierige	Kali-br.
- schwerlösliche	Bry., Kali-bi., Lach.
- starke	Guaj.
- stinkende	Ac-m., Ac-nitr., Ars., Carb-an., Psor., Sil.
- strähnige	Kali-bi.
- übelriechende	Guaj., Hep., Kreos., Lyc., Med., Nicc., Pyrog.
- wäßrige	Ars., Ran-b.
- weißliche	Kali-bi.
- wundmachende	Ars.
- zähe	Alum., Bry., Carb-v., Euphr., Hydrast., Kali-bi., Kali-br., Lach., Sang., Thuj.
- Zähnen aus den	Nicc.
Selbstbewußte Menschen	Phos.

S

Selbstmord
- belastung   Carc.
- gedanken   Alum., Aur., Merc-sol., Naja.,
- neigung   Aur., Kali-br., Lues., Psor., Thea.

Selbstsüchtige Menschen   Sulf.

Selbstvertrauen
- Mangel an   Anac.

Senium   Aur-j., Bari-c.
- Beschwerden alle, im   Op.
- Personen kalte, frostige mit schlaffem
  Hauttugor und verminderter
  Reaktionslage   Alum.
- vorzeitiges   Bufo.

Senkungsschmerzen
- Frauen bei   Bellis.

Sensibel   Lyc., Phos.
- Eindrücke auf äußere   Hep., Sil.
- fährt leicht auf   Magn-c.
- Leiden auf, von Drittpersonen   Tarant.

Sensibilität
- Ausfall der   Plb.
- defekte   Kali-br.
- fehlende   Caps.
- Störungen der   Ac-acet., Cauloph., Sec., Visc.

Sentimentale Menschen
- Poet, besonders bei Mondschein   Ant-c.

Sepsis   Amm-c., Ars., Bapt., Cad., Chin., Kali-m.,
     Naja., Tarant.
- aller Art   Ars., Elaps., Lach.
- Eiterungsneigung mit   Crot.
- Fieber mit   Ars., Crot., Echin., Pyrog.
- Kälte mit   Ars.
- Neigung zu   Crot., Vip.
- schleichende, mit Kachexie   Nat-m.
- Schüttelfrost mit   Pyrog.
- Schwarz-blau-färbung mit   Tarant-c.

Septumsnekrose   Lues.

Seröse Häute (Serosa)   Ars-j., Bry., Canth.
- Entzündung der   Form., Guaj., Rhs-t.

- Ergüsse an den (Resorptionsmittel)	Jod.
- Exsudate der, fibrinöse	Kali-m.
- Magen-Darm-Kanal des	Asclep.
- Pleura der	Acsclep.
- Stiche an den, scharfe	Kali-c.

Seufzen — Apis., Cycl., Ign., Plat.
- häufiges — Ther.
- Schlaf im — Carb-v.
- tagsüber — Ac-ox., Ac-ph., Brom., Calc-ph.

Seufzeratmung — Bor., Nux-m.

Sexualneurotiker — Anac.
- Angeber — Sulf.
- hypochondrischer — Sel.
- impotenter — Sel.

Sexualneurosen — Bufo.

Sexualorgane — Gins.
- Männliche — Sabal.
- nervöse Übererregbarkeit der, mit starken Krampfbeschwerden — Diosc.
- weibliche — Sabal.

Sexualsphäre — Bufo., Canth., Tarant.

Sexuell(e)
- Ablehnung — Arist., Cauloph., Cham., Lach., Nat-m., Puls.
- anregendes Mittel für alte Männer — Con., Yohim.
- Atonie älterer Leute — Sel.
- Bedürfnis vermindertes — Bell., Jod.
- Bereitschaft erloschene, bei Frauen — Onos.
- Erregung — s. sexuelle Erregung
- Ersatzhandlungen — Anhal.
- Erschöpfung — Abrot., Ac-acet., Ac-benz., Ac-hydroc., Ac-m., Acon., Agar., Arn., Ars., Bapt., Cob., Tab.
- Erwartungsangst — Ambr.
- Exzesse — Ac-picr.
- Funktionsstörungen — Ac-ph., Plat.
- Gedanken — Cann-sat.
- Hemmungslosigkeit — Cann.
- Hypochondrie — Staph.
- Kraftlosigkeit — Acon.
- Lüste — Plat.

S

- Macht ausübend	Aur.
- Mattig-und Müdigkeit	Ac-hydroc., Ac-lac., Ac-m., Cact., Cad., Eupat-perf., Gels., Nicc., Podo.
- Melancholie	Agn.
- Phantastereien	Ign.
- Protzigkeit	Nux-v.
- Reizzustände	Ac-succ., Cic., Kali-br., Gels., Naja., Nux-v., Sep., Stront.
- Schlafstörungen	Staph.
- Schwäche	Ac-acet., Ac-benz., Ac-m., Ac-ox., Ac-ph., Ac-picr., Agar., Agn., Arn., Calc-c., Cob., Cupr., Diosc., Ferr-picr., Gels., Hydrast., Hyper., Kali-ph., Naja., Nux-v., Phos., Sel., Sep., Stront., Tab., Tub.
- Träume	Bor.
- Trieb	s. Geschlechtstrieb
- Triebhaftigkeit	Phos.
- Überempfindlichkeit	Hydroph.
- Übererregbarkeit	Stram., Tarant.
- Überreizung	Phos., Plat.
- unaufgelegt	Ac-lac.
- unerfahren	Abs.
- Verdrießlichkeit	Coloc.
- Verwahrlosung (weibl)	Anhal.
- Vorstellungen, lebhafte	Ant-c., Staph., Thea., Valer.

Sexuelle Erregung

	Agar., Ambr., Coff., Diosc., Lues., Petr., Sep., Stict., Verat.
- Angst mit	Glon., Plat.
- Anlass beim geringsten	Nux-v.
- Ausfluß mit	Cedr.
- außerordentliche	Cann-ind.
- Busenberührung bei	Lac-c.
- Busenschmerzen mit	Lil.
- Busenschwellung mit	Cedr.
- Erschöpfung mit	Hyosc., Sel.
- Frauen bei, mit Kinderabneigung	Raph.
- Gedanken, mit wollüstigen	Valer.
- Gehen beim	Cann-ind.
- geschwächte	Colch.
- gesteigerte	Ferr-ph.
- heftige	Canth., Hyosc.
- Herzklopfen mit	Ac-ph., Glon.
- Hodenschmerzen mit	Tarant., Tub.

- impotent zuerst, später dann   Ac-ox., Brom., Hyosc., Op. Thal.
- Kinder der   Bari-c.
- Kongetionen mit   Glon.
- laszive   Mang.
- leidenschaftliche, die Hand ist dauernd
  am Genital   Stram.
- nachts   Nat-m.
- nervöse   Valer.
- Onanie mit   Croc.
- Priapismus mit   Canth., Tarant.
- Reiten beim   Cann-ind.
- Reizbarkeit mit großer   Lil.
- Ruhe kann nur finden, auf dem Bauch
  liegend   Cin.
- Samenerguß mit   Croc., Lil.
- schwach erst, später dann   Ac-ox., Brom., Tab.
- Schwäche nach   Ac-ph., Sel.
- Sitzen im   Lac-c.
- starke   Bufo., Caust., Dros., Mez., Tub.
- Stillsitzen beim   Cann-ind.
- Verhaltensweise mit obszöner   Tarant.
- Verhaltensweise mit unmanierlicher,
  nymphomaner, aggressiver   Hyosc.
- Verlust der   Med., Merc-sol.
- Vulva, bei Druck auf die   Lac-c.
- wollüstige   Canth., Plat.

Sexuelles Verlangen
- Abneigung wechselt mit   Cimic.
- dauerndes   Onos.
- Enhaltsamkeit nach langer   Apis.
- Erektion ohne   Coff., Tab.
- Erlöschen des, frühzeitiges   Lyc.
- Erregung mit   Tab.
- geringes   Graph.
- Hoden bei kleinem   Aloe.
- krankhaftes   Canth.
- lebhaftes   Alum.
- Lustlosigkeit wechselt mit   Ign.
- müde meist zu, es zu tun   Ac-form., Beryl., Card., Cepa. Kres.
- Neigung ohne besondere zum anderen
  Geschlecht   Arist.
- Penis bei kleinem   Aloe., Crot.
- Phantasien, mit lüsternen   Graph.
- Samenabgang ohne   Coff.

S

- Schwäche mit	Ign., Tab.
- starkes	Ac-form., Beryl., Card., Chin., Ign., Ipec., Kres., Mez.
- überreiztes	Lyc.
- vermehrtes	Aran-d., Ars., Bry., Cepa., Crot., Heder., Lach., Magn-c.
- vermindertes	Aran-d., Bari-c., Bellis.
- Vermögen ohne	Calc-c.

Sex(us)

- alles dreht sich um	Staph.
- bellt beim (weibl)	Hyosc.
- feige zum	Caps.
- gereizt beim	Cimic.
- gestikuliert mit geilem Geschwätz beim	Hyosc.
- Gleichgültigkeit gegenüber dem	Cad.
- lacht beim (weibl)	Hyosc.
- lasziv beim (weibl)	Hyosc.
- lebhaft beim	Agar.
- lustlos beim	Cad.
- Männer, die immer daran denken	Calad.
- müde zu, zum	Caps.
- nervös beim	Cimic.
- nymphomanische Verhaltensweise beim	Hyosc.
- plump beim	Caps.
- Schmerzen beim	Eupat-perf.
- schreit beim (weibl)	Hyosc.
- schwach alles ist zu	Calc-ph.
- übertriebener	Agar., Aur.
- unterdrückter	Berb.
- vermehrter	Acon.

Singende Menschen   Agar., Stram.

Sinne

- Schwäche aller	Anac.
- Schwinden der	Lach.
- Überempfindlichkeit aller	Hydroph., Sang.
- Überreizung der	Valer.

Sinnesempfindungen

- Hyperästhesie aller	Ign.
- verschlimmern alle Syptome	Strych.

Sinnesorgane   Aur.

- aufs höchste gespannt	Bell.
- Mittel zur Schärfung der	Helleb.

- Überempfindlichkeit der	Bell., Coff., Op., Phos.
- Überreizung der	Acon., Coff.

Sinnestäuschung Mandr., Mandr e rad.
- Fallneigung mit Berb.

Sinnierende Menschen Guaj.

Sinusitis s. Nasennebenhöhlen-Entzündung

Sitzbein
- Kältegefühl am Hep.
- Prickeln am Hep.
- Schmerzen am Cham.
- Taubheit am Hep.

Sitzen
- einseitig kann nur, um den Druck auf
  die WS zu vermeiden Ther.
- ruhig kann nicht Heder., Phos.
- will immer Stann.

Skelettmuskel Kali-br.

Skleren
- blaue Carc.
- Entzündung der Med., Thuj.
- gelbe Card., Crot., Tarax.

Sklerose Ant-c., Bari-c., Carc., Lues., Nat-m., Stront.
- allgemeine Calc-c., Calc-fl., Plb., Visc.
- Rückenmarkstränge der Plb.
- zerebrale Plb., Sec.

Skoliose Tub.

Skorbut Ac-hydroc., Ac-m., Ac-sulf., Amm-c., Kali-c., Kali-ph., Kreos., Lach., Nat-m., Tereb.

Skrofulose Alum., Bari-c., Calc-hyp., Calc-ph., Carb-v., Caust., Clem., Fuc., Graph., Hep., Kali-bi., Kali-j., Lap-a., Magn-m., Psor., Sil., Sulf., Sulf-j., Thuj.
- Abmagerung mit Nat-m.
- Augen der Jod.
- erethische Ferr., Merc-sol., Nat-m.
- floride Brom.

S

529

- Lymphdrüsen der	Jod.
- torpide	Calc-c.
Skrofulose Diathese	Phos.
Smegma	
- vermehrtes	Caust.
Sodbrennen	Ac-acet., Ac-fl., Ac-form., Ac-hydroc., Ac-lac., Ac-m., Ac-sal., Ac-sulf., All-s., Alum., Amm-c., Anac., Ant-c., Ars., Asa., Berb., Calc-c., Calc-fl., Carb-an., Caust., Cepa., Con., Croc., Dulc., Ferr., Flor., Helod., Hep., Hydrast., Kali-c., Lyc., Magn-c., Nat-m., Podo., Psor., Rauw., Rob., Sabad., Sec., Staph., Sulf., Tab., Tell., Tereb., Visc.
- Abendessen nach dem	Magn-m.
- abends um 18 Uhr	Aesc.
- Alkoholgenuß nach	Nux-v.
- anfallsweise	Valer.
- Apfelessen bessert	Guaj.
- Aufstoßen mit von heißem, saurem Magensaft	Fagop.
- Essen nach dem	Agn., Caps., Nux-v., Sil.
- fetten Speisen nach	Magn-m., Puls.
- Heißhungeranfällen nach	Nux-v.
- Kaffeegenuß nach	Nux-v.
- Magen vom aufsteigendes	Mang.
- Milchgenuß nach	Magn-m.
- Mittagessen nach dem	Magn-m.
- nachts	Ac-ox.
- Rheumatikern bei	Aesc.
- sauren Speisen nach	Puls.
- Schweinefleischgenuß nach	Puls.
- Süßigkeiten nach	Sulf., Zinc.
- viel	Iris.
- Zigarettengenuß nach	Magn-m., Nux-v.
Sommerhitze	
- Benommenheit bei	Calc-fl.
- Schädeldruck bei	Calc-fl.
Sommersprossen	Ac-m., Bad., Graph., Sep.
Somnolenz	Plb.
Sonnenallergie	Calc-fl., Hyper., Lach.

Sonnenbestrahlung	Bell.
- Blutwallungen mit Hitze bei	Glon.
- Gesichtshitze bei	Lach.
- Kopfschmerzen bei	Mandr., Nat-c.
- Migräne bei, über dem linken Auge	Sel.
- Ohnmacht bei	Glon.
- Übelkeit bei	Glon.
- vertägt nicht	Ant-c., Nat-c., Nat-m., Psor.
- Würgen bei	Glon.

Sonnenbrand	Ac.fl., Bell., Canth.

Sonnengeflecht	
- Druck im bei Blähungen	Arg-nitr.
- neuralgien	Ac-succ., Anahl., Nux-m.

Sonnenstich	Ac-hydroc., Acon., Agar., Apis., Bell., Glon., Hyper., Lach., Verat-v.
- Beschwerden nach	Nat-c., Op.

Soor	Ac-m., Ac-sulf., Amm-c., Kali-m.
- pneumonie	Bor.
- stomatitis	Bor.

Sorgen voller	Graph.

Spaltungsphänomene	Sec.

Spannen	
- Auge über dem rechten	Croton.
- Herzgegend in der, mit typisch stenokardischem Symptomenkomplex	Cact.
- Regeleintritt bessert	Arist.
- Stellen von kleinen ausgenhendes	Ign.
- ziehendes, als wären die Muskeln zu kurz	Amm-c.

Spannungslosigkeit	
- geistige	Calc-fl.
- körperliche	Stann.
- seelische	Calc-fl.

Spasmen	s. Krämpfe

Spasmophile Diathese	Sec.

Spasmophilie	Calc-c., Calc-ph., Cin.

S

Spät alles kommt zu
- Denken   Calc-c.
- Gehen   Calc-c.
- Handeln   Calc-c.
- Sitzen   Calc-c.
- Sprechen   Calc-c.
- Stehen   Calc-c.
- Zahnen   Calc-c.

Speichel
- blutiger   Clem., Sec.
- dicker   Lachn., Nat-s.
- hängt bis zum Boden   Ac-picr.
- klebriger   Ac-ph.
- reichlicher   Ran-b.
- reizender   Arum.
- salziger   Sep.
- scharfer   Arum.
- schaumiger   Ac-picr.
- schluckt dauernd   Kreos.
- strähniger   Ac-picr.
- weißer   Nat-s., Ran-b.
- zäher   Dulc., Lachn., Nat-s.

Speicheldrüse   Jab.
- Schwellung der   Vip.
- Verhärtung der   Brom.

Speichelfluß
Ac-acet., Ac-hydroc., Ac-m., Ac-nitr., Acon., Agar., Aloe., Anhal., Ant-t., Apom., Aur., Bapt., Bari-c., Bism., Cad., Calend., Caps., Chin., Cin., Cob., Colch., Con., Crot., Cupr., Dig., Dulc., Euph., Helleb., Hep., Ign., Ipec., Iris., Jab., Kali-br., Lob., Lues., Magn-ph., Mang., Merc-sol., Mez., Nat-m., Nicc., Op., Phell., Phyt., Plant., Plb., Podo., Rheum., Sang., Sars., Sec., Stram., Tab., Tarax., Verat.

- Geschmack mit bitterem   Ptel.
- reichlicher   Cycl.
- saurer   Kali-m.
- starker   Hydroph., Kres.
- übelriechender   Jod., Lach.
- vermehrter   Ac-lac.

Speiseaufschwulken   Phos.

Speisengeruch- und Anblick
- Ekel bei   Cocc., Kreos.
- empfindlich gegen   Cocc.
- Erbrechen bei   Colch., Kreos., Sep., Stann.
- Übelkeit bei   Cocc., Sep., Stann.

Speiseröhre   s. Ösophagus

Speisevergiftung
- Brechdurchfall mit   Verat.

Sphinkter   s.a. After- und Blasenschließmuskel
- Lähmung der   Lauroc., Nux-m.
- Verschluß der, kramphafter   Cann-sat.

Spiegelzunge   Phos.

Spinnenwebengefühl   Alum., Bari-c., Brom.
- Gesicht im   Bor.

Splitterschmerz   Alum.
- Beschwerden bei allen   Arg-nitr.
- Entzündungen bei   Arg-nitr.
- Geschwüren bei   Arg-nitr.

Spondylarthritis   Thal.

Spondylarthrose   Aur., Lachn., Stann., Stront., Tell., Ther.

Spondylopathie   Magn-m.

Spondylose   Calc-fl., Pich.

Spontanhypoglykämie   Calc-fl.

Sportherz   Brom.

Sprache
- Ausfallen der   Both., Con., Olnd.
- erschwerte durch Lähmung   Stann.
- Störungen der   Cann-sat., Dulc., Kali-br.

Sprechen
- behindertes   Euphr.
- Benommenheit beim   Mez.
- Erbrechen beim   Ther.
- Erröten beim   Ambr.
- erschwertes, durch Zungenlähmigkeit   Caust., Glon., Kali-m., Thuj.
- Gesichtsmuskelzucken beim   Tell.

- greift sehr an	Ambr.
- hastiges	Cann-sat., Cepa.
- Heiserkeit beim	Coff.
- Husten beim, trockener	Lac-c.
- inkoherentes	Cann-sat.
- Kehlkopfkitzel beim	Lac-c.
- Kinder lernen spät das	Sil.
- Kopfschmerzen beim	Coff., Mez., Nat-m.
- Nase durch die	Staph.
- Rauheit beim, im Rachen	Coff.
- schlechtes	Dulc.
- schluckt beim	Staph.
- Schmerzen beim	Magn-ph.
- schweres	Con.
- Stiche beim	Bry.
- Übelkeit beim	Ther.
- überempfindlich gegen lautes	Tab.
- Unsicherheit beim	Ambr.
- verwaschenes	Gels., Thea.

Spreizhand — Sec.

"Springingkerl" — Calc-ph.

Sprunggelenke — Bellis.
- Anschwellung der — Agn.
- Schwäche der — Aloe., Anac., Calc-ph.
- tuberkulinische — Tub.
- Verrenkung der — Ruta.

Sprunghafte Menschen — Jod.

Stammhirn — Mang.
- Reizung am — Petr.

Star grauer — s. Katarakt

Star grüner — s. Glaukom

Starr vor sich himblickend — Ac-m., Stram.

Starre Menschen — Guaj.

Starre
- tetanische — Op., Phyt.

Status apoplektikus — Bell.

Status hämorrhoidarius — Aloe.

534

Stauungen
- Neigung zu — Hirud., Kali-c.
- Kreislauf im kleinen — Ant-ars.

Stauungskatarrhe — Dig., Ferr., Helleb.
- Lunge auf der — Cact.

Stauungskopfschmerz
- Bücken beim — Arist.
- Regel vor der — Arist.
- zersprengender — Puls.

Stauungsorgane
- Kolikneigung mit — Prun.
- Meteorismus mit — Prun.

Stehen
- Beinschmerzen, nach langem — Puls.
- Blutandrang beim — Sulf.
- Hitzewallungen beim — Sulf.
- Kopfschmerzen beim — Sulf., Tarax.
- Kreuzschmezen beim — Coff.
- Kribbeln, nach langem in Schulter, Rücken und Kreuz — Cepa.
- Lendenschmerzen beim — Aloe.
- Nierenschmerzen, bei langem — Calc-ph.
- ruhig kann nicht — Phos.
- Schmerzen nach langem, zwischen Schulter und Kreuz — Thuj.
- Schwäche beim — Coff.
- Schwindel beim — Ac-ph., Podo.
- Unsicherheit beim — Anhal.
- Weichteilschmerzen beim — Aloe.

Steifhals — s. Tortikollis.

Steinbildung — Calc-c.

Steinhauerlunge — Sil.

Steinleiden — Bor., Petros.

Steißbein
- Brennen am — Apis.
- Druck am — Aloe., Apis.
- Hitze am, prickelnde — Apis.
- Reißen am, nach allen Seiten ausstrahlendes — Berb.
- Spannen am — Apis.

S

- zwischen After und, wunde, feuchte,
schmerzende Stelle   Led.

Steißbeinschmerzen   Aloe., Carb-v., Cast-eq., Colch., Hyper.,
Kali-c., Lob., Merc-sol.

- abgeschlagen wie   Ac-m.
- brennende   Canth.
- drückende   Ac-m., Amm-c.
- einschießende   Canth.
- Gehen bessert   Amm-c.
- Kältegefühl mit in Ruhe   Amm-c.
- Urinieren beim   Graph.
- ziehende   Ac-m., Amm-c., Canth.

Sterbegedanken   Ars.

Sterbemittel   Carb-v.

Sterben glaubt zu müssen   Ars.

Sterbenselendigkeit   Verat.
- ohnmachtsartige   Carb-v.

Sterbenskalt   Plb.

Sterilität   Agn., Arist., Bor., Damin., Med., Puls.
- in Folge von Gebärmutteranschoppung-
und Verlagerung   Helon.

Sternokleidomastoideus M.
- Schmerzen am   Arg-nitr.
- Spannung am, beim Kopfnicken   Arg-nitr.

Sternum
- Pulsationen von der rechten Seite des,
zum Bauch   Stict.
- Wundheitsgefühl unter dem   Aral.

Stiche
- Rumpf am ganzen   Ac-sulf.
- Seite auf der linken   Tarax.

Stichverletzungen   Hyper., Led.
- blutende   Staph.

Stickhusten
- Angst mit   Crot.
- Beklemmung mit   Crot.
- trockener   Puls.

Still-Krankheit   Ac-ph., Tub.

Stillen
- Beschwerden beim   Puls.
- Brustknoten beim   Phyt.
- Brustschwellung beim, schmerzhafte   Phyt.
- Erschöpfung nach dem   Ac-picr.
- Schmerzen beim   Abs., Phyt.

Stillende(n)
- Durchfälle bei den, erschöpfende   Rheum.
- Hirnhautreizung bei den   Rheum.

Stimme
- heisere   Aloe., Anac., Chin., Colch., Dros., Lac-c.,
                                                       Mandr., Merc-sol., Mez., Nicc., Phell.,
                                                       Stram., Tab., Verat.
- Husten mit, beim Sprechen   Anac.
- klingt fremd, die eigene   Tereb.
- krächzende   Aloe., Stram.
- leise   Mang., Nicc.
- rauhe   Chin., Lac-c., Mez., Par., Phell.
- rauhe, mit reichlichem gelbem Auswurf   Par.
- schwache   Agn., Crot., Cycl., Hep., Mang., Tab.,
                                                       Verat.
- tiefe   Anac., Chin., Colch., Dros.
- tonlose   Stram.
- überschnappende   Arum.
- Verlust der   Ac-acet., Ac-ox., Ac-succ., Ac-sulf.,
                                                       Ant-c., Arum., Caust., Coca., Lues., Plb.
- versagende   Mez.
- versoffene   Ac-sulf.

Stimmband
- geschwüre   Lues.
- lähmung   Amm-c., Caust., Plb.
- muskel   Caust.
- schwäche   Abrot., Ac-acet., Ac-ox., Ac-ph., Alum.,
                                                       Calc-fl., Magn-ph., Mang., Ruta., Sel.,
                                                       Stann.
- schwellung   Tub.

Stimmenhören   Med.

Stimmlage
- kontrollieren kann nicht   Cann-ind.

Stimmritzenkrampf   s. Glottiskrampf

Stimmung   s. Modalitäten

Stimmungsmittel
- für feinnervige, streitsüchtige Hysteriker   Ign.

Stinknase   Arg-nitr., Arum., Aur., Aur-j., Crot., Elaps., Hydrast., Jod., Kali-bi., Kali-j., Kreos., Lues., Luff., Petr., Psor., Sil., Teucr-mar., Thuj.

Stirn
- Blutblasen an der   Led.
- Druck in der   Podo., Stict., Zinc.
- Prickeln in der   Lil.
- Schwere in der   Zinc.
- Stiche auf der
- brennende   Vacc.
- Taubheitsgefühl an der   Anhal.
- Zusammenziehen der   Cycl.

Stirnbein
- Schmerzen im   Phyt.
- Schmerzen im rechten, bis zum Hinterkopf ausstrahlende   Prun.

Strinhöcker
- Schmerzen im linken   Spig.

Stirnhöhle(n)
- katarrh   Ant-c., Cinnb., Gels., Heder., Puls., Sang., Zinc.
- schmerzen   Bry., Kali-j.

Stirn- und Nebenhöhlenkatarrh   Cepa.

Stirnkopfschmerz   Aran-ix., Caust., Eucal., Euph., Heder., Luff., Pulx., Quas.
- anämischer   Cin., Spig.
- Anstrengung nach   Petr.
- Anstrengung nach geistiger   Nat-m., Nux-v.
- Ärger nach   Petr.
- Aufstehen beim   Ther.
- Auge über dem linken   Lil.
- Augen über den   Chion.
- Augenbewegung bei   Bell., Dros.
- Augenempfindlichkeit mit großer   Nat-m.
- Augenflimmern mit   Cycl.
- Augenschließen beim   Ther.

- Augenschmerz wechselt alle paar
  Minuten mit — Valer.
- Benommenheit mit — Cycl., Lachn., Sabad.
- berstender — Acon., Bell., Graph., Vacc.
- betäubender — Ant-c., Cin., Nux-v., Staph.
- Bewegung bei — Bell., Colch.
- bleiernder — Carb-v.
- Blutandrang mit — Card., Flor.
- bohender — Clem., Colch., Coloc., Dulc., Thuj.
- Brechreiz mit — Flor., Nux-v.
- brennender — Coloc., Dulc.
- Bücken beim — Bell., Coloc., Dros., Nux-v., Puls., Ther.
- Bücken bessert — Cin.
- Denkunfähigkeit mit — Sabad.
- Doppeltsehen mit — Cycl.
- drückender — Agar., Agn., Aloe., Ars., Brom., Carb-v., Clem., Cocc., Colch., Coloc., Dros., Gaph., Guaj., Ran-b., Spig., Sulf., Valer., Visc.
- dumpfer — Agar., Ant-c., Cann-ind., Cepa., Cion., Dulc., Hydrast., Nux-v., Petr., Visc.
- einseitiger — Nat-m., Phyt., Puls.
- elektrischer Schlag, wie von einem — Cepa.
- Erbrechen mit — Ipec., Ther.
- Erkältung bei — Nux-v.
- Essen beim — Puls.
- Farbensehen mit — Cycl.
- Gelagen nach nächtlichen — Calned., Nux-v.
- Geräusch beim geringsten — Colch., Ther.
- Gewitter vor dem — Rhod.
- hämmernder — Nat-m., Visc.
- heftiger — Bell., Coloc., Glon.
- hin- und herziehender — Abrot.
- Hinterhauptkopfschmerz mit — Calend.
- Hitze mit — Card., Flor.
- Hohlheitsgefühl mit — Visc.
- Husten beim — Nux-v.
- Kaltabreibungen bessern — Ars.
- klopfender — Ars., Bell., Cann-ind., Cycl., Glon., Ipec., Ther., Visc.
- kongestiver — Acon., Aloe., Jugl-reg., Lil., Nux-v., Rauw., Visc.
- Kopfstützen bessert — Dros.
- Krämpfen mit plötzlichen — Valer.

S

539

- langsam zu- und abnehmende	Plat.
- Lärm bei	Ars.
- Lesen beim	Cin.
- Licht bei	Ars.
- linksseitiger	Cimic., Flor.
- morgens	Nux-v., Petr., Rhod.
- Nachdenken beim	Cin.
- nachts	Card.
- nagender	Dulc.
- Nasenwurzel über der	Chion.
- Nebelsehen mit	Cycl.
- nervöser	Spig.
- neuralgischer	Spig.
- Niederlegen beim	Bell.
- plötzlich kommen- und gehender	Ag-nitr., Sabal.
- pochender	Glon., Lac-defl.
- prickelnder	Sulf.
- pulsierender	Bell., Cycl., Glon., Lac-defl., Petr., Sulf., Visc.
- rasender	Arg-nitr., Ars.
- rechtsseitiger	Arg-nitr.
- Regel bei der	Puls.
- reißende	Acon., Agar., Agn., Colch., Coloc., Graph., Guaj., Sulf., Thuj.
- ruckweise auftretender	Valer.
- Schädel vom, bis zum Okziput strahlender	Lac-defl.
- schießender	Sabal.
- Schläfen in den	Chion.
- schlagender	Cann-ind.
- schraubstockartiger	Cocc.
- Schwäche mit	Ant-c.
- Schwere mit	Jugl-reg., Petr.
- Schwere mit beim Gehen	Clem.
- schwerer	Hydrast.
- Schwindel mit	Ant-c., Bell., Cycl., Lachn., Sabad., Valer.
- Sekretion bessert	Lach.
- sinnesberaubender	Rhod.
- spannender	Aloe., Clem., Dros.
- stechender	Acon., Dros., Graph., Guaj., Spig., Sulf., Valer., Verb.
- Stirnhöcker am linken	Spig.
- stoßender	Cann-ind.
- tobender	Bell.

- Übelkeit mit	Flor., Ipec., Nux-v., Ther.
- Verwirung mit	Jugl-reg.
- wandernder	Puls., Sabal.
- Wärme bei	Ars.
- Weintrinken beim	Rhod.
- Wetter vor trübem, regnerischem	Rhod.
- zersprengender	Puls.
- ziehender	Acon., Agar., Ars., Cann-ind., Dros., Sulf.
- zusammenpressender	Plat.
- zusammenziehender	Agn.

Stirnschweiß Aran-d., Arg-nitr., Arum., Card.

- Angst mit	Verat.
- Durchfall mit	Verat.
- Frieren mit	Verat.
- Hinfälligkeit mit	Verat.
- kalter	Ac-succ., Dig., Helleb., Hyosc., Lach., Tab., Verat.
- klebriger	Mandr.
- Kollaps mit	Hyosc.
- nervöser	Ac-succ.
- Ohnmacht mit	Verat.
- Schwäche mit	Hyosc.
- Unruhe mit	Verat.
- zäher	Mandr.

Stirnrunzeln Helleb.

- senrechte Runzeln an der Nasenwurzel   Lyc.

Stockschnupfen Ac-sulf., Amm-c., Amm-m., Ant-c., Aur., Calc-c., Cann-ind., Cauloph., Clem., Cupr., Dulc., Graph., Kali-j., Lac-c., Lach., Lauroc., Lues., Magn-c., Mandr., Mang., Med., Mez., Nat-m., Phell., Phos., Sang.

S

- Absonderungen mit wenig wäßrigen	Sep.
- anfallsartiger	Thuj.
- Atemnot mit	Thea.
- Bett im warmen	Nux-v.
- Biergenuß nach	Ac-fl.
- chronischer	Sil.
- Fließschnupfen wechselt mit	Fagop.
- Husten mit	Nicc.
- Kälte bei	Spong.
- Kälte in der, durchgängig	Kali-c.
- Kopfschmerzen mit	Bufo.

- Luft in frischer	Teucr-mar.
- morgens	Thea.
- nachts	Nux-v.
- Nasenbluten mit	Bufo., Vinc.
- Neigung zum	Luff.
- Niesanfällen mit	Bufo., Nicc., Spong.
- Raum im	Calc-ph., Thuj.
- Räumen in warmen	Jod., Nux-v.
- Schleim mit dickem, gelbem	Caps., Puls.
- Schleim mit dickem, grünem, eitrigem	Thuj.
- Schleim mit wundmachendem, übelriechendem	Ac-nitr.
- Schwindel mit	Arist.
- Stirnhöhlenkatarrh bei	Zinc.
- Trockenheit mit	Ac-m., Card., Psor., Sep.
- Weingenuß nach	Ac-fl.,
- Wundheit mit	Ac-m., Card.

Stoffwechsel
- beschleunigt den	Jod.
- Steigerung des	Thyr.
- Umstimmung des inneren	Sil.

Stoffwechselmittel   Sulf.

Stoffwechselstörungen   Ac-acet., Ant-c., Datisc., Psor.
- harnsaurer Diathese bei	Ac-benz.
- Leber von der ausgehende	Chin., Nat-s.
- rheumatisch-gichtische	Ant-c.

Stöhnen   Arum., Cin., Guaj., Nux-m., Plat.
- Schlaf im	Carb-v.

Stolpern   Ac-picr., Agar., Caust., Ipec., Lachn.
- Beinschwäche wegen	Ruta.

Stolze Menschen   Plat.

Stoßverletzungen   Ham., Hyper., Ruta.

Stottern   Agar., Bov., Bufo., Cann-sat., Cocc., Euphr., Stram.
- nervöses	Ac-succ.

Strahlenschäden   Ac-fl., Rad.

Straßen
- Schwindel in engen	Arg-nitr.

Streck-
- anfälle reflektorische	Cin.
- krämpfe	Cin., Lyc., Sec.

Strecken   Cycl., Guaj., Ign., Lyc.
- Bedürfnis sich ständig zu	Caust., Cob., Graph.
- Neigung sich zu	Quas.
- Schlaf im	Ac-sulf., Carb-v., Led.
- tagsüber	Ac-ox., Brom.

Streitsüchtige Menschen   Anac., Hirud., Seneg.

Streitsüchtigenmittel   Nux-v.

Streptokokkeninfektion   Amm-c.

Stress
- Manager der	Arg-nitr.

Struma   Ac-fl., Ac-nitr., Calc-c., Carb-v., Caust., Clem., Fuc., Heder., Spong., Thyr.
- bildung	Jod.
- euthyreotische bei Jugendlichen	Flor.
- fibrosa	Calc-c., Calc-j., Hep., Lap-a.
- gutartige	Kali-j.
- harte	Brom., Lap-a.
- herz	Phos., Spong.
- husten	Spong.
- nodosum	Aur., Calc-fl., Flor., Lues.
- parenchymatosa	Clac-j., Hep.
- vaskulosum	Ham.

Strumamittel   Spong.

Stubenhocker   Ars.

Stuhl
- aashaft riechender	Pyrog.
- aschgrauer	Dig.
- atonischer	Alum.
- aussetzender	Kreos.
- bleistiftartiger	Cimic., Phos., Plb., Zinc.
- blutiger	Abrot., Ac-acet., Ac-fl., Acon., Agn., Amm-c., Ant-c., Arn., Ars., Canth., Carb-v., Chin., Coloc., Croc., Helleb., Ipec., Kres., Led., Pyrog., Sabin.
- Blutklumpen mit	Mandr.
- brauner	Cob., Cycl., Mez., Rheum.
- breiiger	Arn., Cob., Olnd., Podo., Valer.

S

- brennender	Berb., Carb-v., Led.
- bröckeliger	Nat-m., Sel., Sil.
- durchfällig am Schluß	Calc-c.
- durchfälliger	Aur.
- Durchfallneigung mit	Ac-nitr.
- dunkler	Graph., Magn-m., Olnd., Wye.
- dünner	Agn., Berb., Cad., Coloc., Lyc.
- eitriger	Ars.
- entfärbter	Aur-m., Calc-c., Lept., Myric., Podo., Stel.
- faulstinkender	Ac-benz.
- festklebender	Cimic., Plat.
- fettiger	Mez.
- gallertartiger	Coloc., Helleb.
- gegorener	Ipec., Mez.
- gelber	Agn., Chelid., Cob., Coloc., Lyc., Mang., Nicc.
- glänzender	Cimic.
- grauer	Chelid., Lept.
- grau-weißlicher	Ac-benz.
- großkalibriger	Card., Kali-c., Lac-c., Lac-defl., Lyc., Sep., Sulf.
- grüner	Acon., Agn., Ipec., Naja., Valer.
- hart den einen Tag, den anderen weich	Cocc.
- harter	Ac-nitr., Agar., Alum., Aur., Bari-c., Brom., Bry., Calc-c., Carb-v., Card., Cin., Cycl., Graph., Guaj., Hydrast., Hyper., Jod., Kali-c., Kreos., Lac-defl., Lyc., Magn-c., Magn-m., Mandr., Olnd., Op., Petr., Plat., Plb., Sel., Sep., Sil., Spong., Stann., Sulf., Thuj., Vib., Visc., Zinc.
- heißer	Crot.
- hell-gelber	Ac-fl.
- heller	Aran-ix., Flor., Hydrast., Luff.
- ikterischer	Magn-s.
- juckender	Berb.
- Kitt wie	Chelid.
- klumpiger	Petr.
- knolliger	Ac-nitr., Aur., Calc-fl., Graph., Hydrast., Lyc., Magn-m., Mandr e rad., Op., Plb., Sep., Sulf., Thuj., Visc.
- körniger	Mang.
- krümeliger	Guaj.
- kugeliger	Alum., Bari-c., Hyper., Mandr.

- lehmartiger	Cimic., Plat., Podo.
- lockerer	Clem., Helleb., Wye.
- orangenfleischartiger	Nat-c.
- pastöser	Dig.
- pechschwarzer	Cupr., Ipec., Lept.
- reiswasserartiger	Camph.
- sauerriechender	Calc-c., Magn-c., Mez., Rheum., Rob.,
- schafskotartiger	Berb., Bor., Brom., Calc-fl., Lac-c.,
	Magn-m.
- schaumiger	Ipec., Rheum.
- schleimiger	Ac-acet., Ac-fl., Agn., Amm-c., Ant-c.,
	Arn., Bor., Canth., Carb-v., Croc., Cycl.,
	Graph., Helleb., Hydrast., Led., Nat-c.,
	Nicc., Pyrog., Rheum. Sabin., Sel., Spig.,
	Thuj.
- Schleimklumpen mit	Hydrast.
- schwächender	Ac-acet., Carb-v.
- schwarzer	Aur-m., Cin., Crot.
- Stauungen mit	Collins.
- Tenesmen nach	Cupr., Lac-c., Merc-sol., Nicc., Spong.,
	Verat.
- tonfarbener	Chion., Iber., Naja.
- träger	Alum., Bufo., Hep., Nat-m., Rheum.
- trockener	Alum., Bry., Calc-c., Calc-fl., Card.,
	Collins., Hep., Kali-c., Kreos., Magn-c.,
	Nat-m., Op., Plb., Sel., Sil., Stann., Sulf.,
	Thuj., Vib., Visc.
- übelriechender	Abrot., Arum., Crot., Lept., Phos., Ran-b.
- unverdauter	Chion., Ferr., Mez., Olnd.
- verstopft zuerst, dann weich und	
durchfällig	Amm-c.
- wäßriger	Abrot., Ars., Elat., Helleb., Ipec., Podo.,
	Ran-b.
- weicher	Alum., Arn., Aur., Berb., Carb-v.,
	Cauloph., Chin., Helod., Iber., Lac-c.,
	Mez., Ran-b., Ther.
- weißer	Acon., Carb-v., Cauloph., Dig., Lept.,
	Lyc.
- wundmachneder	Carb-v., Led.
- zerhackt wie	Acon.
- ziegenkotartiger	Alum., Chelid., Magn-c., Plb., Sep.,
	Stront.

S

Stuhlabgang
- Abgangsschwierigkeit trotz Bedürfnis — Hep., Hyper., Iris., Jod.
- After, als würde der offenstehen beim — Apis.
- Afterbrennen mit — Kali-c.
- Bauchschneiden mit — Agn.
- Blähungsabgang mit reichlichem — Agar., Agn., Arum., Nicc., Spig.
- Blähsucht mit — Collins., Phos.
- Brennen mit — Con.
- Darmgrimmen mit heftigem — Croc., Rheum.
- erfolgloser — Cact., Mandr., Olnd.
- Erschöpfung mit — Abrot., Ac-acet., Chin., Phos.
- erschwerter — Alum., Anac., Helod., Lac-c., Mang., Nicc., Nux-v., Olnd., Plat., Quas., Sel., Stann., Stront.

- erschwerter, auch bei weichem Stuhl — Nicc., Nux-v.
- Essen nach dem — Ac-fl.
- explosiver — Gamb., Olnd.
- Gefühl mit, nie fertig zu werden — Sulf.
- gußweise herausschießender — Croton.
- Hämorrhoidenbrennen mit — Kali-c.
- hartnäckiger — Hydrast.
- häufiger — Ambr., Clem., Cob., Iber., Ran-b.
- Kollern mit — Spong.
- Leibschmerzen mit, vor dem — Dulc.
- Mastdarmschneiden mit — Sabin.
- Mengen kleiner täglich, von weichem Stuhl mit Ohnmachtsanfällen — Ther.
- nachts ist nur möglich — Wye.
- plötzlich einsetzender — Olnd.
- Poltern mit — Spong.
- profuser — Ac-acet., Arum., Lept.
- reichlicher — Berb., Croton., Elat., Graph.
- schmerzhafter — Amm-c., Anhal., Ars., Bari-c., Chin., Cob., Hyper., Kali-c., Mang., Nicc., Plat., Sil., Stront., Valer.

- schmerzloser — Camph., Phos.
- Schwäche nach — Con., Diosc., Hydrast., Kali-c.
- seltener — Mang.
- Stechen mit — Con.
- Stehen, geht nur im — Caust.
- Stuhl gleitet teilweise wieder zurück beim — Sil.
- Trinken nach dem — Ac-fl.

- unfreiwilliger   Ac-hydroc., Ac-m., Aloe., Alum., Arn., Bapt., Bell., Carb-v., Colch., Con., Helleb., Hyosc., Mandr., Nat-m., Olnd., Op., Pyrog., Rhs-t., Sec., Stram., Tab., Tarant., Thal., Vip.
- unvollkommender   Cob., Petr., Spong.

Stuhldrang   Abrot., Bari-c., Coff., Colch., Glon., Mosch., Rheum., Tab.

- bearing down   Lil.
- Durchfällen mit wäßrigen   Petr.
- erfolgloser   Abs., Alum., Ambr., Anac., Caust., Con., Ign., Kali-c., Nux-v., Plat., Sec., Sep., Sil., Tereb., Ther., Visc.
- Erwachen beim   Petr.
- Harnabgang mit   Aloe.
- häufiger   Abs., Anhal., Bellis., Cad., Plat.
- heftiger   Petr.
- krampfhafter   Cob., Ign., Mandr., Sec.
- morgens   Lil.
- nachts   Aloe.
- nervöser   Ambr.
- schmerzhafter   Kali-c.
- ständiger   Lil.
- starker   Rhod.
- tagelang keinen   Graph.
- unwiederstehlicher, ohne Abgang   Psor.
- vergeblicher, mit krümmenden Schmerzen   Alum.
- vermehrter   Valer.

S

Stuhlverhalten
- nervöses   Ac-succ.
- Operation nach   Staph.

Stumpfbeschwerden   Symph.

Stumpfsinnig   Calc-c., Caps., Carb-v., Guaj., Helleb., Hyosc., Nux-m., Verat., Zinc.

- morgens beim Erwachen   Dulc.
- tagsüber   Sec.

Sturm   Acon.
- Empfindlcihkeit gegen, im Sommer   Rhod.
- Verschlimmerung durch   Spig.

Stützsystem   Sulf.

Subikterus	Berb., Cean., Chelid., Led.
Subinvolution post partum	Helon., Lil.
Submandibularisdrüsen	
- Schmerzen in den	Agar., Puls.
- Schwellung der	Clem., Jab.
Subokzipitalneuralgien	Caps.
- Nackensteifheit mit	Coloc.
Suchtgiftige	Hyosc.
Suchtmittel	Cann-ind.
Sudeck-Krankheit	Arn., Calc-c., Calc-fl., Calc-ph., Sil., Stront.
- Atrophie mit	Phos.
Sugillation	Ham., Led.
Suppenkasper	Ac-ph., Calc-ph.
Supraorbitalschmerzen	Berb., Iris., Seneg., Spig., Thea., Viol-o.
- Alkoholgenuß nach	Sel.
- Anstrengung nach	Sel.
- Kaffeegenuß nach	Sel.
- rechtsseitige	Card.
- Teegenuß nach	Sel.
Süß alles schmeckt	Ac-hydroc., Ac-m.
Süßigkeiten	
- Sodberennen nach	Sulf., Zinc.
- Übelkeit nach	Sulf.
- Völle nach	Sulf.
Sykose	Ac-nitr., Med.
Sykosemittel	Nat-s., Thuj.
Sympathikus	Cedr., Lycop.
Symphyse	
- Pflockgefühl an der	Aloe.
Symptome	s. Beschwerden
Synkopen	
- vasovasale	Tab.
Synovialmembran	Bry., Spir-ulm.

Syphilitische Gruppe	Sars.
Syphilitische Konstitution	Aur., Aur-m.
Syringomyelie	Sec.
Szirrhöse Prozesse	Clem.

S

T

Tabak
- Empfindlichkeit gegen — Aran-d.
- Kopfschmerzen durch — Mandr.
- verschlimmert — Ac-lac.

Tabes — Ac-picr., Arg-nitr., Calc-ph., Cupr.,
Helod., Verat.
- dorsales — Sec.
- mesaraica — Phos., Tub.

Tabische Krisen — Arg-nitr.

Tachykardie — Ac-sal., Chin-ars., Coff., Heder., Jab.,
Jod., Lach., Lil., Meph., Mez., Naja.,
Spart., Tab., Thal., Vip., Zinc.
- anfallsartige — Acon., Chin., Nat-m.
- Fieber mit — Acon.
- Hyperthyreose bei — Adon.
- nervöse — Lycop.
- Puls mit hartem — Acon.

Tachykardieanfälle — Ac-fl.
- Kollaps mit — Ther.
- Schlaf im — Acon.
- Stenokardie mit — Ther.

Tagesschläfrigkeit — Ac-ph., Agn., Ant-c., Conv., Kali-ph.,
Lup., Magn-m., Nux-m., Sel., Zinc.

Taktlose Menschen — Phyt.

Tanzt, lacht, singt — Agar., Cann-ind.

Tarsalknochen
- Berührungsempfindlichkeit der — Guaj.

Tastsinn
- gesteigerter — Coff.
- Verlust der — Mandr.

Tätigkeit
- emsige — Tarant.

Tatenlosigkeit — Anhal.

Taubheitsgefühl
- auf der einen Seite, Brennschmerz auf
  der anderen Seite — Ac-carb.
- halbseitiges — Mez.

- Knochen bis in die   Abrot.
- Nerven längs der, von unten nach oben   Con.
- Oberschenkel vom, bis in die Zehen   Gnaph.
- Stellen an schmerzenden   Ac-carb.
- Teile der   Cham., Ign.

Taumeln   Ac-picr., Agar., Arg-nitr., Cic., Hyosc., Puls., Vip.

- Augen bei geschlossenen   Stram.
- betrunken wie   Ac-fl., Bell., Stront.
- Dunkeln im   Stram.
- Gehen beim   Canth., Visc.
- Hitze mit   Kres.
- Hinlegen beim   Visc.
- morgens   Nicc.
- niederlegen muß sich   Abrot.
- Rausch wie im   Kreos., Nux-m.
- Schwächegefühl mit   Tab.
- Schweißausbrüchen mit   Kres.
- Unsicherheit beim   Kres.
- Wallungen mit   Kres.

Täuschung, maniakalische
- über Raum, Umweltwirklichheit und Zeit   Cann-ind.

Teilnahmslosigkeit   Ac-ph., Chin.

Teleangiektasien   Abrot., Ac-benz., Ac-fl., Arist., Carb-v.

Temperatur
- subfebrile   Berb., Thal., Tub.

Temperament
- aufbrausendes   Nux-v.
- langsames   Calc-c.
- nervöses   Sabad.
- phlegmatisches   Calc-c.
- träges   Calc-c.

Tendovaginitis   s. Sehnenscheiden-Entzündung

Tenesmen   Ac-ox., Anhal., Ars., Carb-v., Cocc., Colch., Coloc., Cycl., Lauroc., Plb., Podo., Rheum., Rhs-t., Stront.

- Durchfall mit   Sabad.
- Mahlzeit nach jeder   Arist.
- Milchgenuß nach   Arist.

- Sauerkrautgenuß nach	Arist.
Tennisarm	Arn., Ruta.
Testikel	Aur-m., Calc-fl.
- Verhärtung der	Con.
Tetanie	Ac-hydroc., Calc-c., Calc-ph. Cupr., Kres.
- latente	Agar.
- zustände	Bufo.
Tetanus	Ac-hydroc., Bell., Camph.
Teufelswahn	Hyosc.
Thorakalsyndrom	Kalm.
Thromboembolien	Crot., Lach.
Thrombophlebitis	Ac-fl., Aesc., Ham., Hirud., Lach., Magn-c., Symph., Vip.
- aufsteigende	Naja.
- Gangrän bis zur	Crot.
- Prophylaxe	Melil.
- Regeleintritt bessert	Arist.
- schwere	Crot.
Thrombose(n)	Aals., Lach., Naja., Vip.
- arterielle	Kres.
- Durchblutungsstörungen bei peripheren	Cupr-ars.
- Gangrän bis zur	Crot.
- schwere	Crot.
Thyreotoxikose	s. Schilddrüse, Unterfunktion
Tic	Ac-hydroc., Ambr.
- convulsiv	Agar., Gels.
- douloureux	Coloc.
Tiefatmen	
- häufiges	Op.
- mühsames	Calc-ph.
- Neigung zum	Ther.
- unwillkürliches	Op.
Tiefensensibilität	
- Störung der	Mandr.
Todesangst	Acon., Amm-c., Ant-c., Ars., Cact., Camph., Latrod., Sec., Tab.

T

Tobsucht	Sec., Stram.
Todeselendigkeit	Tab.
Todesschweiße	Carb-v.
Toilette	
- kann auf keine fremde gehen	Ac-succ.
Tollwut	Hyosc.
Töne	
- Empindlichkeit gegen hohe	Naja.
- hören sich gespalten an	Anhal.
Tonsillen	s. Mandeln
Tophi	Arum., Bry., Guaj., Jod., Led., Lith., Lyc., Sil.
- Füßen an den	Ac-benz.
- gichtische	Ac-form.
- Händen an den	Ac-benz.
Tortikollis	Bari-c., Bry., Calc.fl., Calc-ph., Lachn., Nux-v., Visc.
- funktioneller	Cic.
- Haarschneiden nach	Bell.
- Wärme bessert	Rhs-t.
Totenblässe	Visc.
- Essen nach dem	Lyc.
Totgeburt	Plb.
Toxinschmerz	Eupat-perf.
Toxinwirkungen	
- aller Art	Tub.
Tracheobronchitis	Rumx.
Trachom	Arg-nitr.
Trägheit	Ant-c., Calc-c., Graph.
- Mahlzeit nach jeder	Bapt.
Tränendrüsenentzündung	Brom.

Tränenfluß	Ac-picr., Apis., Ars., Bapt., Bell., Brom., Bry., Canth., Caps., Caust., Cham., Con., Croc., Euph., Ferr-ph., Ign., Jab., Kreos., Lac-c., Led., Merc-sol., Psor., Puls., Phyt., Ran-b., Sabad., Sabal., Sel., Seneg., Sil., Spong., Stront., Tell., Teucr-mar., Thuj.
- ätzender	Euphr.
- heftiger	Verat.
- heißer	Euphr.
- Lesen beim	Arist., Cob., Olnd.
- Licht bei grellem	Arist.
- milder	Cepa.
- Näharbeiten bei	Nat-m.
- profuser	Cauloph.
- Raum in warmen	Arist.
- reichlicher	Hydrast., Cepa., Euphr., Puls.
- reichlicher bei Husten	Nat-m.
- reichlicher bei Schmupfen	Chin.
- reizender	Cedr.
- scharfer	Canth., Euphr., Graph., Nat-m. Rhs-t., Sulf.
- Schreiben beim	Cob.
- ständiger	Euphr.
- starker	Croton.
- vermehrter	Sang.
- Wind bei	Nat-ars.
Tränengangsentzündung	Sil.
Tränensäcke	Kali-c., Med.
- Eiterungen der	Sil.
- Fisteln der	Sil.
Tränensackentzündung	Ac-fl., Euphr., Jod., Puls., Sene⸱ Staph.
- Absonderungen mit eitrigen	Sil.
- chronische	Petr.
Träume	Cupr.
- Abhängen von steilen	Brom.
- angenehme	Dros.
- angstvolle	Alum., Canth., Coloc., C⸱ ⸱., Crot., Dros., Glon., Helleb., Hep., Hy ⸱rast., Hyosc., Jod., Kali-c., Mandr., N eph., Plat., Rhs-t., Sil.
- ärgerliche	Graph., Hydrast.
- aufregende	Bellis., Lil.

- Aufschreien mit	Phos.
- beängstigende	Aloe.
- Begräbnissen von	Brom.
- Berg, fällt von einem hinunter	Caps.
- Blitzschlag von	Arn., Ars.
- Dieben von	Aur.
- deliröse	Ac-acet.
- dieselben, die ganze Nacht	Ign.
- Dinge von, die er sucht und nicht finden kann	Cad.
- Dingen von unangenehmen	Nux-v.
- endlose	Apis.
- erotische	Abrot., Agar., Aur., Cob., Cycl., Phos., Senec.
- erschöpfende	Abrot., Carb-v.
- Ertrinken vom	Verat.
- farbenreiche	Anhal.
- Feuer von	Anac., Bell., Hep., Kreos.
- Fliegen vom, wie ein Vogel	Apis.
- Fliegen von	Lach.
- Fliegerangriffen von	Visc.
- Fliehen vom	Verat.
- Flugzeugabstürzen von	Mandr.
- Frau, daß seine gestorben sei	Aran-d.
- Fremden von	Arg-nitr.
- furchterregende	Cocc., Croc.
- Geschäften, von dringenden	Nux-v., Sang.
- geschäftlichen Angelegenheiten von	Bry.
- Gespenstern von	Amm-c.
- Gewalttaten von	Aran-d.
- Gipfel, vom Erklimmen eines	Brom.
- Gräbern von	Arn., Ars.
- grausame	Cann-ind.
- Handlungen von grausamen	Sel.
- häuslichen Angelegenheiten von	Bry.
- heitere	Cann-ind.
- hellseherische	Anhal.
- Herunterfallen vom	Kreos.
- Hunden von	Arn., Ars., Tub., Verat.
- Hunger, daß er hat	Arg-nitr.
- kämpft mit Feinden und Tieren in den	Crot.
- Krieg vom	Visc.
- laszive	Hyosc.

- lebhafte	Anac., Brom., Cann-ind., Cob., Coloc., Jod., Mang., Phos., Sulf., Valer.
- Leichen von	Anac., Cann-ind.
- leidenschaftliche	Lil.
- Liebesgeschichten von	Nat-c.
- Luftsprüngen von	Apis.
- lüsterne	Phos.
- Mäusen von	Bell.
- Mordanschlägen von	Alum., Mandr.
- Mördern von	Bell.
- morgens	Tarant.
- Mund mit offenem	Dulc.
- quälende	Phos.
- Ratten von	Bell.
- Räubern von	Aur., Bell., Nat-m., Verat.
- Reisen von	Apis., Brom., Calc-ph.
- rennen muß er in den, ohne sein Ziel zu erreichen	Cad.
- romantische	Amm-c.
- Särgen von	Brom.
- Schießen vom	Hep.
- Schlaganfall vom	Glon.
- Schlangen von	Arg-nitr., Lach.
- Schneesturm von	Kreos.
- Schreck von	Hep.
- schreckhafte	Coloc., Hyosc.
- schreckliche	Abs., Aran-d., Arn., Ars., Aur., Bellis., Calc-c., Cann-sat., Canth., Cast., Colch., Crot., Graph., Helleb., Kali-c., Lil., Lyc., Petr., Phos., Ptel., Sulf., Tarant., Thea., Tub.
- Schweißausbrüchen mit	Dulc.
- schwere	Bell., Calc-c., Cham., Ran-b.
- Seereisen von	Sang.
- Seestürmen von	Cepa.
- Sterben vom	Amm-c., Brom.
- Streit von	Brom., Sel.
- streitsüchtige	Ant-c., Caust.
- Tagesereignissen von den	Anac., Calc-ph., Valer.
- Töten vom	Amm-c.
- Toten von	Arg-nitr.
- unangenehme	Berb., Colch., Ferr-ph., Lach.
- Ungerechtigkeit von	Dros.
- Ungeziefer von	Ars.

T

- unruhige	Senec.
- Verfolgung von	Alum.
- Vergiftung von	Kreos.
- verworrene	Croc., Plat.
- viele	Dulc., Mang.
- Vögeln von	Lach.
- Wasser von faulem	Arg-nitr.
- Wellengang von hohem	Cepa.
- wilde	Ac-acet., Aran-ix., Dulc., Lil.
- wirre	Bellis., Helleb., Lyc.
- wollüstige	Ac-form., Ant-c., Olnd., Staph.

Träumt

- am liebsten vor sich hin	Con.

Traum

- jammert im	Ambr.
- lebt wie im	Nux-m.
- seufzt im	Ambr.
- spricht im	Ambr.

Traumen   s.a. Verletzungen

- folge	Bellis., Ruta.

Traurigkeit   Agn., Caust., Graph., Guaj., Lauroc., Nat-m., Ol-an., Psor.

- große	Croton.
- Herzklopfen mit	Croton.
- Träumen mit erotischen	Sel.

Treppenhaussyndrom   Arg-nitr.

Treppensteigen

- Atemnot mit	Ac-nitr., Agn., Calc-c., Thea.
- Beklemmung beim	Agn.
- Benommenheit beim	Aloe.
- Druck beim	Aloe.
- Herzklopfen beim	Caps., Croc., Rumx., Thea.
- Herzschmerzen beim	Agn.
- kann nicht	Calc-c.
- Nagelkofschmerz beim	Arn.
- Schwindel beim	Aloe.

Trias

- Diabetis, Fettsucht, und Gicht	Nat-s.

Trichomonadenfluor   Alum.

Trigeminusneuralgie Ac-sal., Acon., Anhal., Bell., Bellis., Calc-fl., Caps., Caust., Cedr., Chin., Ferr-ph., Gels., Iris., Magn-c., Mang., Mez., Spig., Verb.
- Charakter, von flüchtigem Rhod.
- Schmerzen mit, bis zu den Ohren ausstrahlende Alum.
- schmerzhafte Cimic.

Trinken
- Bauchgrimmen nach dem Croton.
- Brechreiz beim Eupat-perf.
- Durchfall nach dem Cin., Coloc., Croton.
- Dyspepsie nach dem, saure Cauloph.
- Essen zum muß Ac-nitr.
- Frösteln nach jedem Tarax.
- gieriges Agar., Helleb.
- Magenkrämpfe nach dem Cauloph., Led.
- maßlos im Croc.
- Neigung zum, große Coloc.
- nützt nichts, trotz Mundtrockenheit Bari-c.
- schluckweise muß oft Lyc.
- unbeholfenes Agar.
- Vollheitsgefühl nach jedem Eupat-perf.

Trinkergastritis Cocc., Ign.

Trinkerhusten Cann-ind., Nux-v.

Trinkerkatarrh
- Durchfallneigung mit Caps.
- Sodbrennen mit Caps.

Trinkern
- Schmerzen und Abgeschlagenheit in allen Knochen bei Eupat-perf.

Trinkt
- viel, ißt wenig Sulf.

Tripper Arg-nitr., Cann-ind., Caps., Clem., Hep., Hydrast., Med., Merc-sol., Phyt., Sabin.

- chronisch-entzündliche Zustände nach (Zusatzmittel) Pich.
- chronischer Sep., Thuj.
- folgen Ac-form., Clem., Petr., Thuj.
- impotenz Thuj.
- infektion Thuj.

- prostatitis	Puls., Thuj.
- rheumatismus	Clem.
- siechtum	Cann-ind.

Trockene Menschen   Beryl., Lyc., Sec.

Trommelbauch   Nux-m.

Trösten
- leicht ist zu   Puls.
- verschlimmert   Nat-m.

Trübsichtigkeit   Ac-hydroc., Agar., Ambr., Bell., Caust., Cocc., Lyc., Nicc., Onos., Phyt., Plat., Puls., Sil., Stann., Stram., Tab., Zinc.

- Blutfülle mit   Glon.
- Kopfschmerzen mit   Cauloph.
- Lesen beim   Rhod.
- Migräneanfall vor dem   Iris.
- periodisch wiederkehrende   Cact.
- plötzlich auftretende   Jab.
- Schreiben beim   Aloe., Rhod.
- Schwindel mit   Cauloph.

Trübsinn   Aur., Puls.
- Vorahnung mit, von einem frühen Tod   Agn.

Tuba eustachii
- Verstopfung der   Kali-s.

Tubenentzündung   Spig.
- eitrige   Echin.

Tubenkatarrh   Ac-nitr., Calc-ph., Caps., Caust., Cepa., Euph., Hydrast., Jod., Kali-c., Kali-s., Mang., Med., Petr., Puls., Spig., Teucr-mar.

- Brausen mit   Ant-c.
- chronischer   Kali-m.
- hartnäckiger   Kali-j.
- Klingen mit   Ant-c.
- Verstopfung mit   Kali-m.

Tuberkelausbreitung   Calc-hyp.

Tuberkulöse Menschen   Ac-nitr., Kali-j.

Tuberkulose	Abrot., Ac-acet., Ac-fl., Ac-form., Ac-ph., Agar., Aur., Berb., Beryl., Calc-c., Calc-ph., Carc., Chin., Cob., Con., Dros., Equis., Guaj., Ham., Hydrast., Jod., Kali-bi., Kreos., Mang., Nat-m., Phos., Psor., Puls., Sel., Sil., Spong., Stann., Tereb., Teucr-sc., Tub.
- Auswurf mit grünlich- salzigem	Kali-j.
- Blutspucken mit	Ac-nitr.
- Husten mit quälendem	Calc-hyp., Mang., Stict., Teucr-mar.
- Nachtschweiß mit	Calc-hyp.
- Stadium im ersten und zweiten	Ars-j.
- Zusatzmittel bei	Phell.
Tumor(en)	Cob., Con.
- albus	Dros.
- blutender	Thuj.
- Brust in der weiblichen	Scroph-n.
- Eiterbildung mit	Staph.
- fibröser	Lap-a.
- kleine unter der Haut	Kali-ars.
- Knochen an den	Staph.
- Knochenhaut an der	Staph.
- Lymphdrüsen an den	Scroph-n.
- spongiöser	Thuj.
- Wachstum der, maligner	Carb-v.
Typhoid	Hyosc.
Typhus	Ac-hydroc., Ac-m., Agar., Apis., Arn., Ars., Bapt., Bry., Colch., Crot., Ipec., Pyrog., Rhs-t., Verat., Vip.

T

U

Übelkeit

Ac-acet., Ac-benz., Ac-form., Ac-m.,
Ac-sulf., Agar., Alum., Ambr., Amm-c.,
Aran-d., Bellis., Bor., Brom., Bry., Cad.,
Camph., Canth., Caps., Carb-v., Cepa.,
Cic., Cimic., Cin., Coff., Crot., Croton.,
Cycl., Dulc., Fagop., Ferr-ph. Flor.,
Graph., Guaj., Helleb., Jugl-reg., Kali-c.,
Kali-nitr., Kalm., Kreos., Lues., Mandr.,
Naja., Oena., Olnd., Op., Paeon., Petr.,
Phell., Phos., Phyt., Plat., Podo., Pop.,
Quas., Rhod., Sec. Sil., Spig., Stroph.,
Tarax., Tart-emet., Tereb., Thea., Uran.,
Vib.

- Abendessen nach dem	Magn-m.
- abends	Ran-b.
- Alkoholgenuß nach	Glon.
- ales erzeugt	Ac-hydroc.
- Angst mit	Ant-t.
- Aufwärtssehen beim	Petr.
- Augenschließen beim	Ther.
- Brennen mit	Sang.
- Brust in der	Croc.
- Durst mit	Ac-picr.
- Erbrechen bessert	Visc.
- Erbrechen mit	Asar., Card.
- Erwachen beim	Kres.
- Essen, beim Denken an	Anhal., Cocc., Colch.
- Essen bessert	Ac-fl., Ac-lac., Beryl.
- Essen nach dem	Ac-nitr., Cham., Hyper., Tarant.
- Essen nach fettem	Calc-ph., Dros., Magn-m.
- Feuer, beim Anblick von	Stram.
- Frieren mit	Arist.
- Frühstück vor dem	Berb., Sep.
- heftige	Arist., Tab.
- Hunger mit	Ac-fl., Ac-picr.
- Kälte mit eisiger	Valer.
- Kaltbaden nach	Ant-c.
- Kalttrinken bessert	Cupr.
- Kopfschmerz bei	Cocc.
- Kopfschmerzen mit	Lac-c.
- Küchengeruch durch	Stann.
- Magen vom ausgehende	Stront.
- Magenkrämpfen mit	Lob.

U

- Magenstauung durch	Scil.
- Magenverstimmung nach	Ant-c.
- Milchgenuß nach	Calc-ph.
- Mittagessen nach dem	Magn-m., Zinc.
- morgens	Hep., Nux-v., Sep., Sulf.
- morgens um 3 Uhr	Ther.
- nachmittags	Ran-b.
- Nahrung, als ob die unverdaut im Magen liegen würde bei	Abs.
- niederlegen muß sich, beim Anblick von Speisen vor	Dig.
- Ohnmacht bis zur	Colch., Verat.
- Ohnmacht mit	Pulx.
- plötzliche	Led.
- qualvolle	Ipec., Lob.
- Riesenappetit mit	Arist.
- Schwäche mit	Pulx.
- Schweißen mit kalten	Lob.
- Schwindel bei	Con.
- Schwindel mit	Ac-sal.
- Sodbrennen mit	Kres.
- Sonnenbestrahlung nach	Ant-c., Glon.
- Speichelfluß mit	Ipec., Jab., Sang.
- Speisegeruch bessert	Beryl.
- Speisegeruch durch	Cocc., Dig.
- Speisen nach warmen	Bari-c.
- Süßigkeiten nach	Sulf.
- ständige	Ant-t., Myric.
- Trinken beim	Cocc.
- Trübsichtigkeit mit	Lac-c., Mygal.
- Umdrehen beim	Con., Ipec.
- Wasser, beim Anblick von	Stram.
- Wasseraufschwulken mit	Kres.
- Wassertrinken nach	Stann.
- Würgen mit heftigem	Lob.
- Zigarettenrauchen beim	Magn-m.
Übellaunigkeit	Ipec., Sars.
Übelnehmende Menschen	Ars.
Übelwollende Menschen	Ac-nitr.
Überanstrengung	Arn.
- Kopfschmerzen mit dumpfen nach	Ac-acet., Ac-ph., Ac-picr.
- Schlaflosigkeit nach	Ac-picr.

- Schwindel bei	Ac-picr.
Überarbeitete Menschen	Nux-v., Pass.
Überempfindlichkeit	Acon., Ambr., Aur., Cocc., Ferr., Ferr-ph., Hep., Hyper., Nat-m., Phos., Sars., Sil., Ther., Valer.
- Eindrücke gegen alle nervösen	Asar.
- Gemütes des	Asa.
- Geschlechtsteile der, bei Berührung	Plat.
- nervöse	Cham.
- Schmerzen gegen	Ac-ox., Coff.
- Sinneseindrücke gegen	Coff.
- Sinnesorgane der	Bell., Colch.
- Teile der entzündeten	Bell.
Übererregbarkeit	Magn-c.
- große	Phos.
- nervöse	Phos., Valer.
- psychische, mit Spasmen und Gasauftreibung	Valer.
Überhebliche Menschen	Agn., Plat.
Überlegen	
- muß alles zweimal	Ambr.
Übermüdung	Rhs-t.
- geistige	Ac-picr.
Überreiztheit	Ambr., Cocc., Croc., Magn-c.
Ulcus cruris	s. Unterschenkelgeschwür
Ulcus duodenie	s. Zwölffingerdarmgeschwür
Ulcus pepticum	s. Dünndarmgeschwür
Ulcus varicosum	s. Krampfadergeschwür
Ulcus ventriculi	Ac-form., Ac-nitr., Ac-sal., Ac-succ., Ac-sulf., Anac., Arg-nitr., Ars., Atrop-s., Bell., Cad., Cond., Graph., Hydrast., Ign., Jod., Kali-ph. Kreos., Lues., Nat-m., Nux-v., Phos., Poten., Rob.
- Blutung mit	Arg-nitr.
- Magenwand, an der hinteren	Bism.
- Leberstörung mit	Kali-bi.
- rundes	Kali-bi.

U

Umhergehen
- Erbrechen beim   Sel.
- Schwindel beim   Sel.
- Übelkeit beim   Sel.

Umknöcheln   Calc-ph.

Umschnürungsgefühl   Alum.

Unansprechbar
- tagsüber   Ac-picr.

Unausgeschlafen   Cauloph., Lyc.
- morgens   Alum., Zinc.
- tagsüber   Bry., Bufo., Calc-ph., Cloloc.

Unbehagen   Cact., Chin.
- Essen, 2 Stunden nach dem   Puls.

Unberechenbare Menschen   Anac.

Unbesinnlichkeit   Cann-ind.

Unfruchtbarkeit
- der Männer   Plb.

Ungeduldige Menschen   Acon., Apoc., Bufo., Cham., Cin., Coloc., Kalm., Thuj.

Ungeschickte Menschen   Agar., Caps., Ipec.
- läßt alles fallen   Apis., Bov.

Uninteressierte Menschen   Plat.

Unkonzentriert   Ac-sal., Aran-d.

Unlustgefühl
- Frauen bei   Anhal.

Unlustige Menschen   Card.

Unmanierlich   Cann-ind.
- tagsüber   Bufo.

Unordentliche Menschen   Ant-c., Stram., Sulf.

Unruhe   Aloe., Anac., Ant-ars., Arg-nitr., Bapt., Cann-ind., Caust., Chin-ars., Ferr-ph., Kali-ph., Magn-c., Magn-m., Naja., Napht., Olnd., Rauw., Strych., Vacc., Valer., Zinc.

- bewegen muß sich stets	Glon.
- geistige	Ars.
- geschwätzige	Pyrog.
- große	Ac-hydroc., Acon., Apis., Aran-ix., Arn., Ars., Bell., Kreos., Lac-c., Phyt., Rhs-t., Spig., Tarant., Vib., Vip.
- Herzklopfen bei	Spig.
- innerliche	Abrot., Jod., Visc.
- motorische	Apom., Kali-br., Mandr., Tarant., Vib.
- muskuläre	Apom.
- nachts	Conv., Kres., Lues.
- nervöse	Abrot., Thea., Vib.
- Schlaf während des	Nicc.
- voller	Heder.

Unruhige Menschen Ambr., Aran-d., Arum., Canth., Carc., Cedr., Coff., Conv., Hirud., Jod., Kres., Lath., Magn-c., Merc-sol., Phos., Phyt., Rhs-t., Sabad., Tarant., Visc.

Unsicherheit
- Umdrehen beim Aloe.

Unterarm
- Ameisenlaufen im Rhod.
- eiskalter Brom.
- Schmerzen ziehende im, bis in die
  Finger ausstrahlende Rhod.
- Schwäche im Rhod.
- Schwere im Rhod.
- Stechen im, plötzliches beim Schreiben Ran-b.
- Taubheitsgefühl im Aran-d.
- Ziehen im, plötzliches beim Schreiben Ran-b.
- Zucken am Thea.

Unterdrückungsekzeme
- Ellenbeugen in den Zinc.
- Kniekehlen in den Zinc.

Unterhaltung
- greift sehr an Ambr.
- weicht jeder aus Helon.

Unterhautblutungen Thal.
- diffuse Phos.

Unterkiefer
- Dislokation des Petr.

U

567

- Herabhängen des	Ac-m., Gels., Helleb., Hyosc., Op.
- Knacken im	Petr.
- Muskelkontraktion am, plötzliche	Eupat-perf.
- Nekrose am	Calc-fl., Phos.
- Schmerzen am	Agn., Dros., Eupat-perf., Psor.
- Zittern des	Olnd.

Unterkieferdrüsen
- Vergrößerung der, mit starkem Speichelfluß	Thal.

Unterkühlung — Acon.
- weitzurückreichende	Dulc.

Unterleib(s) — Ant-t., Merc-sub.
- beschwerden wechseln mit fliegendem Gelenkrheuma	Cauloph.
- beschwerden mit Koliken	Latrod.
- Druck im (weibl)	Ac-m., Bellis., Sep.
- Herabdrängunsgefühl im	Aloe., Puls., Sep., Stann.
- Koliken im	Alet.
- Krämpfe im	Bell., Bellis., Clem., Diosc., Latrod.
- Schwäche im	Alet., Stann.
- Schwere im	Ant-c.
- Stauungen im	Murx., Sep.
- Taubheit im	Spong.
- Übererregbarkeit im, nervöse	Valer.
- Verwahrlosung des	Anhal.
- Völle im	Sep.
- Ziehen im (weibl)	Ac-ox., Ambr.

Unterleibsplethora — Aloe., Card., Lil., Sulf.
- Hämorrhoiden mit	Prun.
- Obstipation mit	Prun.
- Verdauung mit träger	Aesc.

Unterleibsschmerzen — Dig.
- Eierstöcke, bis in die ausstrahlende	Sabal.
- Gurgeln mit	Gins.
- herabdrängende	Apis.
- krampfartige	Vib.
- links von, nach rechts quer über den Bauch ziehende	Lach.
- linksseitige	Cepa.
- rechtsseitige	Gins.
- Stellen, an weit entfernte ausstrahlende (Finger, Zehen)	Diosc.

- Unterschenkel bis in die ausstrahlende   Sabal.
- ziehende   Stann.

Unterlid
- Zucken am   Stann.

Unterlippe
- aufgesprungene   Puls.
- Geschwüre an der   Beryl.
- Riß in der Mitte der   Nat-m.
- Schrunden in der Mitte der   Hep.
- Venenknoten an der Innenseite der   Millef.

Unterschenkel
- Anschwellung der   Puls.
- Zuckungen in den konvulsive   Ipec.

Unterschenkelgeschwüre   Ac-hydrof., Ac-fl., Ac-form., Ac-lac., Ars., Calend., Clem., Graph., Ham., Lach., Mez., Op., Puls., Sec., Sep., Sulf., Sulf-j., Vip.
- langwierige   Echin.
- Leberleidem bei   Lyc.
- Rändern mit harten   Calc-fl.
- rechtsseitige   Card.
- Regeleintritt bessert   Arist.

Untertemperatur   Camph., Jab.

Unterzungenspeicheldrüse
- Schwellung der   Thuj.

Untröstlich
- nach unterlassenen Pflichten   Cycl.

Unwohlsein   Vacc.

Unzüchtige Menschen   Hyosc., Stram.

Unzufriedene Menschen   Bism., Tab.

Urämie   Ac-hydroc., Ac-m., Ars., Glon., Helleb., Plb.
- Anurie mit   Ac-nitr.
- Asthma mit   Kali-nitr.
- Krampfneigung mit   Cupr.

Uratdiathese   Equis., Solid.

U

Urin

- alkalischer	Ferr-ph.
- Ammoniakgeruch mit	Ac-benz., Aur., Stront.
- azetonhaltiger	Senn.
- bierartiger	Bry., Card.
- bierbrauner	Card., Chelid., Crot., Mandr.
- billirubinhaltiger	Card., Cean., Myric.
- blasser	Cimic., Rhod., Stront.
- blutiger	Ac-form., Ac-nitr., Ac-ph., Ac-sal., Ac-sulf., Ant-t., Arg-nitr., Arn., Ars., Arum., Bell., Cact., Canth., Chin., Cocc-c., Colch., Coloc., Croc., Crot., Ferr-ph., Form., Glon., Helleb., Hep., Ipec., Kali-m., Kres., Lach., Lues., Naja., Nat-m., Pareir., Petr., Phos., Pyrog., Sabin., Sars., Scil., Senec., Tarant., Tereb., Thlaspi., Trill., Tub., Vacc.
- Blutstückchen mit	Ac-ph.
- Bodensatz mit	Carb-v., Dulc., Lues.
- Bodensatz mit braunem	Lith.
- Bodensatz mit flockigem	Sars.
- Bodensatz mit rotem	Berb., Brom., Card., Lyc., Magn-s., Mez., Sang., Sep., Thlaspi., Valer.
- Bodensatz mit rot-braunem	Solid.
- Bodensatz mit weißem	Calc-c., Kali-bi., Olnd., Prun.
- brauner	Abrot., Arum., Bry., Cocc-c., Olnd.
- brennender	Ac-nitr., Kali-c., Lues., Nux-m., Urt.
- dickflüssiger	Pareir., Spong.
- dunkelbrauner	Eupat-perf., Graph., Kreos., Valer.
- dunkelroter	Cupr.
- dunkler	Ac-benz., Aloe., Aur., Bapt., Calc-c., Calc-ph., Card., Croton., Dig., Dros., Equis., Helleb., Lach., Myric., Pareir., Prun., Rhs-t., Sang., Tereb., Urt.
- Eiern nach faulen stinkender	Daph.
- eigenartig riechender	Hyper.
- eitriger	Folia., Med., Merc-sol., Pareir., Pop., Sabin., Sars.

- eiweißhaltiger	Aals., Ac-benz., Ac-form., Ac-hydroc., Ac-nitr., Ac-ph., Ac-picr., Ac-sal., Ac-sulf., Apis., Arg-nitr., Ars., Cann-sat., Canth., Carb-v., Colch., Crot., Cupr., Eupat-pur., Ferr-ph., Form., Glon., Helleb., Kali-bi., Kali-m., Lach., Mang., Merc-sol., Phos., Plb., Pyrog., Sabin., Tereb., Thal., Tub., Vacc.
- eiweißhaltiger mit Blasentenesmen	Apis.
- erythrozytenhaltiger	Folia.
- farbloser	Agn., Coff.
- feuerroter	Colch.
- flockiger	Lith., Seneg., Valer.
- Früchten nach faulen riechender	Helod.
- gallehaltiger	Card.
- gallertartiger	Ac-ph.
- gelber	Berb., Chelid., Daph.
- Geruch mit scharfem, wiederlichen	Rhod.
- Gewicht spezifisch erhöht	Ac-picr., Chion., Eupat-perf., Senec., Syz.
- gold-gelber	Card., Mang.
- Grieß mit	Coloc., Lith., Lyc., Nat-ph., Tereb., Urt.
- grünlicher	Cean., Merc-sol.
- hämoglobinhaltiger	Kali-m.
- harnsäurehaltiger	Ac-sal., Colch.
- Häutchen auf dem, ölige	Sumb.
- heißer	Bor., Cepa., Guaj., Ran-b.
- heller	Ac-acet., Ac-hydroc., Ac-m., Ac-picr., Ferr-ph., Ign., Jod., Mang-c., Mandr., Mosch.
- hellgelber	Bell., Cact.
- Kalksediment mit	Seneg.
- Katzenharngeruch mit	Viol-t.
- klarer	Ac-ox., Bell., Cauloph., Stram.
- Knoblauchgeruch mit	Cob.
- leukozytenhaltiger	Folia.
- milchiger	Ac-ph., Cob., Hep., Mandr., Viol-o.
- nachts häufig, heller	Sang.
- orangenfarbiger	Abs., Croton.
- oxalsäurehaltiger	Ac-ox., Senn.
- Pferdeharngeruch mit	Abs., Ac-benz., Ac-nitr.
- phosphathaltiger	Ac-nitr., Ac-ph., Jod., Magn-ph., Mandr., Senn.
- porphyrinhaltiger	Beryl., Thlaspi., Zinc.
- prickelnder	Arum.

U

- profuser — Phos. Stram.
- rauchiger — Tereb.
- rotfleckiger — Berb.
- rötlicher — Bry., Carb-v., Cepa., Lith.
- salziger — Ac-benz., Berb., Calc-fl., Chin., Colch.
- Sand mit — Coloc., Lyc., Nat-ph., Nux-m., Tereb., Urt.
- saturierter — Kali-bi., Led., Lith.
- saurer — Ac-ox., Cocc-c., Kali-bi., Petr.
- scharfer — Ac-acet., Ac-fl., Bor., Hep., Lith., Nux-m., Petr., Ran-b., Sang., Urt.
- schaumiger — Card., Spong.
- Schleim mit dickem, zähem — Hydrast.
- schleimiger — Ac-m., Canth., Cepa., Chin., Cocc-c., Coloc., Con., Dulc., Equis., Folia., Lith., Med., Merc-sol., Pareir., Pop., Sabin., Sars., Senec., Sep.
- stechend riechender — Abrot.
- stechender — Ran-b.
- Stehenlassen nach längerem, wird wie Milch — Cin.
- stinkender — Abrot., Ac-form., Bor., Calc-c., Chim., Guaj., Lues., Petr., Pyrog., Viol-o.
- streng riechender — Lith.
- strohfarbener — Ac-ox., Cauloph.
- süßlich riechender — Card.
- trüber — Calc-c., Calc-fl., Canth., Carb-v., Chim., Chin., Cob., Daph., Dig., Dulc., Hep., Hyper., Kreos., Lith., Lyc., Merc-sol., Pop., Rhs-t., Sep., Tereb.
- übelriechender — Arg-nitr., Aur., Dros., Dulc., Helod., Kreos., Lach., Lyc., Magn-m., Pop., Ran-b., Sep.,
- urathaltiger — Kali-c., Lob., Sulf.
- Veilchengeruch mit — Clem., Nux-m., Tereb.
- wasserklarer — Ac-m., Anac., Coff., Ign., Nux-v., Tab., Vib.
- wäßriger — Ac-hydroc., Ac-m., Cimic., Croc., Ferr-ph., Lycop., Phos.
- weißlicher — Rhs-t.
- wenig — Kali-bi., Merc-sol., Prun., Sang., Urt.
- widerlich stinkender — Ac-fl., Coloc.
- wolkiger — Valer.
- wundmachneder — Hep., Kreos.

- zersetzender   Pyrog.
- zitronenfarbener   Agn.
- zuckerhaltiger   Ac-ph., Ac-sulf., Cean., Glon., Kreos.
- Zylindern, mit granulierten   Kres.
- zylinderhaltiger   Ac-nitr., Ac-picr., Ac-sal., Apis., Ars., Cupr., Merc-sol., Phos., Plb., Tereb., Tub.

Urina spastika   Magn-ph., Nux-v., Petros., Plant., Rauw., Spart., Stroph.

Urobillinogen
- vermehrt   Olnd., Phos.

Urogenitalsystem   Bor., Cann-sat., Canth., Equis., Magn-m., Prun., Sulf.

Urogenitaltuberkulose   Tub.

Urtikaria   Ac-form., Ac-picr., Ac-sal., Ac-sulf., Apis., Ars., Bellis., Berb., Brom., Bry., Calc-c., Carb-v., Cardios., Caust., Cepa., Chin., Con., Fagop., Form., Hep., Jod., Kreos., Mandr., Merc-sol., Nat-m., Phos., Plant., Prim., Rhod., Rhs-t., Sang., Sep., Tereb., Thal., Visc.

- Alkoholgenuß nach   Chlor.
- Aufregung durch   Bor.
- Bad nach einem warmen   Magn-c.
- Blasenleiden bei   Dulc.
- Darmstörungen bei   Dulc.
- Fischgenuß nach   Urt.
- flohstichartige   Dulc.
- gastrische   Puls.
- hartnäckige   Magn-c.
- Insektenstichen nach   Urt.
- juckende   Ant-c.
- Kratzen durch   Rumx.
- Magenverstimmung nach   Nux-v., Puls.
- Stimulantieneinnahme durch   Chlor.
- uterine   Puls.
- Wärme durch   Rumx.
- Wassergenuß nach   Ac-ox.

U

V

Vagina
- Berührungsempfindlichkeit der   Berb., Cob.
- Brennen in der   Berb., Calc-c., Lyc., Sep., Staph., Thuj.
- Empfindlichkeit der   Nat-m., Thuj.
- Entzündung der   Helon.
- gerötete   Merc-sol.
- geschwollene   Merc-sol.
- Hitze in der   Sep.
- Jucken der, mit Ausfluß   Ac-sulf., Calc-c.
- Jucken in der   Anac., Staph., Thuj.
- Jucken in der, mit Entzündung   Ambr.
- Kältegefühl in der   Graph.
- Katarrhe der, bei alten Frauen   Amm-c.
- Knotenbildung in der   Lues.
- Schmerzen in der, beim Verkehr   Rhs-t.
- Stechen in der   Berb., Phos.
- Trockenheit in der   Alum., Lyc., Nat-m., Nux-m., Sep.
- Überempfindlichkeit der   Coff., Hydroph.
- Vorfall der, beim Stuhlpressen   Stann.
- Windabgang aus der   Brom., Sang.
- Wundheit der   Alum., Anac., Berb., Brom., Sep.

Vaginismus   Ac-ox., Bell., Chin., Coff., Plat., Sep., Thuj.

- Abneigung mit   Plb.
- Regeleintritt bessert   Cupr.
- schmerzhefter   Cauloph.

Vagotonie   Ipec., Kali-c.

Vagusparalyse
- drohende, bei schweren Krankheiten   Ant-t.

Vagusreizung   Sabad.
- Hitze, Schweißausbruch, Speichelfluß und Wallungen mit   Jab.
- Zusammenschnüren mit in Schlund, Hals, Magen und Unterleib   Lob.

Vaguszentrum   Tab.

Varikozele   Clem., Ham.

Varizen   Ac-fl., Ac-hydrof., Aloe., Arn., Carb-v., Card., Collins., Ferr., Ferr-ph., Ham., Lyc., Op., Puls., Ruta., Sulf., Vip.

- Beinen an den	Zinc.
- Brennen in den	Graph.
- geschwüre	Ac-hydrof., Carb-v., Lyc., Op., Sep.
- Regeleintritt bessert die Beschwerden	Arist.
- Schamlippen an den	Zinc.
- Schmerzen mit heftigen, stechenden	Calc-fl.
- Stechen in den	Graph.
- Thromboseneigung mit	Aesc.
- voll, wie zum Platzen	Sep.

Vaskularisation   Aur.

Vasolabilität   Cham.

Vasomotorenkollaps   Verat.

Vasomotorenzentrum   Ac-hydroc., Camph., Coff., Crot., Helod.
- Versagen des mit Kollaps, arktischer
  Kälte und Schweißen   Helod.

Vegetative Dystonie   Ambr., Chin-ars., Heder., Ign., Lycop., Magn-c., Mandr e rad., Nux-m., Thyr.

- Aufregung nach   Op.
- Gemütserregung nach   Staph.
- Herzstörungen mit nervösen   Nat-m.
- Hyperthyreose bei   Nat-m.

Vegetative Funktionen   Thyr.

Vegetatives Nervensystem   Agar., Arg-nitr., Ars., Cer-ox., Cham., Chin-ars., Caust., Diosc., Gins., Helon., Ign., Jab., Jod., Lach., Lycop., Magn-c., Magn-m., Nat-c., Nat-m., Nux-m., Nux-v., Op., Petr., Phos., Puls., Rauw., Rob., Sabad., Sec., Staph., Stram., Strych., Sulf., Tab., Thal., Thuj., Visc.

Vegetative Zentren   Cocc., Vib.

Veitztanz   s. Chorea

Venen   Ac-fl., Aesc., Calc-fl., Collins., Ham., Ruta., Sulf.

- berstendes Gefühl in den, der Hände
  und Füße   Lil.
- blau durchscheinende   Clac-fl., Ferr., Puls.
- blutungen   Bov., Carb-v., Ham.
- dicke   Vip.
- entzündung   Ac-fl., Card., Ham., Millef., Puls., Vip.

- erweiterung	Ac-hydrof., Ant-c., Arn., Calc-fl., Croc., Cycl., Ferr-ph., Glon., Ham., Phos., Plb., Zinc.
- gefüllte	Agar., Op.
- geschwollene	Berb., Carb-v., Ferr-ph.
- hämorrhoidale	Amm-c., Calc-stib.
- harte	Vip.
- sichtbar hervortretende, an beiden Unterschenkel	Clem.
- schmerzhafte	Ham., Lac-c.
- überfüllte	Aloe., Vip.
- volle	Ham., Puls.
- vorspringende, an den Gliedern	Plb.

Venenmittel   Ham., Millef.

Venenstauungen   Aloe., Arn., Bov., Carb-v., Croc., Cycl., Ham., Lac-c., Lil., Melil., Millef., Ruta., Sulf., Vip., Zinc.

- allgemeine	Arist.
- Becken im kleinen	Card.
- Beckengebiet im	Collins., Puls.
- Beine, beim Herunterhängenlassen der	Bellis., Berb.
- Beinen in den	Aesc., Flor., Ham., Lyc., Puls., Sep.
- Extremitäten in den	Agar.
- Frieren und Frösteln mit	Arist.
- Geschlechtsorganen, in den weiblichen	Sep.
- Handrücken am	Cycl.
- Hitze mit brennender, in den Händen	Puls.
- Körper im ganzen	Sep.
- Nachtschweißen mit	Arist.
- Neigung zu	Phos.
- Pfortadersystem im	Aesc., Sep.
- Regelausbleiben beim	Sang.
- Stauungsdruck mit	Ham.
- Unterbauch im	Nat-c.
- Venen, in den oberflächlichen	Podo.
- Venen, in den peripheren	Aesc.

Venöses Blut
- grinnt abnorm schnell   Both.

Venöse Kunstitution
- Greise der   Carb-an.

Venöser Kreislauf
- Erschlaffung des   Cob.

V

Vervöses System
- peripheres   Puls.
- Unterbauch des   Berb.

Verantwortlichkeit
- verliert das Gefühl für   Tarant.

Verblödung
s. Dementia

Verbrauchte Menschen
Ac-sulf.

Verbrennungen
Ac-acet., Acon., Agar., Arn., Canth., Echin., Hyper., Pyrog.
- 1. Grades   Cardios., Urt.
- Haut der   Arist.

Verbrühungen
Ac-acet.

Verdauung
- Blähungen mit   Carc.
- Koliken mit   Carc.
- mangelnde   Carc- Lyc.
- schwache   Bari-c., Carb-an., Carb-v., Iber., Nat-c.

Verdauungskanal
Ipec., Jod.
- Brennen im   Iris.
- Entzündung im   Acon.
- Krampfbeschwerden im   Diosc.
- Reizung des, übermäßige   Kali-c.
- Übererregbarkeit des, nervöse   Diosc.

Verdauungsstörungen
s. Dyspepsie

Verdrießlichkeit
Con., Kali-ph., Kalm., Pulx., Visc.
- Magen vom ausgehende   Stront.

Verfolgungswahn
Hyosc.

Vergeßlichkeit
Ambr., Cann-ind., Card., Cocc., Jod., Lac-c., Petr., Sec., Tab., Tell., Vacc.
- große   Glon.
- Namen von   Guaj.

Vergiftung
Canth.
- Chinin von   Ars.
- Jod von   Ars.
- Quecksilber von   Ars., Merc-sol.

Verhaltensstörung
- thyreotoxische   Anhal.

Verheben   Arn.

Verkrampft
- alles ist   Nux-v.

Verlassenheit   Ac-acet.

Verlegenheitshusten
- Essen nach dem   Ambr.
- Fremder, in Gegenwart von   Ambr.
- Musik bei   Ambr.

Verletzungen
- akute   Arn., Calend.
- alte   Calend.
- Augen der   Ruta.
- äußere   Calend.
- Belastungsschmerz mit, bei Ödemen   Kali-nitr., Kali-ph., Kali-sulf., Sil., Stront.
- Blutungen mit   Ac-sulf., Arn., Bellis.
- Blutungen mit hellroten   Millef.
- Druck durch   Arn.
- Eiterungen mit   Bufo., Cham., Hep.
- Entzündungen mit   Ham.
- Fall durch   Ham.
- Folgen von   Bellis., Ham., Ruta.
- Gefäßschädigungen mit   Arn.
- Haut der   Ham.
- innerliche   Calend.
- Knochenbrüchen mit   Arn., dann Bellis., dann Symph.
- Knochenhaut der   Ruta.
- lange zurückliegende   Kali-nitr., Kali-ph., Kali-sulf., Sil., Stront.
- Nerven der   Hyper.
- Prellungen durch   Bellis.
- Quetschungen durch   Arn.
- Schlag durch   Ruta.
- Schmerzen mit   Bufo.
- Schnittverletzungen bei   Led.
- Sprunggelenksverrenkungen   Ruta.
- Stichverletzungen bei   Led.
- Stoß durch   Ham., Hyper., Ruta.
- stumpfe, mit Bluterguß   Ac-sulf.
- Verrenkungen   s. dort
- Verstauchungen   s. dort
- Wundschmerz nach   Bellis.
- Zerrungen durch   Rhs-t.

Verletzungsmittel   Led.

V

Verliebte Menschen	Cann-ind.
Verrenkungen	Arn., Bellis., Calc-ph., Led., Phos., Rhs-t., Ruta.
- alte	Petr.
- Gefühl von	Aloe., Caust.
- Schmerzen bei	Cycl., Millef., Sulf.
Verrückte Menschen	Cann-ind.
Verschlossenheit	Sars.
- depressive	Zinc.
- mürrische	Zinc.
Verschluckt sich dauernd beim Essen	Meph.
Verspannungen	Anac., Bufo., Cact., Calc-fl., Canth., Hyosc.
- Glieder der	Dros.
- Nacken vom, bis in den Hals	Guaj.
- schmerzhafte	Cact., Dros., Guaj.
- Schulterblätter zwischen den, bis zum Kreuz	Guaj.
- tagsüber	Cimic.
Versprechen	
- leichtes	Lyc.
Verstandesschwäche	Lyc.
Verstauchungen	Arn., Bellis., Calc-ph., Hyper., Rhs-t., Ruta., Stront., Symph.
- alte	Nat-c.
- schmerzhafte	Millef., Sulf.
Verstimmung	Kali-ph.
- Ausgelassenheit schlägt plötzlich um in	Plat.
- depressive	Tarax.
- Reizbarkeit schlägt plötzlich um in	Plat.
Verstopfung	s. Obstipation
Vertigo	s. Schwindel
Verwahrlosung	Cann-ind.
Verwirrung	Bapt., Bufo., Cepa., Croc., Echin., Glon., Mandr., Petr., Vacc., Vib.
- geistige	Anhal.
- Lachzwang mit	Agar.

- morgens	Chin.
- Schwatzhaftigkeit mit	Agar.
- vorübergehende	Canth.
- zentrale	Kali-nitr.

Verzagte Menschen Card., Kali-c., Lac-c., Lues., Myric., Puls., Sars., Senec., Stann., Sulf., Tab.

Verzweifelte Menschen Ac-nitr., Ambr., Apoc., Cad., Lath., Lauroc., Lues.

- Schmerzen durch	Acon.
- Seelenheils wegen ihres	Verat.

Vestibularapparat Glon., Grat.

Vielgeschäftige Menschen Lach.

Vitalität
- verminderte   Carb-an.

Vitiligo Lues.

Völle Abrot., Abs., Ac-fl., Ac-form. Ac-lac., Ac-m., Ac-picr., Ac-sal., Ac-succ., Ac-sulf., Agar., Aloe., Alum., Ambr., Anac., Ant-c., Apis., Aran-d., Arg-nitr., Arist., Arum., Aur., Bapt., Bellis., Berb., Beryl., Bor., Bufo., Clac-fl., Caps., Card., Caust., Cocc., Colch., Coloc., Con., Croc., Croton., Ferr-ph., Glon., Ham., Helod., Ign., Led., Lil., Lues., Magn-m., Mandr., Mang., Naja., Nux-m., Prun., Quas., Rauw., Tab., Tarax., Teucr-mar., Tub., Valer.

- Abwärtsdrängen mit, im Unterleib	Aloe.
- Bauch im, durch Blutstauungen	Aesc.
- Blähungsabgang bessert	Calc-fl.
- Gebärmutterstörungen bei	Cauloph.
- Hunger bei	Plat.
- Leib im	Sabal.
- Magen, als wäre der überladen	Mandr e rad.
- Magen bei leerem	Plat.
- Meteorismus mit	Mandr e rad.
- Pulsieren mit, im Sonnengeflecht	Cean.
- Seitenlage in rechter	Cean.
- Speisen, durch lange Verweildauer der	Chin.

V

Vorahnungen
- Aufregung mit   Arg-nitr.
- Durchfällen mit   Arg-nitr.
- schlimme   Magn-s.
- Todes, des bevorstehenden   Petr.

Vorhaut
- brennen   Ac-m., Caps.
- ekzeme   Ac-sal.
- entzündung   Canth., Merc-sol., Staph.
- geschwüre   Ac-nitr., Arg-nitr., Calc-fl., Hep., Ign., Sulf.
- jucken   Ac-m., Aloe., Eupat-perf., Ign., Zing.
- ödeme   Ac-acet., Napht.
- risse   Sulf.
- rötung   Merc-sol., Thuj.
- schwellung   Thuj.
- verengung   Canth., Carc., Cycl., Sulf.
- wundheit   Ign.

Vulva
- blutungen   Ac-nitr.
- brennen   Ac-sal., Hep., Kreos.
- entzündung   Ac-nitr., Ambr., Bell., Beryl., Caust., Croton., Hep., Kres.
- fissuren   Cond.
- geschwüre   Ac-nitr., Lac-c.
- hitze   Tarant.
- jucken   Ac-fl., Ac-sal., Ac-succ., Ambr., Aran-d., Caust., Collins., Euphr., Fagop., Graph., Helon., Hep., Hydrast., Kreos., Lil., Nux-v., Plat., Rad., Rhs-t., Staph., Tarant., Thuj.
- pusteln   Lac-c.
- reizung   Aran-d.
- rötung   Canth., Helon., Hydroc.
- schmerzen, stechende   Aur.
- schwellung   Canth., Helon., Kreos.
- trockenheit   Tarant.
- überempfindlichkeit   Coff.
- varizen   Carb-v.
- wundheit   Caust.

W

Wachsen
- schnelles   Phos.

Wachstumsschmerzen   Calc-ph., Caps., Guaj.

Wachstumsstörungen   Aur., Bari-c., Calc-c., Calc-ph., Carc., Sil.
- Knochen der   Phos.

Waden
- klamme   Lyc.

Wadenbeinmuskel
- Lähmung des, schlaffe   Kres.

Wadenkrämpfe   Alum., Anac., Arg-nitr., Bellis., Cham., Con., Gnaph., Lachn., Mandr., Nat-m., Nux-v., Plb., Poten., Sec., Stann., Stront., Tab.

- Druck durch   Magn-c.
- Durchfällen mit profusen   Verat.
- Hartliegen beim   Magn-c.
- nächtliche   Calc-fl., Cimic., Cupr., Led., Magn-m., Staph.
- Schwangerschaft in der   Vib.
- Strecken beim   Led.

Wadenschmerzen   Dros.
- krampfartige   Crot.

Wadenziehen
- rechtsseitiges   Flor.

Wallungen   Abs., Ac-form., Ac-lac., Ac-m., Ac-nitr., Ac-sulf., Acon., Agar., Aloe., Ambr., Arn., Arum., Bell., Bellis., Cact., Card., Cham., Croc., Crot., Ferr-ph., Glon., Lues., Merc-sol., Mosch., Nat-m., Nat-nitr., Puls., Sabin., Sep., Stram.

- Anstrengungen nach   Aur.
- Beengung mit   Lach.
- Brust zur   Aur.
- Bücken beim   Aur.
- Gesichtsröte mit einseitiger   Rauw.
- Kopf zum   Coff., Cycl., Nux-v.
- Regel während der   Ac-sal.
- Schlaf im   Bor.
- Schweißen mit   Coff.

- vasomotorische	Sang.
- Wechseljahren in den	Sang.

Wahn
- religiöser	Anac., Verat.

Wahnideen   Bell., Lach., Plat., Thuj.

Wahnsinn   Sec.

Wahnsinnig
- zu werden fürchtet	Ambr.

Wahrnehmungsstörungen   Petr.
- Frauen bei	Bor.

Wange(n)
- Absterben der, brandiges	Kali-m.
- beißt sich in die, beim Reden	Ign.
- brennende	Pyrog.
- dunkelrote	Alum.
- glänzend-rote	Pyrog.
- glühende	Podo.
- heiße	Merc-sol., Thuj., Valer.
- Hitze an den, trockene	Brom., Ran-b.
- rot die eine, weiß die andere	Cham.
- rote	Merc-sol., Ran-b., Thuj., Valer.
- rote bei Anstrengung, aber nachher blutleer	Ferr.
- Rötung der rechten	Stann.
- Schwellung der rechten	Stann.
- Taubheitsgefühl der	Acon., Anhal.
- Trockenheitsgefühl der	Acon.
- Venulen auf den, kleine variköse	Carb-v.

Wangenknochen   Bry., Phos.

Wangenschleimhaut
- beißt sich häufig in die	Caust.
- geschwüre	Thal.
- pelzigkeit	Anhal.
- rhagaden	Thal.
- schmerzen, beim Kauen	Anhal.

Wanken   Arg-nitr., Cocc.
- Aufstehen beim	Phyt.
- Knien, bei Schwäche in den	Coloc.
- Undrehen beim	Coloc.

Warm
- alles ist zu   Sulf.

Wärme
- bedürftig   Kali-c.
- mangel   Aran-d.
- verlangen   Alum.

Warzen   Ac-acet., Ac-benz., Ac-fl., Ac-picr.,
                                               Anac., Ant-c., Arg-nitr., Bari-c., Beryl.,
                                               Carc., Graph., Magn-m., Med., Sil.

- Blutungen der   Ac-fl.
- entzündete   Caust.
- Fingern an den   Ferr-ph.
- Fingerspitzen an den   Caust.
- fleischige   Thuj.
- Geschlechtsteilen an den   Nat-s.
- Gesicht im   Calc-c.
- gezackte   Ac-nitr., Ac-ph.
- glatte   Thuj.
- Händen an den   Calc-c-., Dulc., Sulf.
- Handrücken auf dem   Ferr-ph.
- harte   Caust.
- hornhautartige   Caust.
- Hitze in den   Caust.
- juckende   Caust.
- kleine am Kinn   Sep.
- Nase an der   Caust.
- oberflächliche   Berb.
- rissige   Thuj.
- schmerzhafte   Ambr.
- unappetitliche   Psor.
- zackige   Thuj.

Watzenfortsatz
- Schmerzen am   Caps.

Warzengeschwulst   s. Papillome

Wachfrauenrheumatismus   Calc-ph.

Waschmittelausschläge   Cardios.

Wasser
- Aufstoßen von   Bari-c., Kres., Magn-s.
- bleibt im Hals stecken   Ambr.
- Denken an oder Sehen von fließendem,
  regt ihn auf   Ferr-ph., Hydroph.

585

- Empfindlichkeit gegen	Sulf.
- Erbrechen von	Amm-c.
- Scheu vor	Canth., Hydroph., Stram.
- schluckt gierig	Helleb.

Wasserblasen Ac-sal., Canth., Euph., Ipec., Rhs-t.

Wasserhaushalt Kali-nitr.

Wasserkopf s. Hydrozephalus

Wasserretention
- kardiale Prun.
- renale Prun.

Wassersucht s. Hydrops

Wasserzusammenlaufen im Mund Cin., Dros., Petr., Spig., Staph.
- Brechreiz mit Led.
- Übelkeit mit Led.

Wechselbeziehungen
- Erkrankungen innerer und Haut- oder
  Schleimhautaffektionen Sulf.

Wechselfieber s. Malaria

Wehen
- falsche, mit Stuhl- und Harndrang Nux-v.
- fehlende Cauloph.
- krampfartige Cauloph., Coff., Tab.
- Milchstau nach den Ac-acet.
- schwache Caust., Gels., Puls., Sec.

Wehenmittel
- fehlenden bei Cauloph.
- krampfartigen bei Cauloph.
- Nachwehen bei mit Wochbettblutungen Cauloph.
- schwachen bei Cauloph.

Weichleibigkeit Bor.

Weichselzopf Bor., Vinc.

Weichteilwunden
- infizierte Pyrog.

Weinbranntmißbrauch Ran-b.

Weinen Cin.
- Konversation bei Med.

- Lachen wechselt mit	Nat-m.
- Musik bei	Graph.
- unwillkürliches	Mang.

Weinerliche Menschen — Cedr., Kali-c., Kali-ph., Kali-s., Nat-m., Puls.

Weinkrämpfe — Mosch., Nux-m.
- sind allen Krankheitsbildern
  beigemischt — Ign.

Weitsichtigkeit — Petr., Stram.

Welke Menschen — Lyc.

Weltverbesserer
- depressiver — Sulf.
- nörgelnder — Sulf.
- phantastischer — Cann-ind.

Werlhof-Krankheit — Ac-sulf.

Wespenstich — Led.

Wetter
- Empfindlichkeit große, gegen naß-kaltes — Bari-c., Calc-ph., Kali-nitr. Rhs-t.
- krank fühlt sich, bei trübem — Aloe.
- Leibschmerzen bei naß-kaltem — Dulc.
- Verschlimmerung bei feucht-warmem — Ars-j.

Wetterfühligkeit — Galph., Myrt., Nat-c.
- Kopfschmerzen mit — Rhod.

Wetterwechsel
- Empfindlichkeit gegen — Calc-ph.
- Schmerzen bei, wandernde · — Ac-nitr.
- Verschlechterung bei, aller
  Beschwerden — Erig., Phos., Psor., Rhod., Sil., Spig.

Whiskymißbrauch — Ran-b.

Widerspruch
- verträgt nicht — Helon., Lyc., Nux-v.

Widerspruchsgeist — Nat-m.,
- schwieriger — Ant-c.

Widerstandskräfte
- mangelnde, gegen Kälteeinflüsse — Kali-ph.
- sinken der — Carb-v., Helleb.

W

**Wildes Fleisch und alle möglichen
  Exkreszenzen**   Ac-nitr.

Willen
- Lähmung des   Sec.
- Schwäche des   Ac-ox., Ac-picr.
- Störungen des   Anhal.

Wimpern
- Ausfallen der   Bufo., Med.
- hineingewachsene   Bor.
- zupft sich dauernd welche aus   Sulf.

Wind   Acon., Rhod.
- kalter   Bell.

Windeldermatitis   Arn., Calend., Cham.

Windpocken   Ant-c., Hydrast.

Wirbel(n)
- Druckempfindlichkeit aller dorsalen   Chin-s.
- Empfindlichkeit zwischen den   Ther.
- Entzündung der   Ac-form., Tub.
- Schmerzen der, beständige   Stram.

Wirbelsäule   Ac-fl., Cocc., Pich., Stront.
- Ameisenlaufen entlang der   Acon.
- Autofahrerknacken in der   Calc-ph.
- Berührungsempfindlichkeit der   Agar., Tell.
- Brennen entlang der   Ac-picr., Ac-succ., Alum., Croton.,
                                              Lachn., Med., Zinc.
- Druck entlang der   Zinc.
- Druckempfindlichkeit der, nach
  Verletzungen   Hyper.
- Ermüdungsschmerz in der   Cob.
- haltungsbedingte Schäden der   Heder.
- Nachtsteifigkeit der   Cann-ind.
- Schmerzen entlang der   Ac-nitr., Agar., Cin., Med.
- Schmerzen in der, rheumatisch-
  neuralgische   Kalm.
- Schmerzen in der ganzen   Vib.
- Schmerzen neben der   Abrot.
- Schwäche der   Ac-acet., Ac-nitr., Ac-picr., Ac-sal.,
                                              Ac-succ., Alum., Calc-ph., Croton.,
                                              Nat-m.
- Stechen entlang der   Zinc.
- Steifigkeit der   Ac-acet., Ac-sal.

- Steifigkeit neben der · Led.
- Taubheitsgefühl entlang der · Ac-picr.
- Zerschlagenheit der · Ac-acet., Clem.

Witterungsneurosen · Hep., Nat-c.
- Föhn bei · Rhod.
- Gewitter bei · Rhod.
- Regen bei · Rhod.
- Sturm bei · Rhod.
- Wind bei · Rhod.

Witzelsüchtige Menschen · Aran-d.

Wochenbett
- blutungen · Cauloph.
- mittel, erstes · Kali-c.
- fieber · Ac-m., Acon., Bapt., Crot., Echin., Pyrog.
- kreuzschmerzen · Bellis.
- manie · Cimic., Hyosc., Ign., Kali-ph., Lach., Plat., Senec., Tab., Verat.
- melancholie · Lil., Tab.

"Wolf" · Card., Cham., Graph., Hep., Hydrast., Hyosc., Lyc., Olnd., Sil.

Wollustgefühle · Ac-sulf.
- Impotenz mit · Stann.
- Libidoverlust mit · Stann.
- Mangel an · Graph.
- Penis mit erschlafftem · Agn.
- Potenzschwäche mit · Stann.
- schwache und zu kurze · Berb.
- unerträgliche, im ganzen Körper · Stann.

Worte
- artikulieren kann nicht richtig, verschluckt sich · Both.
- Findungsstörungen der · Kali-br.
- tagsüber ohne · Ac-ph.
- verständlich kann keine hervorbringen · Stram.
- verwechselt die · Lyc.
- werden von weit weg gehört · Cob.

Wucherungen · Phos., Thuj.
- Ohrenschmerzen mit · Calc-c.
- Rachenmandeln der · Tub.
- Schluckbeschwerden mit · Calc-c.
- Schwerhörigkeit mit · Calc-ph.

W

Wundbehandlungen	Ham.
Wunden	Arn.
- Aufbrechen alter	Crot.
- Blutungen der	Millef., Kreos.
- brandige	Lach.
- Eiterungen mit	Bufo., Calc-sulf., Sil.
- infizierte	Pyrog.
- kleine, leicht blutende	Kreos., Phos.
- livid bis schwarz verfärbte	Tarant.
- nekrotisierende	Tarant.
- periodisch aufbrechende	Tarant.
- schlecht heilende	Arist., Bor., Calend., Calc-c., Carc., Sec.
- schlecht vernarbte	Caust.
- Schmerzen mit brennenden	Calend.
Wundheit	Calend., Ham., Ran-b.
- Dekubitusneigung mit	Valer.
- Oberschenkel zwischen den (weibl)	Graph.
- Stellen an denen, wo Haut und Schleimhaut zusammenstoßen	Nat-m.
- zwischen Oberschenkel und Hoden	Hep.
- zwischen Oberschenkel und Schamgegend	Graph.
Wundliegen	s. Dekubitus
Wundmittel	Calend., Hyper.
Würgen	
- Abendessen nach dem	Magn-m.
- Alkoholgenuß nach	Glon.
- Flüssiges kann nur schlucken	Bapt.
- Getränke verursachen	Cupr.
- Hustenreiz mit	Cocc.
- Kehlkopfkrebs bei	Kres.
- Magen vom ausgehendes	Acon., Ant-c., Bell., Canth., Eupat-perf., Form., Glon., Helleb., Ipec., Kreos.
- Mittagessen nach dem	Magn-m.
- nervöses im Hals	Ac-picr.
- Rachen im	Abs., Ac-acet., Ac-fl., Ac-nitr., Ac-succ., Lach., Nicc., Tab.
- Sonnenbestrahlung bei	Glon.
- Speisen bei fetten	Magn-m.
- Zigarettenrauchen beim	Magn-m.

Wurmabgang
- Brechreiz mit   Spig.
- Erregungszuständen mit   Teucr-mar.
- Heißhunger mit   Spig.
- Übelkeit mit   Spig.

Wurmbefall   Abs., Marum., Merc-sol., Nat-s., Quas., Sabad., Spig.

- Anämie mit hypochromer   Spig.
- Aufschreien mit   Cin.
- Beschwerden bei   Stann.
- Koliken bei, mit Appetitlosigkeit   Spig.
- Krämpfen mit   Cupr.
- Madenwürmern von   Mang., Marum.
- Spulwürmern von   Spong., Teucr-mar.

Wurmmittel   Spig.

Wurzelischias   Calc-fl.

Wutanfälle   Bell., Cann-ind., Dulc., Mosch., Nux-v., Stram., Tarant.

Wutmittel   Stram.

W

Z

Zaghafte Menschen	Kali-ph.
Zähne(n)	Merc-sol.
- Abszesse der	Sil.
- Ausfallen der	Sec.
- Beläge auf den	Ac-benz., Merc-sol.
- Bluten der	Amm-c., Berb., Trill.
- bröckelige	Plb., Staph.
- Deformation der	Lues.
- Eindrücke an den	Ac-fl.
- Eiterung der	Berb., Calc-c., Canth.
- faule	Kreos.
- Fehlstellung der	Canth., Lues.
- Fisteln an den	Calc-fl., Carb-v., Staph.
- Gefühl in den taubes, dumpfes	Lith.
- gelbe	Ac-lac., Med., Merc-sol.
- hohle	Plb.
- Kälteempfindlichkeit der	Nux-v., Phos.
- Karies der	Abs., Ac-fl., Ac-hydrof., Aur., Calc-c., Calc-fl., Calc-ph., Canth., Kreos., Lach., Lues., Med., Merc-sol., Phos., Sil., Staph., Syph.
- klappern	Caps., Hep.
- lang, wie zu	Alum., Cauloph., Kreos., Stann.
- lockere	Ac-nitr., Carc., Chin., Kali-c., Med., Merc-sol., Phos., Psor., Sil., Stann., Staph.
- Neuralgien der	Coloc., Cupr., Merc-sol., Spig., Tab.
- Reißen an den, bei Zugluft	Merc-sol.
- schlechte	Ac-fl., Calc-ph., Sep., Thuj.
- Schleim an den	Cimic., Kali-bi.
- Schmelzdefekte an den	Calc-fl.
- schwarz, leicht werdende	Kreos.
- schwarze	Plb., Staph.
- vernachlässigte	Abs., Ac-succ.
- wackelnde	Merc-sol.
- zusammenbeißen	Hyosc.
Zähneknirschen	Ac-hydroc., Coff., Colch., Hyosc., Phyt., Plb., Podo., Sec., Stram., Vip.
- Schlaf im	Apis., Bari-c., Bell., Calc-ph., Cann-ind., Cin., Cupr., Ferr-ph., Ign., Zinc.
Zahnfleisch	
- Bläschen am	Arg-nitr.

Z

- bläuliches	Lach.
- Bleisaum am	Plb.
- bluten	Ac-acet., Ac-benz., Ac-fl., Ac-hydroc., Ac-lac., Ac-m., Ac-nitr., Ac-ox., Ac-ph., Ac-sal., Ac-succ., Ac-sulf., Alum., Ambr., Amm-c., Aran-d., Arg-nitr., Arn., Arum., Bapt., Bufo., Calend., Carb-v., Erig. Hep., Hirud., Kali-c., Kreos., Kres., Lach., Lyc., Magn-m., Mandr., Merc-sol., Mez., Phos., Ruta., Sec., Sep., Sulf., Tell. Thuj., Trill., Zinc.
- brennen	Arg-nitr.
- eiterung	Ac-nitr., Ac-sulf., Aur., Calc-fl., Cob., Jugl-reg., Lues., Med., Tub.
- empfindlichkeit	Helod., Rhs-t.
- entzündung	Ac-form., Ac-m., Ac-nitr., Ac-sal., Ac-succ., Anac., Calc-c., Calend., Cob., Kali-bi., Lach., Luff., Magn-m., Marum., Merc-sol., Mez., Nat-m., Plat., Plb., Ruta., Staph., Tell., Thal.
- fast weißes	Ferr-ph.
- fisteln	Ac-fl., Sil.
- geschwüre	Abrot., Ac-fl., Ac-nitr., Ac-ox., Agn., Bellis., Carb-v., Cupr., Lach., Merc-sol.
- Linien am Rand des, bläuliche	Plb.
- rötung	Cimic.
- schwammiges	Merc-sol.
- scherzhaftes	Plb., Rhs-t., Teucr-mar.
- schwellung	Ac-nitr., Aloe., Alum., Aur., Bism., Cimic., Hep., Kali-c., Lach., Lyc., Magn-m., Petr., Phos., Plb., Psor., Thuj.
- schwund	s. Parodontose
- wundes	Kreos.
Zahnmarksentzündung	Bell., Merc-sol.
Zahnschmerzen	Ac-ph., Acon., Alum., Ambr., Calad., Calc-c., Calc-ph., Caps., Carb-v., Cauloph., Caust., Chin., Cob., Colch., Dulc., Ferr-ph., Hyosc., Iris., Kalm., Magn-ph., Nux-v., Stront., Tub., Zinc.
- anfallsweise auftretende	Verb.
- ausstrahlende	Kreos.
- Beißen bessert	Mang.
- bohrende	Cycl., Magn-c.

- brennende	Coloc.
- Druck bessert	Cad., Magn-c.
- Eisessen beim	Bry.
- Essen beim	Bry., Coff.
- Essen nach dem	Aloe.
- Getränken bei heißen	Coff., Heder.
- heftige, mit Speichelfluß	Plant.
- hohlen Zähnen in	Ac-ox., Sel.
- Kaffeetrinken nach	Ign.
- Kälte bei	Merc-sol., Petr., Staph.
- Kälte bessert	Magn-c.
- Kaltessen beim	Ac-m., Nux-m.
- Kalttrinken beim	Ac-m., Ant-c., Arist., Bell., Bor., Clem., Con., Graph., Heder., Kali-nitr., Mang.
- Kalttrinken bessert	Bry., Cad., Lac-c., Sel.
- kariöse	Ac-fl., Mez.
- Kauen beim	Coff.
- Kauen beim, selbst weicher Speisen	Cocc.
- Luft durch Einatmen kalter	Arg-nitr., Clem., Kali-c., Kali-nitr., Nux-m.
- Luft kalte bessert	Puls., Sel.
- nachts	Amm-c., Arum., Coff., Euph., Ferr., Hyper., Magn-c., Merc-sol., Nux-m., Puls., Staph.
- Naßwetter bei	Bor.
- nervöse	Coff.
- neuralgische	Bry., Cact., Clem., Ferr., Merc-sol., Verb.
- Oberkiefer im	Aran-d.
- Ohren bis in die ausstrahlende	Mang.
- Ohrenschmerzen mit, im Warmen	Rhod.
- periodische	Ferr., Puls.
- Rachen vom ausgehende	Mang.
- Rauchen nach dem	Ign.
- Reglzeit zur	Amm-c.
- reißende	Abrot., Agn., Berb., Coloc., Cycl., Guaj., Merc-sol., Rhs-t., Tab.
- rheumatische	Ac-form., Ac-sal., Clem., Guaj., Merc-sol., Mez., Rhs-t.
- schießende	Merc-sol.
- Schlafengehen beim	Aran-d.
- Schnupfenbeginn bei	Cepa.
- Schwangerschaft in der	Nux-m., Sep.
- spannende	Coloc.
- stechende	Coff., Valer.

Z

- Stirn von der ausgehende	Mang.
- Taubheitsgefühl mit	Tab.
- Wärme bessert	Rhs-t.
- Wärme durch	Anac.
- Warmessen beim	Agn., Cham., Magn-m., Puls.
- Warmtrinken beim	Agn., Cham., Dros., Magn-m.
- wühlende	Coloc.
- Zähne, als ob die zu lang wären	Bellis.
- Zahnreihe, in der unteren	Eupat-perf.
- zerreißende	Cupr.
- ziehende	Abrot., Arum., Coff., Coloc., Kreos., Rhs-t., Tab.
- Zimmer im warmen	Magn-c.
- Zusammenbeißen bessert	Guaj.

Zahnung

- Durchfälle während der	Apoc., Calc-c., Cham., Ipec., Nux-m., Podo., Rheum.
- erschwerte	Calc-ph., Cham., Rheum.
- Fäuste steckt in den Mund bei	Ipec.
- Fieber während der	Bell., Cham., Gels.
- Katarrh während der, trockener	Podo.
- Krämpfe während der	Bell., Cham., Cupr., Gels., Ign., Kreos., Magn-c., Magn-ph.
- schlechte	Calc-c.
- Schmerzen während der	Cham., Magn-ph., Paeon.
- Schnupfen während der	Cham.
- späte	Calc-ph.

Zahntaschen

- eitrige	Arum.

Zahnwurzel

- entzündung	Nat-nitr.
- hautentzündung	Guaj., Merc-sol.
- karies	Thuj.
- schmerzen	Cimic.

Zappelig | Kali-br., Phos.

Zärtlichkeitsbedürfnis

- abstoßendes bei Frauen	Croc.

Zarte Menschen | Phos.

Zehe, große

- Gicht in der	Ac-sal., Colch., Gnaph., Helleb., Sabin.

- Gichtknoten in der, schmerzhafte durch
  Unterkühlung   Dulc.
- Schmerzen in der, mit Rötung   Sabin.
- Schwellung der   Sabin.

Zehen
- Bläschen zwischen den, juckende   Sel.
- blaue Verfärbung der   Sec.
- Brennen in den   Bor.
- Entzündung der   Bor.
- Gefühl, totes in den, nach Gehen   Cycl.
- Hitze in den   Bor.
- Jucken der   Bor.
- Prickeln in den   Lil.
- Rhagaden an den   Lil.
- Rheuma in den   Lith.
- Schrunden an den, tiefe   Sars.
- Schmerzen in den, rheumatisch-
  gichtische   Graph.
- Schweiße zwischen den   Sil.
- Taubheitsgefühl in den   Arum.
- Wundheit zwischen den   Sil.

Zehenballenschmerzen
- Auftreten beim   Bor.

Zehengelenke
- Anschwellung der, entzündliche   Agn.
- Anschwellung der, rheumatisch-
  gichtische   Agn.
- Gichtanfälle in den   Ac-ox.
- Gichtknoten an den   Spig.
- Kälte in den   Hep.
- Prickeln in den   Hep.
- Rieseln in den   Cann-ind.
- Schauer in den   Cann-ind.
- Schmerzen in den, zuckende   Petr.
- Schwellung der   Petr.
- Taubheit in den   Hep.

Zehennägel   s.a. Nägel
- brüchige   Graph.
- Flecken mit weißen   Sil.
- gewaltig verdickte   Graph.
- livide Verfärbung der   Ac-ox.
- verkrüppelte   Sil.

Z

Zehenschmerzen   Calad., Colch.
- krampfartige   Crot.
- reißende   Aloe., Lyc.
- rheumatisch-gichtische   Graph.
- stechende   Aloe.

Zehenspitzen
- brennende   Ac-m.
- geschwollene   Ac-m.
- Taubheit in den   Staph.

Zeit
- läuft ihm davon   Arg-nitr., Cocc.
- vergeht zu langsam   Aran-d.

Zellatmungssystem   Plb.

Zellgewebs
- eiterung   Sil.
- entzündung   Acon., Apis., Arn., Ars., Bell. Bry., Chin., Crot., Echin., Hep., Lach., Merc-sol., Myrist., Rhs-t.

- degeneration   Sil.
- schrumpfung   Sil.
- verhärtung   Sil.

Zentralnerven-Gefäßsystem   Plb.

Zentrales Nervensystem

Ac-hydroc., Ac-ph., Ac-picr., Acon.,
Aethus., Agar., Ail., Alum., Ambr.,
Anac., Anhal., Apis., Apom., Arg-nitr.,
Ars., Asar., Atrop-s., Aur., Aven., Bapt.,
Bell., Bor., Brom., Bry. Bufo., Calc-c.,
Calc-ph., Camph., Canth., Carb-an.,
Carb-v., Caust., Cedr., Cer-ox., Cham.,
Chin., Cic., Cocc., Coff., Colch., Con.,
Croc., Cupr., Cupr-acet., Cycl., Cypr.,
Dulc., Gels., Gins., Glon., Helleb., Hep.,
Hydrast., Hyosc., Hyper., Ign., Jab., Jod.,
Kali-br., Kali-c., Kali-j., Kali-ph., Kreos.,
Lac-c., Lach., Latrod., Lauroc., Lob.,
Lup., Lyc., Magn-c., Magn-ph., Manc.,
Mandr., Mandr e rad., Mang., Meph.,
Merc-sol., Nux-m., Nux-v., Oena., Olnd.,
Op., Paeon., Pass., Petr., Phos., Plat., Plb.,
Puls., Ran-b., Rauw., Rheum., Rhs-t.,
Rob., Rumx., Sabad., Sec., Sel., Sep., Sil.,
Spart., Spig., Stann., Staph., Stram.,
Stroph., Strych., Sulf., Tab., Tarant.,
Tart-emet., Tereb., Thal., Thuj., Valer.,
Verat., Vib., Vip., Visc., Zinc.

- Atemzentrum des   Carb-v., Lauroc.
- Erregung des   Lath., Verat.
- Großhirnrinde der   Hyosc.
- Hirnrinde der   Anhal.
- Kongestionszustände des   Op.
- Kortex des   Camph.
- Lähmungserscheinungen des   Rhs-t., Verat.
- Psyche der   Ambr.
- psychische Zentren des   Hyper., Sep.
- Reizzustände des   Op., Petr., Rhs-t., Rob.
- Rückenmark des   Con.
- Störungen des, verschiedener Art   Aur.

Zentralnervöse Störungen
- Färbung mit hysterischer   Asar.
- schwere   Lach.

Zentrale Zentren   Vib.

Zerebralgefäße   Crat.

Z

Zerebralsklerose	Ac-nitr., Ac-picr., Arn., Aur., Bellis., Con., Cupr., Glon., Hyosc., Hyper., Kali-j., Kres., Lues., Plb., Sec., Stront., Tab., Verat.
Zerebrospinalmeningitis	Cic.
Zerfahrene Menschen	Ambr., Aven.
Zerfall	
- geschwüriger	Lach.
Zerrungen	Rhs-t.
Zerschlagenheit	Calad., Cepa., Lith., Mang., Naja., Petr., Pyrog., Sep.
- allgemeine	Arist., Gels., Hydroc.
- Frieren mit	Arist.
- gelähmt wie	Nat-m.
- Teilen in den, auf den er liegt	Nux-m.
- verprügelt wie	Nux-v.
Zerschlagenheitsschmerz	Arn., Con.
- Fall, wie nach einem	Ruta.
- Körper am ganzen	Ruta.
- Schlag, wie nach einem	Ruta.
- Traumen nach	Bellis.
Zerstreutheit	Aran-ix., Nux-m., Petr., Senec.
- Schulkinder der	Olnd.
Zerstörerische Menschen	Carc., Tarant.
Zerstörungswut	Tarant.
Zervikalsyndrom	Ac-form., Calc-ph., Cycl., Lachn., Mandr., Tab., Visc., Zinc.
- Frauen bei	Cimic.
Zervix	
- atonie	Ust.
- erosion	Ars., Calc-fl., Hydrast., Kreos., Sil.
- geschwüre	Hydrast., Kali-bi., Lues.
- gonorrhö	Ac-nitr.
- karzinom	Arum.
- risse	Graph.
- schleimhautentzündung	Hydroc.
- schwammigkeit	Ust.
- verhärtung	Lues.

Zigarrensucht   Aran-d.

Ziliarneuralgie   Ceder., Cimic., Mez., Spig., Thuj.
- rechtsseitige   Prun.

Zirkulation
- schwache   Carb-an.
- unregelmäßige   Sep.

Zirkulationsstörungen   Hyper.
- funktionelle   Cact.
- Leber von der ausgehende   Chin.

Zittern   Ac-picr., Alum., Amm-c., Anac., Ant-c.,
                                      Ant-t., Arg-nitr., Bapt., Bor., Brom.,
                                      Cepa., Chin., Cin., Cob., Coff., Con.,
                                      Gels., Gins., Heder., Lach., Lyc., Lycop.,
                                      Mez., Nux-m., Phyt., Plat., Ran-b., Sec.,
                                      Stront., Sulf., Thal., Verat.
- allgemeines   Arg-nitr.
- Alter im   Hyosc.
- Anfällen bei zerebralen   Abs.
- Angst mit   Ther.
- Aufregung bei   Zinc.
- Aufstehen beim   Jod.
- innerliches   Ac-sulf., Aran-ix., Ther.
- Niederlegen beim   Jod.
- Schwäche vor   Crot., Tab., Zinc.
- Schweißen mit kalten   Ther.
- Setzen beim   Jod.
- tagsüber   Kres.

Zornausbruch   Mosch.
- Schweiß mit   Canth.

Zornige Menschen   Ac-nitr., Carc., Kali-j., Magn-c.

Zosterneuralgie   Ars., Iris., Mez.
- nachts   Visc.

Zottengeschwulst   s. Papillome

Zugluftempfindlichkeit   Ac-benz., Acon., Caust., Hep., Ign.,
                                      Kali-c., Mez., Sil.

Zuckerbildung   Urt.

Zuckungen   Abs., Ambr., Apis., Jod., Merc-sol., Vib.
- Anfälle von   Podo.

Z

- choreatische	Arg-nitr.
- Hand, erst in der rechten dann in der linken	Cin.
- klonisch-tonische	Bell.
- Knochen bis in die ziehende	Abrot.
- konvulsive	Sec., Verat.
- krampfhafte	Arg-nitr., Sulf., Tarant.
- periodische	Thuj.
- plötzlich auftretende	Thuj.
- schmerzhafte	Cimic.
- Schreiben beim	Ac-lac.
- tonische	Sec.

Zudecken

- wird nicht ertragen, trotz kalter Haut	Sec.

Zunge

	Teucr-mar.
- Aphthen voller	Carb-v., Mandr., Sars.
- aufgesprungene	Spig.
- belegte	Luff., Nux-m.
- berührungsempfindliche	Berb.
- Bißstellen auf der	Abs., Ac-hydroc., Agar., Anac., Hyosc., Oena., Vip.
- Bläschen auf der	Amm-c., Anac., Berb., Caps., Cob., Kali-c., Lyc., Mang., Mez., Op., Petr., Phell., Rhod., Spong., Staph.
- bläuliche	Op.
- Blutungen der	Ac-nitr., Zinc.
- braun belegte	Abrot., Ac-hydroc., Bapt., Carb-v., Cin., Colch., Cupr., Hyosc., Jod., Nat-s., Phos., Plb., Rhs-t., Spong.
- breite	Hydrast.
- brennende	Ac-acet., Ac-fl., Ac-form., Ac-m., Ac-ox., Agar., Arum., Bapt., Bellis., Berb., Brom., Calc-ph., Camph., Canth., Caps., Cauloph., Chin., Coloc., Croton., Kres., Lyc., Magn-c., Magn-m., Phos., Plat., Sabad., Spig., Verat.
- cremeartig belegte	Nat-ph.
- dicke	Ac-lac., Carc., Croc., Guaj., Nux-v.
- dick belegte	Ant-c., Canth., Cob., Myric.
- durchfurchte	Calc-fl., Card., Myric., Sec., Spig.
- dunkel belegte	Apis.
- Entzündung der	Ac-m., Fagop., Marum., Mez., Thal.
- feuchte	Cycl.

- feuerrote	Apis., Ars., Pyrog.
- fuliginöse	Vip.
- gefirnißt wie	Pyrog.
- gelähmt wie	Cann-ind., Caust., Cocc., Dulc., Hyosc., Lach Op., Plb., Sec.
- gelb belegte	Ac-nitr., Ars., Bolet., Chion., Collins., Coloc., Eupat-perf., Heder., Hyper., Jod., Kali-bi., Lept., Magn-m., Podo., Puls., Sang., Vacc.
- gelb-grün belegte	Plb.
- gerötete	Abrot., Ac-fl., Ac-form., Ac-hydroc., Ac-sal., Aloe., Arum., Bell., Caps., Cimic., Crot., Croton., Cupr., Cycl., Hyosc., Ipec., Lach., Lyc., Rhs-t., Sang., Stann., Tereb.
- Geschmack mit bitterem	Nat-s.
- Geschmack mit metallischem	Bism.
- Geschmack mit süßlichem	Bism.
- Geschwüre auf der	Ac-benz Ac-nitr., Bellis., Beryl., Bor., Caps., Helleb., Hydrast., Lues., Merc-sol., Mez., Op., Petr., Phyt., Thal., Vinc.
- glatte	Ars., Phos.
- gold-gelb belegte	Kali-s., Nux-m.
- groß, wie zu	Abs., Arum., Bari-c., Bufo., Calc-c., Crot.
- Haargefühl auf der	Nat-m., Sil.
- heraustretende	Crot., Stram.
- himbeerfarbene	Tub.
- hinterer Teil, gelb belegt	Phyt.
- kalte	Carb-v.
- klebt am Gaumen	Nux-m.
- Knötchen auf der	Mang.
- Krebs der	Ac-hydroc., Hydrast., Kreos.
- Kribbeln auf der	Sec.
- Lähmung der	Abrot., Abs., Ac-hydroc., Con., Dulc., Gels., Kres., Stram.
- Leukoplakie der	Thuj.
- Mittelfurche mit rötlicher	Verat.
- Mittelstreifen mit breitem, gelbem	Hydrast.
- Neuralgie der	Cupr.
- Papillen mit erhabenen	Croc., Ptel.
- pelziges Gefühl auf der	Anhal., Mandr., Nux-m.
- plumpe	Calc-c.
- Prickeln auf der	Nat-m., Sec.
- rauhe	Anac., Cupr.

Z

- rot-schmutzig belegte	Con.
- Rhagaden an der	Thal.
- rissige	Ac-nitr., Hyosc., Lach., Lyc., Plb., Rhs-t., Stram.
- rußige	Crot., Vip.
- saubere	Asa., Ipec., Nat-m.
- schlaffe	Magn-m., Merc-sol.
- Schleim auf der, trockener	Stront.
- schleimig belegte	Kali-s., Puls.
- schmerzhafte	Apis., Bapt., Mez., Sep.
- schmutzig belegte	Sulf.
- schmutzig-gelb belegte	Hydrast.
- Schwämmchen auf der	Bor., Calc-fl.
- schwammige	Magn-m.
- schwarz belgte	Carb-v., Lach., Op.
- Schwellung der	Ac-form., Ac-hydroc., Ac-m., Ac-ox., Ac-sal., Acon., Apis., Arum., Bapt., Bari-c., Bell., Cast., Cimic., Crot., Hydrast., Lyc., Merc-sol., Vip.
- schwere	Carb-v., Colch., Croc., Nicc., Olnd., Thea.
- Seite, nur auf einer belegt	Daph.
- Stechen in der	Brom., Led.
- steife	Aloe., Colch., Nicc., Nux-m.
- Taubheitsgefühl auf der	Anhal., Nat-m.
- trockene	Abrot., Ac-acet., Ac-hydroc., Aloe., Apis., Ars., Bapt., Bell., Bry., Canth., Caps., Colch., Croton., Cupr., Eupat-perf., Helleb., Helod., Hyosc., Jod., Kali-c., Lach., Lyc., Magn-m., Magn-ph., Mandr., Naja., Nux-v., Phos., Plb., Podo., Psor., Puls., Pyrog., Quas., Rhs-t., Rumx., Sec., Spong., Stram., Tereb., Thea., Vacc., Vip.
- übelriechende	Myric.
- ungeschickte	Agar.
- unruhige	Arum.
- verbrannt wie	Magn-m., Magn-ph., Mez., Puls., Sang.
- verbrüht wie	Coloc., Iris., Mandr., Sep.
- vergrößert wie	Ac-succ., Lues.

- weiß belegte	Ac-lac., Ac-nitr., Ac-ox., Ac-succ., Acon., Agar., Aloe., Anac., Ant-c., Ant-t., Bism., Card., Cauloph., Cob., Coloc., Croc., Eupat-perf., Ferr-ph., Guaj., Heder., Helleb., Hyper., Jugl-reg., Lues., Mandr., Naja., Petr., Phos., Phyt., Podo., Puls., Ran-b., Sars., Sel., Sep., Spig., Stram., Sulf., Valer., Verat.
- weiß-braun belegte	Lac-c.
- weiß-gelb belegte	Bry., Carc., Chin., Cocc., Colch., Cupr., Lyc., Merc-sol., Millef., Nux-v., Zinc.
- welke	Ac-nitr., Hydrast.
- wunde	Calc-ph., Crot., Mez., Podo., Rumx., Sep., Thuj.
- Wundheitsgefühl auf der	Ac-lac.
- Zahneindrücken mit	Card., Hydrast., Kali-bi., Lues., Magn-m., Merc-sol., Podo., Sep., Syph.
- zerklüftete	Bari-c.
- zittrige	Abrot., Ac-succ., Agar., Arum., Canth., Heder., Lach., Merc-sol., Naja., Op.

Zungengrund

- gelb belegter	Card., Med., Phyt.
- weiß belegter	Med.

Zungenmuskel — Caust.

- lähmung	Olnd.

Zungenrand

- beißt sich beim Reden auf den	Ign.
- Bläschen am	Thuj.
- geröteter	Hydrast.
- sauberer und trockener	Rhs-t.
- Wundheit am	Bapt., Canth.

Zungenschleimhaut-Entzündung — Marum.

Zungenspitze

- Aphthen auf der, weiße	Thuj.
- beißt sich auf die	Ther.
- Bläschen an der, brennende	Graph.
- Bläschen an der, kleine	Cycl.
- Brennen an der	Ac-fl., Ac-form., Caps., Coloc., Hep., Nat-m., Phyt., Rhs-t., Sel., Stront., Tereb.
- Dreieck mit rotem	Apis., Rhs-t.
- Entzündung der	Rhs-t.
- gerötete	Ac-fl., Arg-nitr., Phyt., Rhs-t., Stram.

Z

- Geschwürchen an der, weißliche, prickelnde, stechende	Dros.
- schmerzhafte	Arg-nitr., Stront., Thuj.
- verbrannt wie	Psor.
- verbrüht wie	Sang.
- wunde	Hep., Rhs-t.

Zungenwurzel

- Belag an der, weiß-grauer	Kali-m.
- Schmerzen an der	Phyt.

Zurückgezogenheit   Cic.

Zusammenbruch   Calc-ph.

- Lachkrämpfen mit	Mosch.
- nervöser	Ambr.
- plötzlicher	Mosch.
- Schaum mit vor dem Mund	Abs., Ac-hydroc.
- Sorgen nach	Ambr.
- Übermüdung nach geistiger	Ambr.
- Weinkrämpfen mit	Mosch.

Zuspruch

- lehnt jeden ab	Carc., Nat-m.

Zwangsideen   Plat.

Zwangsvorstellungen   Alum., Arg-nitr.

Zwerchfell

- hochstand	Bism., Card.
- krämpfe	Ac-hydroc.
- lähmung	Ac-hydroc.

Zwerchfellgegend

- Zusammenschnürungsgefühl in der	Cact.

Zwergenwuchs   Bari-c., Calc-ph.

Zwischenhirnstörungen   Magn-c.

Zwischenmittel

- wenn gut gewählte Arzneien versagen	Sulf.

Zwölffingerdarm
- entzündung
- geschwüre

- katarrhe

Zyanose

- hochgradige
- Säuglingen bei

Zysten
- Brust an der
- Eierstock

Zystopyelits

Anac., Bism., Cond., Podo.,
Ac-fl., Chin., Iris.
Ac-form., Ac-nitr., Anac., Arg-nitr.,
Bism., Cad., Heder., Graph., Ign., Jod.,
Kali-bi., Kreos., Mandr e rad., Nux-v.,
Phos., Poten., Rad.
Bry., Nat-s.

Abs., Ac-hydroc., Agar., Ant-ars., Ars.,
Camph., Colch., Cupr., Dig., Hyosc., Jab.,
Lob., Lycop., Nux-m., Op., Samb.,
Tart-emet., Vip.
Lauroc.
Bor.

Calc-fl., Calc-sulf.
Aster.
s. dort.

Apis., Arist., Arum., Cann-ind., Canth.,
Caps., Chim., Cocc-c., Hep., Lith., Pareir.,
Pich.

Z

Modalitäten

- Alleinsein	Kali-c., Magn-ph.
- Alkohol	Aran-d., Ant-t., Ars., Bell., Calc-fl., Hyosc., Ign., Lach., Manc., Merc-sol., Nat-m., Nux-v., Rhs-t., Sabad., Stann., Stram., Sulf., Zinc.
- angesprochen zu werden	Nat-s.
- Anstrengung geistige	Con., Magn-ph.
- Arbeit	Ac-picr., Con., Kali-ph., Stel., Sulf., Zinc.
- Arzt den aufzusuchen	Arn.
- Austern	Nat-m., Phos.
- Bananen	Elaps.
- Berührung	Ant-c., Cin.
- Betätigung im Bett	Gels.
- Bier	Cham., Clem., Stann.
- Bratengeruch	Magn-c.
- Brot	Ac-nitr., Agar., Ars., Chin., Con., Cycl., Elaps., Ferr-ph., Ign., Kali-c., Lach., Lil., Lyc., Magn-c., Manc., Nat-m., Nux-v., Ol-an., Phos., Puls., Rhs-t., Sep., Sulf.
- Butter	Ars., Carb-v., Chin., Cycl., Magn-c., Meny., Merc-sol., Petros., Phos., Ptel., Puls., Sang.
- Eier	Ac-nitr., Calc-fl., Ferr-ph., Kali-s., Sulf.
- Eier, frische	Colch.
- Eiscreme	Rad.
- Essen	Ac-picr., Cocc., Tub.
- Festes	Ang., Calc-ph., Ferr., Lyc., Merc-sol., Staph.
- Fett	Ac-nitr., Ang., Ars., Bell., Bry., Calc-fl., Carb-v., Chin., Colch., Cycl., Hep., Magn-c., Magn-s., Mandr., Meny., Merc-sol., Nat-m., Petr., Phos., Ptel., Puls., Rheum., Rhs-t., Sang., Sec., Sep., Sulf., Tarax.
- Fisch	Ars., Colch., Graph., Guaj., Nat-m., Phos., Sulf., Zinc.

- Fleisch	Abies., Ac-hydroc., Ac-m., Ac-nitr., Agar., Aloe., Alum., Ang., Arn., Ars., Aur., Bry., Cact., Calc-c., Calc-fl., Cann-ind., Carb-an., Carb-v., Caust., Cham., Chelid., Chin., Cycl., Elaps., Ferr-ph., Graph., Hydrast., Ign., Kali., Kreos., Lac-c., Lues., Lyc., Magn-c., Magn-s., Merc-sol., Nat-m., Nicc., Nux-v., Ol-an., Olnd., Op., Petr., Phos., Puls., Rhs-t., Ruta., Sabad., Sec., Sep., Sil., Stront., Sulf., Symph., Tarant., Thuj., Tub., Zinc.
- Fleisch, fettes	Carc., Colch.
- Fleisch, gebratenes	Agar., Tub.
- Fleisch, gekochtes	Sil.
- Fleischbrühe	Ars.
- Früchte	Ars., Carc.
- Gekochtes	Calc-c.
- Gemüse	Ars., Bell., Heleb., Hyrast., Magn-c., Ruta.
- Gesalzenes	Graph., Phos., Sel.
- Geschäfte	Con.
- Geschlechtsverkehr	Nat-m., Sep.
- Gesellschaft	Con., Tarant.
- Getränke	Ac-nitr., Agar., Agn., Aloe., Ang., Apis., Arn., Bell., Berb., Bufo., Canth., Carb-an., Chin., Cocc., Coff., Cupr., Ferr., Hyosc., Ign., Lac-c., Lach., Merc-sol., Nux-v., Plb., Puls., Sec., Samb., Stram.
- Getränke, kohlensäurehaltige	Clem.
- Getränke, warme	Cham., Graph.
- Grütze	Ars., Graph.
- Gurken	Cepa.
- Hering	Phos.
- Kaffee	Ac-fl., Ac-sulf., Bell., Bry., Calc-c., Carb-v., Cham., Chelid., Chin., Coff., Dulc., Lil., Lyc., Magn-ph., Merc-sol., Nat-m., Nux-v., Phos., Spig., Sulf.
- Kälte	Calc-c., Elaps., Kali-c.,
- Kartoffeln	Alum., Camph., Thuj.
- Käse	Chelid., Olnd.
- Kleiderdruck	Crot.
- Knoblauch	Sabad.
- Konversation	Carb-an.
- Lesen	Gels.

- Mehl	Ars., Phos.
- Milch	Aeth., Amm-c., Ant-t., Arn., Ars., Bell., Bry., Calad., Calc-c., Carb-an., Carb-v., Carc., Cin., Ferr-ph., Guaj., Ign., Lac-defl., Magn-c., Nat-m., Nux-v., Phos., Puls., Rheum., Sep., Sil., Sulf.
- Musik	Viol-o.
- Muttermilch	Sil.
- Nahrungsaufnahme	Aeth., Canth., Caps., Chin., Cocc., Cycl., Mang.
- Obst	Bari-c., Ign.
- Pflaumen	Bari-c.
- Pudding	Ars., Phos., Ptel.
- Reden	Zinc.
- Roggenbrot	Kali-c.
- Salat	Cepa.
- Salz	Carc.
- Salziges	Ac-acet., Carb-an., Card., Corall., Graph., Nat-m., Phos., Sel., Sep., Sil.
- Sauerkraut	Helleb.
- Saures	Abies., Ac-ph., Bell., Cocc., Ferr-ph., Ign., Nux-v., Phos., Sabad., Sulf.
- Schokolade	Ac-ph., Onos., Tarant.
- Schwarzbrot	Nat-m.
- Schweinefleisch	Cycl., Dros., Puls.
- Speisen, alle	Anhal., Ant-c., Guaj., Helleb., Ipec., Lach., Lues.,
- Speisen, blähende	Clem.
- Speisen, fette	Aran-d., Dros., Ferr-ph., Puls.
- Speisen, gebratene	Mandr.
- Speisen, gekochte	Petr.
- Speisen, saure	Cocc.
- Speisen, warme	Ang., Ars., Chelid., Cocc., Cupr., Cycl., Ferr-ph., Lyc., Sabad., Sil., Verat.
- Sprechen zu	Nat-s.
- Suppen	Aran-d., Arn., Ars., Bell., Cham., Graph., Kali-j., Rhs-t.
- Süßes	Nat-m., Rad.
- Süßigkeiten	Ac-nitr., Ars., Bari-c., Beryl., Caust., Graph., Lac-c., Merc-sol., Phos., Rad., Sulf., Tub., Zinc.

- Tabak	Alum., Arg-nitr., Arn., Ars., Asar., Bor., Bov., Brom., Bry., Calc-c., Calc-ph., Camph., Canth., Carb-v., Chlor., Cimic., Cocc., Coff., Con., Ign., Kali-bi., Lach., Lyc., Magn-m., Nat-m., Nux-v., Nicc., Op., Phos., Psor., Puls., Sep., Spig., Sulf., Tarax., Tell., Thuj., Valer., Zinc.
- Tabakrauchen, gewohntes	Alum., Bor., Brom.
- Tee	Carb-v., Lil., Phos., Thea.
- Trinken	Berb., Cocc.
- Trinken gewohntes	Alum.
- Wagenfahren	Cin.
- Wärme	Agar.
- Wasser	Ac-ox., Apis., Bell., Brom., Bry., Calad., Cann-ind., Coloc., Caust., Cedr., Chin., Hyosc., Kali-bi., Lyc., Merc-sol., Nat-m., Nux-v., Phell., Stram., Tab.
- Wasser, fließendes	Stram.
- Wasser, kaltes	Bell., Brom., Cupr., Sulf.
- Waschen, kaltes	Bell., Cupr., Sulf.
- Wein	Nux-v.
- Widerspruch	Helon., Lyc., Nux-v.
- Wiegen	Cin.
- Zwiebeln	Sabad., Thuj.

Abwärtsdrängen: Gefühl, als ob
- unten etwas herausfallen würde   Sep.

After: Gefühl, als ob (der)
- aufgefüllt wäre   Cann-ind.
- Gewicht, ein in dem wäre   Cad.
- offenstehen würde   Apis., Apoc., Phos., Sec.
- Schnur, mit einer nach innen gezogen
  würde   Plb.
- zu eng wäre   Nat-m.
- zusammengeschnürt wäre   Sil.

Aorta: Gefühl, als ob die
- zusammengequetscht wäre   Tarant.

Arme: Gefühl, als ob
- Lebendiges etwas, über die laufen
  würde   Ign.
- Strom, ein elektrischer bis zu den
  Fingern durchfließen würde   Lil.

Atmung: Gefühl, als ob die
- behindert würde   Magnol.

Augäpfel: Gefühl, als ob die
- geschwollen wären   Bapt., Cimic., Par.
- Höhlen aus den treten würden   Glon.
- platzen würden   Prun.
- zu groß wären   Plb.

Augapfeldruck: Gefühl, als ob ein
- Pflock eingetrieben wäre   Anac.

Auge: Gefühl, als ob (das)
- Haar, ein auf dem liegen würde   Euphr.
- Höhle aus der rechten getrieben würde   Sang.
- Luftstrom, ein kalter gegen das blasen
  würde   Thuj.
- Schnur, an einer gegen das Gehirn
  gezogen würde   Nicc.
- zu groß wäre   Mez.

Augen: Gefühl, als ob (die)
- aufgetrieben wären   Pulx.
- Augenhöhlen für die, zu groß wären   Op., Spig.
- Feuer aus den käme   Cham.
- hervortreten würden   Guaj., Spong.
- hinten nach, gezogen würden   Lach., Par.

Augen: - Hitze aus den käme   Cham.
- Höhlen aus den getrieben würden   Naja., Sang.
- Höhlen aus den treten würden   Bell., Glon., Spong.

Ausfluß: Gefühl, als ob
- Wasser herunterlaufen würde   Bor.

Bauch: Gefühl, als ob (der)
- Lebendiges, etwas in dem wäre   Croc., Thuj.
- leer wäre, und gegen die Wirbelsäule
  gezogen würde   Quas.
- losgelassen etwas in dem würde   Rhs-t.
- Steine, scharfkantige in dem wären   Cocc.
- Tier ein, in dem schreit   Thuj.
- zerplatzen würde   Coff.

Beckeninhalt: Gefühl, als ob der
- Scheide, aus der herauskommen würde   Lil.

Bein: Gefühl, als ob (das)
- kurz zu, eines wäre   Coloc.
- zerplatzen würde, beim Herunterhängen   Vip.

Beine: Gefühl, als ob die
- abgetrennt wären   Op.
- eingeschlafen wären   Ambr.
- eingewickelt wären   Cact., Plat.
- Glas aus wären   Thuj.

Berauscht: Gefühl, als ob er wäre   Hydrast.

Bett: Gefühl, als ob (das)
- Person, eine fremde neben ihm liegen
  würde   Thuj.
- zu hart wäre   Psor., Pyrog.

Blase: Gefühl, als ob (die)
- entleert, nicht vollständig wäre   Cean.
- etwas, immer in der zurückbleiben
  würde   Thuj.
- Kugel, eine in der rollen würde   Lach.
- leer, nie wäre   Staph.
- überfüllt wäre, obwohl leer   Pareir., Sabal.
- verstopft wäre   Sabal.
- voll wäre, und nicht entleert werden
  kann   Arn., Stann.

Boden: Gefühl, als ob
- er über dem gleiten würde   Op.

Brett: Gefühl, als ob
- er auf einem harten liegen würde   Bapt.

Brust: Gefühl, als ob (die)
- ganz voll wäre   Sulf.
- gequetscht wäre   Ran-b.
- Hindernis ein, dort wäre   Ac-acet.
- hohl und leer wäre   Stann.
- Kugel, eine in der wäre   Lil.
- Ring, ein eiserner um die wäre   Mandr.
- Stein, ein auf der liegen würde   Calc-fl.
- umschnürt wäre   Mosch.
- zu eng wäre   Olnd.
- zusammengeschnürt wäre   Glon.

Brustkrob: Gefühl, als ob
- Gewicht, ein auf dem liegen würde   Cact.

Darm: Gefühl, als ob
- Pflock, ein in dem wäre   Anac.

Därme: Gefühl, als ob (die)
- gequetscht wären   Apis.
- Steinen, zwischen zwei gerieben und
  gequetscht würden   Coloc.
- Wirbelsäule, gegen die gezogen würden   Plb.

Durchfall: Gefühl, als ob
- einer kommen würde   Ran-b.
- fertig er nie würde, bei   Merc-sol.

Eierstock: Gefühl, als ob
- der linke zu groß wäre   Arg-nitr.

Eierstöcke: Gefühl, als ob
- die geschwollen wären   Nux-m.

Eierstockschmerzen: Gefühl, als ob
- die Regel kommen würde   Nicc.

Eigeweide: Gefühl, als ob die
- Hand, mit der umfaßt würden   Ipec.
- herunterhängen würden   Agn.
- locker wären   Mang.
- nach unten drücken würden   Agn., Sep.

Epilepsie: Gefühl als ob der
- Kopf zu groß wäre   Arg-nitr.

Erwachen: Gefühl, als ob er
- fallen würde   Sang.
- gerufen worden wäre   Rhod.

Extremitäten: Gefühl, als ob die
- Körper, vom getrennt wären   Bapt., Stram.
- schwer und eingeschlafen wären   Nicc.

Fliegen: Gefühl, als ob
- er würde   Stict.

Füße: Gefühl, als ob die
- eingeschlafen und schwer wären   Nicc.

Fußrist: Gefühl, als ob
- Wind, ein kalter über dem, zu den
  Waden aufsteigen würde   Helon.

Gebärmutter: Gefühl, als ob die
- Blut mit gefüllt wäre   Cauloph.
- geschwollen wäre   Nux-m.
- Hand mit einer gepackt würde   Gels.
- herausfallen würde, bei Stuhlgang   Podo.
- herauskommen würde   Bell.
- Trichter durch einen abwärts gedrängt
  würde   Lil.
- zu groß und mit Blut angeschoppt wäre   Cauloph.

Geist: Gefühl, als ob der
- leer wäre   Irid.

Gedanken: Gefühl, als ob er
- keinen fassen könnte   Phos.

Gedärme: Gefühl, als ob die
- Steinen, zwischen gerieben würden   Coloc.
- Wirbelsäule, gegen die gezogen würden   Plb.

Gegessen: Gefühl, als ob er
- zu viel hätte   Cimic.

Gehirn: Gefühl, als ob das
- drehen sich würde   Eupat-perf.
- Eisreifen, mit einem umspannt wäre   Tub.
- Herzschlag, sich bei jedem bewegen
  würde   Cean.
- Kugel wie eine, an die Schädeldecke
  schlagen würde   Plat.

- locker wäre und hin und her wogen
  würde   Ac-sulf., Bari-c., Glon., Staph., Visc.
- Schädeldecke gegen die schlagen würde   Nux-m.
- Stücke in, gerissen würde   Ac-m., Coff., Nicc.
- taub wäre   Kali-br.
- zerschlagen wäre   Tell.
- zu groß wäre   Helleb.

Gehörgang: Gefühl, als ob
- Wind, ein kalter durch den blasen würde   Mez.

Gelenke: Gefühl, als ob die
- Schraubstock in einen gespannt wären   Coloc.
- verrenkt wären   Amm-c., Hyper.

Gesicht: Gefühl, als ob (das)
- Eisnadeln im wären   Helod.
- Eiweiß, im eingetrocknet wäre   Alum., Magn-c., Petr.
- Faden, ein langer im wäre   Cepa.
- ganze geschwollen wäre   Bari-c., Nicc.
- Spinnennetz, ein über das gespannt wäre   Bari-c., Graph.

Gesichtshaut: Gefühl, als ob die
- zu knapp wäre   Med.
- zusammengezogen wäre   Cann-ind.

Glieder: Gefühl, als ob (die)
- Beweglichkeit abnehmen würde   Cycl.
- eingewickelt wären   Plat.
- Rumpf vom getrennt wären   Bapt., Stram.
- Schläge, elektrische in den wären   Valer.
- Strom, von elektrischem durchströmt
  würden   Gels.
- zu kurz wären   Guaj.

Gliedereinschlafen: Gefühl, als ob die
- Muskeln zu kurz wären   Alum.

Hals: Gefühl, als ob (der)
- Draht ein, im hängen würde   Valer.
- er erwürgt würde   Nicc., Nux-m.
- etwas im stecken würde   Hep.
- Faden ein, im wäre   Cepa., Cocc-c., Sabad., Sil.
- Feder eine, im wäre   Cin., Rumx.
- Fremdkörper ein, im wäre   Cad.
- Haar ein, im wäre   Sil.
- Heißes etwas, im wäre   Spong.
- Hitze im wäre   Valer.

Hals: - Klumpen ein, im wäre — Ign., Naja.
- Knödel ein, im wäre — Mosch.
- Kratzen ein, im wäre — Valer.
- Kugel, ein heiße im wäre — Phyt.
- Pflock ein, im wäre — Anac., Hep.
- Pfropfen ein, im wäre — Croc., Naja.
- Schwamm ein, im wäre — Spong.
- Speisen im steckenbleiben würden — Calc-c.
- Splitter ein, im wäre — Hep.
- zuschwellen würde — Glon.

Hände: Gefühl, als ob (die)
- Blut alles, in die strömen würde — Nux-m.
- schwer und eingeschlafen wären — Nicc.
- viel zu groß wären — Bapt.

Harn: Gefühl, als ob der
- nicht gehalten werden kann — Magn-m.

Harndrang bei: Gefühl, als ob
- ein Tropfen abginge — Ambr.,

Harlassen beim: Gefühl, als ob
- immer etwas zurückbleiben würde — Thuj.
- Mastdarm, der herausdrücken würde — Valer.
- Tropfen noch einer abgehen müßte — Ac-succ., Ambr.

Harnröhre: Gefühl, als ob (die)
- Beißendes etwas, durch die gehen würde — Guaj.
- ein Teil der aufgefüllt wäre — Cann-ind.
- Tropfen ein, in der stecken würde — Tell.
- verengt wäre — Sabal.

Harnstrahl: Gefühl, als ob der
- sich durch ein Enge zwängen müßte — Sabal.

Haut: Gefühl, als ob (die)
- Eisnadeln unter der wären — Agar.
- Insekten über die laufen würden — Staph.
- Sandstrahlgebläse ein, Sand auf die
  schleudern würde — Ac-carb.
- Schläge, elektrische auf der wären — Nux-m.
- unter der etwas kriechen würde — Sec.
- Wasser mit besprengt würde — Berb.

Herz: Gefühl, als ob (das)
- Band, ein kaltes um das wäre — Helod.
- Faden an einem hinge — Kali-c.

- Faust mit einer zusammengepresst
  würde   Cact., Puls., Visc.
- Gewicht, ein auf dem liegen würde   Naja.
- Griff mit einem gepackt und wieder
  losgelssen würde   Jod., Lil.
- Hand mit einer zusammengepresst
  würde   Puls., Visc.
- Krallen mit, umfaßt und
  zusammengepresst würde   Ac-hydroc., Arn.
- Lebendiges etwas im wäre   Cycl.
- Ring von einem, zusammengepresst
  würde   Cact.
- Schraubstock, wie in einem
  zusammengepresst würde   Lil., Nux-m.
- Sekunden für einige stoppen würde   Aur.
- stillstehen würde   Anhal., Gels., Lob., Magnol., Nux-m.
- vergrößert wäre   Bov.
- viel zu groa wäre   Bor., Bufo., Pyrog., Sulf.
- Widerstand gegen einen pumpen müßte   Heder.
- zu schlagen aufhört   Gels.
- zu schlagen aufhört und plötzlich wieder
  einsetzt   Conv.
- zusammengedreht würde   Tarant.
- zusammengeschnürt würde   Cact., Jod., Nux-m.

Herzgrubenschmerzen: Gefühl, als ob
- alles nach innen gezogen würde   Dros.

Herzklopfen: Gefühl, als ob die
- Lebenstätigkeit aufhören würde   Merc-sol.

Herzschmerzen: Gefühl, als ob
- ein kochendes Wasser fließt   Lues.

Hirn: Gefühl, als ob (das)
- Kugel wie eine, an die Schädeldecke
  schlagen würde   Plat.
- Schädeldecke gegen die schlagen würde   Nux-m.
- Stirn bei der herauskäme   Kreos.
- Stücke in gerissen würde   Coff.

Hoden: Gefühl, als ob der
- hinaufgezogen würde   Bell.
- hochgezogen würde, nach dem
  Geschlechtsverkehr   Sec.

Hodenschmerzen: Gefühl, als ob die
- Hoden gequetscht würden   Ac-ox., Aur., Clem., Rhod.

Hüfte: Gefühl, als ob die
- rechte verrenkt wäre   Mez.

Hüftgelenk: Gefühl, als ob das
- mit eisernen Klammern
  zusammengepresst würde   Coloc.

Humeruskopf: Gefühl, als ob der
- ausgerenkt wäre   Croc.

Kälteschauer: Gefühl, als ob
- kaltes Wasser den Rücken
  herunterlaufen würde   Anac.

Kehle: Gefühl, als ob
- Baumwolle in der wäre   Phos.
- Staub in die gekommen wäre   Teucr-mar.

Kehlkopf: Gefühl, als ob (der)
- Faden, ein langer im wäre   Cepa., Rumx.
- geschwollen wäre   Ac-ox.
- Schleimpfropf ein, im wäre   Aral.
- Spiß, ein scharfer (bei Anginen) im
  wäre   Ac-nitr.
- zerrisssen würde (bei Husten)   Cepa.

Kiefergelenk: Gefühl, als ob das
- mit einer Zange zusammengequetscht
  würde   Verb.

Kitzelhusten: Gefühl, als ob man
- Rauch eingeatmet hätte   Bari-c.

Knochen: Gefühl, als ob (die)
- auseinanderfallen würden   Ther.
- entzwei wären   Eupat-perf.
- Mark, keines in den wäre   Lyc.
- Messer, mit einem scharfem in den
  herumgewühlt würde   Sabad.
- Stücke in, geschlagen würden   Ipec., Nux-m.
- zerbrochen sind   Ac-sulf., Cupr., Ther.

Knochenhaut: Gefühl, als ob die
- abgeschabt würde   Ac-ph.
- stark angespannt wäre   Chin.

Knochenspannen: Gefühl, als ob die
- Muskeln zu kurz wären — Amm-c.

Kopf: Gefühl, als ob (der)
- anheben er nicht könnte — Ther.
- aufgetrieben und auseinandergepresst würde — Ran-b.
- Band ein, um den wäre — Tereb.
- Band, ein eisernes den umspannt — Gels.
- Band, ein kaltes um den wäre — Helod.
- Band, ein stark angezogenes um den wäre — Ac-nitr.
- Brett, ein vor dem hätte — Dulc.
- er einen anderen hätte — Ther.
- hohl wäre — Cocc., Cupr., Visc.
- länger und zu groß würde — Hyper.
- Nagel ein, in den eingeschlagen würde — Hep., Thuj.
- Pfeilnaht längs der, offen wäre — Spig.
- Pflock ein, in dem wäre — Anac., Hep.
- Reif ein, um den wäre — Merc-sol.
- Ring, ein eiserner den umschnürt — Cob., Gels.
- Rumpf vom getrennt wäre — Daph.
- Schlag, ein elektrischer durch den gehen würde — Cepa.
- Schraubstock, in einen gespannt wäre — Coloc.
- Stütze, eine brauchen würde — Nicc.
- vergrößert wäre — Bov.
- viel zu groß wäre — Apis., Arg-nitr., Bapt., Bov., Meph., Nux-m.
- vorne nach fallen würde — Agn.
- Wasser, kaltes über den gegossen würde — Tarant.
- Wind, ein kalter durch den blasen würde — Verat.
- zerspringen wolle — Stront., Visc.
- zu dick wäre — Ther.
- zu groß und schwer wäre — Bapt., Mang., Nux-m.
- zu schwer wäre — Bapt.
- zusammengequetscht würde — Staph.

Kopfhaut: Gefühl, als ob
- die Haare sich sträuben würden — Lachn.
- Schläge, elektrische auf die käme — Magn-ph., Nux-m.

Kopfschmerz: Gefühl, als ob
- Auge, das rechte aus der Höhle getrieben würde — Sang.
- Brett ein, er vor der Stirn hätte — Rhs-t.

Gehirn das, zu locker wäre — Ac-sulf., Staph.
- Gehirn das, in Stücke gerissen würde — Ac-m.
- Gehirn das, zerschlagen würde — Tell.
- Keil ein, von hinten eingetrieben würde — Cimic.
- Kopf der, bersten wolle — Amm-c.
- Kopf der, umschnürt wäre — Thuj.
- Last eine, auf dem Scheitel wäre — Aloe.
- Nagel ein, oder Pflock eingetrieben
  wäre — Coff., Hep., Thuj.
- Reif ein, um den wäre — Merc-sol.
- Schädel der, wegfliegen würde — Ferr-ph.
- Schädel der, zerspringen würde — Chin., Cimic., Magn-m., Sang., Spong., Stront.
- Scheitel, der sich öffnen und schließen
  würde — Cann-ind.

Körper: Gefühl, als ob der
- aufgedunsen wäre — Bov.
- Draht mit zusammengeschnürt wäre — Cact.
- einsinken in sich würde — Sil.
- Käfig in einem wäre — Cact.
- Luft durch die schweben würde — Asar.
- Ringe, kalte um den wären — Helod.
- Schwamm, wie ein sich vollsaugen und
  aufblähen würde — Berb.
- Seele von der getrennt wäre — Thuj.
- Stücke in, zerfallen würde — Bapt.
- viel zu schwer wäre — Spong.

Körperteile(n): Gefühl, als ob
- Erwachen beim, die zu groß wären — Aran-d.
- Lebendiges etwas, in den wäre — Croc.

Krampfwehen bei: Gefühl, als ob der
- Rücken brechen würde — Bell.

Kreuz: Gefühl, als ob das
- abbrechen würde — Kreos., Lyc.
- auseinanderfallen würde — Trill.
- gebrochen wäre — Nux-v.
- zerbrochen wäre — Magn-c.

Kreuzschmerzen: Gefühl, als ob
- er auf etwas Spitzem säße — Lach.

Kugel: Gefühl, als ob
- er auf einer sitzen würde — Cann-ind.

Leib: Gefühl, als ob sich
- etwas Lebendiges in dem bewegen
  würde   Croc., Thuj.

Lider: Gefühl, als ob die
- zu kurz wären   Guaj.

Linkslage in: Gefühl, als ob
- er ersticken würde   Visc.

Luft: Gefühl, als ob er
- gehoben würde, in die   Hyper.
- ginge oder schwebe auf der   Lac-c.
- schweben würde, in der   Asar., Lac-c., Nat-ars., Stict.

Luftaufschwulken beim: Gefühl, als ob
- ein Stein im Magen liegen würde   Visc.

Luftmatratze: Gefühl, als ob er
- auf einer gehen würde   Meph.

Luftröhre: Gefühl, als ob
- ein Faden in der herunterhängen würde   Valer.

Luftstrom: Gefühl, als ob
- ein kalter sie umgeben würde   Samb.

Lunge: Gefühl, als ob die
- ausdehnen sich nicht könnte   Croton.
- linke angewachsen wäre   Euph.
- Staub in der wäre   Rad.

Magen: Gefühl, als ob (der)
- Eisklumpen ein, in dem wäre   Bov., Elaps.
- Gewicht ein, in dem liegen würde   Ac-picr., Nux-v.
- herunterhängen würde   Bari-c., Ign.
- Hinsein ein, in dem wäre   Bari-m.
- hohl und leer wäre   Cocc.
- Hunger voll, herunterhängen würde   Staph.
- Klumpen ein, in dem wäre   Lob., Nux-m., Sep.
- Nahrung unverdaut in dem liegen würde   Abs.
- Pflock ein, in dem wäre   Millef.
- Sack, wie ein leerer herunterhängen
  würde   Thea.
- schlaff herunterhinge und mit der Hand
  hochgehalten werden müßte   Staph.
- schwach und offen wäre   Spong.
- Schwäche eine, in dem wäre   Sep.

Magen: - Stein ein, in dem wäre   Bari-c., Brom., Bry., Nux-v., Rhs-t.,
Sang., Visc.
- verdorben wäre   Puls.
- voll Wasser wäre   Kali-c.
- voll von heißem Wasser wäre   Quas.
- Wasser von dem aufsteigen würde   Spig.
- Wirbelsäule gegen die gedrückt würde   Arn.
- zerrisen würde   Med.
- zusammengeschnürt wäre   Rhod.

Mageneingang: Gefühl, als ob
- ein hartgekochtes Ei den Durchgang der
Speisen behindern würde   Abies.

Magendruck: Gefühl, als ob
- alles in Gas übergehen würde   Nux-m.

Magenschmerz: Gefühl, als ob
- Eingeweide die, herunterhängen würden   Agn.
- Magen der, im Wasser schwimmen
würde   Arum.

Mastdarm: Gefühl, als ob (der)
- Fremdkörper ein, in dem wäre   Cad.
- Harnen beim, herausdrücken würde   Valer.
- Kugel eine, in dem wäre   Sep.
- Nadeln scharfe oder Besenreise in dem
wären   Collins.
- Stücke in gerissen würde   Ac-nitr.

Mund: Gefühl, als ob
- alles im rauh, wund und verschwollen
wäre   Glon.
- Spiß, ein scharfer in dem wäre, bei
Anginen   Ac-nitr.

Muskeln: Gefühl, als ob (die)
- abgestorben wären   Rhs-t.
- Beinen in den zu kurz wären   Visc.
- bleischwer wären   Ac-picr.
- entzündet wären   Rhs-t.
- Holz aus wären   Rhs-t.
- zu kurz wären   Alum., Amm-c., Guaj., Rhs-t., Visc.

Muskellähmigkeit: Gefühl, als ob
- er einsinken würde   Sil.
- Weg, einen weiten hinter sich hätte   Kreos.

Nabelgegend: Gefühl, als ob
- ein Gewicht dort läge   Kali-m.

Nadeln: Gefühl, als ob
- er mit gestochen wird   Vacc.

Nagel: Gefühl, als ob
- er auf einen treten würde   Cann-ind.

Nase: Gefühl, als ob
- ein Spinnennetz auf der wäre Brom.
- ein übler Geruch in der wäre Anac.

Oberbauch: Gefühl, als ob
- Gewicht ein, in dem wäre   Kali-m.
- Schwäche, eine algemeine in dem wäre Apoc.
- Stücke, harte in dem wären   Bor.

Oberschenkel: Gefühl, als ob (der)
- verrenkt wäre   Ipec.
- Zirkulation die, in dem aufgehoben wäre Thea.

Ohr: Gefühl, als ob (das)
- etwas vor dem säße   Magn-m.
- innen nach, gezogen würde Verb.
- Luft aus dem strömen würde Stram.
- Luft durch das ziehen würde Plat.
- offenstehen würde   Mez.
- verschwollen wäre   Thuj.
- verstopft wäre   Berb., Mez., Rumx., Tab., Verat.
- Wind ein kalter durch den Gehörgang
  blasen würde   Mez.
- Wolle mit, verstopft wäre   Cycl., Led.
- zusammengedrückt würde   Dros.

Ohren: Gefühl, als ob (die)
- erfroren wären   Colch.
- Wasser in den rauschen würde Rhod.

Ohrenschmerzen: Gefühl, als ob
- ein Geschwür aufgehen würde Caps.

Ohrtuben: Gefühl, als ob die
- verstopft wären   Phyt., Verb.

Organen: Gefühl, als ob eine
- schwere Last in allen wäre   Aloe.

Rachen: Gcfühl, als ob
- Pflock ein, in dem wäre   Led.
- Schleimhaut die, beim Schlucken
  abgezogen wäre   Sang.
- Schleimpfropf ein, in dem wäre   Ac-fl.
- Spiß, ein scharfer in dem wäre, bei
  Anginen   Ac-nitr.

Rauch: Gefühl, als ob
- man den eingatmet hätte   Bari-c.

Rektum: Gefühl, als ob
- Knollen ein, in dem wäre   Sep.
- Splitter, stechende in dem wären   Aesc.

Rücken: Gefühl, als ob (der)
- brechen würde   Bell., Ham.
- Wasser, kaltes den hinunterlaufen würde   Anac.
- zu schwach wäre   Petr.

Rückenmuskeln: Gefühl, als ob die
- gelähmt wären   Gels.

Schädel: Gefühl, als ob (der)
- Band, durch ein gepresst würde   Chlor.
- Keil ein, von hinten eingetrieben würde   Cimic.
- öffnen und sich schließen würde   Cimic., Cocc., Rhs-t.
- Pfeilnaht längs der offen wäre   Spig.
- zerspringen würde   Calc-fl., Cimic., Sang., Sep., Spong.,
  Stront.

Schädeldecke: Gefühl, als ob (die)
- heben und sich senken würde   Cann-ind.
- Höhe in die gehoben würde   Visc.
- wegfliegen würde   Ferr-ph.
- zusammengepresst würde und zu knapp
  wäre   Rad.

Scheitel: Gefühl, als ob
- Eisklumpen ein, auf dem wäre   Verat.
- Gewicht ein, auf dem wäre   Phell.
- Hitze auf dem wäre   Tarax.

Scheitelkopfschmerz: Gefühl, als ob
- ein Nagel eingetrieben würde   Nicc.

Schläfenkopfschmerz: Gefühl, als ob
- Haut die, zu knapp wäre   Med.
- Nagel ein, eingetrieben würde   Ign.

- Wind, ein kalter ihn anblasen würde   Med.

Schulter: Gefühl, als ob
- ein kalter Wind durch die wehen würde   Caust.

Schulterblätter: Gefühl, als ob
- ein heißes Eisen zwischen den wäre   Lyc.

Schwamm: Gefühle, als ob er
- atmen würde durch einen   Spong.
- gehen würde auf einem   Helod.

Schweben: Gefühl, als ob
- er würde   Stict.

Schwerhörigkeit: Gefühl, als ob er
- betäubt wäre   Hyosc.

Schwimmen: Geühl, als ob
- sie würde   Cauloph.

Schwindel: Gefühl, als ob (er)
- betrunken wäre   Alum.
- Boden über den gleiten würde   Op.
- Gehirn sich das bewegen würde   Ars.
- Kreis im, sich alles drehen würde   Aloe., Con., Phos., Psor.
- Luft, in der schweben würde   Valer.
- zur Seite fallne würde   Ac-benz.

Seele: Gefühl, als ob die
- vom Körper getrennt wäre   Thuj.

Sehne: Gefühl, als ob eine
- gespannt wäre   Crot.
- zu kurz wäre   Crot.

Sehnen: Gefühl, als ob die
- zu kurz wären   Nat-ph.

Speiseröhre: Gefühl, als ob
- Eisen, ein glühendes längs der wäre   Phyt.
- Klumpen ein, in der wäre   Ign.
- Wunde eine, entlang der wäre   Lues.

Sprunggelenk: Gefühl, als ob das
- versagen würde, beim Stolpern   Lachn.

Stimme: Gefühl, als ob die
- wie durch eine Wolke klingen würde   Agn.

Stirnbein: Gefühl, als ob ein
- Hohlraum hinter dem wäre   Caust.

Stirnhöcker: Gefühl, als ob ein
- Nagel dort eingetrieben wäre   Thuj.

Stirnkopfschmerzen: Gefühl, als ob er
- Brett ein, vor dem Kopf hätte   Dulc.
- Kugel eine dort liegen würde   Staph.
- Nadeln mit, gestochen würde   Vacc.

Stuhl: Gefühl, als ob der
- unfreiwillig abginge   Sec.
- zurückgehalten nicht werden kann Aloe.
- zurückschlüpfen würde   Magn-m.

Stuhlabgang: Gefühl, als ob
- abgegangen nicht alles wäre   Alum., Lyc., Nux-v.
- etwas noch immer nachkommen würde Merc-sol.
- fertig er nie würde   Anac., Cob., Merc-sol., Sulf., Visc.

Stuhldrang bei: Gefühl, als ob
- Stuhl kommen würde   Ign.

Taumeln: Gefühl, als ob er
- betrunken sei   Bell.

Teile: Gefühl, als ob die
- eingewickelt wären   Anac.
- Schnur mit einer umwickelt wären   Nux-m.
- Schraubstock in einen gespannt wären Coloc.

Unterleib: Gefühl, als ob alles
- heruntergedrängt würde   Bellis., Puls., Sep., Stann.

Unterschenkelsehnen: Gefühl, als ob die
- zu kurz wären   Amm-m.

Venen: Gefühl, als ob die
- platzen würden   Vip.

Willen: Gefühl, als ob er
- zwei hätte, die sich bekämpfen würden Anac.

Wirbelsäule: Gefühl, als ob (die)
- Eisen heißes oder elektrische Ströme
  dort fließen würden   Alum.
- gequetscht wäre   Verat.
- zerbrochen wäre   Kali-c., Magn-c., Nat-m.

- zusammenschieben sich würde   Sulf.

Zähne: Gefühl, als ob die
- zu lang wären   Alum., Bellis., Cauloph., Kreos., Lachn.
- locker wären   Lachn., Lith., Tub.

Zäpfchen: Gefühl, als ob das
- verlängert wäre   Croc., Dulc.

Zittern: Gefühl, als ob er
- unter Strom stehen würde   Aran-d.

Zunge: Gefühl, als ob ein
- Haar auf der liegen würde   Sil.

- abgemagert	Brom., Cean., Sec.
- abgeschlagen	Bellis.
- abweisend	Aur.
- alt	Abrot., Ac-nitr., Alum., Anhal., Bor., Carc., Cedr., Chin., Helleb., Lyc., Magn-c., Merc-sol., Nat-m., Sep.
- anämisch	Cycl., Ferr-ph.
- ängstlich	Cact., Calc-c., Colch., Equis.,Jugl-reg., Olnd., Puls., Spig.,Spong., Stroph., Vip.
- antriebslos	Anhal., Erig.
- ärgerlich	Clem.
- aschgrau	Nux-m.
- atemlos	Grind., Latrod., Lauroc.
- benebelt	Abs.
- benommen	Bapt., Helleb., Op.
- berauscht	Mosch.
- bewußtlos	Lauroc.

- blaß

Aals., Abies., Abrot.,Ac-acet., Ac-benz.,
Ac-form., Ac-hydroc., Ac-lac., Ac-m.,
Ac-nitr., Ac-ph., Ac-picr., Ac-succ., Agn.,
Aloe., Alum., Ambr., Amm-c., Anac.,
Anhal., Ant-c., Apis., Apoc., Aran-d.,
Arg-nitr., Arist., Ars., Bari-c., Berb.,
Beryl., Bor., Brom., Cad., Calad., Calc-c.,
Calc-fl., Calc-ph., Camph., Carb-v., Carc.,
Cauloph., Caust., Cean., Cedr., Cepa.,
Chin., Cic., Cimic., Cinnb., Clem., Cocc.,
Cocc-c., Colch., Coloc., Crat., Crot.,
Croton., Cupr., Cycl., Dig.`, Diosc., Dros.,
Dulc., Echin., Equis., Ferr-ph., Flor.,
Gnaph., Graph., Ham., Heder., Helleb.,
Helod., Helon., Hep., Hirud., Hydrast.,
Hyosc., Influ., Iris., Jod., Jugl-reg.,
Kali-bi., Kali-br., Kali-c., Kali-m.,
Kali-nitr., Kali-ph., Kalm., Kreos., Kres.,
Lac-c., Lachn., Lath., Latrod., Lauroc.,
Led., Lith., Lues., Lyc., Magn-c.,
Magn-m., Magn-ph., Mandr., Mang.,
Med., Meph., Merc-sol., Mez., Mosch.,
Naja., Nat-m., Nicc., Nux-v., Olnd., Petr.,
Petros., Phos., Plb., Psor., Puls., Pyrog.,
Quas., Rad., Raph., Rheum., Rhs-t., Ruta.,
Sabad., Sabal., Scil., Sec., Sel., Senec.,
Seneg., Sep., Sil., Spig., Spong., Stann.,
Staph., Sulf.Symph., Tab., Tarax., Tereb.,
Teucr., Thal., Thea., Ther., Thuj., Tub.,
Urt., Vacc., Verat., Verb., Vib., Vinc.,
Viol-t., Vip., Zinc.

- blau

Ac-hydroc., Cin.

- bleich

Chin.

- dampfend

Bell.

- destruktiv	Aals., Abies., Abrot., Ac-acet., Ac-benz., Ac-hydroc., Ac-m., Ac-nitr., Ac-sulf., Agar., Alum., Anac., Anhal., Aran-d., Ars., Aur., Bapt., Beryl., Brom., Bufo., Calc-fl., Cann-ind., Canth., Carb-v., Carc., Cean., Cic., Cinnb., Cob., Cocc-c., Con., Croc., Crot., Croton., Cypr., Guaj., Helleb., Helod., Hydrast., Hyosc., Jod., Kali-bi., Kali-j., Kreos., Kres., Lac-c., Lach., Latrod., Lauroc., Lues., Lyc., Magn-m., Mang., Merc-sol., Mez., Nat-m.,Nicc., Op., Petr., Phos., Plat., Plb., Podo., Pyrog., Quas., Rad., Rauw., Sec., Sep., Spong.,Stann., Stram., Stront., Tarant., Tarax., Tell., Tereb., Thal., Vip., Zinc.
- dick	Ant-c.
- dumm	Bari-c.
- durchsichtig	Ac-ph., Ac-picr., Cin.
- durstig	Influ.
- echauffiert	Cann-ind., Coff., Lac-c.
- eigensinnig	Croc.
- eingefallen	Abies., Ac-hydroc., Aloe., Helleb., Nat-m., Podo., Tereb.
- eiskalt	Helod.
- elendig	Abrot., Ac-sulf., Sec.
- empfindlich	Equis., Magn-m.
- Ende am	Ars.
- erdig	Alum., Helon.
- erkältlich	Caps., Cepa., Euph., Hep., Nux-v., Sil., Tub.
- ermüdet	Gins.
- erregt	Ac-sal., Cham., Hyosc., Hyper.,Senec., Stram., Ther.
- erschöpft	Aals., Abrot., Ac-acet., Ac-lac., Ac-m., Ac-ph., Ac-sulf., Agn., Aloe., Ambr., Amm-c., Apis., Aran-d., Ars., Bapt., Berb., Calc-fl., Camph.,Carb-v., Cocc., Cocc-c., Colch., Cupr., Cycl., Dros., Echin., Eupat., Ferr-ph., Graph., Iris., Jod., Kres., Latrod., Led., Lues., Lycop., Podo., Rheum., Sel., Sil., Symph., Tarax., Verat.
- euphorisch	Abs., Calc-fl.

- fahl	Aals., Abies., Ac-benz., Alum.,Apoc., Aran-d., Berb., Card., Caust., Cocc., Colch., Jod., Jugl-reg., Lauroc., Lith., Lyc., Magn-c., Med., Meph., Merc-sol., Mez., Nat-m., Plb., Rad., Tub.
- faltig	Meph.
- feinnervig	Arist.
- fett	Amm-c., Ant-c., Caps.
- fettig	Thuj.
- feucht	Abs., Ac-benz., Ac-form., Ac-hydroc., Ac-lac., Ac-ox., Ac-ph., Ac-picr., Ac-sal., Ac-succ., Ac-sulf., Acon., Agar., Agn., Ambr., Aral., Arg-nitr., Arn., Arum., Aur., Bapt., Bari-c., Bell., Bellis., Berb., Bry., Bufo., Cad., Calad., Calc-c., Calc-ph., Calend., Camph., Canth., Carb-v., Card., Cauloph., Cedr., Cepa., Cham., Cin., Clem., Cob., Cocc., Coff., Colch., Coloc., Con., Crat., Croc., Crot., Cupr., Cycl., Cypr., Dig., Diosc., Dulc., Echin., Equis., Erig., Eupat., Euph., Euphr., Ferr-ph., Flor., Gels., Gins., Glon., Gnaph., Grind., Ham., Heder., Helon., Hep., Hirud., Ipec., Iris., Jugl-reg., Kali-br., Kali-c., Kali-m., Kali-nitr., Kali-ph.,Kalm., Kreos., Lach., Lachn., Lath., Latrod., Led., Lil., Lith., Lycop., Magn-ph., Mandr., Med., Melil., Millef., Nicc., Olnd., Op., Petros., Podo., Puls., Ran-b., Raph., Rauw., Rheum., Rhod., Rhs-t., Ruta., Sabad., Sang., Staph., Stict., Stram., Stront., Stroph., Sulf., Symph., Tab., Tarant., Teucr., Thea., Thuj., Urt., Vacc., Verat., Verb., Vib., Vinc., Viol-t.
- fiebrig	Echin., Ferr-ph.
- frierend	Ac-form., Pyrog.
- frostig	Apoc., Graph., Influ., Lyc., Petr., Phyt., Psor., Rad., Scil., Sec., Senec., Seneg., Sil., Thal., Thuj., Tub., Verat.
- furchtsam	Spig.
- gedunsen	Aals., Ac-acet., Ac-ox., Amm-c., Ant-c., Apis., Arum., Bry., Cann-ind., Crot., Dros., Graph., Kali-c., Meph., Nux-m., Phyt., Samb., Seneg., Stram., Visc.

- gehässig	Lues.
- gehemmt	Jugl-reg.
- gelb	Alum., Berb., Card., Chin., Crot., Croton., Dig., Lyc., Merc-sol., Petr., Sep.
- gereizt	Equis., Sep.
- geschäftig	Jod.
- geschwächt	Grind., Kali-bi., Kali-c., Mez., Plb., Raph.
- geschwollen	Guaj.
- gesund	Sabin.
- gleichgültig	Sep.
- grau	Zinc.
- hager	Sel.
- haloniert	Nux-m.
- heftig	Bry., Glon., Stront.
- heiß	Bry., Jab., Lach., Lycop., Podo., Sang., Stict., Stront., Sulf., Tell., Urt., Valer.
- heißblütig	Sabin.
- hektisch	Lach.
- hergenommem	Abies., Apoc., Influ., Samb., Spong.
- hitzig	Abs., Ac-fl., Ac-ox., Ac-sal., Acon., Agar., Cact ., Euphr., Ferr-ph., Melil., Millef., Phos., Ran-b., Rauw., Rumx., Samb., Sars., Scil., Spong., Visc.
- hochmütig	Plat.
- hypochondrisch	Lath., Sel.
- hysterisch	Cimic., Cypr., Ign., Mosch.
- impotent	Calad., Sabal.
- jähzornig	Coloc.
- jammernd	Hyper.

- kalt	Abies., Abrot., Ac-acet., Ac-benz., Ac-form., Ac-lac., Ac-m., Ac-nitr., Ac-ph., Ac-picr., Ac-succ., Agn., Aloe., Ambr., Amm-c., Anac., Anhal., Apis., Aran-d., Arg-nitr., Arist., Ars., Bari-c., Berb., Beryl., Bor., Brom., Calad., Calc-c., Calc-ph., Camph., Caps., Carb-v., Carc., Cauloph., Cean., Cedr., Cepa., Cic., Cin., Cinnb., Clem., Cocc., Cocc-c., Colch., Coloc., Crat., Crot., Cupr., Cycl., Cypr., Dig., Diosc., Dulc., Echin., Equis., Gnaph., Ham., Heder., Helleb., Helon., Hep., Hirud., Hydrast.,Hyosc., Iris., Jugl-reg., Kali-bi., Kali-br., Kali-c., Kali-m., Kali-nitr., Kali-ph., Kalm., Kreos., Kres., Lac-c., Lachn., Lath., Latrod., Led., Lith., Lues., Magn-c., Magn-m., Magn-ph., Mang., Med., Merc-sol., Naja., Nat-m., Nicc., Nux-v., Olnd., Petros., Plb., Puls., Quas., Raph., Rheum., Rhs-t., Ruta., Sabad., Spig., Stann., Staph., Symph., Tab., Tarant., Tarax., Tereb., Teucr., Thal., Thea., Ther., Urt., Vacc., Verat., Verb., Vib., Viol-t., Vip.
- kältempfindlich	Aral., Rumx.
- klagend	Hyper.
- klebrig	Merc.sol.
- klein	Bari-c., Calc-ph.
- kollapsig	Naja., Vidp.
- kongestioniert	Chin., Guaj.
- korpulent	Amm-c.
- kräftig	Ac-benz., Arn., Aur., Bell., Glon., Melil., Millef., Sabin.,Sang., Sulf.
- krampfig	Cic., Cupr., Diosc., Kali-c.
- krank	Abrot., Ac-nitr., Aloe., Alum.,Brom., Carc., Caust., Chin., Kreos., Lith., Lyc., Merc-sol.
- läppisch	Agar., Con.
- lasziv	Calad.
- launenhaft	Cham.
- lebhaft	Cob., Heder., Lachn., Valer.
- leidend	Carc.
- Lippenzyanose	Lauroc.

- livid   Dros., Tarant.
- lithämisch   Ac-benz., Ac-form., Ac-lac., Ac-ox.,
Ac-picr., Ac-sal., Ac-succ., Aloe.,
Amm-c., Ant-c., Apis., Apoc., Arn.,
Arum., Berb., Bry., Cact.,Cad., Calc-ph.,
Camph., Caps., Cauloph., Caust., Cedr.,
Cepa., Cimic., Clem., Cocc., Colch.,
Coloc., Dig., Diosc., Dulc., Echin., Equis.,
Erig., Eupat., Euphr., Flor., Gins., Gnaph.,
Graph., Grind., Ham., Heder., Helon.,
Hep., Hirud., Influ., Ipec., Iris.,
Kali-br., Kali-m., Kali-nitr., Kalm.,
Lachn., Lath., Led., Lil., Lith., Magn-ph.,
Med., Meph., Naja., Nux-v., Olnd., Puls.,
Ran-b., Raph., Rheum., Rhod., Rhs-t.,
Rumx., Ruta., Sabad., Sabal., Sars., Scil.,
Senec., Seneg., Sil., Spig., Staph., Stict.,
Symph., Tab., Teucr., Thea., Ther., Thuj.,
Urt., Vacc., Verat., Verb., Viol-t.
- lustig erregt   Anac.
- lymphatisch   Abs., Ac-ph., Acon., Agn., Ambr., Aral.,
Arg-nitr., Arist., Bari-c., Bell., Bellis.,
Bor., Calad., Calc-c., Calend., Card.,
Cham., Chin., Cin., Coff., Crat., Cupr.,
Cycl., Dros., Euph., Ferr-ph., Gels., Glon.,
Hyper., Ign., Jab., Jugl-reg., Kali-c.,
Kali-ph., Lycop., Magn-c., Mandr., Melil.,
Millef., Mosch., Nux-m., Petros.,
Phyt.,Psor., Sabin., Sang., Sel., Stroph.,
Sulf., Tub., Valer., Vib., Vinc., Visc.
- mager   Anhal.
- marantisch   Stann.
- maskenartig   Mang.
- menschenscheu   Arist.
- mißtrauisch   Arn., Lach.
- müde   Bellis., Erig., Ferr-ph., Kali-c., Mandr.,
Ran-b.
- mürrisch   Croton.
- nervös   Abies., Ambr., Aral., Arg-nitr., Arum.,
Cimic., Equis., Ferr-ph., Magn-c., Senec.,
Spig., Thea.
- neuropathisch   Petros.
- niedergeschlagen   Abies., Cedr.
- nymphoman   Hyosc.

- obszön	Croc.
- ödematös	Kali-nitr.
- ohnmächtig	Camph., Mosch.
- pastös	Hep.
- reizbar	Abies., Clac-ph., Ferr-ph., Teucr.
- rot	Abs., Ac-fl., Ac-ox., Ac-sal., Acon., Agar., Arn., Arum., Aur.,Bapt., Bell., Bellis., Bry., Bufo., Cact., Calc-fl., Calend., Cann-ind., Canth., Caps., Cham., Cob., Coff., Con., Croc., Erig., Eupat., Euph., Euphr., Gels., Gins., Glon., Grind., Guaj., Hyper., Ipec., Jab., Lach., Lil., Lycop., Mandr., Melil., Millef., Mosch., Naja., Nux-m., Op., Phos., Phyt., Podo., Ran-b., Rauw., Rhod., Rumx., Samb., Sang., Sars., Scil., Stict., Stram., Stront., Stroph., Sulf., Tarant., Tell., Urt., Valer., Visc.
- schläfrig	Crat., Mandr.
- schlaff	Agn., Calc-fl., Caps., Seneg., Sep., Ther.
- schlapp	Cad.
- schmerzempfindlich	Bor., Kalm., Verb.
- schmerzverzerrt	Mez.
- schwach	Ac-benz., Ac-form., Ac-nitr., Ac-ox., Ac-picr., Ac-succ., Bari-c., Beryl., Calend., Carc., Card., Cauloph., Caust., Cinnb., Croton., Dig., Dulc., Equis., Flor., Gels., Gins., Gnaph., Ham., Helod., Helon., Hep., Hirud., Ipec., Kali-br., Kali-m., Kali-nitr., Kali-ph., Kalm., Kreos., Lac-c., Lachn., Magn-c., Magn-m., Magn-ph., Mang., Med., Naja., Nat-m., Nicc., Nux-v., Olnd., Op., Petr., Petros., Psor., Psor., Puls., Quas., Rad., Rhod., Rhs-t., Sabad., Sars., Seneg., Staph., Stict., Stront., Sulf., Symph., Thal., Thea., Ther., Vacc., Vinc., Zinc.
- Schweißausbrüche	Jab.
- schwermütig	Aur.
- schwitzend	Influ., Phos., Sars.
- schüchtern	Ac-succ., Ambr.
- Schüttelfrost	Pyrog.
- sonderbar	Con.
- starr	Guaj.

- still	Ham.
- störrisch	Phos.
- stürmisch	Acon.
- tätig	Cob.
- totenblaß	Tab., Visc.
- totenelendig	Tab.
- traurig	Caust., Viol-t.
- trocken	Abrot., Ac-m., Ac-nitr., Alum., Anac., Anhal., Ars., Beryl., Bor., Brom., Caust., Cean., Cic., Cimic., Cinnb., Gnaph., Hydrast., Hyosc., Kali-bi., Kres., Lac-c., Lues., Lyc., Magn-m., Mang., Meph., Mez., Nux-v., Petr., Plat., Plb., Psor., Quas., Sabal., Sil., Spong., Stram., Tarax., Tereb.,Thal., Urt., Zinc.
- übelriechend	Med., Tell.
- überempfindlich	Valer.
- unappetitlich	Croton.
- ungeduldig	Vacc.
- unmanierlich	Bufo., Cann-ind.
- unrein	Meph., Thuj.
- unruhig	Apis., Aran-d., Bell., Clem., Coloc., Eupat., Hyper., Led., Lil., Rad., Rauw., Rheum., Rhod., Rhs-t., Rumx., Ruta., Sabad., Sabal., Sang., Sars., Stict., Stront., Stroph., Teucr., Thal., Thea., Zinc.
- unsicher	Arg-nitr., Calc-c., Equis.
- unverschämt	Canth.
- verfallen	Hydrast.
- verdrießlich	Viol-t.
- verdrossen	Cad., Nicc.
- verkrampft	Iris.
- verwahrlost	Ant-c.
- verzerrt	Tarant.
- verzweifelt	Apoc.
- wächsern	Aals., Ac-acet.
- Wallungen	Jab., Tell.
- warm	Abs., Ac-fl., Ac-sal., Ac-sulf., Acon., Agar., Aral., Arn., Arum., Aur., Bapt., Bell.,Bellis., Bufo., Calend., Canth., Card., Cham., Cob., Coff., Con., Croc., Erig., Eupat., Euph., Euphr., Gels., Gins., Glon., Grind., Ipec., Lil., Mandr., Melil., Op., Rhod., Stram., Stroph.

- wechselnd heiß und kalt	Kali-j., Plat.
- wechselnd rot und blaß	Ign., Kali-j., Plat.
- welk	Psor.
- wütend	Canth., Tarant.
- zänkisch	Dulc.
- zart	Arist., Calc-ph.
- zerschlagen	Cepa., Phyt., Pyrog., Ran-b., Rauw., Ruta.
- zittrig	Aran-d., Arg-nitr., Crot., Gels., Heder., Helod., Lycop., Stroph.
- zornig	Anac., Staph.
- zyanotisch	Carb-v.

- abends	Lob., Magn-c., Nicc, Podo., Stell.
- abends ab 20 Uhr	Lyc.
- Abdecken	Ac-benz., Apis., Caps., Sang., Sec., Tab.
- Abliegen	Onos.
- Abhusten	Ant-t., Scil., Stann., Stict.
- Abkühlen	Ac-fl., Aloe., Aur., Calc-fl., Lyc., Op., Sec.
- Abkühien des Kopfes	Coff.
- Ablenkung	Ac-nitr., Ac-picr., Ambr., Croc., Helon.
- Abreibungen, kalte	Bapt., Crot., Tab.
- Absonderungen, bei Eintreten der	Arist., Bry., Cupr., Cycl., Dulc., Gels., Kali-bi., Med., Stram., Tell., Thuj.
- Absonderungen nach	Zinc.
- Absteigen	Spong.
- Abwaschen	Asar.
- Abwechslung	Sulf.
- Alkohol	Abrot., Coca., Gels., Med.
- alleingelassen werden	Abs.
- Alleinsein	Helon., Lues., Plat.
- Anblasen	Urt.
- Anerkennung	Con.
- Anlehnen	Kali-c., Nat-m., Sep.
- Anstrengung	Brom.
- Anstrengung, geistige	Kali-br.
- Anstrengung, körperliche	Kali-br., Plb., Sep.
- Anwendungen, kalte	Arist., Echin., Equis., Sep.
- Atmen	Ac-ox.
- Auflagen, warme	Thuj.
- Aufrechtstehen	Diosc.
- Aufrechtstehen vom Sitzen	Lyc.
- Aufrichten	Diosc.
- Aufsetzen	Aral., Carb-v., Dros., Phos., Samb., Sang., Seneg., Spong., Stict.
- Aufsetzen vom Liegen	Puls.
- Aufstehen	Cham., Cob., Diosc., Lith., Verat.
- Aufstehen vom Liegen	Apis.
- Aufstoßen	Ac-nitr., Ant-t., Aran-d., Arg-nitr., Carb-v., Cob., Kali-bi., Lyc., Mandr., Rad., Spong.
- Ausflüsse	Lach., Zinc.
- Ausruhen	Cocc.
- Ausscheidungen	Berb., Lach., Nat-m., Nux-m., Rhod.
- Ausschläge, beim Eintreten der	Acon., Zinc.
- Aussprechen	Calad., Ther.

- Ausstrecken	Aran., Chin.
- Auswurf, bei viel	Ant-t., Aral., Zinc.
- Autofahren	Ac-nitr.
- Bauchlage	Podo.
- Beine, angezogene	Sulf.
- Beine, anziehen der	Coloc.
- Beine, hängenlassen der	Con.
- Beine, hochziehen der	Thuj.
- Beine, kreuzen der	Sep.
- Beruhigung	Stroph.
- Beschäftigung	Heder., Helon., Kali-br., Valer.
- Beschäftigung, geistige	Croc.
- Bett im	Podo.
- Bettwärme	Alum., Amm-c., Caust., Rhs-t., Rumx., Sep.
- Bewegung	Ac-hydrof., Ac-m., Agar., Aur., Cycl., Diosc., Dros., Dulc., Ferr., Heder., Iris., Jod., Kali-br., Kali-c., Kali-j., Kreos., Lach., Lith., Magn-m., Magn-ph., Meny., Nat-c., Phell., Plat., Puls., Phyt., Rhod., Rhs-t., Ruta., Samb., Sars., Stann., Sulf., Thuj., Valer., Zinc.
- Bewegung der linken Seite	Pulx.
- Bewegung fortgesetzte	Aran-d., Bellis., Calc-fl., Iris., Pyrog., Rad., Rhs-t., Tab., Zinc.
- Bewegung im Freien	Aesc., Agar., Alum., Ambr., Apis., Asa., Bari-c., Brom., Caps., Cin., Coca., Diosc., Erig., Puls., Sep., Stront., Visc.
- Bewegung in frischer Luft	Ac-sulf., Arist., Cob., Kali-bi., Lach., Lyc., Magn-c., Mandr., Melil., Sabal., Stann., Sulf.
- Bewegung, langsame	Dros., Syph.
- Bewegung, leichte	Guaj., Ham.
- Bewegung, mäßige	Ars., Ferr-ph., Gels.
- Bewegung, passive	Cham.
- Bewegung, sanfte	Con.
- Bewegung, starke	Sep.
- Blähungsabgang	Aran-d., Bellis., Bor., Carb-v., Diosc., Mandr.
- Branntwein	Glon.
- Brust und Kopf halten	Dros.
- Brüten	Ign.
- Bücken	Hyosc.
- Dahindösen	Thal.

641

- Dampfbad	Equis.
- Dehnen	Aran-d., Caust., Chin., Cin., Lachn., Plb., Podo.
- Druck	Ac-ph., Arg-nitr., Asa., Bry., Cad., Chelid., Cupr., Diosc., Lil., Magn-m., Magn-ph., Nat-m., Rad., Sep.
- Druck, äußerer	Puls.
- Druck, harter	Coloc., Stann.
- Druck, kräftiger	Chin., Plb.
- Druck, sanfter	Con.
- Druck, starker	Meny.
- Druck gegen die kranke Stelle	Chin.
- Druck, vorübergehender	Ac-form,
- Dunkelheit	Con., Graph., Phos., Rhs-t., Sang.
- Einatmen	Spig.
- Einbinden	Ac-picr.
- Einhüllen, warmes	Ac-acet., Ac-form., Ac-hydroc., Ac-picr., Ac-succ., Berb., Caust., Cepa., Cimic., Helod., Hep., Kali-c., Magn-m., Sabad., Sil., Stront., Verb.
- Eisessen	Meph.
- Entblößen	Apis., Glon., Meph., Sec.
- Entspannung	Echin., Thal.
- Erbrechen	Sang., Tab.
- Erholen	Arn., Berb., Stann., Tub.
- Erwärmen	Aur.
- Essen	Ac-lac., Abrot., Arum., Beryl., Bor., Calc-c., Calc-ph., Chelid., Cimic., Cist., Cob., Con., Graph., Heder., Hep., Hydrast., Ipec., Jod., Kalm., Kali-bi., Kreos., Lac-c., Lith., Mandr., Meph., Nux-m., Petr., Rad., Rauw., Sang., Sel. Spong., Tell.
- Essen nach dem	Bov., Calc-fl.
- Essen satt	Ars.
- Essen während des	Anac., Ign., Zinc.
- Essen durch, vorübergehend	Teucr., Verat., Zinc.
- Exanthemausbruch bei	Cupr.
- Fahren	Ac-nitr., Cham.
- Fasten	Con.
- Farben grelle	Tarant-h.
- Fenster am	Brom., Sulf., Verat.
- Fenster am offenem	Apoc., Cact., Carb-v., Ipec.
- Festbinden	Arg-nitr., Magn-m.

- Flachliegen	Spong.
- Freien im	Ac-fl., Amm-m., Apis., Arum., Bapt., Beryl., Cepa., Clem., Croc., Glon., Helleb., Ipec., Jod., Kali-s., Lauroc., Lil., Magn-m., Manc., Melil., Mosch., Plat., Puls., Sabal., Sep., Staph., Stront., Tab., Verat., Viol-t., Zinc.
- Frieden in lassen	Arn.
- Frieren und Frösteln trotz, Aufdecken und Entblößen	Abs.
- Frischluft	Ac-hydroc., Caust.
- Frottieren	Canth., Cycl., Magn-ph., Plb., Podo., Tarant-h.
- Frühstück nach dem	Staph.
- Füße aus dem Bett strecken	Ac-fl., Meph., Sulf.
- Füße in kaltes Wasser stecken	Led.
- Gähnen	Caust., Chin., Cin., Croc., Plb., Staph.
- Gebirge im	Syph.
- Geborgenheit	Ac-ph., Bari-c., Calc-c.
- Gegendruck	Bell., Kali-c., Rauw.,
- Gehen	Apis., Aur., Cob., Bor., Magn-m., Plat., Puls., Rhs-t., Staph., Valer., Verat.
- Gehen im Freien	Alum., Jod., Sep., Ther.
- Gehen in frischer Luft	Tarax.
- Gehen schnelles	Lob.
- Gesellschaft in	Ign., Stram.
- Gesicht waschen	Asar.
- Getränke, heiße	Nux-m.
- Getränke, kalte	Bry., Cham., Lac-c., Meph., Onos., Phos., Puls.
- Getränke, warme	Lyc., Pyrog., Sabad.
- Gewitter, Freude am	Carc.
- Gurgeln	Arum.
- Haarebürsten	Tarant-h.
- Hände kühle	Bell.
- Hände in kaltes Wasser tauchen	Jatr.
- Harnabgang	Agar., Berb., Cepa., Lith., Rad., Sars., Tab.
- Harnabgang reichlicher	Ac-benz., Arum., Bry., Gels., Tab.
- Harnflut	Ac-sal., Acon., Gels., Iris.
- Hautausschläge, beim Ausbrechen der	Cad.
- Herumgehen	Cham., Ferr-ph., Magn-ph., Millef., Nat--m., Nicc., Stict. Tell., Verat.
- Herumgehen im Zimmer	Canth.

- Herumtragen bei Kindern	Cham.
- Herunterschlucken	Ign.
- Heißtrinken	Chelid.
- Himmel trüber	Cuast.
- Höhenklima	Ac-form., Spong., Syph.
- Hochlage	Lauroc.
- Imphprophylaxe	Vacc.
- Inhalation	Cocc-c.
- Innland	Syph.
- Jahreszeit, kühle	Calc-fl.
- Kaffeegenuß	Aran., Coloc., Fagop., Thea.
- Kaltanwendungen	Ac-sal.
- Kaltbaden	Apis., Bufo., Led., Nat-m., Phos., Puls., Sep.
- Kälte	Ac-hydrof., Ac-picr., Arg-nitr., Bry., Kali-bi., Lac-c., Led., Meph., Phos., Puls., Sec.
- Kaltessen	Ac-fl., Meph., Phos.
- Kalttrinken	Ac-fl., Caust., Coff., Cupr., Merc-sol., Op., Phos., Phyt., Verat.
- Kaltwaschen	Nux-v.
- Kleider enganliegende, stützende	Ac-picr., Nat-m.
- Kleider enge, beim Öffnen der	Calc-c., Chin., Graph., Lach.
- Kleider warme	Agn., Aran-d., Nux-m., Psor., Sabad.
- Kleiderausziehen	Onos.
- Klima, feuchtes	Caust.
- Klima, mildes	Ac-ox.
- Klima, trockenes	Card., Dulc., Rhs-t., Sil.
- Klima, warmes	Ac-form., Ac-lac., Dulc., Rhs-t., Sil., Thuj.
- Knie-Ellenbogen-Lage	Eupat-perf., Med.
- Knie-Ellenbogen-Lage während des Schlafes	Cin.
- Kopf entblößen	Glon.
- Kopf fest einbinden	Ac-picr.
- Kopf hochlagern	Spig.
- Kopf rückwärtsbeugen	Hyper., Seneg.
- Kopf unter die Bettdecke stecken	Rumx.
- Kopf vorwärtsbeugen	Cad.
- Kopfschweiße	Magn-m.
- Kragen öffnen	Spong.
- Krankheitsausbruch nach	Nux-v.
- Kratzen	Jugl-reg.
- Kratzen sanftes	Croton.

- Krümmen	Plb.
- Kühle	Apis., Brom., Bufo., Crot., Glon., Jod., Kali-j., Kali-s., Sec.
- Kurzschlaf	Cocc., Phos.
- Lage, waagerechte	Spong.
- Lagewechsel	Ign., Nat-s., Puls., Rhs-t.
- Leben unregelmäßiges	Nat-m.
- liebevolle Behandlung	Kali-ph.
- Licht, helles	Stram.
- Liegen	Abrot., Chin., Coff., Coloc., Merc-sol., Staph.
- Liegen auf dem Bauch	Med.
- Liegen auf dem Bauch, mit angezogenen Beinen und gekreutzten Armen	Coloc.
- Liegen auf den schmerzenden Körperteielen	Ac-sulf., Bry., Calc-c., Coloc., Ign.
- Liegen auf hartem Lager	Bell., Hyper.
- Liegen auf dem Rücken	Nat-m.
- Liegen auf der kranken Seite	Bry., Coloc., Magn-ph., Rauw.
- Liegen auf der rechten Seite	Nat-m., Sep., Spig., Sulf.
- Liegen in frischer Luft	Ant-c.
- Linkslage	Ac-m., Ac-nitr., Arg-nitr., Lil., Thuj.
- Luft, feucht-warme	Carb-s.
- Luft, frische	Ac-benz., Ac-ph., Ac-picr., Ac-sal., Ac-succ., Aloe., Alum., Ant-c., Apis., Aran-d., Arg-nitr., Arum., Aur., Bapt., Bell., Beryl., Bry., Cact., Camph., Cann-ind., Card., Cepa., Cham., Chin., Clem., Crat., Croc., Dig., Diosc., Gels., Glon., Heder., Jod., Kali-j., Kali-s., Kalm., Lach., Lues., Lyc., Magn-c., Magn-m., Nat-m., Nicc., Nux-m., Phell., Plat., Puls., Rad., Rauw., Tab., Thal., Tub.
- Luft, kalte	Bufo.
- Luft, kühle	Aesc., Aloe., Ant-c., Calc-s., Jod., Op., Sabal., Sec., Sel., Urt.
- Luft, trockene	Still.
- Luft, zufächeln von	Ac-acet., Ac-hydroc., Carb-v.
- Luftzufuhr	Apis., Aloe., Lauroc.
- Magen leerer	Cham., Dig., Nat-m.
- Magenverdauung, nach beendigter	Nat-c.
- Mahlzeiten, unregelmäßige	Nat-m.
- Marschieren	Op.

- Massieren	Bell., Calc-c., Phos.
- Meer, Erholung am	Brom., Calc-ph., Med., Spong.
- Menschen, in Gegenwart netter und schwächerer	Carc.
- Milchgenuß	Abrot., Cycl.
- Mittagszeit um die	Sep.
- Mitternacht nach	Brom.
- Morgens	Acon., Lyc., Med., Merc-sol., Stil.
- Musik	Aur., Calc-c., Cann-ind., Carc., Sep., Tarant-h.
- Nachmittags	Equis., Erig., Kali-c.
- Nachtruhe	Staph.
- Nasenbluten	Melil., Rhs-t.
- Nasnbohren	Nat-c.
- Niederlegen	Ferr-ph., Kali-c., Podo., Rad.
- Niederlegen und aus dem Bett auf den Arm nehmen	Cin.
- Ofenwärme	Alum.
- Ohrenbohren	Nat-c.
- Pikantes	Med.
- Puder	Urt.
- Rasten	Arn.
- Räume, kalte	Rad.
- Räume, warme	Hep., Pyrog.
- Rauchen	Aran-ix.
- Räuspern	Stict.
- Rechtslage	Bry., Mang., Nat-m., Phos., Ptel., Spig.
- Reden mit sich selbst	Bari-c.
- Regeleintritt bei	Acon., Arist., Calc-c., Cimic., Cupr., Dulc., Graph., Ham., Kali-c., Lach., Lith., Magn-c., Merc-sol., Nat-m., Nux-m., Plb., Puls., Sang., Senec., Stram., Sulf., Tarant., Zinc.
- Regelblutung	Cauloph.
- Regel, nach der	Alum., Amm-c., Aran-d., Bor., Calc-c., Caust., Cimic., Cocc., Con., Ferr., Graph., Kali-c., Kreos., Nat-m., Nux-v., Phos., Puls., Sep., Sil., Stram., Tarant.
- Regel, während der	Cimic., Cycl., Magnol., Zinc.
- Regeleintritt	Hep.
- Regenwetter	Nux-v.
- Reiben	Asa., Bellis., Erig., Lil., Plb., Podo., Rhs-t., Sec., Tarant-h., Valer.
- Reisen	Ac-nitr., Coca., Tub.

- Reiten	Brom., Calc-c., Lyc., Sep.
- Rhythmen, Freude an	Carc.
- Ruhe	Abrot., Abs., Ac-acet., Ac-lac., Ac-m., Ac-nitr., Ac-ox., Ac-ph., Ant-c., Arn., Bari-c., Bell., Bellis., Berb., Bry., Calc-c., Camph., Cann-ind., Carc., Card., Cauloph., Chelid., Cocc-c., Colch., Coloc., Crot., Croton., Echin., Equis., Erig., Eupat., Euphr., Gnaph., Helon., Hirud., Hyosc., Hyper., Kali-ph., Kalm., Kreos., Lath., Latrod., Lauroc., Magn-m., Merc-sol., Millef., Nux-v., Phos., Phyt., Scil., Spig., Squill., Tab., Thal., Tub., Verb., Vib.
- Ruhe in, wenn man ihns läßt	Helleb., Merc-sol.
- Ruhen	Con.
- Rückenlage	Ign., Onos., Strych.
- Rückwärtsbeugen	Aran-ix., Bell., Diosc., Lac-c., Mandr.
- Salzgenuß	Med.
- Schatten	Ac-fl.
- Schaukeln	Ac-nitr., Cham.
- Schlaf	Ac-m., Ac-ph., Agar., Erig., Kreos., Mygal., Phos., Ran-b., Sang., Tarant.
- Schlaf am Tage	Calad.
- Schnupfeneintritt	Thuj.
- Schweißausbrüche	Ac-sal., Glon., Ran-b., Rhs-t., Stroph., Tab.
- Schweiße	Acon., Bry., Cupr., Gnaph., Ran-b., Rhs-t., Sang., Thuj., Viol., Visc., Zinc.
- Schwitzen	Berb., Calad., Cham., Cupr., Nat-m., Seneg.
- See an der	Brom., Med.
- Seitwärtsdrehen	Olnd.
- Sekretion, bei Einsetzen der	Thuj., Zinc.
- Seufzen	Caust., Ign.
- Sitzen	Ant-t., Hyosc., Sep., Staph.
- Socken, warme	Agn.
- Sodbrennen, durch Äpfelessen	Guaj.
- Sommer im	Petr., Psor.
- Sonnenschein warmer	Stront.
- Spazierengehen	Ferr., Naja., Syph.
- Speisen, kalte	Bry., Cham., Onos., Op., Phos., Puls.
- Speisen, saure	Ptel., Sang.
- Speisen, warme	Kreos., Lyc.

- Spielen	Kali-br.
- Stehen	Sec.
- Stimulierung	Gels.
- Strecken	Bell., Caust., Chin., Cin., Croc., Helod., Lachn., Plb., Podo., Sec., Staph.
- Stuhlabgang	Agar., Berb., Bor., Cepa., Diosc., Graph., Ham., Rad., Ruta., Spig., Tab.
- Tabackrauchen	Coloc., Thea.
- Tagsüber	Kali-c., Meph., Syph.
- Tanzen	Agar., Cann-ind., Caust., Cic., Croc., Ign., Nat-m., Sep., Sil., Stann., Tarant.
- Teegenuß	Thea.
- Trinken	Abrot., Beryl., Hydrast., Ign., Jod., Kreos., Petr., Rad., Selen., Spong., Tell., Teucr.
- Trinken, kaltes	Coff., Cupr., Merc-sol.
- Trinken, warmes	Sabad.
- Trost	Ac-ph., Ac-picr., Ac-succ., Con.
- Trübwetter	Caust.
- Umgebung, behagliche	Ac-ph.
- Umschläge, heiße	Magn-ph., Rat., Sep.
- Umschläge, kalte	Ac-hydroc., Apis., Fagop., Ferr-ph., Ham., Hirud., Puls.
- Umschläge, warme	Ars., Calc-fl., Card., Hep., Sep., Stront., Thuj.
- Untergebenen, wenn er mit kleineren redet	Bari-c.
- Unterwäsche warme	Agn.
- Verstopfung	Calc-c.
- Vorwärtsbeugen	Colch., Hyosc., Meny.
- Wandern	Bufo.
- Warmanziehen	Alum.
- Warmbaden	Rad., Sec., Stront.

- Wärme	Abrot., Ac-acet., Ac-form., Ac-lac., Ac-m., Ac-nitr., Ac-ox., Ac-ph., Ac-succ., Agar., Agn., Alum., Ant-c., Aral., Bari-c., Berb., Calc-c., Calc-fl., Calc-ph., Camph., Card., Cauloph., Caust., Chin., Cimic., Cocc-c., Coff., Colch., Collins., Coloc., Cycl., Dulc., Echin., Equis., Erig., Eupat., Euphr., Kali-bi., Kali-c., Kali-ph., Kalm., Kreos., Lac-c., Lachn., Lath., Lob., Magn-c., Magn-m., Magn-ph., Nux-v., Petr., Phyt., Psor., Rheum., Rumx., Sabad., Samb., Scil., Sil., Spig., Staph., Spong., Stram., Sulf., Verb., Verat., Zinc.
- Wärme, äußere	Ars., Rhs-t.
- Wärme, feuchte	Ars., Hep., Magn-ph.
- Wärme, mäßige	Ac-sulf.
- Wärme, milde	Ac-benz., Graph., Latrod.
- Wärme, trockene	Sep.
- Wärmezufuhr	Helod., Hydrast.
- warme Außenluft	Kali-bi., Magn-c.
- Warmen im	Hep.
- Warmwerden	Kali-bi.
- Waschen	Ac-fl.
- Waschungen, kalte	Ac-picr., Bufo., Cad., Cann-ind., Coff., Meph., Op., Podo., Rauw., Selen.
- Waschungen, warme	Rheum.
- Wasser, kaltes	Apis., Ars., Cann-ind., Fagop.
- Watteverband	Gnaph.
- Weinen	Anac., Colch., Cycl., Dig., Graph., Helleb., Ign., Lach., Lyc., Med., Phos., Plat., Puls., Sep., Tab.
- Weingenuß	Coca.
- Wechsel	Ign.
- Wetter, feuchtes	Alum., Asar., Caust., Med.
- Wetter, feucht-warmes	Caust., Hep., Kali-c.
- Wetter, kaltes	Ac-picr., Led.
- Wetter, kühles	Lach.
- Wetter, trockenes, warmes	Calc-c., Kali-c., Lyc., Magnol., Nat-m., Nat-s., Nux-m., Petr., Phyt., Rhs-t., Sulf.
- Wetterfront, bei Eintreten der	Rhod.
- Whiskygenuß	Thea.
- Wiegen (der Kinder)	Cham.
- Wickel	Cocc-c.
- Witterung warme	Petr.

- Wolken	Ac-fl.
- Wurmabgänge	Spig.
- Warmkur	Cin.
- Wutreaktionen, die erleichtern	Nux-v.
- Zahnschmerzen bei, durch Einziehen kalter Luft	Mez.
- Zärtlichkeit	Calad.
- Zigarettenrauchen	Calad.
- Zigarrenrauchen	Aran-d.
- Zimmer dunkles	Euphr.
- Zimmer, kühles	Cepa.
- Zimmer, warmes	Calc-c., Chelid., Chin., Cycl., Nux-m., Nux-v.
- Zudecken	Ac-ox., Ac-succ., Sabad.
- Zugluft	Caps.
- Zurückbeugen	Aran-d.
- Zusammenbinden	Trill.
- Zusammenkauern	Chin., Coloc., Magn-ph.
- Zusammenkrümmen	Colch., Coloc., Magn-ph., Podo.
- Zuspruch	Ac-ph., Ac-picr., Ac-succ., Calad., Puls.

- Abgeschlagenheit — Anac., Sabad.
- Abmagerung — Abrot., Ars., Beryl., Cob., Heder., Kres., Med., Merc-sol., Spong., Thal., Tub.
- Abneigung gegen das andere Geschlecht — Staph.
- Absonderungen von übelriechenden — Hep.
- Absonderungunterdrückung — Cupr., Psor., Puls.
- Abwehrschwäche der Kinder — Cepa., Echin., Med., Phyt.
- Adenokarzinom — Beryl.
- Addison-Krankheit — Ac-lac.
- Ahnungen — Spig.
- Alleinsein — Ac-succ.
- Alkohol — Agar., Apoc., Cann-ind., Mandr., Lach., Ran-b., Sulf.
- Alkoholempfindlichkeit — Card.
- Alkoholsucht — Aur.
- Alptraum — Ac-succ., Lac-c., Thea.
- Alten Leuten bei — Eupat., Teucr.
- Alter — Ac-fl.
- Alterung — Lyc., Visc.
- Amenorrhö — Apis., Graph., Puls.
- Anasarka — Apoc.
- Anfälligkeit — Calc-ph., Dros.
- Angeberei — Calc-fl.
- Angina — Echin.
- Angina pectoris — Latrod.
- Angiospasmen — Glon.
- Anmaßung — Plat.
- Angst — Acon., Anac., Arg-nitr., Aur., Bari-c., Bell., Bor., Camph., Caps., Carc., Caust., Cham., Cin., Clem., Cocc., Coff., Coloc., Croton., Cupr., Gels., Heder., Kali-bi., Kalm., Lac-c., Lach., Lil., Lyc., Magn-c., Magn-m., Op., Sabad., Scil., Stram., Tab., Verat.
- Ängstlichkeit — Latrod., Nicc., Spig.
- Anspannung, geistiger — Lachn.
- Anspannung, körperlicher — Lachn.
- Anstrengung — Calc-ph., Coloc., Dros., Echin., Erig., Ferr-ph., Mandr.
- Anstrengung, geistiger — Ac-ph., Ac-picr., Ambr., Aran. Arg-nitr., Bari-c., Bor., Cad., Calad., Calc-fl., Cocc., Con., Iris., Magn-ph., Phos., Sil.

- Anstrengung, körperlicher	Ac-picr., Ambr., Aran., Arg-nitr., Bari-c., Bor., Calad., Calc-fl., Cocc., Con., Iris., Magn-ph., Melil., Sil., Valer.
- Anstrengung, seelischer	Ac-ph., Ac-picr., Ambr., Bari-c., Con.
- Anstrengung, sexueller	Ac-ph.
- Antriebslosigkeit	Anhal., Aran.
- Apoplexie	Glon., Hyper., Kali-br.
- Appetitlosigkeit	Abrot., Beryl., Tarax., Tub.
- Ärger	Ac-picr., Acon., Anac., Arg-nitr., Aur., Bari-c., Bell., Bor., Bry., Caps., Carc., Card., Cham., Coff., Coloc., Cupr., Cycl., Ipec., Lach., Lyc., Magn-c., Naja., Nux-v., Olnd., Op., Petr., Scil., Staph., Stront., Tab., Verat., Visc.
- Ärgerlichkeit	Nicc.
- Arbeit (überfordert)	Sil.
- Arbeitseifer	Rauw.
- Arbeitsunfähigkeit	Thal.
- Arbeitsunlust	Visc.
- Argwohn	Plat.
- Arteriosklerose	Cob., Kres., Sec., Visc.
- Asthma	Aral., Meph., Seneg., Stict., Tub.
- Atemnot	Latrod., Samb., Spong.
- Atemzentrumlähmung	Ac-hydroc.
- Atrophie	Sec.
- Aufdecken	Acon., Stict.
- Aufregung	Tab., Verat.
- Augentrauma	Euphr.
- Ausscheidungsunterdrückungen	Med.
- Ausschlagsunterdrückungen	Bry., Cupr., Graph., Psor.
- Autointoxikation	Alum., Berb.
- Bangigkeit	Magn-m.
- Basedow	Heder.
- Befürchtungen	Sabad.
- Beleidigung	Petr.
- Benehmen, läppischem	Nux-m.
- Benommenheit	Ac-m., Gels.
- Beruf, falschem	Arg-nitr.
- Berufsstress	Arg-nitr.
- Berührungsempfindlichkeit	Tarant.
- Beschäftigungsdrang	Thal.
- Bestrahlung	Ac-fl., Hyper.
- Betriebsamkeit, geistiger und seelischer	Cob., Heder., Kali-j., Rauw.
- Bewegung	Coloc.

- Bienenstiche   Cepa.
- Bifurkation   Stict.
- Bißverletzung   Led.
- Blasenbeschwerden   Gnaph.
- Blasenempfindlichkeit   Equis.
- Blasenentzündung   Canth.
- Blasenreizung   Petros., Sabal.
- Blasenschmerzen   Lith.
- Blähungen   Diosc.
- Bleichheit   Stann.
- Bleivergiftung   Sulf.
- Blendung   Stram.
- Blutandrang   Clem., Cycl., Lil.
- Blutarmut   Calc-ph., Cycl., Ferr-ph., Hydrast.,
                           Kali-c., Senec.
- Blutaustritt   Hirud.
- Blutungen   Abrot., Ac-nitr., Ac-sal., Arn., Carb-v.,
                           Chin., Croc., Ferr-ph., Ipec., Kali-c., Led.,
                           Sabin., Sec.

- Blutstase   Hirud.
- Blutungsneigung   Cact., Ham., Hirud., Lach., Millef.
- Blutverlusten   Ac-ph., Chin., Nat-m., Phos.
- Blutwallungen   Ac-sal.
- Blutzersetzung   Carb-v., Crot.
- Boden auf kaltem liegen Dulc.
- Brechdurchfall   Verat.
- Brechreiz   Ipec., Meph.
- Bronchitis   Ipec.
- Bronchospasmus   Latrod.
- Charakterstörungen   Agar.
- Chininmißbrauch   Nat-m., Puls.
- Cholera   Camph.
- Cholesterin   Sars.
- Chorea   Cypr., Tarant.
- Darandenken   Ambr., Caust.
- Degeneration   Stann.
- degenerativen Prozessen Lath.
- Denkschwäche   Con.
- Demütigung   Nat-m.
- Depressionen   Rauw., Sep.
- Diabetes   Abrot., Ac-acet., Ac-lac., Ac-sulf., Iris.,
                           Kreos., Kres., Sec.

- Diathese:
  allergische   Ac-form.

- Diathese: exsudative	Calc-c.
gichtische	Ac-form., Amm-c., Ran-b.
gichtisch-rheumatische	Ac-benz., Berb., Clem., Colch., Gnaph., Guaj., Urt.
hämorrhagische	Ac-sulf., Amm-c.
harnsaure	Ac-benz., Podo., Sars.
lithämisch-hämorrhagische	Ham.
lymphatische	Calc-c.
rheumatische	Ac-form., Amm-c., Ran-b.
rheumatisch-luesinische	Mez.
syphilitische	Guaj.
- Dickdarmentzündung, chronischer	Aloe.
- Druck	Ac-sulf., Con., Tarant.
- Drüsen	Ac-fl.
- Drüsenentzündung	Jod.
- Drüsenverhärtung	Spong.
- Durchfall	Abrot., Ac-ph., Apoc., Colch., Croton., Ferr-ph., Ipec.
- Durchnässung	Amm-c., Dulc., Gnaph., Puls., Rhs-t., Sil., Sulf., Thuj.
- Dyskrasie	Hydrast.
- Eheproblemen	Ambr.
- Eierempfindlichkeit	Card.
- Eierstocksentzündung	Podo., Sabal.
- Eifersucht	Hyosc., Ign., Lach., Naja.
- Eigenwärmemangel	Led.
- Einbildungen	Anac., Lac-c., Sabad.
- Eisenmißbrauch	Puls.
- Eitelkeit	Staph.
- Eiterungsneigung	Euph., Hep., Tell.
- Elastizitätsverlust	Ac-fl.
- Embolieneigung	Lach.
- Empfindlichkeit	Cham., Magn-ph., Petr.
- Empfindsamkeit	Med.
- Emphysem	Seneg.
- Entblößen	Acon.
- Entkräftung	Ars.
- Enttäuschung	Ac-succ., Aur., Bor., Coloc., Naja., Nat-m., Plat.
- Entwicklungsstörungen	Ac-ph., Agar., Calc-ph., Carc., Med.
- Entwicklungsstörungen, geistiger	Bari-c., Calc-c., Lues.
körperlicher	Bari-c., Calc-c., Lues.
seelischer	Bari-c., Calc-c., Lues.
- Entzündungen	Bari-c., Ham., Lues., Sabin., Tell.

- Entzündungen, eitriger	Crot., Hydrast., Kali-br., Pyrog.
- Enuresis	Petros.
- Euphorie	Aran-d.
- Epilepsie	Ac-hydroc., Bell., Brom., Camph., Glon., Tarant.
- Erbrechen	Ferr-ph.
- Erfrierungen	Agar.
- Erektion	Lith.
- Erkältung	Ac-benz., Ac-lac., Amm-c., Aral., Bell., Bry., Camph., Cepa., Cham., Coloc., Dulc., Eupat., Euphr., Hep., Ipec., Kali-c., Phos., Puls., Rhs-t., Samb., Sil., Stict., Sulf., Thuj.
bei N.O. Winden	Acon.
- Erkältlichkeit	Aral., Bari-c., Calc-c., Calc-ph., Caps., Caust., Cepa., Colch., Dros., Dulc., Ferr-ph., Heder., Hep., Kali-c., Magn-c., Magn-ph., Med., Phyt., Sil., Teucr., Tub.
- Erkältungskatarrhen, langwieriger und hartnäckiger	Kali-j.
- Ernährungsstörungen	Abrot., Alum., Bapt., Calc-c., Calc-ph., Carc.
- Erregung	Bell., Canth., Lachn., Lath., Thea.
nervöser	Ac-ox., Camph.
- Erregunszuständen, manischer	Ac-sal.
- Erschlaffung	Calc-fl., Sep.
- Erschöpfung	Ac-form., Calc-fl., Cocc., Colch., Crot., Croton., Cupr., Cycl., Dulc., Heder., Helon., Meph., Rauw., Sep., Stann., Teucr.
geistiger	Ac-picr., Anahl.
körperliche	Ac-lac., Anhal., Kali-bi.
sexuelle	Ambr.
- Erschöpfungszustände, zehrende	Ac-nitr.
- Erschrecken	Cin., Dros.
- Erstickungsanfällen	Samb.
- Erschütterungen	Bell.
- Erwartungszittern	Valer.
- Essen, viel durcheinander	Ant-c., Graph.
- Exanthemunterdrückung	Hyosc., Zinc.
- Exostosen	Stront.
- Exudation seröser	Canth.
- Exzessen	Ac-picr., Agn., Kres., Nux-v., Sel.
- Fall	Ham.

- Fermentschwäche	Diosc.
- Fernsehen	Phos.
- Fettempfindlichkeit	Card.
- Fettleibigkeit	Mandr.
- Fettsucht	Amm-c., Ant-c., Caps., Card.
- Fieber	Abrot., Cham., Eupat., Samb., Sulf., Tub.
adynamischem	Bapt.
allergischem	Ac-sal.
billösem	Eupat.
chronischem	Thal.
gichtischem	Ac-sal.
rheumatischem	Ac-sal., Bry.
septischem	Bapt.
typhösem	Bapt.
- Fieberneigung	Euph.
- Fieberzuständen von anhaltenden,	
zehrenden	Abrot., Ac-nitr., Chin., Echin.
- Fistelbildung	Ac-fl.
- Flachliegen	Stict.
- Fleischempfindlichkeit	Card., Tab.
- Fluchtgedanken	Valer.
- Föhn	Acon., Rhod.
- Forderung, geistiger und körperlicher	Phos.
- Fokaltoxikose	Berb., Cact., Echin., Phyt.
- Frauenkrankheiten	Cauloph.
- Frauenmittel	Mandr.
- Frieren	Cycl.
- Freßsucht	Ant-c.
- Freude	Coff., Tab.
- Frühgeburten	Cob.
- Furcht	Acon., Clem., Ign., Stram.
- Füße, Durchnässung der	Puls.
- Füße, kalte	Dulc.
- Fußschweißunterdrückung	Sil.
- Galleerkrankungen	Eupat., Mandr., Tarax.
- Gangrän	Euph.
- Gangstörungen	Lath.
- gastrokardialem Symptomenkomplex	Diosc.
- Gebärmutter-	
beschwerden	Cauloph., Helon.
entzündung	Podo., Sabal.
verlagerung	Lil.
- Geburt	Arn.
- Geburtstrauma	Hyper.

- Gedächtnis-
  schwäche   Con.
  schwund   Agar.
  verfall   Bufo.
- Gedanken, unangenehmer   Ambr., Valer.
- Gedrücktsein   Nicc.
- Gefäß-
  erkrankungen   Ac-fl.
  entzündung   Jod.
  sklerose   Plb.
- Gehirnerschütterung   Arn.
- Geisteskrankheit   Carc.
- geistigem Funktionsabbau   Brom.
- geistigem Verfall   Bufo.
- Geistesschwäche   Stann.
- Gelbsucht   Tarax.
- Gelenksabnützung   Tell.
- Gemüts-
  erregung   Acon., Coff., Coloc., Hyosc.
  schwäche   Stann.
- Genitalbereichsentzündung   Lac-c.
- Genußsucht   Agn.
- Geräuschen   Tarant.
- Gereiztheit   Cham., Nicc., Visc.
- Gesichtsekzem   Viol-t.
- Geschäftigkeit   Kali-br., Thal.
- Geschäftssorgen   Ac-succ., Ambr., Bry.
- geschlechtlicher
  Abstinenz   Con.
  Erregung   Apis., Lil., Plat.
  Exesse   Ac-picr., Agn., Bufo., Chin., Nux-v.
- Geschwätzigkeit   Nux-m.
- Geschwüren   Ac-fl., Ac-m., Clem.
- Gespenstersehen   Cin.
- Gewalttätigkeit   Anac.
- Gewebserstickung   Lauroc.
- Gewissensbisse   Lil.
- Gewitter   Acon. Rhod.
- Getriebensein   Aran-d.
- Gicht   Led., Lith., Lyc., Merc-sol., Sabin.
- Glaukom   Euphr.
- Gleichgewichtsstörungen   Lath.
- Gonorrhö   Ac-nitr., Clem., Kalm., Med., Thuj.
- Gram   Lach., Staph.

- Greisen, von heruntergekommenen	Seneg.
- Grippe	Acon., Bry., Cad., Camph., Cepa., Euphr., Eupat., Puls., Thuj.
- Haarausfall	Ac-fl., Jod.
- Haarschneiden	Acon., Bell.
- Halluzinationen	Ac-sal., Cin.
- Harn	Apis.
- Harnröhrenentzündung, chronischer	Canth.
- Harnverhaltung	Stram.
- Harnwegsinfekt	Berb., Cann-ind., Eupat., Thal.
- Hass	Lach.
- Hast	Aran-d.
- Haut-	
blutungen	Hirud.
entzündungen	Ac-m., Ac-nitr., Caust., Croton., Hydrast., Jod.
prozesse	Ac-fl., Euph., Graph., Hep., Kreos., Kres., Mez., Rad.
- Hautausschlägen,	
chronischen, juckenden	Sars.
unterdrückten	Apis., Clem., Cupr., Dulc., Kalm., Sulf.
- Heimweh	Ac-ph., Ac-picr., Ac-succ., Caps., Clem., Hyosc.
- Heiserkeit	Spong.
- Hektik	Rauw.
- Hemmungen	Ac-succ.
- Herbstkatarrhen	Teucr.
- Herz-	
beschwerden	Ac-ox., Cact.
klopfen	Thea.
schwäche	Apoc., Crot.
stauung	Spong.
versagen	Carb-v.
versagen, links	Apoc.
versagen, rechts	Apoc., Lauroc.
- Herz-Kreislaufsrörungen	Helod., Scil.
- Herzmuskel-	
entzündung	Echin.
schädigung	Apoc.
schwäche	Amm-c., Kali-c.
- Heu-	
asthma	Aral.
schnupfen	Stict.
- Hinfälligkeit	Verat.

- Hirn-	
erkrankungen	Hyper.
erregung	Op.
krämpfe	Camph.
lähmung	Anhal.
reizung	Scil.
schwund	Plb.
traumen	Helleb., Hyosc.
Hirnhaut-	
hyperämie	Canth.
reizung	Ac-sal., Agar., Anhal., Apis., Apoc.,
	Bapt., Bell., Cupr., Cypr., Euph., Gels.,
	Helleb., Rheum., Zinc.
- Hinterstrangmuskel- Entzündung	Echin.
- Hitze	Ac-hydroc., Ac-sal., Cham., Lach., Samb.
- Hitzschlag	Ant-c.
- Hitzewallungen	Sang.
- Hochmut	Plat.
- Hochstimmung	Thea.
- Hoden-	
schmerzen	Lith.
schwund	Plb.
- Hoffnungslosigkeit	Lith.
- Höhenkrankheit	Lauroc.
- Homosexualität	Anhal.
- hormonelle Fehlsteuerung	Arist., Graph., Sang., Sep.
- Hornhautreizung mit	
Erregungszuständen	Stram.
- Hunger	Graph.
- Husten	Dros., Rumx., Samb., Senec., Seneg.
- Husten und Durchfall abwechselnd	Croton.
- Hydrophobie	Stroph.
- Hydrozephalus	Helleb.
- Hyperämie, arterieller	Cact.
- Hyperthyreose	Cob., Heder., Jod.
- Hypertonie	Glon.
- Hypochondrie	Abs., Croc., Magn-m., Nux-v., Staph.
- hypophysärer Insuffizienz	Arist.
- Hypotonie	Stroph.
- Hysterie	Cimic., Cupr., Helon., Ign., Meph.,
	Nux-m., Plat.
- Ideen, von fixen	Sabad., Stram.
- Impfungen	Sulf., Vacc.
- Impfvergiftungen	Sil., Thuj.

- Impotenz	Agn., Calad., Cob., Lyc.
- Infarkt	Tab.
- Infektionen	Cact., Psor., Pyrog., Urt.
- Infektionskrankheiten	Arn., Bapt., Camph., Crot., Psor.
Reaktionsschwäche bei	Amm-c.
- Irresein, manisch-depressives	Aur.
- Insektenstiche	Apis., Cepa., Led.
- Jähzorn	Coloc.
- Jodvergiftung	Hep.
- Kachexie	Ac-nitr., Ars., Beryl., Thal.
- Kaffeegenuß	Cham., Sulf.
- Kaltbaden	Ant-c., Amm-c.
- Kälte	Aral., Caust., Graph., Helod., Tarant., Ther.
- Kälteempfindlichkeit	Anac., Ran-b., Rumx.
- Kalttrinken	Acon.
- Karzinom	Abrot., Ac-acet., Ac-nitr., Alum., Carc., Chin., Hydrast., Kali-bi., Kres., Lauroc., Lues., Stann., Thal.
- Katarrhen, akuten und chronischen	Euphr., Ipec., Seneg., Thuj., Tub.
- Keloidbildung in der Impfnarbe	Vacc.
- Keuchhusten	Ipec., Meph.
- Kindern bei	
abgemagerten	Sars.
heruntergekommenen	Seneg.
nervösen	Teucr., Viol.
- Kinderproblemen	Ambr., Petros.
- Kleinkindern	Rheum.
- Kleinwuchs	Calc-ph.
- Klima von feuchtem	Nat-s.
- Klimakterium	Cauloph., Cimic., Glon., Graph., Mandr., Naja., Puls.
- Knochen-	
abnutzung	Tell.
affektionen	Ac-fl., Mez.
brüche	Arn., Stront., Symph.
cntzündung	Ac-nitr.
hämatome	Ruta.
prozessen, abbauenden	Stront.
- Knochenhautentzündung	Symph.
- Kobaltbestrahlung	Rad.
- Kolik	Diosc.
- Kollaps	Amm-c., Helod., Latrod., Tab.
- Komotio	Hyper.

- Kongestionen	Gels., Hirud., Visc.
- Kontaktblutungen	Ham.
- Konvulsionen	Cypr.
- Konzentrationsschwäche	Aran-d., Rauw.
- Kopfschmerzen	Camph.
- körperlichem Verfall	Bufo.
- Kräfteverfall, rasch einsetzendem	Ac-hydroc.
- Kraftlosigkeit	Colch.
- Krämpfen	Camph., Croc., Sec.
- Krampfbereitschaft	Diosc.
- Krampfneigung	Cupr., Millef., Sabad.
- Krankheiten,	
akuten	Stram.
destruktiven	Ars., Carb-v.
erschöpfenden	Ac-m.,
fieberhaften	Ac-m., Ars.
schweren	Ac-ph., Kali-ph., Selen.
subseptischen	Ac-acet.
zehrenden	Ac-m., Ars., Carb-v., Chin.
- Kränkungen	Ac-picr., Caps., Coloc., Ign., Naja., Nat-m.
- Kreislaufversagen	Amm-c., Apoc., Camph., Carb-v. Stroph., Verat.
- Kreislaufzentrumlähmung	Ac-hydroc.
- Kreuzschmerzen	Helon., Senec.
- Kummer	Ac-ph., Ac-picr., Ac-succ., Cocc., Graph., Ign., Ipec., Lach.
anhaltendem	Caust., Naja., Nat-m.
- Lageramenorrhö	Acon.
- Lähmigkeit	Colch.
- Lähmung	Ac-m., Helod., Lath., Sec.
- Landkartenzunge	Tarax.
- Langeweile	Petr.
- Launenhaftigkeit	Cham.
- lebensbedrohlichen Zuständen	Ac-hydroc.
- Lebenskraft, Erlöschen der	Carb-v.
- Lebenslust, Verminderung der	Psor.
- Lebenswärme Verminderung der	Psor.
- Leber-	
entzündung	Podo.
leiden	Card., Lyc., Magn-m., Mandr.
schädigung	Apoc., Iris.
schwund	Plb.
siechtum, chronischem	Berb.

- Leberstauung	Tarax.
- Lehrerberuf	Iris.
- Leiden, zehrenden	Ac-acet.
- Lernen	Iris.
- Lesen	Agn., Cad., Iris., Lil.
- Leukozytose, polynuklearer	Rad.
- Licht	Ac-fl., Tarant.
- Liebeskummer	Ac-ph., Ac-succ., Coff., Hyosc., Ign.
- Liegen auf der linken Seite	Spig.
- Linkslateralität	Spig.
- Lochienunterdrückung	Bry.
- Luftwege obere,	
Entzündung der	Calad., Cocc-c.
Katarrhe der	Ac-lac., Euph., Rumx., Scil., Stict.
- Lues	Ac-nitr., Aur., Kreos., Lach., Lues.,
	Merc-sol., Thuj.
- Lungenstauung	Apoc., Spong.
- Lustlosigkeit	Magn-c.
- Lymphangitis	Cepa.
- Lymphdrüsenerkrankung	Hep.
- Mädchen,	
jungen	Abs.
blutarmen bleichen	Puls.
- Magen-Darm-	
katarrhe	Rumx.
schwäche	Aloe.
störungen	Magn-m., Mandr., Podo.
- Magenüberladung	Ant-c.
- Malaria	Chin., Eupat., Nat-m.
- manisch-depressiven Zuständen	Brom.
- Marasmus	Ac-nitr., Ars., Calc-c., Cob., Hydrast.
- Masern	Euphr., Puls.
- Masturbation	s. Onanie
- Mattigkeit	Lith., Merc-sol.
- Melancholie	Brom., Kali-bi.
- Meningitis	Helleb.
- Menorrhagie	Sabin.
- Menschenscheu	Kali-bi.
- Metallvergiftung	Sulf.
- Metrorrhagie	Sabin.
- Milchempfindlichkeit	Card.
- Milchschorf (bei Kindern)	Viol.
- Minderwertigkeitsgefühl	Brom.
- Mißerfolg	Carc., Cimic., Croton.

- Mißtrauen	Guaj., Lach., Naja.
- Mixödem	Cob.
- moralischem Verfall	Bufo.
- Mordgedanken	Thea.
- Müdigkeit	Kali-j., Lith., Merc-sol.
- Muskel-	
schwäche	Stann.
schwund	Plb.
- Mutlosigkeit	Guaj.
- Nachrichten, schlechten	Ac-succ.
- Nachtarbeit	Agn., Phos.
- Nachtschweiß	Merc-sol.
- Nahrungsallergie	Apis.
- Narbenschmerzen	Bellis.
- Nägel	Ac-fl.
- Narkose	Hyosc.
- Nasenkatarrh	Euphr., Lac-c., Stict.
- Nasenmuschelschellung	Aral.
- Nässe	Aral., Ran-b.
- naß-kaltem Boden, nach Liegen auf dem	Dulc.
- Nerven-	
schwäche	Ign., Kres., Mez., Stann.
verletzungen	Hyper., Glon.
- nervösen Beschwerden	Kalm.
- Nervosität	Cimic., Cypr., Ferr-ph., Heder., Kali-br., Lachn., Magn-ph., Meph., Nux-m., Nux-v., Olnd., Phos., Rheum., Spig.
- Neurasthenie	Ac-form., Cact.
- Neuropathie	Ac-form., Cin.
- Neurose, traumatischer	Hyper.
- Niedergeschlagenheit	Clem.
- Nikotin	Sulf., Tab.
- Nierenbeckenentzündung	Podo., Urt.
- Nieren-	
empfindlichkeit	Equis.
entzündung	Canth., Podo.
grieß	Urt.
koliken	Ac-benz.
leiden	Cocc-c., Kres., Lyc.
sand	Ac-benz., Ac-ox., Lith., Podo., Urt.
schmerzen	Helon. Lith.
schwund	Plb.
siechtum, chronischem	Berb.

- Nierensteinen	Ac-benz., Ac-ox., Cocc-c., Lith., Podo., Sars., Urt.
- Nießreiz	Aral.,
- Nörgelei	Helon.
- Nymphomanie	Calad., Plat., Tarant.
- Obstipation	Graph., Magn-m.
- Ödemen	Apoc., Bellis.
- Ofenhitze	Glon.
- Ohnmacht	Ac-hydroc., Carb-v., Ther.
- Ohrekzem	Viol.
- Onanie	Ac-picr., Agn., Bufo., Calad., Con., Staph., Sulf.
- Operation	Arn., Hyper.
- ovarieller Insuffizienz	Arist.
- Oxalurie	Ac-ox.
- Oxidation	Jod.
- Pädatrophie	Ac-nitr., Calc-c.
- Pankreas-Insuffizienz	Iris.
- Paralysis agitans	Tarant.
- Parästhesien	Lath.
- Pavor nocturnus	Kali-br.
- Pfortaderstauung	Aloe., Card.
- Phantasien	Stram.
- Pigmenten	Jod.
- Plethora	Aloe., Caps.
- Polypen	Teucr.
- Priapismus	Tarant.
- Prellungen	Arn., Bellis.
- Prostata-	
beschwerden	Gnaph.
hypertrophie	Sabal.
- Prozessen chronischen, tiefgreifenden und destruktiven	Alum.
- Prüfungsangst	Arg-nitr., Stroph.
- psychischer Fehlsteuerung	Arist.
- Psychosen	Anahl.
- Pubertätsstörungen	Phos., Puls.
- Pusteln	Vacc.
- Quecksilbermißbrauch	Clem., Hep., Lach., Sulf.
- Quetschungen	Ac-sulf., Bellis., Hyper., Led., Ruta.
- Rachenkatarrhen	Euphr., Lac-c., Stict.
- Rachitis	Calc-ph.
- Radiumbestrahlung	Rad.
- Rauchen	Ac-sulf., Anhal., Beryl.

- Rauschgiftsucht	Anhal., Cann-ind.
- Reaktionslage, mangelnder	Cad.
- Reaktionsschwäche, bei	
Infektionskrankheiten	Amm-c.
- Redesucht	Aran., Thea.
- Regel-	
ausbleiben	Apis., Arist., Cimic., Cycl., Helleb.,
	Senec.
aussetzen	Verat.
störung	Cycl., Senec.
unterdrückung	Arist., Bry., Cimic., Glon., Helleb.,
	Millef.
- Regen	Rhod.
- Reizbarkeit	Cypr., Phos.
- Reizblase	Petros., Sabal.
- Reizmittelmißbrauch	Coff.
- Rekonvaleszenz	Ac-ph., Arn., Cad., Chin., Ferr-ph.
- Rheumatismus	Collins., Eupat., Kalm., Led., Lith., Lyc.,
	Merc-sol., Sabin.
Gelenke der	Ac-form., Ac-lac., Ac-ox., Ac-sulf.,
	Cauloph.
Muskeln der	Ac-form., Ac-lac., Ac-ox., Ac-sulf.
- Röntgenbestrahlung	Calc-fl., Rad.
- Rückenmarkserkrankung	Hyper.
- Rückenmarkserschütterung	Arn.
- Rückenmarksirritation	Ac-picr., Kali-br., Stann.
- Rückenschmerzen	Helon.
- Ruhelosigkeit	Cypr.
- Säfteverlusten	Chin., Colch., Ferr., Nat-m., Phos., Staph.
- Samenverlusten	Ac-ph., Calad., Sulf.
- Sänger	Arg-nitr.
- Sauerstoffmangel	Ac-hydroc.
- Sauerstoffmangelkrankheiten,	
chronischen	Lauroc.
- Säuglingen, reizbaren	Rheum.
- Schicksalsschlägen	Gels.
- Schlaf, unruhigem	Erig.
- Schlaflosigkeit	Ac-picr., Agn., Ambr., Cin., Cypr.,
	Kali-br., Meph., Op., Rauw., Sel., Valer.
- Schlafsucht	Ant-c., Kali-j.
- Schlag	Ruta.
- Schleim, zähem	Aral., Cocc-c.

- Schleimhautentzündung	Ac-nitr., Beryl., Caust., Croton., Hep., Hydrast., Jod., Kreos., Kres., Mez., Rad.
Katarrhen, blutigen	Arum.
reizungen	Euph., Graph.
- Schmerzen	Latrod.
andauernden	Mez.
anfallsartigen	Ac-form., Magn-ph.
empfindlich gegen	Kalm.
nächtlichen	Ac-form.
neuralgischen	Lachn.
rheumatischen	Lachn.
- Schnittverletzungen	Hyper., Led.
- Schnupfen	Camph., Euph.
- Schock	Tab.
- Schreck	Acon., Bari-c., Bell., Bor., Bry., Camph., Carc., Cocc., Coff., Coloc., Cupr., Ferr-ph., Gels., Nat-m., Op., Petr., Stram., Stront., Tab., Verat., Zinc.
- Schreckhaftigkeit	Sabad.
- Schreiben	Lil.
- Schreibkrämpfen	Ac-picr.
- Schüchternheit	Ac-succ.
- Schul-	
problemen	Ambr., Calc-ph., Carc., Phos.
stress	Arg-nitr., Bufo.
überforderung	Sil.
- Schwäche	Ac-form., Ac-lac., Ac-m., Calc-fl., Gels., Hydrast., Kali-c., Led., Magn-c., Meph., Nux-m., Phyt., Sabad., Stann., Thea., Ther., Verat., Visc.
geistige	Abs., Cad., Croc., Lyc., Thal.
körperliche	Abs., Ac-ph., Cad., Croc.
seelische	Abs., Croc., Lyc.
- Schwächezustände, zehrende	Ac-nitr.
- Schwangerschaft	Ac-acet., Puls., Rheum.
- Schweißausbrüchen	Crot.
- Schweißen,	
Aussetzen der	Abrot., Apis., Aral., Verat.
erschöpfenden	Ac-acet., Samb.
unterdrückten	Acon., Dulc., Sulf.
- Schwerfälligkeit, geistiger und	
körperlicher	Clem.
- Schwermut	Aur.
- Schwindel	Ther., Visc.

- Schwitzen	Ac-sal.
- Sekretion-	
aussetzung	Sulf., Verat.
unterdrückung	Dulc., Psor.
- Selbstmordgedanken	Caps., Thea.
- Senilität	Kreos.
- Senkung (im Unterleib)	Sep.
- Sepsis	Arn., Crot., Kali-ph., Lach., Nat-m.
- septischen Prozessen mit	
Hirnhautreizung	Arum.
- Serumsvergiftung	Sil.
- Sexualneurotiker, hypochondrischer und	
impotenter	Sel.
- sexueller	
Exzesse	Cob., Staph.
Reizzustände	Tarant.
Schwäche	Stann.
- Sinnesorgane, Überempfindlichkeit der	Ther., Valer.
- Sklerose	Ac-nitr., Con., Kali-j.
- Skrophulose	Euphr., Merc-sol.
- Sonnenbestrahlung	Calc-fl., Bell., Lach., Melil.
- Sonnenhitze	Melil.
- Sonenstich	Ac-fl., Ac-hydroc., Acon., Agar., Ant-c., Bell., Glon., Hyper., Lach., Melil.
- Sorgen	Ac-ph., Ac-picr., Ac-succ., Caust., Cocc., Ign., Naja., Nat-m., Staph.
- Spannungslosigkeit	Kali-c.
- Spasmophilie	Calc-ph.
- Speisevergiftung	Verat.
- Sphinkterschwäche	Aloe., Apoc.
- Sprechen	Ambr.
- Stenokardie	Stroph.
- Sterben	Carb-v.
- Sterilität	Puls.
- Stichverletzungen	Hyper., Led.
- Stillzeit	Abs., Ac-ph., Rheum.
- Stimmung, ängstlicher, gedrückter, gehobener und überlebhafter	Olnd.
- Stimmbandüberanstrengung	Arum.
- Stoffwechselstörungen	Amm-c.
- Stolpern	Lath.
- Stoßverletzungen	Ac-sulf., Ham., Hyper., Ruta.
- Streit	Lyc., Magn-c., Nux-v.
- Struma	Heder., Spong.

- Studieren	Ac-picr., Agn., Cad., Iris., Phos., Sil.
- Stuhlinkontinenz	Aloe.
- Stupor	Ac-m.
- Sturm	Acon., Caust., Rhod.
- Sturz	Ham., Ruta.
- Suchtgiften	Ac-sulf.
- Suchtmittel	Sulf.
- Sudeck-Krankheit	Stront.
- Suizid	Rauw.
- Tadel	Carc., Cham., Ign.
- Taumeln	Visc.
- Temperaturwechsel	Acon., Magn-c.
- Terror	Op.
- Thrombosen	Crot., Hirud.
- Thyreotoxikose	Sec.
- Todesangst	Latrod.
- Todesfällen	Cob., Nat-m.
- Tonsillenektomie	Phyt.
- Toxinwirkungen, aller Art	Tub.
- Träumen, schrecklichen	Erig., Lac-c.
- Traurigkeit	Croton., Cycl., Guaj., Lyc., Visc.
- Trinkern	Ac-sulf., Anhal., Eupat.
- Tripper	Clem., Thuj.
- Trippersiechtum	Cann-ind.
- Trismus	Bell.
- trophischen Störungen	Jod.
- Tuberkulose	Abrot., Ac-acet., Ac-nitr., Aur., Beryl., Carc., Chin., Dros., Kali-bi., Kreos., Stann., Teucr., Thal., Tub.
- Übelkeit	Ipec.
- Übellaunigkeit	Ipec.
- Überanstrengung	Ac-benz., Helon., Phos., Rhs-t., Ruta., Tab.
geistiger	Ac-ph., Agn., Anac., Arn., Chin., Selen.
körperlicher	Agn., Anac., Arn., Chin.
seelischer	Agn.
- Überarbeitung	Helon., Magn-c.
- Überbeanspruchung	Thal.
- Überdrehtheit	Tarant.
- Überempfindlichkeit	Caps., Cocc., Coff., Hep., Ign. Kali-c., Latrod., Magn-c., Magn-m., Sil., Spong., Tarant.
- Überforderung	Tub., Zinc.
- Übermüdung	Ac-picr., Rhs-t.

- Überraschung	Coff.
- Übersäuerung	Iris.
- Überreizung	Cocc., Coff., Tarant.
- Unbeholfenheit	Caps.
- Unentschlossenheit	Cycl.
- Ungeliebtheit	Ac-sulf.
- Ungerechtigkeit	Coloc., Hyosc.
- Ungeschicklichkeit	Brom.
- Unlust	Cham., Sep.
- Unmanierlichem	Croc.
- Unrecht, erlittenem	Hyosc.
- Unruhe	Aran., Heder., Kali-br., Magn-m., Sabal., Thea.
- Unterkühlung	Ac-benz., Acon., Cepa., Dulc., Echin., Graph., Rhs-t.
- Unterleibsplethora	Lil.
- Unzulänglichkeit	Bari-c.
- Urämie	Cann-ind.
- Urogenitaltraktsentzündung	Sel.
- Uteruskrämpfen	Cauloph.
- Varizen	Hirud.
- venösen Stauungen	Aloe., Ham., Hirud., Millef., Sep.
- Verachtung	Plat.
- Veranlagung, gichtisch-rheumatischer	Ant-c.
- Verdrießlichkeit	Magn-m.
- Verdruß	Ipec., Petr.
- Verfall, geistigem, körperlichem und seelischem	Sec.
- Vergeßlichkeit	Guaj., Stront.
- Verhärtung	Calc-fl.
- Verlagerungen	Bellis.
- Verletzungen	Arn., Bellis., Euphr., Ham., Hyosc., Ruta.
- Vernachlässigung	Ac-sulf.
- Verrenkungen	Bellis., Rhs-t., Ruta., Stront., Symph.
- Verstauchungen	Arn., Rhs-t., Ruta., Stront., Symph.
- Verstopfung	Card., Nux-v.
- Verwahrlosung	Abs., Ac-sulf., Cann-ind., Sulf.
- Verwirrung	Petr., Staph.
- Verwurmung	Cin.
- Visionen	Anhal.
- Wachsen von schnellem	Ac-ph., Phos.
- Wachstumsstörungen	Calc-ph., Carc.
- Wallungen	Croc.
- Wärme	Cham.

- Weinbrandgenuß	Ran-b.
- Weinerlichkeit	Nicc., Nux-m.
- Wetter,	
naßkaltem	Acon.
schwül-gewittrigem	Erig.
- Wetterfühligkeit	Rhod.
- Wetterwechsel,	
Sommer im	Dulc.
zu Kälte und Nässe	Rhs-t.
- Whiskygenuß	Ran-b.
- Widerspruch	Cocc., Helon., Ign.
- Widerstandskräft, Erlöschen der	Carb-v.
- Widerwille	Scil.
- Willenlosigkeit	Anhal.
- Wind	Acon., Caust., Rhod.
kaltem	Bell.
- Wirbelsäulen- Überempfindlichkeit	Tell.
- Witzelsucht	Aran-d.
- Wochenbett	Puls.
- Wohnung, feuchter	Nat-s., Thuj.
- Wunden	Arn.
- Wut (Ausbrüchen)	Anac., Croc., Olnd.
- Zahnung	Apoc., Bell., Cypr.
- Zank	Coff.
- Zerebralsklerose	Ac-picr., Kali-br., Stront.
- Zerfall, geistigem und körperlichem	Kres.
- Zerrung	Rhs-t., Ruta.
- Zerschlagenheit	Led.
- Zerstreuung	Lac-c.
- Zirkulationsstörungen	Glon., Sang.
- Zittern	Sabad.
- Zittrigkeit	Gels., Heder., Thea., Ther.
- Zorn	Anac., Bell., Card., Cham., Lyc., Nicc., Staph., Verat.
- Zugluft	Acon., Caust.
- Zugempfindlichkeit	Anac.

- Abdecken	Ac-benz., Ac-form., Ac-lac., Rheum., Rumx.
- Abends	Ac-nitr., Ac-sulf., Ac-succ., Amm-c., Amm-m., Anac., Anhal., Ant-t., Apis., Apoc., Brom., Bry., Calc-c., Caps., Carb-v., Caust., Cepa., Cham., Coff., Coloc., Cupr., Diosc., Dros., Dulc., Fagop., Gamb., Hep., Ipec., Iris., Kali-s., Kalm., Kreos., Melil., Merc-sol., Nat-m., Petr., Phos., Plat., Puls., Ran-b., Ran-s., Rumx., Ruta., Sang., Scil., Sil., Stict., Stront., Sulf., Teucr., Ther., Thuj., Valer., Vib., Viol., Zinc.
Bett im	Acon., Aral., Cact., Croton.
bis morgens	Colch., Lues.
Einschlafen, wenn er nicht kann	Thal.
16 bis 20 Uhr	Ferr-ph., Lyc.
spät am	Aran.
- Abkühlung	Acon., Rhs-t.
- Abliegen	Arum., Con., Hyosc., Iber., Ipec., Tarax.
abends im Bett	Ant-t.
- Abmagerung	Hydrast., Sil.
- Abortusneigung	Sabin.
- Absoderungen,	
Ausbleiben der	Acon., Arist., Lach.
behinderte	Clem.
eitrige	Hydrast.
unterdrückte	Abs., Acon., Stram.
- Abwärtsbewegung	Bor.
- Abwärtssehen	Kalm.
- Abwehrschwäche	Carc.
- Albuminurie	Cocc-c.
- Alkohol	Ac-fl., Agar., Agn., Alum., Aran., Cann-ind., Cocc., Coff., Con., Croc., Gnaph., Glon., Lues., Lyc., Naja., Nux-v., Op., Rhod., Rhs-t., Selen., Sulf., Tarant., Ther., Thuj.
- Alleinsein	Calc-c., Cypr., Phos., Stram.
- Allergie	Urt.
- Alptraum	Ac-succ., Cact., Kreos.
- Alter	Calc-c.
- Altersherz	Stroph.
- Amenorrhö	Lith.
- An- und Absteigend	Stann., Stront.

- Anämie	Phos.
- anfallsartig	Ac-ox., Acon., Cad., Camph., Coloc., Diosc., Glon., Ipec., Iris., Verb.
- Anfällen nach	Abs., Tarant.
- Anfassen	Bapt.
- Angesprochen werden	Bapt., Carc., Ferr-ph.
- Angreifen	Ant-c.
- Angst	Ars., Cact., Calc-ph., Canth., Kres., Lac-c.
- Annäherung	Carc., Canth.
- Anorexie	Lues.
- Ansehen	Ant-c., Cham., Ferr-ph.
- Anstrengung	Ac-ox., Ac-ph., Berb., Bry., Calc-ars., Camph., Cob., Cocc-c., Gnaph., Hyper., Jod., Lith., Nicc., Plb., Rumx., Sang., Sec., Sep., Stann., Tell., Tub., Valer., Visc.
geistiger	Ac-picr., Agar., Anac., Aur., Calc-c., Calc-ph., Cist., Colch., Con., Graph., Helon., Magn-m., Nat-c., Nat-m., Nux-v., Phos., Sep.
körperlicher	Calc-c., Calc-ph., Gnaph., Helleb., Helon., Iber., Phos.
- Antworten	Ac-m.
- Anwendungen,	
kalte	Ac-sulf., Urt.
warme	Bapt.
- Appetitlosigkeit	Helleb., Hydrast., Vacc.
- Äpfel	Bor.
- Arbeit	Agar., Arn., Cocc., Plb.
geistige	Ac-picr.
- Ärger	Ars., Bry., Cact., Cham., Cocc., Coloc., Con., Croc., Helleb., Ign., Jod., Kreos., Lauroc., Magn-m., Nux-v., Phos., Sang., Staph., Zinc.
- Arzneimißbrauch	Hydrast., Nux-v.
- Asthma	Dulc., Grind., Samb.
- Atemnot	Ars., Grind., Seneg.
- Atmen, starkes	Acon.
- Atmosphäre, elektrisch geladene	Phyt.
- Aufgeweckt werden, morgens	Anhal.
- Aufliegen	Abrot.
- Aufpeitschmittel	Cob.

- Aufregung	Ac-ox., Ac-nitr., Collins., Iber., Jod., Kali-ph., Magn-m., Nux-v., Phos., Thea., Zinc.
- Aufrechtsitzen, nach dem Essen	Dig.
- Aufrichten	Acon., Aloe., Bell., Erig., Eupat., Helod., Meph., Petr., Sang., Tell., Verat., Visc.
- Aufschrecken	Cin., Zinc.
- Aufsitzen	Lauroc.
- Aufstehen	Guaj., Rad.
morgens	Bry., Cycl., Kali-c.
Sitzen vom	Ac-nitr., Puls.
- Aufsteigen	Coca., Meny.
- Aufstoßen	Cham., Ol-an.
- Auftreten	Cham.
- Aufwachen, morgens	Kali-c.
- Aufwärtssehen	Nat-ph.
- Augen,	
geschlossenen bei	Stram.
Öffnen beim	Nux-v., Tab.
Schließen beim	Lach., Ther.
- Ausdünstung, übelriechender	Tell.
- Auskleiden	Olnd., Rumx.
- Ausscheidungen,	
ausbleibende	Naja.
Unterdrückung der	Thuj.
- Autofahren	Arn., Berb., Cycl., Petr., Tab.
- Autozugluft	Zinc.
- Bad	Brom., Carb-s., Naja., Sulf.
- Backwerk	Puls.
- Barometersturz	Rhod.
- Bedeckung	Led.
- Beengung	Ac-nitr., Aloe., Anhal., Apis., Aral., Ars., Arum., Aur., Cact., Chin., Lyc., Phos., Stram., Tab.
Brust der	Apoc.
Hals am	Naja.
- Beklemmung	Lil.
- Benommenheit	Bapt.
- Beleidigung	Calc-ph.
- Bergabfahren	Bor.
- Bergaufsteigen	Calc-c.
- Berge	Bor.
- Bergsteigen	Cact., Lath.
- Beruf	Calc-c.

- Berührung	Abrot., Abs., Ac-acet., Ac-fl., Ac-form., Ac-m., Ac-ox., Ac-sulf., Acon., Agar., Agn., Anhal., Apis., Apoc., Arn., Ars., Arum., Asa., Bapt., Bell., Beryl., Bor., Bry., Bufo., Calc-fl., Camph., Cann-ind., Caps., Card., Chelid., Chin., Cicc., Coff., Colch., Croton., Euphr., Equis., Ferr-ph., Guaj., Helon., Hep., Hyper., Lac-c., Lach., Lil., Magn-ph., Mez., Millef., Murx., Naja., Nux-v., Phos., Plat., Plb., Ran-b., Ran-s., Sabin., Sang., Sec., Sil., Spig., Spong., Stram., Strych., Thal., Tell., Ther., Urt., Zinc.
Brust der	Tarant-h.
Gelenke der	Ac-sal.
Haut der	Ac-sal., Apis.
Harnlassen während des	Canth.
Herz des	Tarant-h.
Leber der	Tarant-h.
- Beschwerden,	
am Anfang	Bor.
vikariierende	Dulc.
- Bestrahlung	Arn., Aur.
- Betrunkenheit	Thea.
- Bett	
im, abends	Ign., Magn-ph., Phos., Teucr.
Erheben sich	Con.
hält es nicht lange aus	Ac-benz.
kann kaum aus dem	Hep.
Platz findet keinen	Abs., Ac-benz.
sitzen	Ac-hydroc.
umdrehen sich	Con.
- Bettdecke	Sec.
- Bettgehen, ins	Cham., Sep.
- Bettruhe	Meny.
- Bettwärme	Ac-nitr., Ac-sal., Bapt., Brom., Bry., Cham., Clem., Dros., Gels., Kreos., Lauroc., Led., Lil., Lyc., Magn-c., Med., Merc-sol., Mez., Naja., Nux-v., Phyt., Puls., Rhod., Sabin., Sec., Spong., Verat., Visc.
- Bettzupfen	Stram.

- Bewegung	Ac-fl., Ac-lac., Ac-nitr., Aloe., Arn., Bell., Bellis., Berb., Bry., Cad., Calad., Calc-c., Canth., Caust., Card., Chelid., Clem., Colch., Equis., Eupat., Ferr-ph., Form., Guaj., Gels., Helon., Kali-j., Kalm., Lil., Mez., Naja., Nat-m., Onos., Ran-b., Ran-s., Rumx., Sabin., Samb., Sang., Scil., Sec., Sil., Spig., Spong., Squil., Stil., Strych., Tarant., Thea., Ther., Valer., Verb., Visc.
beginnende	Calc-fl., Iris., Lyc., Rhs-t., Stront.
Freien im	Phyt.
geringste	Lob.
nachts	Plb.
passive	Cocc., Petr.
- Bewußtlosigkeit	Bapt.
- Bier	Canth., Kali-bi., Led.
- Birnen	Bor.
- Blähungen	Card.
- Blasenbeschwerden bei,	
Gebärmutterblutungen	Senec.
Gebärmutterschmerzen	Petros.
Gebärmutterstörungen	Senec.
- Blendung	Acon., Canth.
- Blut-	
andrang	Card., Valer.
armut	Nat-m.
verlust	Phos.
wallungen	Ac-hydroc.
- Blutungen	Carb-an., Millef., Op., Pyrog.
vikariirende	Abrot.
- Blutungsneigung	Ruta.
- Bockigkeit	Ign.
- Boden, feuchter	Ac-benz.
- Boden, schauen zum	Olnd.
- Bradykardie	Stroph.
- Brechreiz	Calad.
- Brücken	Arg-nitr.
- Brüste, unterentwickelte	Sabal.
- Brustknoten, Neigung zu	Phyt.
- Brustkorb, Berührung und Beklopfen des	Seneg.

- Bücken	Aesc., Aloe., Bell., Con., Erig., Eupat., Glon., Kalm., Manc., Meph., Nux-v., Petr., Rauw., Sang., Tell., Verat., Visc.
- Butter	Carb-v.
- Chininmißbrauch	Puls., Selen.
- Dämmerung	Ac-succ., Calc-c., Calc-fl., Phos., Plat.
- Darandenken	Ac-ox., Ac-succ., Arg-nitr., Aur., Bari-c., Gels., Graph., Med., Meph.
- Draufliegen	Acon., Gnaph., Med., Tell.
- Darm-	
katarrhe nach Abführmittel	Rheum.
lähmung	Ac-hydroc.
störungen	Aran., Urt., Vacc., Viol.
- Davonlaufen	Ac-benz.
- Dehnen	Ac-form., Ran-b.
- Delirium	Bapt.
- Denken	Cocc., Coff., Plb., Stann.
- Depressionen	Ac-ph., Sil.
- Diätfehler	Nat-c.
- Diskothek	Ac-ph., Tub.
- Diskussion	Helon.
- Drehen	Erig., Sang., Verat.
- Druck	Abrot., Ac-acet., Ac-benz., Ac-fl., Ac-form., Ac-m., Ac-nitr., Ac-sulf., Acon., Agar., Agn., Aloe., Anhal., Apis., Apoc., Aran-d., Arn., Ars., Arum., Aur., Bapt., Bell., Bellis., Beryl., Bor., Bufo., Carc., Calc-fl., Camph., Canth., Caps., Card., Chin., Coff., Colch., Croton., Equis., Gnaph., Hep., Lac-c., Lil., Lues., Lyc., Mandr., Mez., Millef., Naja., Nux-v., Op., Phos., Plat., Plb., Pyrog., Ran-b., Sang., Sil., Tab., Thal., Ther.
Bauch am	Lach.
Brust an der	Lach., Tarant.
Gelenken an den	Ac-sal.
Haut auf der	Ac-sal.
Herz auf dem	Tarant.
Kleider der	Calc-c.
Leber auf der	Tarant.
Leib auf dem	Abs.
- Dunkelheit	Carb-v., Carc., Coff., Phos., Stram.
- Durchfall	Dulc., Olnd., Pyrog., Rumx., Tarax., Ther.

- Durchnässung	Ac-lac., Bari-c., Calc-ph., Caust., Lith., Phyt., Rhs-t., Verat.
- Durst	Lac-c., Petr., Tarax.
- Elektrische Spannung	Rhod.
- Einatmen	Aral., Bry., Ipec., Ran-s., Spong.
- Einatmen von kalter Luft	Cist., Clem., Rumx.
- Einbildung	Nux-m.
- Einsamkeit	Anhal.
- Einschlafen	Ac-succ., Ambr., Bapt., Caps., Cham., Chin., Cin., Coff., Cypr., Hep., Lachn., Rauw., Ther.
- Eisessen	Ac-acet., Ac-fl., Ant-c., Ipec., Puls.
- Eisenbahnfahren	Cocc.
- Eisenmißbrauch	Puls.
- Eiswind	Abrot.
- Eiterungen	Sil.
- Ekel	Rheum.
- Empfindlichkeit, zurückbleibende	Symph.
- Enge	Aran-d.
- Entbindung	Ac-ph., Kres.
- Entblößen	Ac-acet., Ac-benz., Ac-form., Ac-lac., Bari-c., Bell., Calc-c., Chin., Clem., Dulc., Hep., Kali-c., Lith., Magn-ph., Phyt., Psor., Rhs-t., Rumx., Sang., Sil.
- Entkleiden	Rumx.
- Entrüsten	Coloc., Staph.
- Entspannen	Iris.
- Entspannen kann nicht	Valer.
- Enttäuschung	Anhal., Cocc.
- Entwicklungsstörungen	Helleb,
- Epilepsie	Sil.
- Erbrechen	Cupr., Mez.
- Erdbeeren	Ac-ox.
- Erektion, nächtliche	Amm-c.
- Erfolgslosigkeit	Aur.'
- Erfrierungen	Abrot., Ac-fl.
- Erinnerungen	Ambr., Aur.
- Erkältlichkeit	Ac-form., Alum., Carc., Cimic., Graph., Lues.,Sabad., Sep.
- Erkältung	Ac-succ., Amm-c., Anac., Ant-c., Brom., Calc-c., Camph., Carb-v., Carc., Con., Echin., Euphr., Hydrast., Hyosc., Kali-c., Lith., Merc-sol., Nux-v., Phyt., Puls., Sil., Sulf.

- Erregung	Canth., Coff., Cypr., Gels., Jod., Latrod.
- Erschöpfung	Diosc., Sabad.
- Erschrecken	Ac-picr., Ant-c., Aran-d., Bapt., Camph., Cin.,Kali-c.
- Erschütterung	Arn., Berb., Beryl., Bry., Cic., Led., Spig., Strych.
- Erstickungsanfälle	Guaj., Ipec., Spong.
- Erwachen	Ac-m., Ac-succ., Beryl., Bor., Brom., Bry., Bufo., Cham., Cin., Crot., Cypr., Dros., Lach., Plat., Scil., Sil., Staph., Tab., Tarant., Ther.
- Erwachen morgens	Ac-acet., Ac-fl., Alum., Ambr., Anac., Anhal., Bapt., Berb., Cad., Calc-c., Cocc-c., Echin., Ign., Kreos., Lyc., Naja., Nux-v., Rumx., Staph., Thal.
um 2-4 Uhr	Arist.
um 2-5 Uhr	Bellis.
um 3 Uhr	Chin., Helod.
Träumen, aus lebhaften	Con., Croc.
- Erwachen nachts	Abs., Bari-c., Bell.
- Erwartung	Coff.
- Erysipel	Vacc.
- Essen	Ac-ph., Aeth., Agar., Ambr., Ant-c., Ars., Canth., Caps., Card., Cham., Chin., Cocc., Coloc., Con., Dros., Echin., Eupat., Ferr-ph., Helleb., Hydroc., Hyosc., Ign., Kali-ph., Magn-c., Magn-m., Mez., Nux-v., Petr., Plb., Puls., Ran-s.,Sep., Staph., Strych., Tarant., Valer., Zinc.
geringe Mengen	Croton.
nach dem	Ac-nitr., Amm-c., Anac., Arg-nitr., Bor., Bry., Kali-br., Myos., Nux-v., Ol-an., Podo.
während des	Amm-c., Bor., Myos.
- Exzesse	Cann-ind.
- Fahren	Berb., Nux-m., Tab., Ther.
- Familie	Carc.
- Fernsehen	Ac-ph., Cocc., Cycl., Lachn., Ruta., Tub.
- Fett	Carb-v., Cycl., Erig., Ipec., Magn-c., Magn-m., Mandr., Puls.
- Fettsucht	Phyt.
- Feuchtigkeit	Form., Hyper., Nat-s., Petr., Ran-b., Sep., Tub.
- Feuer, offenes	Ant-c., Glon.

- Fieber	Ac-hydroc., Ac-ph., Beryl., Calc-c., Eupat.
- Fieberanfälle, auf die Stunde wiederkommende	Sabad.
- Finanzprüfungen vor	Arg-nitr.
- Fisteln	Sil.
- Fixieren eines Gegenstandes	Cin., Lachn.
- Flecken, blaue	Phos.
- Fleisch	Arum., Kali-bi., Magn-c., Magn-m.
- Fliegen	Bor.
- fliegend	Cauloph.
- Flüssen, beim Anblick von	Hydroph.
- Föhn	Ac-fl., Ac-succ., Apoc., Arn., Ars-j., Cact., Cham., Gels., Hep., Kali-ars., Med.
- Frauen, alte	Croc.
- Freien im	Ac-sulf., Kali-c., Kalm., Magn-ph., Thea.
- Fremder, in Gegenwart	Ac-succ., Ambr.
- Frieren	Abs., Ac-hydroc., Ac-m., Ac-nitr., Ars., Graph., Lauroc.
- Fröhlichkeit	Coff.
- Frost	Ac-m., Arist., Cimic., Tarax.
- Frottieren	Ol-an.
- Früchte	Chin., Elaps., Podo., Puls., Samb.
- Frühjahr	Heder., Lach., Nat-m., Sang., Stict.
- Frühling	Crot., Lach., Sars.
- Frühmorgens	Ac-sulf., Aur., Croc., Kali-bi., Kali-ph., Kalm., Nux-v., Sep.
- Früstück,	
nach dem	Carb-s., Thuj.
vor dem	Croc., Sep.
- Füße,	
kalte	Ac-hydroc., Equis., Puls.
muß die aus dem Bett strecken	Calc-fl.
- Gähnen	Ac-form., Ign.
- Galle	Aran-d.
- Gasthausgeruch	Colch.
- Gebärmutter-	
blutung	Senec.
operation	Petros.
verlagerung	Senec.
- gebeugt, nach vorn	Diosc.
- Geburt	Calc-ph., Op.
- Gedankenzustrom	Coff.

- Gefäßempfindlichkeit	Hirud.
- Gefäßkrämpfe	Hirud., Latrod.
- Gegenstände, glänzende	Stram.
- Gehen	Aesc., Cact., Cham., Coff., Erig., Graph., Helod., Magn-c., Magn-ph., Phyt., Stann., Tarax.
Luft in frischer	Jugl., Seneg.
- Gelenkbeschwerden	Arist.
- Gemütsbewegungen	Anac., Ign., Nux-m., Plat., Staph.
- Genießern, bei alten	Agn.
- Geräusche	Acon., Aran., Asar., Bell., Bor., Bufo., Cham., Chin., Coff., Colch., Glon., Ign., Kali-c., Lyc., Mandr., Nat-m., Nux-v., Op., Sang., Sil., Tarant-h., Ther.
- Geruch	Abs., Ac-acet., Ac-benz., Ac-form., Ac-hydroc., Ac-lac., Ac-picr., Ac-succ., Anhal., Aral., Cad., Cepa., Coff., Colch., Lyc., Lues., Phos., Sil.
- Geschäftssorgen	Nux-v.
- Geschlechtliche	
Enthaltung	Con.
Erregung	Sabin.
- Geschlechtsverkehr	Agar., Agn., Alum., Ambr., Anac., Arg-nitr., Berb., Calad., Kali-c., Nat-ph., Selen., Sep., Staph., Ther.
- Getränke,	
geistige	Berb., Nux-m., Nux-v.
heiße	Lach.
kalte	Canth., Elaps., Sabad.
warme	Ac-fl., Phos., Stann.
- Gewitter	Ac-sulf., Agar., Arn., Arum., Cham., Cycl., Gels., Melil., Nat-c., Phos., Ran-b., Sep., Spig., Tub.
Süd-West-Wind mit	Form.
vor dem	Rhod.
während des	Petr., Phos., Visc.
- Gewitterluft	Phos.
- Gewürze	Nux-v.
- Glieder, Hängenlassen der	Berb., Mandr., Puls., Ran-s.
- Grippe	Ac-lac., Chin.
- Haare, trockene, spröde	Sulf.
- Haarschneiden	Glon.
- Halsbeengung	Apis.
- Haltung steife, verspannte	Lachn.

- Hämorrhoiden	Nux-v.
- Hammelfleisch	Bor.
- Hände, eiskalte	Ac-hydroc.
- Harndrang	Viol-t.
- Harnlassen	Bor., Canth., Lyc., Sars.
- Harnverhalten	Canth., Cocc-c.
- Harnwegsinfektion	Chin.
- Hart, alles erscheint zu	Bapt.
- Hartliegen	Arn., Camph., Dros., Eupat., Pyrog.
- Hastigkeit	Jod.
- Haut-	
beengung	Apis.
berührung	Apis.
empfindlichkeit	Hirud.
jucken	Alum.
- Hautausschläge,	
unterdrückte	Clem., Hyosc.
zurückgetretene	Dulc.
- Heben	Arn., Bell.
- Heimweh	Helleb.
- Heiserkeit	Calad.
- Heißbäder	Lach.
- Heißhunger	Abrot.
- Herbst	Abs., Ac-lac., Heder., Ipec., Lach., Nat-m., Stict.
- Herbstnebel	Teucr.
- Herbstwetter, naß-kaltes	Bapt., Bari-c., Calc-ph., Camph., Colch.
- Heringslake, riecht nach	Tell.
- Herpes Zoster, unterdrückter	Mez.
- Herumtragen	Cin.
- Heuschnupfen	Cepa., Cycl., Gels., Sabad., Sang.
- Herz-	
bechwerden	Naja.
krämpfe	Latrod.
neurose	Stroph.
schwäche	Helleb.
- Hinunterschauen	Visc.
- Hirndruck	Latrod.

- Hitze	Abrot., Abs., Ac-fl., Ac-m., Ac-picr., Ac-sal., Ac-sulf., Ant-c., Apis., Arg., Arg-nitr., Arn., Aur., Bell., Brom., Bry., Bufo., Calc-fl., Crot., Cupr., Euph., Gels., Guaj., Ham., Iris., Jod., Kali-j., Kalm., Lauroc., Lyc., Lues., Mandr., Med., Naja., Nat-c., Nat-m., Op., Puls., Sabin., Sang., Sec., Spong., Tab., Tarax., Tub.
- Hitzebestrahlung	Nat-m.
- Hochdruck	Apoc., Latrod.
- Hochhaus	Arg-nitr.
- Höhe	Coca.
- Hunger	Ign., Lac-c., Med., Petr.
- Husten	Asa., Beryl., Coloc., Dros., Erig., Eupat., Euphr., Hyosc., Ipec., Rumx., Seneg., Stront., Tell.
- Hustenreiz	Teucr.
- Hutdruckschmerz	Ac-nitr.
- Hypertonikerherz	Stroph.
- Hypoglykämie	Sulf.
- Impfungen	Sil., Thuj.
- Infektiosbereitschaft	Brom.
- Intermittierend	Cauloph.
- Insektenstiche	Staph., Urt.
- Inspiration, tiefe	Ran-s., Spong.
- Jahreszeit, heiße	Rhod.
- Jährlich	Crot.
- Jammerpepi	Hyper.
- Kaffee	Ac-benz., Ac-fl., Cann-ind., Carb-v., Cob., Cocc., Coff., Croc., Glon., Ign., Kali-c., Naja., Nux-v., Psor., Rhod., Selen., Ther., Thuj.
- Kalbfleisch	Ipec.
- Kalt zu warm	Ran-b.
- Kaltbaden	Ac-form., Amm-c., Ant-c., Calc-c., Nux-m.
- Kälteempfindlichkeit	Card.
- Kälte aus der, bei Eintritt in die Wärme	Ran-b., Verat.

- Kälte	Abrot., Abs., Ac-acet., Ac-benz., Ac-fl., Ac-form., Ac-lac., Ac-nitr., Ac-ox. Ac-ph., Ac-succ., Ac-sulf., Acon., Agar., Agn., Anac., Aran., Arist., Arn., Ars., Aur., Bell., Bellis., Bor., Brom., Calc-c., Calc-sil., Camph., Cann-ind., Caps., Carb-v., Caust., Cepa., Cham., Chin., Cimic., Cocc-c., Colch., Collins., Coloc., Con., Dulc., Equis., Form., Gnaph., Hydrast., Hyper., Ipec., Kali-c., Kali-ph., Kreos., Lob., Magn-ph., Med., Merc-sol., Millef., Nux-m., Nux-v., Petr., Phos., Psor., Rhs-t., Rumx., Ruta., Sabad., Sang., Sec., Sep., Sil., Staph. Spong., Stront., Sulf., Tab., Ther., Thuj., Tub., Verb., Zinc.
- Kälte,	
bei Eintritt der	Amm-c.
feuchter	Lues.
geringster	Cist.
großer	Lyc.
trockener	Alum., Hep., Kali-bi.
- Kaltessen	Ars., Hep., Lyc., Nux-m., Verat.
- Kalttrinken	Asar., Brom., Clem., Hep., Lyc., Puls., Scil., Verat.
- Kaltwaschen	Ant-c., Ferr., Form., Lob.
- Kaltwerden	Caust.
- Kamillentee	Coff.
- Kartoffeln	Alum., Coloc.
- Karusselfahren	Cocc.
- Käse	Ptel.
- Katarrhe	Viol-t.
- Kathederismus	Sabal.
- Kauen, hartes	Verb.
- Kelleraufenthalt	Nat-s.
- Kinder,	
Einzelkinder	Anhal.
Herunterfallenlassen des	Bor.
Schwächliche	Amm-c.
- Kindergarten	Calc-c.
- Kitzeln	Thal.
- Kleider,	
warme	Bry., Lil., Lyc., Sec.
wechseln der	Sang.

- Kleider-
  druck   Crot., Lyc., Tab.
  enge   Apis., Arg-nitr., Cocc-c., Jod., Lach.,
      Onos.
  reiben   Olnd., Urt.
- Klima,
  feuchtes   Cedr., Eupat., Thuj.
  feucht-warmes   Ham.
- Klimakterium   Arist., Bufo., Cauloph., Cocc., Croc.,
      Cycl., Lach., Psor., Sep., Ther.
- Kneipanwendungen   Ac-lac.
- Koliken   Caust., Rheum.
- Komotio   Arn.
- Kommend und gehend   Cad.
- Kongestionen   Helleb., Millef.
- Kontakt   Tarant-h.
- Kontaktblutung   Ham.
- Kopfbedeckung   Led.
- Kopfbewegung   Visc.
- Kopfdrehen   Con., Visc.
- Kopfschmerzen   Ac-picr., Euphr., Graph., Nux-v.
- Kopfschweiße   Tarax.
- Kopfzurückbeugen   Glon.
- Körpersäfteabgang   Ac-ph., Chin., Staph.
- Körperstellungsveränderung   Ran-b.
- Koronarinsuffizienz   Stroph.
- Krämpfe   Millef.
- Krankheiten   Selen.
- Kränkung   Aur., Staph.
- Kratzen   Croton., Euphr., Fagop., Kreos., Rhs-t.
- Kritik   Ign.
- Kummer   Gels., Ign., Kali-br., Nux-v.
- Lachen   Coff., Croc., Dros., Lac-c., Tell.
- Lärm   Abs., Ac-acet., Ac-benz., Ac-form.,
      Ac-hydroc., Ac-lac., Ac-m., Ac-nitr.,
      Ac-ox., Ac-ph., Ac-picr., Ac-succ., Acon.,
      Anhal., Aral., Arn., Cact., Cham., Chin.,
      Coff., Colch., Bell., Ferr-ph., Lyc., Lues.,
      Phos., Sang., Spig., Strych., Tab., Ther.
- Lebensgleichförmigkeit   Sulf.
- Leere   Petr.
- Lernen   Cocc.
- Lesen   Cob., Euphr., Hyper., Lachn., Lith.,
      Nat-m., Nicc., Olnd., Ruta., Stann.

- Leuten, alten	Amm-c.
- Licht	Abs., Ac-acet., Ac-benz., Ac-form., Ac-hydroc., Ac-lac., Ac-nitr., Ac-ox., Ac-ph., Ac-picr., Ac-sal., Ac-succ., Acon., Anhal., Aral., Beryl., Bufo., Cact., Camph., Cepa., Cham., Chin., Coff., Colch., Euphr., Lyc., Med., Merc-sol., Op., Phos., Sang., Sil., Tab., Ther.
flackerndes	Hydroph.
grelles	Bell.
künstliches	Ruta.
reflektierendes	Hydroph.
strahlendes	Ant-c.
- Lichtbestrahlungen	Rad.
- Liebe, unglücklicher	Helleb.
- Liebeserwartung	Coff.
- Liebkosen	Cin.
- Liegen	Ac-m., Ambr., Apis., Cann-ind., Cist., Croc., Cupr., Hyosc., Kreos., Pulx., Rheum., Rhs-t., Ruta., Sec., Selen., Spong.
Bett im	Diosc.
Dunkeln im	Anhal.
nachmittags	Bell.
ruhiges	Canth.
Seite, auf der kranken	Beryl., Bry., Kali-j., Ran-b.
Seite, auf der linken	Brom., Cact., Iber., Kali-c., Kalm., Magnol., Nat-m., Nat-s., Phos., Ptel., Visc.
Seite, auf der rechten	Rhs-t., Scroph-n.
Seite, auf der schmerzhaften	Acon., Bari-c., Kali-c., Nux-m., Puls., Tell., Vib.
Rücken auf dem	Rhs-t.
- Liftfahren	Bor.
- Linksseitig	Ac-ox., Ac-sulf., Anhal., Arg-nitr., Asa., Bari-c., Cimic., Cocc-c., Glon., Lach., Puls., Sep., Stel., Thal., Ther.
- Luft,	
feuchte	Ham., Magnol., Urt.
kalte	Ac-carb., Acon., Calc-sil., Caust., Chin., Clem., Coff., Cupr., Helleb., Hyosc., Mez., Phos., Rumx., Sabad., Sep., Urt., Viol-t.
naß-kalte	Calc-c.

- Luft, warme	Carb-v., Lyc., Magn-ph., Sabin.
- Luftzug	Ars., Bell., Calc-c., Chin., Hyper., Nat-c., Rumx., Selen.
- Lungenblutung	Senec.
- Mädchen, jungen	Croc.
- Magen-	
empfindlichkeit	Hirud.
krampfbeschwerden	Aran.
leere	Ac-fl., Anac., Calc-fl.
säure	Nux-v.
schmerzen um 3 Uhr	Ac-ox.
störungen	Urt., Vacc., Viol-t.
überladung	Cob.
- Mahlzeiten nach	Ipec., Nux-v., Thea.
- Maschinenschreiben	Cycl.
- Maßlosigkeit	Cann-ind.
- Meer am	Nat-m., Rad., Syph.
- Meeresluft	Ac-fl.
- Menarche	Cycl., Helleb.
- Menorrhagien	Ambr.
- Menschen,	
alte	Carb-v.
gebrechliche	Kres.
schwache	Carb-v.
sklerotische	Kres.
- Menschenansammlung	Ac-acet., Aur.
- Meteorismus	Cad.
- Milch	Ant-t., Calc-c., Calc-ph., Carb-v., Chin., Magn-c., Magn-m., Mandr., Sep.
- Milchverlust	Phos.
- Mittagessen nach dem	Cad., Ign., Phos., Ran-b., Valer., Zinc.
- Mittags	Magn-c.
- Mittagsschlaf nach dem	Magn-c., Magn-m., Selen.
- Mitternacht,	
nach	Ars., Bell., Dros., Hyosc., Samb., Sulf.
um	Ferr., Puls., Rhs-t., Lyc.
vor	Ac-m., Brom., Hep., Puls., Spong., Valer.
- Moorbäder	Croc.

- Morgens	Ac-fl., Agar., Aloe., Alum., Ambr., Ant-c., Arum., Aur., Bor., Bry., Bov., Calc-c., Cann-ind., Cepa., Chelid., Cimic., Con., Croton., Diosc., Eupat-perf., Heder., Hep., Ign., Kali-bi., Kali-c., Kalm. Kreos., Lac-c., Lach., Lith., Lyc., Magn-c., Mag-ph., Magnol., Naja., Nux-v., Petr., Phos., Phyt., Podo., Puls., Ptel., Ran-b., Rauw., Rhod., Rumx., Sang., Selen., Sep., Sil., Stel., Strych., Tab., Thuj., Tub.
um 1 Uhr	Cauloph.
um 2 Uhr	Ac-benz.
um 2 - 3 Uhr	Amm-m., Nicc.
um 2 - 4 uhr	Ac-nitr., Amm-c., Arist., Caust., Kali-c., Podo.
um 3 Uhr	Lauroc., Sep., Staph., Stront., Tub.
um 3 - 4 Uhr	Caust., Kreos.
um 3 - 5 Uhr	Cob., Kali-bi., Kali-br., Magn-c., Mandr.
um 4 Uhr	Melil., Thuj., Verat.
um 10 Uhr	Gels., Nat-m.
um 11 Uhr	Nat-m., Sulf., Viol-t.
- Müdigkeit	Nat-m.
- Müdigkeit, abends	Ac-lac.
- Munterwerden	Cycl.
- Musik	Ac-ph., Ac-succ., Ambr., Carc., Cin., Graph., Hyosc., Nat-c., Nat-m., Nat-s., Phos., Tub.
- Myodegeneratio	Stroph.
- Nachmittags	Anac., Cact., Coloc., Lob., Magn-ph., Nat-m., Stil.
um 15 - 16 Uhr	Apis., Thuj.
um 16 - 20 Uhr	Lyc.
um 17 - 19 Uhr	Zinc.
- Nachrichten, schlechten	Gels.
- Nacht, nach schlafloser	Berb.
- Nachtarbeit	Ruta.

- Nachts	Abrot., Ac-ph., Ac-sal., Anac. Anhal., Ant-c., Ant-t., Apis., Apoc., Arg-nitr., Arn., Ars., Asa., Aur., Bari-c., Bellis., Bor., Bov., Bry., Cact., Calc-c., Camph., Cann-ind., Canth., Caps., Carb-v., Carc., Cauloph., Cham., Chin., Cin., Cocc-c., Coff., Coloc., Con., Croton., Cupr., Cycl., Cypr., Diosc., Dros., Dulc., Eucal., Euphr., Ferr-ph., Gamb., Graph., Grind., Helleb., Hydroc., Hyosc., Ipec., Iris., Kali-j., Kres., Led., Lil., Lues., Magn-m., Magn-ph., Manc., Med., Meph., Merc-sol., Mez., Naja., Nat-m., Nux-v., Olnd., Petr., Phel., Phyt., Plb., Podo., Puls., Psor., Rad., Rheum., Rhod., Rhs-t., Ruta., Sabal., Sap., Sars., Scil., Sec., Sep., Sil., Spong., Stann., Stict., Stil., Sulf., Syph., Tarax., Tell., Thea., Thuj., Valer., Verb., Vilo-t., Vib., Visc., Zinc.
- Nachtschweiße	Ac-ph., Ars., Srann., Tub.
- Nachtstudien	Ac-picr.
- Nachtwachen	Cocc.
- Nahrungsmittelallergie	Carb-v.
- Narben	Arn.
- Narkotika	Nux-v., Coff.
- Naschen	Magn-m.
- Nasenbluten	Senec.
- Nässe	Abrot., Ac-benz., Ac-form., Ac-lac., Ac-nitr., Ac-ox., Ac-ph., Ac-succ., Ac-sulf., Amm-c., Anac., Arist., Arn., Bell., Bellis., Bor., Calc-c., Camph., Cann-ind., Caps., Cedr., Cepa., Cham., Chin., Cimic., Cocc-c., Colch., Dulc. Eucal., Equis., Graph., Kali-c., Lach., Merc-sol., Nux-m., Petr., Ran-b., Rhs-t., Ruta., Sil., Stil., Sulf., Thuj., Tub.
- Nebel	Ac-acet., Ac-form., Nat-m., Rhs-t., Stict.
- Nervenschmerz	Hyper.
- Nesselausschlag	Ac-form.
- Neumond	Clem., Cupr., Sil.
- Niedergeschlagenheit	Graph.
- Niederlegen	Ac-m., Aral., Brom., Con., Dros., Ferr-ph., Guaj., Ipec., Lac-c., Meph., Rauw., Teucr., Visc.

- Niederlegen, abends	Ac-nitr., Ac-ox., Hyosc.
- Nieren-	
blutung	Senec.
entzündung	Vacc.
leiden mit Herzschwäche	Stroph.
- Nikotin	Cann-ind., Cob., Cocc., Coff., Croc., Gnaph., Naja., Nux-v., Selen., Ther.
- Niesanfälle	Sabad.
- Niesen	Beryl., Coloc., Tell., Verb.
- Nieselregen	Ac-ox.
- Nordwind	Hep.
- Nord-West-Wind, scharfer	Arum.
- nüchtern	Graph., Kreos.
- Obstessen	Bor., Ipec.
- Obstipation	s. Verstopfung
- Ödeme	Graph., Stroph.
- Ödigkeit	Petr.
- Ofenwärme	Puls.
- Ohnmacht	Camph., Helleb., Valer.
- Onanie	Ac-ph., Agar., Kali-br., Kali-c., Kres., Nux-v., Staph.
- Operation	Ac-ph., Op., Staph.
- Ostwind	Hep.
- Packen	Lil.
- Parfüm	Ac-ph.
- Patisserie	Puls.
- Periodisch	Alum., Arg-nitr., Ars., Coloc., Lil., Nat-ph., Rhod., Samb., Stann., Stront., Sulf.
Frühjahr im	Crot.
Herbst im	Crot.
nachts um 2 Uhr	Ac-benz.
nachts um 3 Uhr	Iris.
Stunde zur gleichen	Thal., Verb.
Tag, jeden 2	Chin., Ipec.
Tag, jeden 3. und 4	Aur.
Tag, den einen am Morgen, den anderen am Abend	Lac-c.
Wochen, alle 2	Nicc.
Wochen, alle 3	Magn-c.
- Personen, in Gegenwart femder	Ambr.
- Pfirsiche	Glon.
- Pflaumen	Bor.
- philosophieren	Sulf.

- Pille	Naja.
- Planen	Visc.
- plötzlich	Acon., Ars., Cad., Coloc., Glon., Melil.
- Pollen	Stict.
- Prise, zarte	Ac-form.
- Prostatiker	Petros.
- Prüfungsangst	Gels.
- Psychische und körperliche Zustände abwechselnd	Cimic.
- Pubertät	Arist., Bufo., Calc-ph., Cycl., Helleb., Tub.
- Radonbäder	Rad.
- Rasieren	Ac-ox., Caps.
- Rauchen	Gels., Ign.
- Räume	Ac-picr., Aur., Lauroc.
- Räumen, in engen	Tab.
geschloßenen	Croc., Heder., Tarax.
warmen	Ac-sal., Apis., Arum., Beryl., Brom., Bry., Cad., Glon., Heder., Jod., Lil., Lues., Lyc. Melil., Naja., Nux-v., Spong.
überheizten	Rauw.
- Rauschgift	Cann-ind., Tarant.
- Reaktionslage, mangelhafter	Psor.
- Rechnen	Visc.
- Rechtsseitig	Ars., Chelid., Crot., Euph., Ferr-ph., Hydroph., Jod., Lith., Lyc., Magn-c., Magn-ph., Mandr., Phyt., Sang., Stront., Tell., Verat-v.
- Rechtsseitenlage	Cann-ind., Lil., Magn-m., Stann.
- Reden	Agar., Nat-m.
- Regel-, ausbleiben	Cupr., Ferr-ph., Hyper., Lach., Senec.
blutung	Calc-c., Hyosc.
ende	Nat-m.
nach der	Bor., Carb-an., Graph., Kreos.
störung	Kali-br., Nux-m., Ruta.
übelriechende	Cist.
vor der	Arg-nitr., Caust., Con., Cupr., Lith., Magn-c., Pulx., Sars.
vor und nach der	Alum.
vor und während der	Arg-nitr., Arist., Caust., Psor., Puls., Sep.

- Regel, während der	Agar., Amm-c., Bellis., Bov., Caust., Cimic., Cocc., Con., Graph., Hyosc., Kali-c., Magn-c., Med., Nux-m.
- Regel, während und nach der	Amm-c.
- Regelunterdrückung	Abs., Gels.
- Regelzeit	Cauloph., Cycl., Dulc., Lac-c., Petr., Phyt.
- Regen	Phyt., Rhs-t.
- Regenwetter	Melil., Rhs-t.
- Reiben	Euphr., Fagop., Ol-an., Tell.
- Reisen	Petr., Plat., Ther.
- Reiten	Berb.
- Reizmittel	Nux-v., Tarant.
- Rheuma, bei älteren Frauen	Guaj.
- Rekonvaleszenz	Psor.
- Röntgenbestrahlung	Glon.
- Rückenlage	Nicc., Puls.
- Rückenschmerzen	Graph.
- Rückwärtsbeugen	Chin., Coloc.
- Rückwärtsfallen	Visc.
- Ruhe	Abs., Ac-benz., Ac-m., Ac-ph., Agar., Aran., Ars., Asa., Aur., Dulc., Euphr., Ferr-ph., Hyosc., Kali-j., Kreos., Lach., Led., Lyc., Magn-c., Magn-m., Melil., Olnd., Plat., Puls., Rhod., Rhs-t., Ruta., Sabin., Samb., Seneg., Sep., Stann., Stel., Stront., Sulf., Tarax., Tell., Thuj., Valer., Verat., Zinc.
- Ruhen	Valer.
- ruhig	
kann sich nicht halten	Valer.
kann nicht liegen	Pyrog.
kann nicht sitzen	Kali-br.
- Rütteln	Onos.
- Säfteverlust	Selen.
- Salz	Nat-m., Phos.
- Samenergüsse	Carb-an., Con.
- Samenergüsse nachts	Amm-c., Viol-t.
- Samenverlust	Alum., Phos., Selen.
- Säufergastritis	Kali-bi.
- Säuglinge	Calc-c.
- Sattessen	Lyc.
- Saures	Ant-c., Ant-t.
- Schaukeln	Bor.
- Schiff-Fahren	Cocc., Ther.

- Schlaf	Ac-picr., Amm-c., Apis., Aral., Ars., Camph., Cann-ind., Card., Cocc., Cocc-c., Hyosc., Hyper., Lac-c., Lach., Latrod., Op., Rad., Rheum., Samb., Selen., Spong., Stram., Tub., Zinc.
- Schlafengehen beim	Kres.
- Schlaflosigkeit	Ac-lac., Ac-ph., Arist., Ars., Caps., Carc., Cimic., Cob., Coff., Croc., Echin., Helod., Jod., Kres., Scil., Staph., Tab., Tarant.
- Schlafmangel	Cocc., Colch.
- Schläfrigkeit	Olnd.
- Schlafstörungen	Aran., Card.
- Schlagrahm	Puls.
- Schluckauf	Ac-hydroc.
- Schlucken	Ac-hydroc.
- Schmerzanfälle, wiederkehrende	Diosc.
- Schmerzen	Ac-form., Ac-hydrof., Ac-lac., Beryl., Helon., Kalm., Lachn., Lyc., Nux-v., Sabad., Valer.
- Schnarchen	Op.,
- Schnee	Ac-fl., Calc-ph., Urt.
- Schneewind	Agar.
- Schokolade	Ac-benz., Magn-m.
- Schreck	Acon., Cact., Canth., Helleb., Kres., Latrod., Lyc., Phos., Sang., Zinc.
- Schreiben	Cob., Hyper., Nat-m., Stann., Valer.
- Schule	Agar., Calc-c., Tub.
- Schularbeiten	Arg-nitr., Coff.
- Schulstress	Ac-ph., Hyper.
- Schwäche	Ac-sal., Cad., Cycl., Symph., Valer., Zinc.
- Schwangerschaft	Arist., Bellis., Cauloph., Cocc., Millef., Petr.
- Schwangerschaftserbrechen	Petr.
- Schweinefleisch	Puls.
- Schweißausbrüche	Abs., Ac-sal., Calc-c.
- Schweiße	Ac-form., Ac-hydroc., Carb-an., Merc-sol., Pyrog., Tarax.
- Schwimmen	Hyosc.
- Schwindel	Thea.
- Schwitzen	Berb., Merc-sol., Stram.
- Schwüle	Mandr.
- See, auf der	Tab.
- Seefische	Urt.
- seelische Erregung	Gels.

- seelische Erschütterung	Caust., Collins.
- Seeluft, feucht-warme	Lues.
- Seen, beim Anblick von	Hyosc.
- Seitenlage	Puls.
- Sekretion,	
Ausbleiben der	Lach.
Unterdrückung der	Clem.
- Selbstvertrauen, morgens ohne	Ac-lac.
- Senium	Cocc.
- Seufzen	Ign.
- Sexualneurose	Kali-br.
- Sexuelle Exzesse	Ac-ox., Staph., Zinc.
- Sexuelle Überreizung	Coff.
- Singen	Dros.
- Sinnesorganempfindlichkeit	Ac-m.
- Sitzen	Ac-m., Alum., Ambr., Berb., Beryl., Cob., Diosc., Euph., Guaj., Nat-c., Nux-v., Plat., Pulx., Puls., Sars., Sep., Tarax., Valer., Zinc.
- Sockenhalter verträgt nicht	Ac-benz.
- Sodbrennen	Magn-c.
- Sommer	Aloe., Cin., Croton., Euph., Ipec., Iris., Lach., Rheum., Rhod., Sang.
- Sommer im, wenn auf heiße Tage kalte Nächte folgen	Dulc.
- Sommerdurchfälle	Nux-m., Podo.
- Sommerwetter	Caust., Heder., Podo.
- Sonne	Ac-fl., Aethus., Anhal., Ant-c., Arn., Aur., Bell., Brom., Bufo., Calc-c., Cin., Crot., Euph., Gels., Glon., Hydroph., Jod., Kalm., Lach., Lauroc., Led., Mandr., Naja., Nat-c., Nat-m., Nux-v., Psor., Sang., Selen., Spong., Syph., Tub.
- Sonnenaufgang bis Sonnenuntergang	Med.
- Sonnenbestrahlung	Beryl., Fagop., Heder., Rad., Selen., Ther.
- Sonnenlichtempfindlichkeit	Euphr.
- Sonnenstich	Abrot., Ther.
- Sonnenstrahl, beim ersten	Calc-fl.
- Sonnenuntergang bis Sonnenaufgang	Aur., Colch., Syph.
- Sonntagsmigräne	Iris.
- Sorgen	Gels., Sang.
- Speichelfluß	Ac-hydroc.
- Speisen, feste	Phyt.

- Speisen, fette	Carb-v., Erig., Kali-j., Puls., Tarax., Thuj.
flüssige	Stram.
gesalzene	Selen.
gewürzte	Nux-v.
kalte	Nux-m.
schwere	Kali-j.
warme	Phos., Mez.
- Speisengeruch	Colch., Graph., Tab.
- Sprechen	Alum., Arn., Arum., Cham., Cocc., Dros., Lac-c., Manc., Meph., Nicc., Rumx., Selen., Stann., Verb.
- Stehen	Ac-m., Berb., Calc-c., Coloc., Cycl., Gnaph., Guaj., Plat., Puls., Sep., Stann., Sulf., Tarax., Tub., Valer.
- Steigen	Coloc., Spong., Stann.
- Steinabgang	Sars.
- Stelle die wechselnd	Diosc.
- Sterilität	Arist.
- Stirnwunden	Staph.
- Stillen	Ac-ph., Bor., Lac-c.
- Stillhalten	Kali-br.
- Stillsitzen	Ferr.
- Stimmengebrauch	Stann.
- Stimulantien	Glon., Naja., Nux-v.
- Strahlenschäden	Abrot.
- Straßen, enge	Arg-nitr., Kreos.
- Strecken	Ac-form.
- Streicheln	Thal., Tell.
- Streit	Crot., Kali-ph., Nux-m.
- Stubenwärme	Melil., Puls.
- Studieren	Agn., Ruta., Visc.
- Stulgang	Ambr., Plb.
- Stuhllähmung	Ac-hydroc.
- Stuhlpressen	Coloc., Thal.
- Stuhlverstopfung	s. Verstopfung
- Stumpfheit	Olnd.
- Sturm	Ac-ox., Ac-sulf., Arum., Cact., Cann-ind., Cham., Cycl., Med., Spig., Tub.
vor dem, in kalter Jahreszeit	Rhs-t.
- Suchtgift	Thuj.
- Sumpfgegenden	Elat.
- Sündern, alten	Agn.
- Suppe	Kali-c.
- Süßes	Arg-nitr., Zinc.

- Süßigkeiten	Sang.
- Tabak	Ac-ph., Agar., Alum., Aran., Bor., Cann-ind., Canth., Cic., Cocc., Dros., Gels., Glon., Ign., Lob., Magn-m., Nux-v., Spong., Staph.
- Tagsüber, von 9 Uhr - 16 Uhr	Verb.
- Taillenbeengung	Apis., Apoc.
- Tanzen	Bor.
- Tätigkeit	Lachn.
- Tee	Cob., Coff., Croc., Selen., Thuj.
- Temperatur-	
extreme	Ant-c.
schwankungen	Bapt.
wechsel, von warm zu kalt und	
umgekehrt	Ran-b.
- Temperaturen, bei warmen	Ambr.
- Tiefatmen	Rumx.
- Tieflage	Lauroc., Stront.
- Träume	Cann-ind., Caps., Lac-c.
erotische	Cob.
schreckliche	Bapt.
unterbrochene	Cocc.
von Tierverfolgung	Stram.
- Treppensteigen	Aloe., Cact., Cann-sat., Glon., Lac-c., Lath., Nat-ph., Phos., Rumx., Spong.
- Trinken	Agar., Ambr., Ant-c., Ars., Bell., Bry., Canth., Caps., Cocc., Coloc., Dros., Eupat., Ferr-ph., Helleb., Hyosc., Magn-c., Meph., Mez., Nux-v., Plb., Staph., Tarant., Zinc.
geringer Mengen	Croton.
nach dem	Aethus., Anac., Podo.
Wasser, von kaltem	Scil.
- Trockenheit	Nux-v.
- Trost	Ambr., Ant-c., Arn., Aur., Carc., Helleb., Hyosc., Lil., Nat-m.
- Tuberkulose	Calc-c., Phos.
- Übelkeit	Colch.
- Überanstrengung	Ac-lac., Ac-ph., Ac-succ., Agar., Arg-nitr., Colch., Echin.
- Überhitzung	Calc-sil., Ferr.
- Übertreibung	Cann-ind.
- Uhrenarmband verträgt nicht	Ac-benz.
- Umbetten	Eupat.

- Umdrehen	Con., Spig.
- Umkleiden	Kali-ars., Kali-bi., Olnd.
- Umschläge	Apis.
feucht-warme	Ham.
kalte	Hep.
warme	Anac.
- Unausgeschlafen	Sulf.
- Unrecht	Ac-acet.
- Unruhe, rastlose	Ac-hydroc.
- Untätigkeit	Heder.
- Unterdrückung	Ars.
- Unterhaltung	Ac-ph., Helon.
- Unterkiefer, Herunterhängenlassen des	Ac-hydroc.
- Unterkühlung	Abrot., Ac-acet., Ac-lac., Ac-ph., Agn., Bari-c., Calc-ph., Cocc-c., Colch., Equis., Lath., Lith., Puls., Ruta.
- Unterleibsschmerzen	Ac-ox.
- Untertemperatur	Lauroc.
- Unverstandenheit	Ac-succ.
- Urin	
Katzenharn nach riechender	Viol-t.
spärlicher und stark gefärbter	Ac-benz.
- Urtikaria	Urt.
- Vagabundieren	Bufo.
- Varizen	Bellis., Ruta.
- Verbandswechsel	Abrot.
- Verbrennungen	Ac-acet.
- Verbrühungen	Ac-acet.
- Verdauungsstörungen	Urt.
- Verdruß	Bell., Calc-ph., Caust., Cocc., Coloc., Petr., Staph.
- Verheben	Arn.
- Verlassenheit	Ac-succ.
- Verletzung	Millef., Ran-s.
- Venen-	
belastung	Hirud.
stauung	Ham., Ruta.
- Verrenkung	Millef.
- Verschlossenheit	Ign.
- Verstauchung	Millef.
- Verstopfung, hartnäckige	Agar., Hydrast., Nux-v., Ruta., Staph., Tarax.
- Verwirrung	Echin.
- Vollmond	Calc-c., Sabad., Sulf.

- Vorhautjucken	Viol-t.
- Vorhautschwellung	Viol-t.
- Vormittags	Ac-fl., Magn-ph., Stann.
um 10 Uhr	Nat-m., Sulf.
um 11 Uhr	Abrot., Cact.
- Vorwärtsbeugen	Hydroph., Kalm.
- Wachstumszeit	Agar., Calc-ph., Guaj.
- Wagen, im fahrenden	Caust.
- Wallungen	Abs., Card.
- Warm zu kalt	Ran-b.
- Wärme	Ac-fl., Ac-hydrof., Aloe., Apis., Arg-nitr., Asa., Aur., Bry., Bufo., Calc-fl., Cann-ind., Caps., Carb-v., Cocc-c., Crot., Glon., Graph., Ham., Jod., Kali-ars., Kali-br., Kali-j., Kali-s., Lauroc., Led., Lyc., Nat-m., Op., Puls., Rauw., Sabin., Samb., Sec., Stel., Stront., Tab.
äußere	Ign.
feuchte	Bapt., Crot.
- Warmbaden	Ac-fl.
- Warmessen	Ac-fl., Arg-nitr.
- Warmtrinken	Ac-fl., Arg-nitr., Phyt.
- Warmwerden beim	Brom.
- Warten	Heder.
- Waschen	Ac-form., Calc-c., Croton., Nux-m., Spig., Sulf.
- Waschküchenaufenthalt	Nat-s., Sep.
- Waschungen	Ac-sulf., Clem.
- Wasser	Calc-c., Cycl., Urt., Sulf.
beim Anblick von	Hyosc.
fließendes	Canth., Hydroph.
- Wasserhahn, beim Anblick vom	Hyosc.
- Wassertrinken	Grat.
- Wechsel von psychischen und körperlichen Zuständen	Cimic.
- Wein	Ac-benz., Ac-ox., Ant-c., Bor., Canth., Carb-v., Cob., Glon., Kali-bi., Led., Magn-m., Rhod., Selen., Tab., Zinc.
- Weinen	Croc., Dros.
- Weißfluß	Viol-t.
- Wespenstiche	Ac-acet.
- Wetter,	
feuchtes	Ac-m., Ac-picr., Ac-succ., Elaps., Lach., Mang., Ruta., Sars., Stil., Thuj., Verat.

- Wetter, feucht-kaltes	Amm-c., Eupat., Phyt., Rhs-t., Urt.
feucht-warmes	Ac-nitr., Ars-j., Brom., Carb-v., Carb-s., Card., Crot., Ipec., Lach.
heißes	Ac-nitr., Brom., Calc-fl., Croc., Gamb., Gels., Jod., Kali-bi., Kali-c., Podo., Selen.
heiß-schwüles	Ac-nitr., Croc.
kaltes	Ac-nitr., Agar., Aur., Cann-ind., Caps., Chelid., Magn-c., Tell.
naß-kaltes	Amm-c., Ant-c., Aran., Arum., Bari-c., Bor., Cimic., Lath., Lith., Med., Mez., Nat-m., Phyt., Rhod., Rhs-t., Ruta., Sulf., Thuj., Verat.
naß-kalt-schwüles	Aral.
naß-kalt-stürmisches	Ac-m.
nebeliges	Abrot., Bapt., Gels., Hyper., Rhod.
schlechtes	Bufo.
schönes	Bry.
schönes, trockenes	Caust.
schönes, trockenes, kaltes	Hep.
schwül-feuchtes	Apoc.
schwül-warmes	Ac-fl.
stürmisches	Nux-m., Visc.
stürmisch-trockenes	Nux-v.
warmes	Bapt., Bor., Crot., Led., Lues., Sabin.
- wenn warmes auf kaltes folgt	Psor.
- Wetterwechsel	Bari-c., Chelid., Erig., Kali-ars., Lach., Mang., Merc-sol., Nux-m., Phos., Psor., Ran-b., Rhod., Sang., Sil., Spig., Stront., Sulf.
kühl zu warm	Crot.
plötzlicher	Stict.
warm zu kalt	Dulc.
- Widerspruch	Canth., Con.
- Widerwille	Rheum.
- Wind	Ac-ox., Ac-sulf., Bell., Cann-ind., Cham., Cycl., Magn-ph., Psor., Spig., Tub.
feucht-kalter	Nux-m.
feucht-warmer	Ipec.
kalter	Cham., Magn-c., Spong.
trockner	Acon.,
trocken-kalter	Hep., Nux-v.
- Winter	Aur., Mez., Petr., Psor., Sil., Teucr., Viol-t., Visc.
- Winterwetter	Ac-ox., Petr.

- Winterwetter, kaltes, sonniges	Caust.
- Wischen	Euphr.
- Witterung,	
feucht-kalte	Calc-c., Calc-ph.
feucht-warme	Ham.
rauhe, stürmische	Rhod.
- Witterungswechsel	Calc-c., Manc., Merc-sol., Rhs-t., Sulf., Verat.
- Wochenbett	Bellis.
- Wochenende	Iris.
- Wohnung, feuchte	Aran., Dulc.
- Wollust	Canth.
- Wunden	Symph., Tarant.
- Wundliegen	Millef., Sec.
- Wundschmerz	Hyper.
- Würgen	Ac-hydroc., Ipec.
- Würmer	Cin.
- Zahnung	Calc-ph., Coff., Podo., Rheum.
- Zahnweh	Amm-c.
- Zähneknirschen	Stram.
- Zeit, immer zur selben	Aran., Urt.
- Zentralheizung	Tab.
- Zigarettenrauchen	Calad.
- Zimmer, vom warmen ins Freie	Corall.
- Zimmerwärme	Ac-m., Aethus., Alum., Ambr., Amm-c., Apis., Asa., Aur., Bapt., Brom., Bufo., Calc-s., Carb-v., Cepa., Cham., Conv., Crat., Croc., Hyper., Iber., Jod., Kali-s., Lil., Lyc., Manc., Plat., Puls., Rhs-t., Sabin., Spong., Stram., Sulf., Vib.
- zirkumscript	Rhod.
- Zorn	Aur., Nux-v.
- Zudecken	Camph.
Bett im	Sec.
warm	Ac-fl., Led., Sec.
- Zugluft	Abrot., Ac-acet., Ac-benz., Ac-form., Ac-ox., Ac-succ., Ac-sulf., Anac., Arn., Bari-c., Bell., Cact., Calc-fl., Cann-ind., Caps., Caust., Cham., Chin., Cist., Colch., Cupr., Cycl., Hep., Kali-c., Magn-ph., Mez., Nux-m., Phos., Psor., Sang., Selen., Sil., Spig., Spong., Staph., Tub., Verb.
- Zureden	Bufo., Cham., Cin., Helleb., Plat.
- Zusammenkauern	Diosc.

- Zusammenschnüren	Lil.
- Zuspruch	Hyosc., Nat-m.
- Zwischenblutung	Ham.
- Zyanose	Ac-hydroc.
- Zystitis	Cocc-c.

- Abgespannt	Aloe., Spong.
- Ablehnend	Ac-benz., Ac-fl.
- Abweisend	Carc.
- Agil	Coff.
- Amoralisch	Ac-sulf.
- Angeberisch	Calc-fl.
- Angetrieben	Alum.
- Ängstlich	Abrot., Ac-acet., Ac-benz., Ac-hydroc., Ac-picr., Ac-succ., Acon., Ambr., Apis., Arg-nitr., Arum., Bell., Beryl., Brom., Calc-c., Calc-ph., Canth., Carb-v., Clem., Colch., Dros., Glon., Heder., Kali-c., Kres., Lac-c., Lach., Lil., Lues., Lyc., Merc-sol., Nux-v., Podo., Rhod., Rhs-t., Sang., Sec., Spig., Spong., Tell., Valer.
- Apathisch	Ac-hydroc., Ac-ph., Ac-picr., Arg-nitr., Crot., Cycl., Eupat., Mandr., Op., Plb., Visc.
- Arbeitsunlustig	Bor., Phyt., Sel., Spong.
- Ärgerlich	Acon., Ambr., Caust., Chin., Cin., Clem., Coloc., Hep., Hydrast., Jod., Lil., Lyc., Nux-m., Nux-v., Petr., Ran-b., Sang., Sep., Sil., Staph., Sulf., Tell.
- Aufbrausend	Stront.
- Aufdringlich	Bufo.
- Aufgeregt	Anhal., Canth.
- Aufgezogen, wie	Aran-d., Cob.
- Ausgelassen	Con., Croc., Tub., Valer.
- Beflügelt	Cob.
- Beglückt	Abs., Tab.
- Benommen	Bapt., Op.
- Berauscht	Agar.
- Besorgt	Ac-succ., Graph.
- Betäubt, wie	Abs.
- Betriebsam	Abs., Heder.
- Blöd	Bufo.
- Bösartig	Cham.
- Depressiv	Ac-lac., Ac-ox., Ac-sal., Ac-succ., Ac-sulf., Agar., Amm-c., Arist., Aur., Helon., Kali-s., Mandr., Paeon., Tarax.
- Deprimiert	Anac., Calc-fl., Croton., Mez., Petr.
- Derb	Croc.
- Destruktiv	Lues.
- Drahtig	Arn.

- Echauffiert — Lac-c.
- Eifersüchtig — Apis., Hyosc., Lues.
- Eigensinnig — Ac-benz., Cin., Guaj.
- Eilfertig — Ambr.
- Einfallsreich — Tab., Tub.
- Ekstatisch — Cann-ind., Kres.
- Empfindlich — Bellis., Card., Chin.
- Eretherisch — Calc-ph.
- Erotisch — Cann-ind.
- Erregt — Bor., Crot., Ferr., Gels., Jod., Lach., Naja., Spig., Verat.
- Erregung wechselt mit Depression — Cimic.
- Erröten — Ambr.
- Erschöpft — Ac-acet., Amm-c., Cad., Chin., Clem., Heder., Kali-c., Phos., Sel.
- Euphorisch — Brom., Cann-ind., Kres., Mandr.
- Feige — Anac.
- Feinnervig — Ign.
- Fleißig-depressiv — Ac-form.
- Freude vor, könnte alle umarmen — Tab.
- Freudig — Ac-form.
- Freudig erregt — Cycl.
- Fröhlich — Verat.
- Froh — Ac-form., Tub.
- Furchtsam — Brom., Calc-fl., Calc-ph., Carc., Caust., Glon., Op., Phos., Plb., Podo., Ran-b., Spig., Spong., Verat.
- Gedrückt — Ac-acet., Canth., Dig., Ferr., Helod., Hyper., Nicc., Psor., Senec., Visc.
- Gehässig — Aloe., Lues.
- Gehemmt — Ac-succ., Calc-c.
- Gehetzt — Arg-nitr.
- Geil — Con., Croc.
- Gekränkt — Coloc.
- Gereizt — Ac-m., Bellis., Cad., Cocc., Jod., Magn-c., Med., Mez., Phos., Staph., Ther., Visc.
- Geschäftig — Apis., Lil.
- Geschäftig-pessimistisch — Ac-sal.
- Geschwätzig — Anhal., Lach., Thea.
- Gewalttätig — Thal.
- Gewissenhaft — Ars.
- Gleichgültig — Abs., Berb, Brom., Rhod., Sep.
- Glückselig — Ac-fl.
- Grob — Cham.

- Gutmütig	Puls.
- Hastig	Calc-fl.
- Heftig	Arn., Nux-v.
- Heiter	Ac-fl., Ac-form., Agar., Clem., Coff., Ign., Senec., Tub., Valer., Verat.
- Heiter wechselt mit gedrückt	Ferr-ph.
- Herablassend	Plat.
- Herrisch	Lyc.
- Hinfällig	Bapt.
- Hoffärtig	Plat.
- Hoffnungslos	Bari-c., Nat-m., Psor., Tell.
- Hypochondrisch	Ac-ox., Agn., Arg-nitr., Arum., Cact., Caps., Carb-v., Card., Cocc., Hydrast., Hyper., Magn-c., Magn-m., Mez., Nux-m., Valer.
- Hysterisch	Cauloph., Cimic., Croc., Lil.
- Ideenreich	Coff., Tab.
- Idiotisch	Helleb.
- Jähzornig	Heder.
- Kindisch	Con., Croc.
- Kräftig	Agar.
- Lachen mit	Ign.
- Langsam, alles geht zu	Coff.
- Läppisch	Con.
- Launenhaft	Ac-sulf., Caps., Cin., Sep., Staph.
- Lebensüberdrüssig	Ant-c., Bell., Led., Merc-sol., Plat.
- Lebhaft	Agar., Cob., Coff.
- Lustig	Ac-fl.
- Lustlos	Ac-lac., Berb.
- Manisch-depressiv	Tarant., Verat.
- Manisch-erregt	Ac-ox., Ac-sal., Aur.
- Matt	Amm-c., Berb., Beryl., Cad., Cupr.
- Melancholisch	Ac-nitr., Aur., Cact., Caust., Cepa., Cupr., Cycl., Guaj., Ign., Lyc., Naja., Puls., Rhs-t., Sec., Sep., Sil., Stann., Thuj.
- Menschenscheu	Bari-c., Sel.
- Mißlaunisch	Bry., Ferr., Stront.
- Mißmutig	Aloe., Alum., Led., Mang., Med.
- Mißtrauisch	Ac-acet., Arn., Lues.
- Müde	Ac-lac., Amm-c., Bellis., Berb., Beryl., Cad., Cupr.
- Mürrisch	Ant-c., Cin., Croton., Gels., Guaj., Ipec., Sang., Sulf., Zinc.
- Mutlos	Bellis., Jod., Lach., Petr., Stann.

- Nachgiebig
  Puls.
- Nervös
  Ac-acet., Ac-hydroc., Agn., Arg-nitr.,
  Bor., Bry., Bufo., Calc-fl., Caps., Carb-v.,
  Carc., Cauloph., Cocc., Eupat., Gels.,
  Helod., Hyosc., Kali-c., Med., Naja.
- Niedergeschlagen
  Ac-ph., Ac-picr., Arist., Bari-c., Berb.,
  Crot., Graph., Hydrast., Kres., Lith.,
  Mang., Nat-m., Phyt., Plb., Podo., Sec.,
  Thuj., Zinc.
- Nörgelnd
  Sulf.
- Pedantisch
  Ars.
- Rasend
  Tarant.
- Ratlos
  Alum.
- Rausch, wie im
  Aran-d.
- Redselig
  Aran-d., Thea.
- Reizbar
  Ars., Bell., Bry., Card., Caust., Cham.,
  Cin., Coloc., Crot., Dros., Eupat., Ferr.,
  Ipec., Kali-c., Kreos., Lil., Merc-sol.,
  Nat-s., Nux-m., Nux-v., Petr., Phyt.,
  Sang., Sep., Staph., Stram., Tarax., Thal.,
  Zinc.
- Resignierend
  Anhal.
- Ruhe will seine haben
  Bry.
- Ruhelos
  Apis., Bapt., Sil.
- Sanft
  Puls.
- Schläfrig
  Ac-fl.
- Schlaff
  Cad.
- Schlecht
  Bry.
- Schnell möchte handeln
  Coff.
- Schreckhaft
  Acon., Bor., Bry., Carc., Colch., Coloc.,
  Cupr., Helod., Kali-c., Op., Rhod., Sil.
- Schüchtern
  Ac-succ., Calc-c.
- Schwärmerisch
  Tub.
- Schwatzhaft
  Con., Croc., Hyosc., Stram.
- Schweigsam
  Abrot., Ac-hydroc., Arn., Cact.
- Schwerfällig
  Caps.
- Schwermütig
  Ars., Cimic., Helod.
- Selbstmordgedanken mit
  Naja., Nat-s.
- Selbstvertrauen ohne
  Ac-lac., Olnd.
- Sentimental
  Ant-c.
- Sexualneurotiker
  Staph.
- Singen könnte dauernd
  Tab.
- Skrofulös
  Sulf.
- Sprunghaft
  Anhal.

- Streitsüchtig	Anac., Ign.
- Stolz	Plat.
- Störrisch	Ant-c., Cham.
- Stottern	Cocc.
- Stupid	Calc-ph., Kreos.
- Tanzen könnte dauernd	Tab.
- Tobsüchtig	Canth., Stram.
- Todesfurcht	Nux-v.
- Tränen zu gerührt	Thal.
- Traurig	Abrot., Ac-picr., Agn., Bari-c., Card., Cimic., Colch., Graph., Helleb., Hep., Hydrast., Kali-c., Lach., Mang., Med., Nat-m., Olnd., Psor., Rhs-t., Staph., Ther., Viol-t., Visc., Zinc.
- Trotzig	Cin.
- Trübe	Naja.
- Übellaunig	Dulc., Ipec.
- Überempfindlich	Arum., Cocc., Phos.
- Übererregt	Magn-c.
- Überreizt	Croc.
- Umarmen könnte alle, vor Freude	Tab.
- Unaufgelegt	Dulc.
- Unbeholfen	Calc-c.
- Unberechenbar	Bry.
- Unentschlossen	Magn-m.
- Ungeduldig	Ac-sulf., Cin., Dulc.
- Unglücklich	Ac-ph.
- Unhöflich	Cham.
- Unlustig	Aloe.
- Unmanierlich	Bufo., Cann-ind.
- Unruhig	Ac-m., Acon., Alum., Ambr., Bell., Canth., Cauloph., Dros., Dulc., Glon., Heder., Hyosc., Ther.
- Unzufrieden	Croton., Hep., Petr., Thuj.
- Verachtend	Ipec.
- Veränderlich	Coff.
- Verängstigt	Cepa.
- Verärgert	Cepa.
- Verdrießlich	Ant-c., Coloc., Croton., Jod., Stann., Stront., Viol-t.
- Verdrossen	Cad., Naja.
- Verschlossen	Ign.
- Versprechen	Ambr.
- Verstimmt	Hep., Thea., Zinc.

- Verwirrt	Bapt., Cepa., Med.
- Verzagt	Agn.
- Verzweifelt	Bellis., Beryl., Helon., Kreos., Stram.
- Wechselhaft	Coff., Croc., Cimic., Ferr., Ign., Lac-c., Puls.
- Wehmütig	Helleb., Magn-m.
- Weichherzig	Ac-nitr., Puls.
- Weinen mit	Ign.
- Weinerlich	Ac-ph., Cimic., Cin., Graph., Hyper., Ipec., Kali-s., Lith., Magn-m., Mez., Nat-m., Nicc., Nux-m., Puls., Senec., Stann.
- Witzelsüchtig	Aran-d.
- Wortkarg	Cupr.
- Wütend	Ac-nitr., Agar., Canth., Hep.
- Zaghaft	Chin.
- Zänkisch	Dulc.
- Zerschlagen	Bellis., Eupat.
- Zerstreut	Lac-c., Olnd.
- Zierend	Arist.
- Zittrig	Alum., Arg-nitr., Gels.
- Zornig	Ac-nitr., Anac., Arn., Bry., Led., Merc-sol., Nicc., Ran-b., Staph., Stront., Tarant., Ther.
- Zurückgezogen	Ac-benz., Ac-m.
- Zurückhaltend	Arist.

- Abendmensch	Magn-c., Sep., Valer.
- Abgemagerter	Abies., Ac-sulf., Arg-nitr., Caust., Cimic., Jod., Kali-bi., Nat-m., Sec., Sel.
- Abgenützter	Crat.
- Abgespannter	Caust., Kali-c., Nat-m., Sel.
- Abgestumpfter	Cedr.
- Ablehnender	Cic.
- Aggressiver	Cann-ind.
- Anämischer	Ferr., Ferr-ph., Helon., Kali-c., Kali-nitr., Senec.
- Angespannter	Hirud.
- Ängstlicher	Ars., Atrop-s., Bism., Canth., Cedr., Hep., Jod., Kali-bi., Kali-c., Kali-nitr., Kali-ph. Kalm., Lach., Lyc., Merc-sol., Mosch., Puls., Sabal., Sec., Sil., Stann., Stram.
- Antriebsloser	Tarax.
- Apathischer	Berb., Card., Mandr e rad., Nat-c., Sap.
- Apoplektischer	Aur.
- Appetitloser	Abies., Sil.
- Arbeitunlustiger	Ac-picr., Hirud., Kali-bi., Lauroc., Mandr e rad.
- Ärgerlicher	Cham., Kalm., Lauroc., Nat-m., Sulf.
- Argwöhnischer	Guaj.
- Aristokratischer	Ars.
- Arroganter	Plat.
- Asthenischer	Calc-ph., Nat-m., Phos., Sil.
- Aufbrausender	Arg-nitr., Nat-m., Nux-v., Staph., Stram., Sulf.
- Aufdringlicher	Croc.
- Aufgeregter	Canth., Tarant.
- Aufgeschwemmter	Thuj.
- Aufgezogen, wie	Kali-j.
- Auftreten, mit selbstbewußtem	Ars.
- Augenschatten, mit dunklen	Lyc.
- Ausgelassen und heiter erst, dann betrübt und traurig	Plat.
- Äußeres, achtet sehr auf sein	Ars.
- Aussehen mit gealtertem	Ac-nitr., Arg-nitr., Sil.
- Bedrückter	Hirud., Plat.
- Begeisterter	Phos.
- Begreift schwer	Nat-c.
- Beleidigter, leicht	Anac., Nat-m., Petr., Phos., Sars., Staph.
- Benehmen, mit diskretem	Sep.
- Beschwingter, anfangs	Hirud.

- Besorgter	Ac-succ., Lues.
- Betet ständig	Stram.
- Bewegung, ist dauernd in	Kali-j., Tarant.
- Blasser	Abies., Caust., Ferr., Graph., Nat-m., Sec., Staph., Strych.
- Blauäugiger	Puls.
- Blonder	Calc-c., Ferr., Hep., Kali-bi., Merc-sol., Phos., Puls.
- Blutreicher	Arn.
- Boshafter	Cham.
- Brünetter	Ac-nitr.
- Depressiver	Agn., Cimic., Con., Dros., Helon., Hirud., Ign., Iris., Kali-c., Kali-ph., Kali-s., Lach., Lil., Lyc., Mandr e rad., Med., Nat-c., Nat-m., Nat-s., Op., Phos., Puls., Rhod., Rauw., Sel., Sil. Sulf., Tarax., Thea., Verat., Zinc.
- Deprimierter	Cact., Psor., Rad., Sap.
- Devoter	Stram.
- Dicker	Calc-c.
- Dreister	Agar.
- Dunkelhaariger	Calc-ph., Ign., Plat.
- Dysplastischer	Bari-c., Calc-c., Hep., Kali-c., Thuj.
- Egoistischer	Aur., Sulf.
- Egozentrischer	Sulf.
- Eifersüchtiger	Apis., Hyosc., Lach., Lil.
- Eigensinniger	Bufo., Cin., Con., Croc., Spig.
- Einsamer	Ac-acet.
- Einsilbiger	Cact.
- Eitler	Pall.
- Eklig sich gebärdender	Arn.
- Elendig aussehender	Sec.
- Emotiver	Sumb.
- Enthemmter	Cann-ind.
- Entschlußschwacher	Puls.
- Enttäuschter, schnell	Phos.
- Ereifernder	Staph.
- Erfolgssüchtiger	Aur.
- Erkältlicher, leicht	Calc-c., Graph., Hep., Kali-c., Merc-sol., Sil.
- Erlahmung, mit körperlicher	Kali-nitr.
- Ernster	Stram.

- Erregter	Agar., Arg-nitr., Camph., Cimic., Coff., Croc., Ferr., Ign., Lach., Lachn., Mosch., Sil., Spig., Tarant.
- Erschöpfter	Ambr., Apoc., Helon., Iris., Kali-bi., Kali-ph., Lach., Magn-c., Mosch., Phos., Sel., Stann., Spong.
- Euphorischer	Lauroc., Op.
- Exaltierter	Cann-ind.
- Fauler	Sulf.
- Feiger	Ars.
- Fettleibiger	Amm-c., Cimic., Graph.
- Fluchender	Ac-nitr.
- Frauen: aufreizende, eckige, fette, magere	Cimic.
- Fröstelnder	Graph., Hep., Kali-c., Psor., Puls., Sep., Sil., Tarant., Thuj., Zinc.
- Furchtsamer	Ac-nitr., Ars., Kali-nitr., Nat-m., Phos., Spig.
- Gähnender	Ign.
- Gasen, voll von	Lyc.
- Gedächtnisschwäche mit	Hirud., Kali-br., Olnd., Staph., Sulf., Zinc.
- Gedankenloser	Ac-picr., Guaj.
- Gedrückter	Dig., Ferr., Kali-bi., Lath.,
- Gedunsener	Bari-c., Calc-c., Caps., Cimic., Graph., Hep., Kali-c., Lach., Thuj.
- Gefühlskalter	Plat., Sep.
- Gefühlsvoller	Puls.
- Gehässiger	Carc., Card., Cic.
- Gehemmter	Ac-succ.
- Geitig lebhafter	Jod.
- Geiziger	Ars., Lyc.
- Geldgieriger	Aur.
- Geltungsbedürftiger	Pall.
- Genußspecht, alter	Con.
- Gereizter	Beryl., Carc., Card., Cham., Iris., Jod., Kali-bi., Kali-j., Kalm., Lath., Lauroc., Nat-m., Staph.
- Geschäftsmann mit falscher Lebensweise	Nux-v.
- Geschwächter	Cocc., Helon., Hep., Kali-br.
- Geschwätziger	Hyosc., Lach., Lachn., Meph.
- Gesellschaftsmensch	Ars.
- Gesicht, mit rotem	Aur.
- Gesichtsausdruck, mit ängstlichem	Strych.

- Gesichtsfarbe, mit brünetter	Sep.
- Gewalttätiger	Hyosc., Merc-sol.
- Gichtisch-rheumatischer	Ant-c.
- Gleichgültiger	Agn., Ambr., Cic., Sep.
- Grinsender	Agar.
- Großgewachsener	Calc-ph., Phos.
- Größenwahnsinniger	Plat.
- Hagerer	Ac-nitr., Alum., Arg-nitr., Ars., Carb-v., Ferr., Ign., Jod., Lyc., Magn-c., Magn-m., Magn-ph., Magn-s., Nux-v., Plat., Sec., Sep., Sulf.
- Hartköpfiger	Ac-nitr., Lyc.
- Hartnäckiger	Carc., Sil.
- Hassender	Lach.
- Hastiger	Ambr., Alum., Aran-d., Aran-ix., Stram.
- Haut, mit sukkulenter	Merc-sol.
- Heftiger	Stram., Thuj.
- Heilhaut, mit schlechter	Hep.
- Heiterer	Plat.
- Hellhäutiger	Puls.
- Heruntergekommener	Ac-sulf., Helon.
- Herrischer	Lyc.
- Hochfahrender	Plat.
- Hochgeschossener	Jugl-reg., Phos.
- Hoffnungsloser	Apoc., Psor.
- Hohläugiger	Staph.
- Hyperthyreotischer	Magn-c.
- Hypochondrischer	Agn., Alum., Card., Coff., Con., Kali-ph., Lath., Lyc., Nux-v., Puls., Sabad., Staph., Stram.
- Hysterischer	Cimic., Croc., Helon., Ign., Kali-ph., Mosch., Nux-m., Plat., Poth., Sabad.
- Ideen, mit fixen	Sil., Thuj.
- Ikterischer	Magn-m.
- Indifferenter	Sep.
- Intoleranter	Carb-s.
- Jammernder	Cin.
- Kälteempfindlicher	Aral., Calc-sil.
- Kindischer	Bari-c., Con.
- Klebriger	Carc.
- Kleinlicher	Ars., Hep., Lyc.
- Kleinmütiger	Ars., Lyc.
- Konzentrationsschwacher	Hirud., Mandr e rad., Rauw.
- Körperlich schwacher	Calc-ph.

- Korpulenter	Ant-c., Aur., Calc-c., Graph., Merc-sol., Puls.
- Kraftloser	Ac-nitr., Sel.
- Kränklicher	Helon.
- Langsamer	Calc-c.
- Langweiliger	Plat.
- Läppischer	Con.
- Launenhafter	Cham., Cin., Ign., Puls., Sep.
- Lebensüberdrüssiger	Phyt.
- Lebhafter	Nux-v., Op.
- Leidend aussehender	Carc.
- Leistungsunfähiger	Sil.
- Leptosomer	Calc-ph., Phos.
- Liederlicher	Stram.
- Liegen will ständig	Kali-bi., Stann.
- Lufthungriger	Carb-v.
- Lüsterner	Sil.
- Lustloser	Ac-picr., Ac-sulf., Crat.
- Lymphatischer	Hep.
- Machthungriger	Aur., Lach.
- Magerer	Alum., Ambr., Ars., Calc-ph., Ferr., Heder., Lach., Nux-v.
- Marantischer	Sec.
- Matter	Amm-c., Apoc., Beryl., Kali-ph., Nat-m., Nux-m., Petr.
- Melancholischer	Kali-bi., Kali-br., Kali-j., Kali-ph., Nat-s., Sec.
- Menschenscheuer	Ambr., Bari-c., Con., Kali-bi., Staph., Stann., Tarant.
- Mißlaunischer	Cact., Card., Ipec., Lachn., Magn-c., Nat-s., Sars., Staph.
- Mißmutiger	Card., Cauloph., Cin., Ferr., Lyc., Magn-c., Nat-s.
- Mißtrauischer	Bari-c., Cic., Hyosc., Lach., Lyc.
- Mitleidiger	Caust.
- Müder	Ambr., Apoc., Beryl., Caust., Cedr., Coff., Hirud., Kali-c., Kali-j., Lachn., Nat-m., Nux-m., Petr., Rad., Sel.
- Mürrischer	Calend., Caps., Cham., Cin., Pulx., Sulf., Zinc.
- Muskulöser	Arn.
- Mutloser	Guaj., Jod., Lath., Sil., Stann.
- Mutwilliger	Cann-ind.
- Nachgiebiger	Puls.

- Nachlässiger	Tell.
- Naschhafter	Magn-m.
- Nasensattel, mit gelbem	Sep.
- Nervöser	Agn., Ambr., Apoc., Arum., Camph., Carc., Cham., Cin., Coff., Ferr-ph., Hirud., Iris., Jod., Kali-bi., Kali-br., Kali-j., Kali-ph., Kalm., Lachn., Lath., Lauroc., Magn-c., Nat-m., Nux-m., Nux-v., Phos., Sil., Tarant.
- Neuropathischer	Mosch.
- Neurotischer	Arg-nitr., Croc.
- Niedergeschlagener	Apoc., Caust., Cedr., Dros., Graph., Iris., Nat-m.
- Nörgelnder	Lyc., Nux-v., Sulf.
- Oberkörper, mit abgemagertem	Lyc.
- Pastös-lymphatischer	Calc-c.
- Pastöser	Hep., Lach.
- Pessimistischer	Nat-m., Sulf.
- Phlegmatischer	Calc-c., Graph., Lach.
- Plethorischer	Graph.
- Plumper	Caps., Graph.
- Pyknischer	Aur., Calc-c., Graph.
- Querulant	Hep., Hyosc.
- Rachsüchtiger	Ac-nitr.
- Rasender	Tarant.
- Rastloser	Carc.
- Ratloser	Carc., Zinc.
- Rauschgiftsüchtiger	Ac-sulf., Cann-ind., Op.
- Redeunlustiger	Lauroc.
- Redseeliger	Aran-d., Hyosc., Lauroc., Stram., Verat.
- Reizbarer	Agar., Atrop-s., Aur., Cimic., Cin., Coff., Ferr., Helon., Hirud., Ign., Ipec., Jod., Kali-c., Kali-ph., Lyc., Mandr e rad., Nux-v., Ol-an., Phos., Phyt., Petr., Rad., Sep., Sil., Strych., Sulf., Tarax., Valer.
- Rücksichtsloser	Sulf.
- Ruheloser	Arg-nitr., Cham., Kali-br., Rhod.
- Scharfsinniger	Lyc.
- Schlaffer	Amm-c., Amm-m., Ant-c., Hep., Nicc.
- Schläfriger	Apoc., Hirud., Mandr e rad., Nux-m.
- Schlanker	Ars., Phos.
- Schlapper	Cad., Vacc.
- Schmerzempfindlicher	Kalm.
- Schönheit, schlanke	Sep.

- Schreckhafter	Kali-c., Kali-nitr., Mosch., Phos., Sabad., Sil.
- Schüchterner	Ac-succ., Bari-c., Jugl-reg., Puls., Sabad.
- Schwacher	Alum., Ambr., Carb-an., Coff., Ferr., Gins., Heder., Hyper.
- Schwachsinniger	Bufo.
- Schwermütiger	Aur.
- Selbstbewußter	Sulf.
- Sensibler	Ferr-ph., Hep., Lyc., Phos., Sil.
- Sensitiver	Phos.
- Sentimentaler	Ant-c.
- Seufzender	Ign.
- Sexualneurotischer	Sel.
- Sinnierender	Guaj.
- Sonderbarer	Con.
- Sorgenvoller	Graph.
- Sprunghafter	Jod.
- Starrer	Guaj.
- Stimmung, mit wechselnder	Ign., Magn-c., Staph., Tarant., Valer.
- Stolzer	Plat.
- Streitsüchtiger	Anac., Hirud., Ign., Nux-v., Senec., Seneg.
- Stubenhocker	Ars.
- Stumpfsinniger	Calc-c., Caps., Carb-v., Guaj., Helleb., Hyosc., Nux-m., Verat., Zinc.
- Stupider	Lachn.
- Suchtgiftiger	Hyosc.
- Suppenkasper	Ac-ph., Calc-ph.
- Taktloser	Phyt.
- Teilnahmsloser	Ac-ph., Chin., Chion.
- Tobsüchtiger	Sec., Stram.
- Träger	Ant-c., Calc-c., Graph., Jugl-reg.
- Trauriger	Graph., Lauroc., Nat-m., Ol-an., Plat., Psor., Sel., Viol-t.
- Trockener	Beryl., Lyc., Sec.
- Trostloser	Psor.
- Tuberkulöser	Ac-nitr., Kali-j.
- Übelnehmender	Ars.
- Überarbeiteter	Helon., Nux-v., Pass.
- Überempfindlicher	Aur., Cham., Ferr., Hep., Nat-m., Sars., Sil.
- Überheblicher	Agn., Plat.
- Übermüdeter	Iris.
- Überreizter	Croc., Magn-c.

- Überspannter	Iris.
- Unberechenbarer	Anac.
- Umbesinnlicher	Cann-ind.
- Ungeduldiger	Acon., Apoc., Bufo., Cham., Cin., Coloc., Kalm., Thuj.
- Ungeliebter	Ac-sulf.
- Ungeschickter	Agar., Apis., Bov., Caps., Ipec.
- Uninteressierter	Plat.
- Unkonzentrierter	Ac-sal., Aran-d.
- Unlustiger	Card.
- Unmanierlicher	Bufo., Cann-ind., Croc.
- Unnahbarer	Sep.
- Unordentlicher	Ant-c., Stram., Sulf.
- Unruhiger	Ambr., Aran-d., Arum., Canth., Carc., Cedr., Coff., Conv., Hirud., Jod., Kres., Lath., Magn-c., Merc-sol., Phos., Phyt., Rhs-t., Sabad., Tarant., Visc.
- Unsteter	Poth.
- Untersetzter	Calc-c.
- Unzüchtiger	Hyosc., Stram.
- Unzufriedener	Bism., Tab.
- Verbrauchter	Ac-sulf., Sep.
- Verdrießlicher	Ant-c., Bari-c., Con., Kali-ph., Kalm., Nat-m., Petr., Pulx., Viol-t., Visc.
- Vergeßlicher	Ambr., Bari-c., Cann-ind., Card., Cocc., Glon., Guaj., Jod., Lac-c., Petr., Sec., Tab. Tell., Vacc.
- Verliebter	Cann-ind.
- Verrückter	Cann-ind.
- Verschlossener	Nat-m., Sars., Zinc.
- Verstimmter	Kali-ph.
- Verwahrloster	Ac-sulf.
- Verzagter	Card., Kali-c., Lac-c., Lues., Myric., Puls., Sars., Senec., Stann., Sulf., Tub.
- Verzweifelter	Ac-nitr., Ambr., Apoc., Cad., Lath., Lauroc., Lues., Verat.
- Vielgeschäftiger	Lach.
- Vornübergebeugter	Phos., Sulf.
- Wärmebedürftiger	Kali-c.
- Wasserscheuer	Hydroph.
- Weicher	Puls.
- Weinerlicher	Cedr., Ign., Kali-c., Kali-ph. Kali-s., Lil., Nat-m., Puls., Senec.
- Welker	Lyc.

- Wetterfühliger	Alum., Rhod., Thuj.
- Widerspruch verträgt nicht	Helon., Ign., Nat-m., Nux-v.
- Widerspruchsgeist	Ant-c., Nat-m.
- Widerstrebender	Cin.
- Willensschwacher	Ac-picr., Sec.
- Witzelsüchtiger	Aran-d.
- Zaghafter	Kali-ph.
- Zappeliger	Phos.
- Zartgliedriger	Calc-ph., Phos.
- Zerfahrener	Ambr., Aven.
- Zerstörender	Carc., Tarant.
- Zerstreuter	Aran-ix., Nux-m., Olnd., Petr., Sec., Senec.
- Zittriger	Coff.
- Zorniger	Ac-nitr., Carc., Kali-j., Magn-c.
- Zugluftempfindlicher	Hep.

- Alkohol	Ac-benz., Calc-ph., Chin., Coff., Con., Glon., Naja., Rhod.
- Äpfeln	Bellis., Bor.
- Bier	Bell., Clem., Ferr-ph.
- Birnen	Bor.
- Bratkartoffeln	Cob.
- Eiern	Arist.
- Enge	Apis.
- Fett	Ac-nitr., Card., Magn-m., Mandr e rad., Thuj.
- Fleisch	Kali-c., Zinc.
- Früchten	Rhod.
- Genußgiften	Mandr e rad.
- Getränken,	
kalten	Calc-ph., Rhod.
kohlensäurehaltigen	Clem.
warmen	Ambr.
- Hammelfleisch	Bor.
- Kaffee	Ac-benz., Ac-ox., Bell., Calc-ph., Chin., Coff., Ferr-ph., Mandr., Stront.
- Kalbfleisch	Kali-nitr.
- Milch	Ac-nitr., Arist., Arn., Bell., Calc-c., Calc-ph., Kali-c., Magn-m., Sep.
warmer	Ambr.
- Nikotin	Coff.
- Nüssen	Arist.
- Obst	Magn-m.
- Schokolade	Ac-ox.
- Schweinefleisch	Ant-c.
- Speisen	Tab.
blähenden	Clem.
fetten	Arist., Card.
gekochten	Zinc.
- Süßigkeiten	Ac-benz., Ac-fl., Chin., Zinc.
- Süßspeisen	Mandr e rad.
- Tabakrauch	Ferr-ph.
- Tee	Bell., Coff.
- Wasser	Rhod.
- Wärme	Apis.
- Wein	Ac-benz., Ac-ox., Ant-c., Bell., Gels., Magn-m., Naja., Stront.
saurem	Ferr-ph.
- Weindunst	Tab.
- Weißwein	Zinc.

- Zigaretten   Magn-m.
- Zucker   Ac-ox., Zinc.
- Zwiebeln   Thuj.

- Abkühlung, innerer	Graph.
- Abneigung wechselt mit	Rheum.
- Alkohol	Abrot., Ac-m., Ac-sulf., Acon., Agn., Ars., Asar., Aur., Bry., Bufo., Calc-c., Chin., Coca., Crot., Hep., Kali-br., Kreos., Lach., Led., Lues., Magn-c., Nux-v., Phos., Puls., Sel., Sep., Spig., Staph., Sulf., Syph., Tab., Tub.
- Äpfeln	Aloe., Guaj., Tell., Thea.
- Arbeit	Agar.
- Atemzügen, tiefen	Chelid.
- Aufzustoßen	Ac-lac.
- Austern	Apis., Brom., Bry., Calc., Lach., Lyc., Nat-m., Rhs-t.
- Beine zu kreuzen	Murx.
- Bettflasche an den Füßen zu haben	Sil.
- Bewegung	Kali-br., Puls.
- Bier	Ac-ph., Aloe., Arum., Caust., Cocc., Coloc., Graph., Merc-sol., Mez., Nux-v., Op., Puls., Stront.
kaltem	Med., Merc-sol.
- Branntwein	Acon., Olnd., Ther.
- Bratkartoffeln	Cob., Olnd.
- Brot	Abrot., Aloe., Amm-c., Ars., Aur., Bari-c., Bell., Cin., Coloc., Con., Ferr-ph., Grat., Helleb., Hydrast., Ign., Magn-c., Merc-sol., Nat-c., Nat-m., Op., Plb., Puls., Sec., Sil., Staph., Stront., Sumb.
in Milch	Abrot.
- Butter	All-s., Merc-sol.
- Buttermilch, gesüßter	Elaps.
- Dehnen sich zu	Vacc.
- Dingen, und wirft sie weg	Cham., Cin.
- Eiern	Calc-c., Calc-ph., Hydrast., Nat-ph., Ol-an.
- Eis (creme)	Calc-c., Elaps., Eupat-perf., Med., Merc-sol., Nat-s., Phos., Puls., Tub., Verat.
- Eingpökeltem	Ant-c.
- Entblößen sich zu	Sulf.
- Erde	Ac-nitr., Calc-c.

- Erfrischungen	Ac-fl., Ac-ph., Aloe., Ars., Calc-c., Carb-an., Caust., Chin., Cist., Cocc., Nat-ars Phos., Puls., Rheum., Sabad., Sang., Sars., Thuj., Tub., Valer., Verat.
- Essen	Jod., Mygal., Olnd., Psor., Ther.
- Essig	Aloe., Apis., Arn., Ars., Bellis., Chelid., Hep., Kali-ph., Sep., Sulf.
- Fett	Ac-nitr., Ars., Hep., Nux-v., Sulf.
- Fisch	Nat-m., Nat-ph., Phos.
- Fleisch	Abies., Aloe., Aur., Canth., Cycl., Ferr., Ferr-ph., Graph., Helleb., Jod., Kreos., Lil., Magn-c., Mandr., Meny., Merc-sol., Mez., Nat-m., Sabad., Sulf., Tub.
fettem	Carc.
geräuchertem	Calc-ph., Caust., Sil., Tub.
- Fluchen	Tub.
- Flüssigkeit	Bapt.
- Frischem	Ac-ph.
- Früchten	Ac-ph., Aloe., Carc., Lith., Magn-c., Ther., Verat.
- Gähnen	Quas.
- Gebäck	Bufo., Calc-c., Chin., Magn-c., Plb.
- Gebackenem	Plb.
- Gemüse	Ac-ph., Alum., Ars., Calc-c., Carb-v., Cham., Magn-c., Magn-m.
- Geräuchertem	Calc-ph., Caust., Kreos., Tub.
- Gesellschaft	Calc-ars., Bism., Rad., Stram.
- Getränken, anregenden	Puls.
bitteren	Acon., Dig., Nat-m., Tereb.
erfrischenden	Ac-fl., Phos., Puls.
geistigen	Sulf.
heißen	Chelid.

- Getränken, kalten	Ac-fl., Acon., Agar., Ail., Alum., Amm-c., Ang., Ant-t., Arg-nitr., Arn., Ars., Asa., Aur., Bell., Bism., Bov., Bry., Calc-c., Cann-ind., Caps., Carb-v., Caust., Cham., Chelid., Chin., Cimic., Cocc., Cocc-c., Colch., Croc., Cupr., Dig., Dulc., Echin., Eupat-perf., Glon., Graph., Helleb., Kali-ph., Led., Lyc., Lycop., Magn-c., Merc-sol., Nat-c., Nux-v., Olnd., Phos., Plat., Plb., Podo., Psor., Puls., Rhs-t., Ruta., Sabad., Sec., Sep., Spong., Sulf., Tarant., Thuj., Verat., Zinc.
reizenden	Agn.
sauren	Bor., Cham., Thea., Ther.
warmen	Ang., Ars., Bell., Bry., Calad., Carb-v., Cedr., Cepa., Chelid., Cupr., Dros., Eupat-perf., Graph., Hydrast., Hyper., Kali-ars., Kreos., Lac-c., Lyc., Merc-sol., Sabad., Sulf.
- Gewürztem	Chin., Hep., Lac-c., Nux-v., Phos., Puls., Sang., Sep., Sulf., Tarant.
- Gurken	Abies., Ant-c., Verat.
- Hände ständig zu waschen	Syph.
- Hering	Ac-nitr., Puls.
- Honig	Sabad.
- Hüllen, warme am Kopf	Sil.
- Kaffee	Abrot., Ac-form., Ac-sulf., Alum., Ang., Arg., Arg-nitr., Ars., Aur., Bry., Bufo., Calc-ph., Caps., Carb-v., Cham., Chelid., Chin., Con., Lach., Lob., Magn-c., Mez., Mosch., Nat-m., Nux-v., Sel., Sulf.
kaltem	Ac-fl.
- Kalk	Ac-nitr., Alum., Calc-c., Calc-ph., Cic., Ferr-ph., Nat-m., Nux-v., Tarant.
- Kartoffeln	Coloc., Nat-c., Ol-an.
- Käse	Arg-nitr., Aster., Cist., Ign. Magn-c., Mandr., Mosch., Puls.
- Kieferzusammenbeißen	Podo.
- Kleidung,	
leichter	Puls.
warmer	Alum., Sil.
- Kohle	Ac-nitr., Alum., Calc-c., Cic., Con., Nux-v.
- Kreide	Alum.

- Kuchen   Magn-m.
- kühlenden Dingen   Apis.
- Lagewechsel, konstantem   Rhs-t.
- Leber, die zu reiben   Podo.
- Leckereien   Ipec.
- Licht   Stram.
- Limonaden   Ac-nitr., Bell., Calc-c., Cycl., Eupat-perf., Jatr., Puls., Sabad., Sec., Sulf-j.

  kalten   Dulc., Thea.
  warmen   Cepa.
- Luft, frischer   Carb-v., Puls., Sulf.
- Mauer   Calc-c.
- Merkwürdigen Dingen   Bry., Calc-c., Chelid., Cycl., Hep., Magn-c., Manc.

- Milch   Abrot., Ac-ph., Anac., Apis., Ars., Aur., Bor., Bry., Carc., Chelid., Elaps., Ferr-ph., Kali-j., Lac-c., Magn-c., Mang., Merc-sol., Nat-m., Nux-v., Rhs-t., Sabad., Sil., Staph., Stront., Sulf., Tub.

  kalter   Med., Merc-sol., Tub.
- Mineralwasser   Ac-fl.
- Musik   Carc.
- Nase zu schneutzen, ohne das Sekret kommt   Stict.
- Nikotin   Ac-sulf., Bufo., Caps.
- Obst   Ac-ph., Aloe., Alum., Ant-t., Ars., Calc-s., Carb-v., Chin., Cist., Hep., Ign., Lach., Magn-c., Merc-sol., Nat-m., Med., Puls., Sulf., Tell., Ther., Thuj., Verat.

- Ofenwärme   Alum.
- Onanie   Staph.
- Pfeffer   Lac-c.
- Pikantem   Ac-picr., Ac-succ., Calc-ph., Magn-c., Mandr., Nat-m., Sang.
- Pudding   Sabad.
- Rauschgift   Bufo.
- Recken, sich zu   Ac-form., Vacc.
- Reis   Alum., Ther.
- Reizmitteln   Ac-form., Ac-m., Ac-sulf., Caps., Hep., Staph.
- Roggenbrot   Ign.
- Rohem   Ail., Calc-c., Sil., Sulf., Tarant., Uran.
- Ruhe   Gels.
- Säften, kalten   Verat.

- Saftigem	Ac-ph., Aloe., Nat-ars., Puls., Sabad., Sars., Verat.
- Salaten	Elaps.
- Salzigem	Ac-nitr., Aloe., Arg-nitr., Calc-c., Calc-fl., Calc-ph., Carb-v., Carc., Caust., Cocc., Con., Lac-c., Manc., Med., Merc-sol., Nat-m., Phos., Plb., Sang., Sel., Sulf., Tarant., Thuj., Tub., Verat.
- Sardinen	Cycl., Verat.
- Saugen (Kinder der)	Calc-ph.
- Sauerkraut	Carb-v., Cham.
- Saurem	Ac-fl., Ac-picr., Ac-succ., Alum., Amm-c., Amm-m., Ant-c., Ant-t., Apis., Arg-nitr., Arn., Ars., Bellis., Bor., Brom., Bry., Calc-ph., Carb-v., Cean., Cepa., Cham., Chelid., Chin., Cist., Con., Corall., Cupr., Elaps., Ferr., Hep., Ign., Kali-ars., Kali-c., Kreos., Lach., Magn-c., Med., Merc-sol., Nat-m., Phos., Plb., Podo., Psor., Puls., Rhs-t., Sabad., Sabin., Scil., Sec., Sep., Stram., Sulf., Tart-emet., Thea., Ther., Thuj., Verat.
- Säuren	Ac-nitr.
- Scharfem	Ac-fl., Ars., Aster., Cist., Hep., Lac-c., Nat-ph., Sang.
- Schiefer	Alum.
- Schinken	Calc-ph., Mez.
- Schlucken, ständigem	Merc-sol.
- Schnee	Crot.
- Schnupftabak	Bell.
- Senf	Ars., Cocc., Colch., Hep., Mez., Millef., Nicc.
- Sexuellen Exzessen	Staph.
- Speck	Calc-ph., Mez., Tub.
- Speisen,	
fetten	Ac-nitr., Mez., Nux-v.
flüssigen	Ang., Bell., Bry., Calc-ars., Ferr., Med., Merc-sol., Staph., Sulf., Verat.
heißen	Chelid.
kalten	Amm-c., Ant-t., Cupr., Kali-s., Lyc., Merc-sol., Nat-m., Phos., Puls., Sil., Thuj., Verat., Zinc.
stark gewürzten	Hep., Nat-m., Phos.

- Speisen, warmen	Ang., Ars., Chelid., Cocc., Cupr., Cycl., Ferr., Lyc., Sabal., Sil.
- Stärke	Ac-nitr., Alum., Calc-c., Cic., Nat-m., Nux-v., Sabad., Sumb.
- Strecken, sich zu	Ac-form., Vacc.
- Suppen	Staph.
- Süßem	Calc-fl., Kali-c., Lyc., Merc-sol.
- Süßigkeiten	Ac-sulf., Amm-c., Aran-d., Arg-nitr., Ars., Bari-c., Bry., Bufo., Calc-c., Carb-v., Chin., Elaps., Ipec., Kali-c., Lyc., Magn-c., Magn-m., Mandr., Med., Merc-sol., Nat-c., Nat-m., Nux-v., Op., Petr., Plb., Rheum., Rhs-t., Sabad., Sec., Sep., Sil., Sulf., Tub., Zinc.
- Tabak	Ac-ox., Bell., Calad., Glon., Kreos., Nat-c., Nux-v., Plat., Plb., Staph., Sulf., Tab., Ther., Thuj.
- Tee	Abrot., Alum., Aster., Bry., Bufo., Calc-s., Hep., Hydrast., Mez.
kaltem	Ac-fl., Bry.
- Tomaten	Ferr.
- Trinken	Crot., Hep., Jod., Lyc., Naja., Psor., Ther.
schluckweisem	Kali-nitr.
- Trockenem	Alum.
- Tun, etwas zu	Kali-br.
- Tummeln, sich zu	Ac-fl.
- Unverdaulichem	Alum., Bell., Bry., Calc-c., Calc-ph., Cycl.
- Vielem	Cin., Ign., Kreos., Phos.
- Verschiedenem	Ign.
- Wärme	Alum.
- Wasser	Bry., Cann-ind., Cean., Graph., Phos., Sulf.
eiskaltem	Acon., Onos.
kaltem	Alum., Bapt., Bell., Bellis., Bry., Bufo., Carb-v., Cham., Cimic., Coff., Dulc., Eupat-perf., Glon., Graph., Lyc., Onos., Tab., Thuj., Verat.
- Wein	Ac-form., Acon., Arum., Aur., Bry., Calc-c., Hep., Hyper., Lach., Led., Mez., Nux-v., Phos., Sep., Sil., Staph., Ther.
saurem	Hep.
- Weinen zu	Lil., Med.

- Weiß nicht wonach	Bry., Cham., Chin., Ign., Ipec., Lach., Magn-c., Puls., Sang., Sil., Ther.
- Wechsel, ständigem	Ign.
- Whisky	Thea.
- Wurstwaren	Bellis., Sil.
geräucherten	Tub.
scharfen	Calc-ph., Caust., Sil., Tub.
- Zigaretten	Aran-d.
- Zitronen	Ars., Bell., Sabal., Thea., Verat.
- Zitronensaft	Thea.
- Zitronenwasser	Calc-ph.
- Zunge die herauszustecken	Cist.
- Zwiebeln	Bellis., Cepa.

HOMÖOPATHISCHE ARZNEIMITTEL UND IHRE ABKÜRZUNGEN

Aals.	Serum anguillae	Aalserum
Abies-c.	Abies canadensis	Canad. Schwarzfichte
Abies-n.	Abies nigra	Amerikanische Schwarzfichte
Abrot.	Abrotanum	Eberraute
Abs.	Absinthum	Wermut
Aca.	Acalypha indica	Brennkraut
Ac-acet.	Acidum aceticum	Essigsäure
Ac-benz.	Acidum benzoicum	Benzoesäure
Ac-carb.	Acidum carbolicum	Karbolsäure
Ac-fl.	Acidum fluoricum	Flußsäure
Ac-form.	Acidum formicicum	Ameisensäure
Ac-hydroc.	Acidum hydrocyanicum	Wäßrige Blausäure
Ac-hydrof.	Acidum hydrofluoricum	Wäßrige Flußsäure
Ac-lac.	Acidum lacticum	Milchsäure
Ac-m.	Acidum muriaticum	Salzsäure
Ac-nitr.	Acidum nitricum	Salpetersäure
Ac-ox.	Acidum oxalicum	Oxalsäure
Ac-ph.	Acidum phosphoricum	Phosphorsäure
Ac-picr.	Acidum picrinicum	Pikrinsäure
Ac-sal.	Acidum salicylicum	Salicylsäure
Ac-succ.	Acidum succinicum	Bernsteinsäure
Ac-sulf.	Acidum sulfuricum	Schwefelsäure
Acon.	Aconitum	Sturmhut, blauer Eisenhut
Act.	Actaea	Christophskraut
Adlum	Adlumia	Erdrauch
Adon.	Adonis vernalis	Adonisröschen
Aesc.	Aesculus	Roßkastanie
Aeth.	Aethiops antimonialis	Spießglanzmohr
Aethus.	Aethusa cynapium L.	Hundspetersilie
Agar.	Agaricus muscarius	Fliegenpilz
Agn.	Agnus castus	Mönchspfeffer
Ail.	Ailanthus glandulosa	Götterbaum
Alet.	Aletris farinosa	Sternwurzel
All-s.	Allium sativum	Knoblauch
Aloe.	Aloe socotrina	Aloe
Alum.	Alumina	Tonerde
Ambr.	Ambra	Pottwal
Ammi.	Ammi visnaga	Zahnstocher-Ammei
Amm-br.	Ammonium bromatum	Ammoniumbromid
Amm-c.	Ammonium carbonicum	Ammoniak
Amm-j.	Ammonium jodatum	Ammoniumjodid

Amm-m.	Ammonium muraticum	Ammoniumchlorid
Anac.	Anacardium	Malakkanuß
Anhal.	Anhalonium	Peyotl
Ang.	Angustura vera	Rutaceae
Anthr.	Anthracinum	
Ant-ars.	Antimonium arsenicum	Arsenicsaures Antimon
Ant-c.	Antimonium crudum	Schwarzer Spießglanz
Ant-s.	Antimonium sulfuratum	Goldschwefel
Ant-t.	Antimonium tartaricum	Brechweinstein
Apis.	Apis millifica L.	Honigbiene
Apoc.	Apocynum	Hanf
Apom.	Apomorphinum hydrochloricum	Apomorphinhydrochlorid
Aral.	Aralia racemosa	Amerikan. Narde
Aran-d.	Aranea diadena	Kreuzspinne
Aran-ix.	Araneus ixobolus	Schwarze Nachtspinne
Arg.	Argentum metallicum	Metallisches Silber
Arg-nitr.	Argentum nitricum	Silbernitrat
Arist.	Aristolochia	Osterluzei
Arn.	Arnica	Bergwohlverlei
Ars.	Arsenicum album	Arsenige Säure
Ars-j.	Arsenum jodatum	Arsentrijodid
Art-v.	Artemisia vulgaris	
Arum.	Arum triphyllium	Zehrwurzel
Arund.	Arundo	
Asa.	Asa foetida	Stinksand
Asar.	Asarum	Haselwurz
Asclep.	Asclepias tuberosa	Knollige Seidenplanze
Aster.	Asterias rubens	
Atrop-s.	Atropinum sulfuricum	Atropinsulfat
Aur.	Aurum metallicum	Gold
Aur-m.	Aurum muraticum	Goldchlorid
Aven.	Avena sativa	Hafer
Bad.	Badiga	
Bals.	Balsamum peruvianum	
Bapt.	Baptisia	Wilder Indigo
Bari-c.	Barium carbonicum	Bariumcarbonat
Bari-j.	Barium jodatum	Bariumjodid
Bari-m.	Barium muraticum	Bariumchlorid
Bell.	Belladonna	Tollkirsche
Bellis.	Bellis perennis	Gänseblümchen
Berb.	Berberis	Gemeine Berberitze
Beryl.	Beryllium metallicum	Beryllium
Bism.	Bismutum subnitricum	Basisches Wismutnitrat
Blatta.	Blatta orientales	Ind. Schwabenkäfer

Bolet.	Boletus laricis	Weißer Agaricus
Bor.	Borax	Natriumtetraborat
Both.	Bothrops lanceolatus	Gelbe Viper
Botul.	Botulinum	Fleischvergiftung
Bov.	Bovista	Staubschwamm
Brom.	Bromum	Brom
Bry.	Bryonia	Teufelsrübe
Bufo	Bufo rana	Kröte
Cact.	Cactus	Königin der Nacht
Cad.	Cadmium sulfuricum	Kadmiumsulfat
Calad.	Caladium seguinum	Schweigohr
Calc-ars.	Calcium arsenicosum	Calciumarsenit
Calc-c.	Calcium carbonicum	Austernschalenkalk
Calc-fl.	Calcium fluoratum	Calciumflorid
Calc-hyp.	Calcium hypophosphorosum	Calciumhypophosphorit
Calc-j.	Calcium jodatum	Calciumjodid
Calc-ph.	Calcium phosphoricum	Calciumhydrogenphosphat
Calc-sil.	Calcium silicata	
Calc-stib.	Calcium stibiatosulfuratum	Schmelzprodukt aus Austernschalenkalk
Calc-sulf.	Calcium sulfuricum	Gefälltes Calciumsulfat
Calend.	Calendula	Ringelblume
Camph.	Camphora	Kampfer
Cann-ind.	Cannabis indica	Haschisch
Cann-sat.	Cannabis sativa L.	Hanf
Canth.	Cantharis	Span. Fliege
Caps.	Capsicum	Paprika
Carb-an.	Carbo animalis	Tierkohle
Carb-v.	Carbo vegetabilis	Holzkohle
Carb-s.	Carboneum sulfuratum	
Carc.	Carcinosin	Karzinomnosode
Cardios.	Cardiospermum	Herzdame
Card.	Carduus marianus	Mariendistel
Cast-eq.	Castor equi	Rudimentärer Daumennagel des Pferdes
Cast.	Castoreum	Sekret im Präputialsack des Bibers
Cauloph.	Caulophyllum	Frauenwurzel
Caust.	Causticum	Ätzkalk
Cean.	Ceanothus amerikanus	Seckelblume
Cedr.	Cedron	Klapperschlangenbohne
Cepa	Allium cepa	Küchenzwiebel
Cer-ox.	Cerium oxalicum	Ceriumoxalat
Cham.	Chamomilla	Echte Kamille
Chelid.	Chelidonium majus L.	Schöllkraut
Chen-a.	Chenopodium aphis glauci	Blattlaus auf Chenopodium
Chim.	Chimaphila umbellata	Winterlieb

Chin.	China	Chinarindenbaum
Chin-ars.	Chinium arsenicosum	Chininarsenit
Chin-suf.	Chinium sulfuricum	Neutrales Chininsulfat
Chion.	Chionanthus virginica	Schneeflockenbaum
Chlol.	Chloralum	
Chlor.	Chlorum	Chlor
Cholest.	Cholesterinum	Cholesterin
Cic.	Cicuta virosa	Wasserschierling
Cimic.	Cimicifuga	Wanzenkraut
Cin.	Cina	Zitwerblüten
Cinnb.	Cinnabaris	Zinnober
Cist.	Cistus canadensis	Steinrose
Clem.	Clematis	Aufrechte Waldrebe
Cob.	Cobaltum nitricum	Cobaltnitrat
Coca	Coca	
Cocc.	Cocculus	Kockelskörner
Cocc-c.	Coccus cacti	Conchenille-Laus
Coff.	Coffea	Kaffee
Colch.	Colchicum	Herbstzeitlose
Collins.	Collinsonia canadensis	Grießwurzel
Coloc.	Colocynthis	Koloquinte
Cond.	Condurango	Geierpflanze
Con.	Conium	Gefleckter Schierling
Conv.	Convallaria	Maiglöckchen
Corall.	Corallium rubrum	Edelkoralle
Crat.	Crataegus	Weißdorn
Croc.	Crocus	Safran
Crot.	Crotalus	Klapperschlange
Croton.	Croton tiglium	Purgierkörner
Cupr.	Cuprum	Kupfer
Cupr-acet.	Cuprum aceticum	Neutrales Kupferacetat
Cupr-ars.	Cuprum-ars.	Kupferarsenit
Cur.	Curare	Pfeilgift
Cycl.	Cyclamen	Alpenveilchen
Cypr.	Cypripedium pubescens	Amerikanischer Frauenschuh
Damin.	Daminia	Turneraceae
Daph.	Daphne indica	Indischer Seidelbast
Datisc.	Datisca	Gelbhanf
Dig.	Digitalis	Roter Fingerhut
Diosc.	Dioscorea villosa	Zottige Yamswurzel
Dirc.	Dirca palustris	
Dol.	Dolichos pruriens	Juckbohne
Dros.	Drosea	Sonnentau
Dulc.	Dulcamara	Bittersüß

Echin.	Echinacea	Schmalblättrige Kegelblume
Eichh.	Eichhornia	Wasserhyazinthe
Elat.	Elaterium	Springgurke
Equis.	Equisetum hiemale	Winterschachtelhalm
Erig.	Erigeron canadensis	Dürrwurz
Espel.	Espeletia	Espeletia schultzii
Eucal.	Eucalyptus	Fieberbaum
Eupat-perf.	Eupatorium perfoliatum	Wasserhanf
Eupat-pur.	Eupatorium purpureum	Roter Wasserhanf
Euph.	Euphorbium	Harziger Saft der Euphorbia resinifera
Euphr.	Euphrasia	Augentrost

Fagop.	Fagopyrum	Buchweizen
Ferr.	Ferrum metallicum	Eisen
Ferr-ars.	Ferrum arsenicosum	Ferriarsenit
Ferr-ph.	Ferrum phosphoricum	Ferriphosphat
Ferr-picr.	Ferrum picrinicum	Ferropicrat
Flor.	Flor de Piedra	Steinblüte
Folia.	Folia uvae ursi	Bärentrauben
Form.	Formica rufa	Rote Waldameise
Frax.	Fraxinus americana	Weiße Esche
Fuc.	Fucus vesiculosus	Blasentang

Galph.	Galphimia	Galphimia glauca
Gamb.	Gambogia	
Gels.	Gelsemium	Falscher Jasmin
Gent-l.	Gentiana lutea	
Ger.	Geranium maculatum	
Gins.	Ginseng	Kraftwurzel
Glon.	Glonoinum	Nitroglycerin
Gnaph.	Gnaphalium	Wollkraut
Goss.	Gossypium herbaceum	Baumwollstaude
Graph.	Graphites	Reißblei
Grat.	Gratiola	Gottesgnadenkraut
Grind.	Grindelia	Grindeliakraut
Guaj.	Guajacum	Guajaharz

Ham.	Hamamelis	Virgin. Zaubernuß
Hapl.	Haplopappus	Haplopappus foliosus
Harp.	Harpagophytum	Teufelskralle
Heder.	Hedera helix	Efeu
Hekla.	Hekla Lava	Lava vom Heklavulkan
Helleb.	Helleborus niger	Christrose
Helod.	Heloderma	Krustenechse

Helon.	Helonias dioicia	Falsche Eichhornwurzel
Hep.	Hepar sulfuris	Kalkschwefelleber
Hirud.	Hirudo	Blutegel
Hydrast.	Hydrastis	Blutwurzel
Hydroc.	Hydrocotyle asiata	Wassernebel
Hydroph.	Hdrophobium	Lyssin
Hyosc.	Hyoscamus	Bilsenkraut
Hyper.	Hypericum	Johanniskraut
Iber.	Iberis amara	Bauernsenf
Ichth.	Ichthyolum	Ammonium sulfoichtholicum
Ign.	Ignatia	Ignatiabohne
Influ.	Influencium	Grippenosode
Ind.	Indigo	Indigo
Ipec.	Ipecuanha	Brechwurz
Irid.	Iridium	
Iris.	Iris versicolor	Buntfarbige Schwertlilie
Jab.	Jaborandi	Jaborandisstrauch
Jal.	Jalappa	
Jatr.	Jatropha	
Jod.	Jodum	Jod
Jugl-cin.	Juglans cinerea	Graue Wallnuß
Jugl-reg.	Juglans regia	Wallnußbaum
Kali-ars.	Kalium arsenicum	Kaliumarsenit
Kali-bi.	Kalium bichromicum	Kaliumbichromat
Kali-br.	Kalium bromatum	Kaliumbromid
Kali-c.	Kalium carbonicum	Kaliumkarbonat
Kali-m.	Kalium muraticum	Kaliumchlorid
Kali-j.	Kalium jodatum	Kaliumjodid
Kali-nitr.	Kalium nitricum	Kaliumnitrat
Kali-ph.	Kalium phosphoricum	Kaliumphosphat
Kali-sulf.	Kalium sulfuricum	Kaliumsulfat
Kalm.	Kalmia	Breitblättriger Berglorbeer
Kreos.	Kreosotum	Buchenholzteerkreosot
Kres.	Kresol	Kresol
Lac-c.	Lac canium	Hundemilch
Lac-defl.	Lac defloratum	
Lach.	Lachesis	Lanzenförmige Viper
Lachn.	Lachnanthes	Wollnarzisse
Lact.	Lactuca virosa	Giftlattich
Lap-a.	Lapis albus	
Lath.	Lathyrus sativus	Kichererbse

Latrod.	Latrodectus mactans	Schwarze Witwe (Spinne)
Lauroc.	Laurocerasus	Kirschlorbeer
Led.	Ledum	Sumpfporst
Lept.	Leptandra	
Lil.	Lilium tigrinum	Tigerlilie
Lith.	Lithium carbonicum	Lithiumkarbonat
Lob.	Lobelia inflata	Indianischer Tabak
Lues.	Luesinum	Syphilinum
Luff.	Luffa	Esponjilla
Lup.	Lupulus	Hopfen
Lyc.	Lycopodium	Bärlapp
Lycop.	Lycopus virginicus	Virgin. Wolfsfuß

Magn-c.	Magnesium carbonicum	Basisches Magnesiumcarbonat
Magn-m.	Magnesium muraticum	Magnesiumchlorid
Magn-ph.	Magnesium phosphoricum	Magnesiumphosphat
Magn-s.	Magnesium sulfuricum	Bittersalz
Magnol.	Magnolia grandiflora	
Maland.	Malandrinum	
Manc.	Mancinella	Euphorbiaceae
Mandr.	Mandragora	Alraune (Blätter)
Mandr e rad.	Mandragora e radice	Alraune (Wurzel)
Mang.	Manganum aceticum	Manganacetat
Mar.	Marum verum	Katzengamander
Med.	Medorrhinum	Gonotoxinum
Melil.	Melilotus	Steinklee
Meny.	Menyanthes	Bitterklee
Meph.	Mephitis putorius	Stinktier
Merc-bi	Mercurius bijodatus	Quecksilberjodid
Merc-cy.	Mercurius cyanatus	Quecksilbercyanid
Merc-dulc.	Mercurius dulcis	Quecksilberchlorür
Merc-sol.	Mercurius solubilis	Quecksilber
Merc-sub.	Mercurius sublimatus corrosivus	Quecksilberchlorid
Merc-sulf.	Mercurius sulfuratus ruber	Quecksilbersulfid
Mez.	Mezerum	Seidelbast
Millef.	Millefolium	Schafgabe
Mosch.	Moschus	Bisam
Murx.	Murex purpurea	Purpurschnecke
Mygal.	Mygale lasiodora	Schwarze kubanische Spinne
Myos.	Myosotis	Vergißmeinnicht
Myric.	Myrica cerifera	Wachsgagel
Myrist.	Myristica sebifera	
Myrt.	Myrtillocactus	

Naja.	Naja tripudians	Brillenschlange

Napht.	Naphtalinum	
Nat-ars.	Natrium arsenicum	Natriumarsenit
Nat-c.	Natrium carbonicum	Gereinigte Soda
Nat-m.	Natrium muraticum	Kochsalz
Nat-nitr.	Natrium nitricum	Natriumsalpeter
Nat-ph.	Natrium phosphoricum	Natriumphosphat
Nat-sulf.	Natrium sulfuricum	Glaubersalz
Nicc.	Niccolum	Nickel
Nux-m.	Nux moschata	Muskatnuß
Nux-v.	Nux vomica	Brechnuß
Oena.	Oenanthe crocata	Rebendolde
Olnd.	Oleander	Lorbeerrose
Ol-an.	Oleum animale	
Onos.	Onosmodium	
Op.	Opium	Schlafmohn
Ov.	Ovi Gallinae Pellicula	Eihäutchen
Paeon.	Paeonia officinalis	Pfingstrose
Pall.	Palladium	
Pareir.	Pareira brava	Grießwurz
Par.	Paris quadrifolia	Einbeere
Pass.	Passiflora incarnata	Fleischfarbene Passionsblume
Per.	Perilla ocymoides	Schwarznessel
Perub.	Perubalsam peruvianum	
Petr.	Petrolium	Steinöl
Petros.	Petroselinum	Krause Blattpetersilie
Phell.	Phellandrium	Wasserfenchel
Phos.	Phosphorus	Gelber Phosphor
Phys.	Physostigma	Calabar-Bohne
Phyt.	Phytolacca	Kermesbeere
Pich.	Pichi-Pichi	Fabriana imbricata
Plant.	Plantago major	Breitblättriger Wegerich
Plat.	Platinum	Platin
Plb.	Plumbum	Blei
Plb-acet.	Plumbum aceticum	Bleizucker
Podo.	Podophyllum	Maiapfel
Pop.	Populus tremuloides	Pappel
Poten.	Potentilla anserina	Gänsefingerkraut
Poth.	Pothos foetidus	
Prim.	Primula obconica	
Prun.	Prunus spinosa	Schlehdorn
Psor.	Psorinum	Nosode aus Schuppen von Krätze
Ptel.	Ptelea	
Pulx.	Pulex irritans	Floh

Puls.	Pulsatilla	Wiesenküchenschelle
Pyrog.	Pyrogenium	Extrakt aus autolysiertem Fleisch
Quas.	Quassia	Quassiabaum
Quer-glan-spir.	Quercus glandium Spiritus	Eichelspiritus
Rad.	Radium bromatum	Radium
Ran-b.	Ranunculus bulbosus	Knollenhahnenfuß
Ran-s.	Ranunculus sceleratus	
Raph.	Raphanus	Rettich
Rat.	Ratanhia	Polygalaceen
Rauw.	Rauwolfia serpentina	Ind. Schlangenwurzel
Rheum.	Rheum	Chin. Rhabarber
Rhod.	Rhododendron	Goldgelbe Alpenrose
Rhs-t.	Rhus toxicodendron	Giftsumach
Ric.	Ricinus communis	Rizinusöl
Rob.	Robinia	Akazie
Rub.	Rubia tinctorum	Krapp
Rumx.	Rumex	Krauser Ampfer
Ruta	Ruta graveolens	Weinraute
Sabad.	Sabadilla	Läusekörner
Sabal.	Sabal serrulatum	Zwergpalme
Sabin.	Sabina	Sadebaum
Samb.	Sambucus nigra	Schwarzer Holunder
Sang.	Sanguinaria	Kanad. Blutwurzel
Sang-nitr.	Sanguinaria nitrica	
Sap.	Saponaria	Seifenkraut
Sars.	Sarsaparilla	Stechgewinde
Scil.	Scilla	Meerzwiebel
Scroph-n.	Scrophularia nodosa	
Sec.	Secale cornutum	Mutterkorn
Sel.	Selenium	Selen
Senec.	Senecio aureus	Amerikanisches Goldkreuzkraut
Seneg.	Senega	Senegawurzel
Senn.	Senna	
Sep.	Sepia	Tintenfisch
Sil.	Silicea	Kieselsäure
Sin-n.	Sinapis nigra	Schwarzer Senf
Solid.	Solidago	Goldrute
Spart.	Spartium scoparium	Besenginster
Spig.	Spigelia	Wurmkraut
Spir-ulm.	Spiraea ulmaria	Echtes Mädesüß
Spong.	Spongia	Badeschwamm
Squil.	Squilla maritima	Meerzwiebel

Stann.	Stannum	Zinn
Staph.	Staphisagria	Stephanskraut
Stel.	Stellaria media	
Stict.	Sticta pulmnaria	Lungenmoos
Stil.	Stiligia	
Stram.	Stramonium	Stechapfel
Stront.	Strontia	Strontiumkarbonat
Stroph.	Strophanthus	Strophantus
Strych.	Strychninum nitricum	Salpetersaures Strychnin
Sulf.	Sulfur	Schwefelblüte
Sulf-j.	Sulfur jodatum	Jodschwefel
Sumb.	Sumbulus moschatus	Umbelliferae
Symph.	Symphytum	Beinwurz
Syph.	Syphilinum	Nosode aus der Spirochaeta pallida
Syz.	Syzygium jambolanum	Jambulbaum
Tab.	Tabacum	Tabak
Tarant-c	Tarantula cubensis	Kubanische Spinne
Tarant-h.	Tarantula hispanica	Spanische Tarantel
Tarax.	Taraxum	Löwenzahn
Tart-emet.	Tartarus emeticus	Brechweinstein
Tell.	Tellurium	
Tereb.	Terebinthina	Terpentinöl
Teucr-mar.	Teucrium marum	Katzenmagender
Teucr-sc.	Teucrium scorodonia	Salbeigamander
Thal.	Thallium	
Thal-sulf.	Thallium sulfuricum	Thalliumsulfat
Thea.	Thea	Tee
Ther.	Theridion	Westindische Feuerspinne
Thlaspi.	Thlaspi bursa pastoris	Hirtentäschelkraut
Thuj.	Thuja occidentalis	Lebensbaum
Thyr.	Thyreoidinum	Getrocknete Schilddrüsen von Schafen und Kälbern
Trill.	Trillium pendulum	Amerik. Waldlilie
Tub.	Tuberculinum	Koch
Uran.	Uranicum nitricum	Urannitrat
Urt.	Urtica urens	Brennessel
Ust.	Ustilago maydis	Maisbrand
Uva.	Uva ursi	Bärentraube
Vacc.	Vaccinium	Pocken
Valer.	Valeriana	Baldrian
Vanad.	Vanadium	
Vario.	Variolinum	Nosode aus Pockeneiter

Verat.	Veratrum album	Weiße Nieswurz
Verat-v.	Veratrum viride	Grüne Nieswurz
Verb.	Verbascum	Königskerze
Vesp.	Vespa crabro	Wespe
Vib.	Virburnum opulus	Gemeiner Schneeball
Vinc.	Vinca minor	Immergrün
Viol-o.	Viola odorata	
Viol-t.	Viola tricolor	Stiefmütterchen
Vip.	Vipera berus	Kreuzotter
Visc.	Viscum album	Mistel
Wye.	Wyethia	
Xan.	Xanthoxylon fraxineum	Rutaceae
Yohim.	Yohimbinum	
Zinc.	Zincum metallicum	Zink
Zing.	Zingiber	Ingwer

FREMDWORT-VERZEICHNIS

Medizinische Fachbegriffe	Deutsche Erklärung
Ablation Retina	Netzhautablösung
Abortus	Fehlgeburt
Addison-Krankheit	Bronzekrankheit
Adenoide	Rachenmandelwucherung
Adenokarzinom	Drüsenkrebs
Adenom	Gutartige Geschwulst
Adynamie	Kraftlosigkeit
Agonie	Todeskrampf
Agranulozytose	Granulozytenmangel
Akkomodationsstörungen	Augeneinstellungsstörung auf die Sehentfernung
Akren	Endende Körperteile
Akroparästhesie	Kribbeln, Taubheitsgefühl der Hände und Füße
Akrozyanose	Akren, Blauverfärbung der
Alopethia areata	Glatzenbildung
Amenorrhö	Regelausbleiben
Amöbendysenterie	Amöbenruhr
Amyloidose	Gewebsverhärtung
Analepticum	Anregendes Mittel
Anämie	Blutarmut
Anasarka	Unterhautbindgewebsödem
Anästhesie	Schmerzempfindungs-Ausschaltung
Angina	Infektionskrankheit des lymphatischen Rachenringes
Angina abdominalis	Oberbauchkoliken
Angina diaphragma	Zwerchfell-Angina
Angina pectoris	Engbrüstigkeit mit heftigen Schmerzen, in den linken Arm ausstrahlende
Angiospastisch	Gefäßkrampf
Anisokorie	Pupillen, ungleiche Weite der
Antidot	Gegenmittel
Antidyskratisches Mittel	Mittel gegen fehlerhafte Mischung der Körpersäfte
Antipsoricum	Mittel gegen Krätze
Antispastisch	Krampflösend
Aorta	Hauptschlagader des Körpers
Apathie	Teilnahmslosigkeit
Aphthen	Mundausschlag
Apoplexie	Schlaganfall

Apoplektisch-plethorischer Typus	Schlaganfall gefährdeter Typ durch Blutüberfüllung
Appendizitis	Blinddarmentzündung
Arrhythmie	Herzschläge, ungleichmäßige
Arteriosklerose	Arterienverkalkung
Arthritis	Gelenkentzündung
Arthritische Diathese	Gelenksentzündungen, abnorme Bereitschaft des Organismus zu
Arthropatien	Gelenkserkrankung, degenerative, nicht entzündliche
Arthrosen	Arthropathie, siehe
Arthrosis deformans	Gelenkserkrankung, degenerative nicht akut entzündliche
Askariden	Spulwürmer
Assimilation	Körpereigner Stoffaufbau, aus den im Magen-Darm-System resorbierten Spaltstoffen der Nahrung
Asthenisch	Schmalwüchsig
Astigmatismus	Sehstörung infolge krankhafter Veränderung der Hornhautkrümmung
Aszites	Bauchwassersucht
Ataxie	Muskelbewegungs-Ablaufs-Störung
Atherom	Grützbeutel
Atheromatose	Stoffwechselstörung in der Arterienwand
Atrophie	Schwund von Organen, Geweben und Zellen durch Ernährungsstörungen
Aura	Epileptischen Anfalls, Vorstufe des großen
Autointoxikation	Selbstvergiftung
Azetonämie	Azeton im Blut
Barlow-Krankheit	Skorbutähnliche Krankheit bei Kleinkindern
Bartholinitis	Bartholindrüsenentzündung
Basedow-Krankheit	Schilddrüsenüberfunktion
Bechterew-Krankheit	Wirbelsäulenversteifung und Verkrümmung nach vorn, infolge chronischer Entzündung der Wirbel- und Iliosakralgelenke
Bifurkationshusten	Husten durch Tumor an der Luftröhrengabelung
Blasenatonie	Blasenmuskulaturerschlaffung
Blasensphinkter	Blasenschließmuskel
Blepharitis	Augenlidrandentzündung

Blepharo-Konjunktivitis	Lidrand- und Bindehautentzündung
Boeksches Sarkoid	Erkrankung chronische, aber gutartige und rückbildungsfähige, u.a. mit knotigen und teigigen Schwellungen im Gesicht und an den Extremitäten
Brachialgie	Armschmerzen, vorwiegend im Oberarm
Brachialgie parästhetica nocturna	Armschmerzen und Sensibilitätsstörungen im Bereich des Armes, nachts
Bradycardie	Herzschläge, verlangsamte
Bronchialasthma	Atemnotanfälle, kurzandauernde (erschwerte Ausatmung)
Bronchialkarzinom	Krebs der Bronchien
Bronchiektasien	Luftröhrenäste-Erweiterung, chronische
Bronchien	Luftröhrenäste
Bronchiolitis	Bronchiolen-Entzündung
Bronchopneumpnie	Lungenentzündungsform mit diffusen z.T. konfluierenden Infiltrationsherden
Bronchospasmus	Luftröhrenäste-Muskulaturkrampf
Bronchitis	Luftröhrenäste- Schleimhautentzündung
Bulbärparalyse	Lähmung der Schluck-, Kau- und Kehlkopfmuskulatur, infolge Erkrankung des verlängerten Marks
Bürgersche-Krankheit	Endgefäßverstopfung durch entzündliche Veränderungen der Endgefäße
Chemosis	Augenbindehautsödem, entzüdlicher Art
Cheyn-Stokes-Atmung	Atmung, krankhafte mit An- und Abschwellen des Atemzugsvolumen und dazwischenliegendem Atemstillstand
Chlorose	Bleichsucht
Choanen	Nasenöffnungen hintere, zum Rachenraum hin
Cholera	Gallenbrechdurchfall
Cholera nostras	Cholera ähnliche Krankheit mit starkem Durst, Durchfall, Erbrechen und Wadenkrämpfen
Cholerine	Cholera in abgeschwächte Form
Cholesteatom	Mittelohrknocheneiterung
Cholesterinämie	Cholesterinvermehrung im Blut
Chorea	Veitstanz
Chorea Huntington	Veitstanz, erblicher
Chorea minor	Veitstanz, der nach Infektionskrankheiten auftritt

Chorioretinitis	Aderhaut- und Netzhautentzündung des Auges
Colica mucosa	Dickdarmschleimhautstörung, funktionelle
Cor hypertonicum	Bluthochdruckherz
Dekubitus	Durchliegen, Wundliegen
Dementia praecox	Psychogene Geistesstörung in der Pubertät
Demineralisation	Mineralsalzverarmung des Körpers
Dermographismus	Hautschrift, vasomotorisches Nachröten der Haut
Dermatitis	Hautentzündung
Dermatosen	Hautkrankheiten
Desperation	Frust
Diabetes	Zuckerharnruhr, Zuckerkrankrankheit
Diaphoreticum	Schweißtreibendes Mittel
Distorsion	Gelenksverstauchung
Diureticum	Harntreibendes Mittel
Duodenum	Zwölffingerdarm
Dysämie	Blutkrankheit
Dyshydrose	Schweißabsonderungsstörung
Dyskrasie	Körpersäftemischung, fehlerhafte
Dysmenorrhö	Regelblutung, schmerzhafte
Dyspepsie	Verdauungsstörung
Dyspnoe	Kurzatmigkeit
Dystonie	Spannungszustands-Störung der Muskeln und Gefäße
Dysurie	Harnentleerungsstörung
Effloreszenzen	Hautblüte (Bläschen, Pusteln, Hautflecken)
Ergotin-Tabes	Lähmungen, Aphasie, Psychose
Ejakulare praecox	Samenerguß, vorzeitiger
Ekchimosen	Bluterguß, flächenhafter
Eklampsie	Schwangerschaftstoxikose
Ekstase	Verzückung
Ektropium	Umgestülptsein (Augenlid)
Elefantiasis	Elefantenhautähnlicher Aussatz
Embolie	Blutgefäßverstopfung, durch in die Blutbahn geratene körpereigene oder körperfremde Substanzen
Emmenagogum	Monatsblutung förderndes Mittel
Emphysembronchitis	Altersblählunge
Endokard	Herzinnenhaut
Endokarditis	Herzinnenhautentzündung

Endokrinum	Drüsen mit innerer Sekretion
Endometritis	Gebärmutterschleimhautentzündung
Enteritis	Dünndarmentzündung
Enterokolitis	Dünn- und Dickdarmentzündung
Enteroptose	Darmsenkung
Entropium	Einstülpung der freien Lidrandfläche zum Augapfel hin
Enuresis	Bettnässen
Epiglottis	Kehldeckel
Epikondylitis	Tennisarm, Entündung eines Epikondylus
Epilepsie	Fallsucht
Epitheliome	Hautgeschwulst, aus Epithelzellen hervorgehende
Epithelkörperchen	Nebenschilddrüsen
Epithelverhärtung	Hautpapillenverhärtung
Erbsche Dystrophie	Ernährungsstörungen der Säuglinge
Erektion	Versteifung (männl. Glied)
Erosion	Haut- und Schleimhautschädigung
Erotomanie	Sexuelles Verlangen, krankhaft übersteigertes
Erysipel	Rose, Wundrose
Erythem	Hautrötung, entzündliche
Erythema exsudativa multiforme	Scheibenrose
Erythrodermie	Hautrötung, entzündliche, großflächige, ausgedehnte
Erythrozyten	Rote Blutkörperchen
Eustachische Röhre	Ohrtrompete
Exkrete	Stoffwechselprodukte, vom Körper ausgeschiedene, wertlose (Harn, Kot. Schweiß)
Exopthalmus	Glotzauge
Exostosenbildung	Knochenauswuchs
Exsudation	Ausschwitzung, Absonderung eines Exsudats
Exsudative Diathese	Auschwitzungen, abnorme Bereitschaft des Organismus zu
Extrasystolen	Herz-Reizbildungs-Störung
Extremitäten	Glieder
Facia hippocratia	Gesichtsausdruck bei Sterbenden, ängstlicher, verfallener
Faszie	Bindegewebshülle, breitflächig ausgedehnte, dünne
Fibrin	Faserstoff, Eiweißstoff des Blutes, der bei der Blutgerinnung aus Fibrinogen entsteht

Fibrosa	Bindegewebesvermehrung
Fistel	Geschwür, röhrenförmiges
Fluor albus	Scheidenausfluß, weißlicher
Fokaltoxikose	Herdinfektion
Fontanelle	Knochenlücke am Schädel eines Neugeborenen
Frigidität	Gefühlskälte der Frau
Ganglien	Überbeine
Gangrän	Brand, fressendes Geschwür
Gastritis	Magenschleimhautentzündung
Gastroduodenitis	Schleimhautentzündung, von Magen und Zwölffingerdarm
Gastroenteritis	Magen-Darm-Entzündung
Gastrokardialer Syptomenkomplex	Herzbeschwerden, reflektorisch ausgelöste und funktionelle bei Blähungen im Oberbauch mit Zwerchfellhochstand
Gingivitis	Zahnfleischentzündung
Glaukom	Grüner Star, Augeninnendruckerhöhung
Globus hysterikus	Kloß im Hals, mit Angst, Herzklopfen und Schwindel einhergehend
Glottis	Stimmritze im Kehlkopf
Gonaden	Geschlechtsdrüsen
Gonorrhö	Tripper
Granulation	Granulationsgewebesbildung
Gumma	Granulationsgeschwulst in verschiedenen Organen
Gynäkologie	Frauenheilkunde
Habitus apoplektikus	Schlaganfall, äußere Erscheinung bei
Hämatom	Bluterguß
Hämaturie	Blutharnen
Hämolyse	Blutkörperchen, Auflösung der roten durch Austritt des roten Blutfarbstoffs
Hämophilie	Gerinnungsunfähigfähigkeit des Blutes
Hämorrhagie	Blutung, starke
Hämorrhagische Diathese	Blutungen, abnorme Bereitschaft des Organismus zu
Hämorrhoide	Krampfaderähnliche, knotenförmige Erweiterung des Venengeflechts am unteren Mastdarm und am After
Harninkontinenz	Harn, kann den nicht halten
Harnsaure Diathese	Gicht
Harnröhrenstriktur	Harnröhrenverengung
Hauteruption	Hautausschlag

Hepatitis	Leberentzündung
Hepatorenales Symptom	Leber-Nieren-Symptom
Hernie	Bruch
Herpes	Hautgeschwür
Herpes circinatus	Herpes, kreisförmiger
Herpes corneae	Herpetische Entzündung der Augenhornhaut
Herpes genitales	Herpes im Bereich der äußeren Geschlechtsteile
Herpes interkostales	Herpes im Bereich der Rippenzwischenräume
Herpes labiales	Lippenherpes
Herpes menstruales	Herpes während der Monatsblutung
Herpes nasales	Nasenherpes
Herpes präputiales	Vorhautherpes
Herpes simplex	Reizbläschen im Breich der Lippenschleimhaut, der Nase und der äußeren Geschlechtsteile
Herpes tonsurans	Kopfhautherpes
Herpes zoster	Gürtelrose
Herpetische Diathese	Herpesinfektion, abnorme Bereitschaft des Organismus zur
Herzinsuffizienz	Herzmuskelschwäche, unzureichende Herzfunktionsleistung
Hiatushernie	Magenmunds- und Speiseröhren-Befestigungsstörungen
Hilusfibrose	Lungenwurzel-Bindegewebes-Vermehrung
Hilusdrüsen	Lymphknoten an der Lungenwurzel
Hodkin-Krankheit	Lymphogranulomatose
Horner-Symptomenkomplex	Krankheitsbild mit Pupillenverengung und Herabhängen des Augenlides
Hydrogene Kostitution	Wasserhaushaltsstörung im Körper
Hydrops	Wassersucht
Hydrothorax	Flüssigkeitsansammlung, serös- wäßrige in der Pleurahöhle
Hydrozele	Wasserbruch
Hydrozephalus	Wasserkopf
Hygrome	Wasser- oder Schleimhautgeschwulst
Hyperazidität	Magensaft, übermäßig hoher Säuregehalt im
Hyperakusis	Feinhörigkeit, krankhafte
Hyperallergie	Hautüberreaktion
Hyperämie	Blutreichtum
Hypermenorrhö	Monatsblutung, zu starke

Hyperparästhesie	Körperempfindung, übermäßige
Hypersensibel	Empfindsamkeit, übermäßige
Hypertension	Erhöhte Spannung; erhöhter Blutdruck
Hyperthyreose	Schilddrüsenüberfunktion
Hypertonie	Bluthochdruck
Hypertrophie	Gewebs- oder Organan-Vergrößerung, übermäßige
Hypochondrie	Krankheitswahn
Hypochondrium	Brustknorpel, unter dem liegend
Hypogenitalismus	Geschlechtsteil- und Geschlechtsdrüsen-Unterentwicklung
Hypoglossusparese	Lähmung des Nervus hypoglossus
Hypoglykämie	Unterzuckerung des Blutes
Hypomanie	Manie, leichter Grad der
Hypomenorrhö	Regelblutung, zu geringe
Hypophyse	Hirnanhangsdrüse
Hypopyon	Eiteransammlung am Boden der vorderen Augenkammer
Hypotension	Muskelspannung, verminderte
Hypothyreose	Schilddrüsenunterfunktion
Hypotonie	Blutdruck unter der altersbedingten Norm
Ichthyosis	Fischschuppenkrankheit
Ikterus	Gelbsucht
Ileosakralgebiet	Darm- und Kreuzbeinbereich
Ileosakralgelenk	Hüft-Kreuzbeingelenk
Impetigo	Ausschlag, chronischer
Induration	Gewebes- oder Organverhärtung
Infantilismus	Geistiges oder körperliches Stehenbleiben auf kindlicher Entwicklungsstufe
Infiltrationen	Eindringen fremdartiger, krankheitserregender Substanzen in normales Gewebe
Infraorbitalneuralgie	Schmerzen unterhalb der Augenhöhle
Intertrigo	Wolf, Hautwolf
Iridozyklitis	Regenbogenhaut-Zilliarkörperentzündung
Iritis	Regenbogenhautentzündung
Jaktation	Gliederzucken, unwillkürliches
Kachexie	Abzehrung, Kräfteverfall
Kallusmangel	Keimgewebsmangel des Knochens, das sich bei Knochenbrüchen in der Bruchlücke entwickelt

Kanzeröse Diathese	Krebserkrankung, Anfälligkeit des Körpers für
Kapillaren	Blut- und Lymphgefäß- Verzweigungen, feinste
Kardiospasmus	Mageneingangsmuskulatur-Krampf
Karzinom	Krebsgeschwulst
Kataleptische Zustände	Muskelverkrampfungszustände
Katarakt	Grauer Star, Trübung der Augenlinse
Keloid	Wulstnarbe
Keratitis	Augenhornhautentzündung
Keratose	Hautverhornung
Klavus	Hühnerauge
Kleinbeckenplethora	Blutanfüllung im kleinen Becken
Klimakterium	Wechseljahre
Koagulation	Blutgerinnung
Kolik	Schmerz, anfallsweise auftretender, im Leib und seinen Organen
Kolitis	Dickdarmentzündung
Kollaps	Zusammenbruch infolge Kreislaufversagens
Kolon	Grimmdarm
Kolon irritabile	Grimmdarm, Schmerzen und Sekretionsstörungen im
Koma	Bewußtlosigkeit, Zustand tiefster
Komotio	Gehirnerschütterung
Kompensationsstörungen	Ausgleichsstörung einer durch krankhafte Organveränderung gestörten Funktions eines Organs
Kondylome	Feigwarze
Kongestionen	Blutwallungen
Konjunktiva	Bindehaut des Auges
Konjunktivitis	Bindehautentzündung
Konstitution	Gesamtverfassung eines Individuums
Kontraktion	Muskelzusammenziehung
Kontrakturen	Gelenksfehlstellung
Kontusion	Quetschung
Konvulsion	Schüttelkrampf
Koronarsklerose	Herzkranzgefäß-Verkalkung
Kortex	Schichtengefüge eines Organs, äußeres
Krampfdiathese	Krampfbereitschaft, erhöhte des Körpers
Kraniotabes	Hinterhauptbeins-Erweichung
Kraurosis	Hautschrumpfung, chronische

Kretinismus	Schilddrüsenfunktion-Versagen durch, angeborener Schwachsinn, Kleinwuchs, Kropf und Taubstummheit
Kutis mamorata	Hautflecken, bläuliche und marmorierte bei Kälte
Labyrinthreizung	Innenohrreizung
Laktationsamenorrh	Regelausbkeiben währen der Stillzeit
Laparotomie	Bauchschnitt
Laryngo-Pharyngitis	Kehlkopf-Rachen-Entzündung
Lateralsklerose	Rückenmarkseitenstrangs-Verhärtung
Legasthenie	Angeborene Schwäche, Wörter und zusammenhängende Texte zu lesen oder zu schreiben
Leiner-Krankheit	Hautrötung und Schuppung der ganzen Haut
Lethargie	Schlafsucht
Leukämie	Blutkrebs
Leukoplakie	Herde, weißliche und oberflächliche an der Zunge
Leukozythose	Blutkörperchen weiße, krankhafte Vermehrung der
Libido	Geschlechtstrieb
Lichen ruber Planus	Papulöse Hautkrankheit
Lipid	Fette, Sammelbezeichnung für alle
Lipom	Fettgeschwulst
Lithämie	Steinanhäufung
Lithiasis	Steinleiden
Little-Krankheit	Kinderlähmung, spastische
Lochien	Wochenfluß
Lumbago	Hexenschuß
Lumboischialgie	Lendenischias
Lupus erythematodes	Zehrrose, Schmetterlingsflechte
Lymphatismus	Lymphatisches Systems, besonders ausgeprägte Reaktionsbereitschaft des
Lymphosarkom	Geschwulst, bösartige von Lymphozyten ausgehende
Lyssa	Tollwut
Makula	Hautveränderung, fleckenartige
Mandibulardrüsen	Unterkieferdrüsen
Maniakalische Zustände	Tobsüchtig
Manisch-schizoid	Schizophrenie, leichte Form der
Marasmus	Altersschwäche
Medulla oblongata	Rückenmark, verlängertes

Megakolon	Grimmdarm, krankhaft erweiterter
Melanom	Geschwulst, bösartige mit raschem Wachstum
Menarche	Monatsblutung, Zeitraum des ersten Eintritts
Meniere-Krankheit	Drehschwindel, anfallsweise auftretender bei Innenohrenerkrankungen
Meningitis	Hirnhautentzündung
Menorrhagie	Monatsblutung, abnorm starke und langanhaltende
Mercuralismus	Quecksilbervergiftung
Mesenterialgefäß	Gefäß im Gekröse des Dünndarms
Meteorismus	Blähsucht
Metritis	Gebärmutterentzündung
Metrorrhagie	Gebärmutterblutung, nichtmenstruelle
Monarthritis	Gelenksentzündung, einseitige
Mongolismus	Idiotie mit mogolenähnlicher Kopf- und Gesichtsbildung
Mouches volantes	Gesichtsfeld, kleine schwarze Flecken im
Multiple Sklerose	Gehirn- und Rückenmarkserkrankung
Myalgie	Muskelschmerzen
Myodegeneratio cordis	Herzmuskelentartung
Myokarditis	Herzmuskelentzündung
Myom	Geschwulst, gutartige des Muskelgewebes
Myxödem	Schilddrüsen-Unterfunktion-Krankheitsbild
Nekrose	Gewebstod, örtlicher
Neoplasma	Gewebsneubildung, meist als bösartige Geschwulst
Nephrose	Nierenerkrankung, chronische, degenerative
Nephrosklerose	Nierenschrumpfung
Nephrozirrhose	Nierenschrumpfung, narbige
Nervus alveolaris sup. et. inf.	Unterkiefernerv
Nervus auditivus	Hörnerv
Nervus facialis	VII. Hirnnerv
Nervus infraorbitalis	Oberkiefernerv
Nervus ischiadicus	Ischiasnerv
Nervus laryngei et recurens	Kehlkopfnerv
Nervus opticus	Sehnerv, II. Hirnnerv
Nervus pudendus	Schamnerv
Nervus trigeminus	Dreigeteilter Nerv, V. Hirnnerv
Nervus ulnaris	Ellennerv

Nervus vagus	X. Hirnnerv
Neuralgie	Nervenschmerz
Neurasthenie	Nervenschwäche
Neuritis	Nervenentzündung
Neurodermatitis	Hauterkrankung, nervöse
Neurolues	Syphilitische Prozesse im Nervensystem
Neuropathie	Nervenleiden
Neurosen	Verhaltensstörung, krankhafte aufgrund gestörter Erlebnisverarbeitung
Neurotiker	Person mit neurotischer Fehlhaltung
Neurovegetativum	Nervale Fehlregulation
Noma	Mundschleimhauterkrankung, schwere
Nykturie	Wasserlassen, nächtliches
Nymphomanie	Sexualtrieb, exzessiver
Nystagmus	Augenzittern
Obstipation	Verstopfung
Ödem	Gewebswassersucht
Oligomenorrhö	Regelblutung, zu seltene
Onanie	Geschlechtliche Selbstbefriedigung
Onychomykose	Pilzerkrankung der Nägel
Oophoritis	Eierstocksentzündung
Opisthotonus	Starrkrampf der Rückenmuskulatur
Optikusatrophie	Schwund des Nervus optikus
Orbitalgegend	Augenhöhlengegend
Orthostatische Insuffizienz	Haltungsschwäche
Ösophagus	Speiseröhre
Osteochondrose	Zwischenwirbelscheiben- Degeneration
Osteoporose	Knochengewebesschwund
Otosklerose	Mittelohrerkrankung
Oxalurie	Oxalsäure im Harn, vermehrte Ausscheidung von
Oxyuren	Madenwürmer
Ozäna	Stinknase
Pädatrophie	Ernährungsstörung, schwersten Grades, beim Kleinkind
Pankarditis	Herzwandentzündung aller drei Schichten
Pankreas	Bauchspeicheldrüse
Pankreatitis	Bauchspeicheldrüsenentzündung
Papeln	Hautknötchen, flaches
Papillome	Hautgeschwulst, gutartige (Warzen, Zottengeschwüre)
Parametritis	Beckenbindegewebesentzündung
Paraplegie	Lähmung, doppelseitige

Parästhesien	Kribbeln, Einschlafen der Glieder
Parasympatikus	Nervenfasern, Gesamtheit der vegetativen, einschließlich ihrer Ursprungs- und Umschaltzentren, die im Mittelhirn, im verlängerten Mark sowie im sakralen Abschnitt des Rückenmarks entspringen
Paratyphus	Typhusähnliche, leichter verlaufende Infektionskrankheit des Darms
Parenchymblutungen	Blutungen aus den zahlreichen kleinen Gefäßen einer Wunde
Paresen	Lähmung, unvollständige oder Erschlaffung eines Muskels
Parkinson-Krankheit	Schüttellähmung
Parodontitis	Zahnfleischsaum-Entzündung
Pastöse Menschen	Aufgeschwemmte Menschen
Patellareflex	Kniescheibenreflex
Pelviperitonitis	Bauchfellentzündung im Beckenraum
Pemphigus	Haut-Blasensucht
Periarthritis	Arterien-Gefäßwandschichts- Entzündung
Pericard	Herzbeutel
Pericarditis	Herzbeutelentzündung
Periodontitis	Zahnwurzelhautentzündung
Periost	Knochenhaut
Peristaltik	Bewegung, von den Wänden der muskulösen Hohlorgane ausgeführte
Peritoneum	Bauchfell
Peritonitis	Bauchfellentzündung
Perityphlitis	Entzündung der Umgebung des Blinddarms und des Wurmfortsatzes
Perthes-Krankheit	Hüftgelenks-Erkrankung im Wachstumalter, mit Gelenksknorpelnekrose und Verformung der Gelenkpfanne und des Gelenkkopfes
Perniziöse Anämie	Anämische, hyperchrome Erkrankung, bedingt durch das Fehlen des von der Magenschleimhaut ausgeschiedenen Intrinsic factor
Petechien	Blutungen, punktförmige aus den Kapillaren
Phantomschmerz	Schmerz, in einem nicht mehr vorhandenen amputierten Körperglied
Phimose	Vorhautverengung
Phlebitis	Venenentzündung
Phlegmasia	Entzündung

Phlegmone	Zellgewebsentzündung, eitrige
Phlyktäne	Bläschen, allergenes, an der Augenbindehaut auftretendes, bei Horn- und Bindehautentzündung
Photophobie	Lichtscheu
Photosensibilität	Lichtempfindlichkeit mit Auftreten von Hauterscheinungen bei Lichteinwirkung
Pigmente	Körperfarbfarbstoff, in Form von Körnern eingelagerter in den Zellen besonders der Haut
Pilzdermatosen	Pilzerkrankung der Haut
Plethora	Blutanschoppung
Pleura	Brustfell
Pleuraschwarte	Brustfellverdickung, bindegewebige
Pleuritis	Brustfellentzündung
Pleurapneumonie	Brustfell-Lungenentzündung
Plexus hämorrh. supp. et inff.	Hämorrhoiden, innere und äußere
Plexus solaris	Sonnengeflecht
Pneumonie	Lungenentzündung
Pollutionen	Samenerguß, unwillkürlicher im Schlaf
Polyarthritis	Gelenksentzündungen, an mehreren Gelenken gleichzeitig
Polychrest	Mittel, vielnütziges mit großem Wirkungskreis
Polyglanduläre Insuffizientzustände	Drüsenschäche, allgemeine
Polyglobulie	Blutkörperchen, rote, krankhafte Vermehrung der
Polyneuralgien	Schmerzen an mehreren Nerven gleichzeitig
Polyneuritis	Nervenerkrankung mehrerer peripherer Nerven, teils entzündlich, teils degenerativ mit Störung der motorischen oder sensiblen Leitung
Polyneuropathia diabetica	Nervenerkrankung, nichtentzündliche, mehrerer (aller) peripherer Nerven bei Diabetes
Polypen	Nase, Auswuchs in der
Polyurie	Harnausscheidung, krankhaft vermehrte
Poloyzythämie	Vermehrung abnorme, der Erythro-, Leuko- und Thrombozyten
Poncet-Krankheit	Gelenksentzündungen, allgemeine, im Zusammenhang mit Tuberkulose auftretende

Postthrombotisches Syndrom	Defektheilung einer Thrombophlebitis der tiefen Beinvenen mit Störung des venösen Rückflusses
Pott-Buckel	Knickung des Rückgrads, spitzwinklige
Präinsuffizienz	Organversagen, Zustand vor einem
Präkanzerose	Vorkrebskrankheit, die zu Krebs führen kann
Präkordialangst	Herzgegend in der, Angstgefühl
Präkordialschmerzen	Herzgegend, Schmerzen in der
Präkapillaren	Arteriole = kleinste Arterie
Präurämie	Urämievorstadium
Prolaps	Vorfall
Proliferation	Gewebeswucherung durch Zellver- mehrung
Prostata	Vorsteherdrüse
Prostatahypertrophie	Vorstherdrüsenvergrößerung
Prostatitis	Vorsteherdrüsenentzündung
Prostatatorrhö	Prostatasekret-Ausfluß
Prothrombinzeit	Zeitspanne, in der das Blutplasma nach Zusatz von Thrombokinase gerinnt
Prurigo	Hautkrankheit mit juckenden, urtikariellen, mit Krusten bedeckten Papeln
Pseudoangina (pectoris)	Nervosität auf beruhende Angina pectoris, aber ohne organische Erkrankung des Herzens
Pseudoarthrosen	Falschgelenkbildung
Pseudokrupp	Atemnotanfall mit Husten bei katarrhalischer Kehlkopfentzündung (Krupp-Vortäuschung)
Pseudoleukämie	Leukämieähnliche Krankheitsbilder, ältere Sammelbezeichnug für
Pseudomembranbildung	Membranen ähnliche, dünne, aus Fibringerinnseln abgestorbene Schleimhautpartikeln bestehende Haut als krankhafter Belag auf Schleimhäuten
Psoriasis	Schuppenflechte
Psychasthenie	Seelische Schwäche und Furchtsamkeit kennzeichnet diese Verhaltensweise des Menschen
Psychopathie	Gefühls- und Gemütslebensabartigkeit
Psychose	Geisteskrankheit
Psychosensorische Zentren	Gehirnareal, im befindlich
Psychosyndrom	Hirnschädigung bei, auftretendes Syndrom

Pterygium	Bindegewebshaut, dreieckförmige, gefäßreiche, zwischen innerem Augenwinkel und Hornhaut
Pubertät	Geschlechtsreife
Pulmonale Insuffizienz	Schlußunfähigkeit der Pulmunalklappen
Purpura	Blutfleckenkrankheit
Pustel	Eiterbläschen, meist von einem Haar durchbohrt
Pyämie	Blutvergiftung
Pyelonephritis	Nieren- und Nierenbeckenentzündung gleichzeitig
Pyelozystitis	Nierenbecken-und Harnblasenentzündung gleichzeitig
Pykniker	Körperbautyp, kräftiger, gedrungener
Pylorus	Magenausgangs-Schließmuskel
Quinkeödem	Gesichtsschwellung, allergischbedingte
Rachitis	Vitamin-D-Mangelkrabkheit
Radialisneuralgie	Schmerzen am Nervus radialis
Ranula	Zyste, pralle, am Mundboden, Zungenbändchen und an der Zungenunterseite
Raynaud-Krankheit	Gefäßkrampf, im Bereich der Finger oder Zehen
Rechtsinsuffizienz	Leistungsversagen des rechten Vorhofes und der rechten Kammer
Rechtslateralität	Rechtsseitig
Reiter-Krankheit	Infektionskrankheiten infolge, gleichzeitiges Auftreten von Gelenksentzündung, Bindehautentzündung und Gebärmutterentzündung
Reizleitungssystem	Muskelfasern, aus modifizierten bestehende Verbindung zwischen den Vorhöfen und Kammern des Herzens, die die Erregungsreize vom rechten Vorhof zu den Herzkammern leitet
Rekonvaleszenz	Genesung
Rektum	Mastdarm
Respirationsorgane	Atmungsorgane
Retentio	Zurückhaltung (von Stuhl, Harn etc,)
Retentionszysten	Zystenbildung, infolge angeborenen oder erworbenen Verschlusses eines drüsigen Ausführungsganges
Retikulozytenanstieg	Retikulozytenanstieg im Blut

Retroaurikularneuralgie	Nervenschmerzen hinter der Ohrmuschel
Retronasalkatarrh	Nasen-Rachenraum-Entzündung
Retronasalraum	Nasen-Rachen-Raum
Retroperistaltik	Rücktransport (v. Speisen)
Retrotonsillarabszess	Abszess, hinter den Rachenmandeln
Rezidivneigung	Krankheiten, Neigung zu periodisch wiederkehrenden
Rhagaden	Hautrisse, Schrunden
Rhinitis	Nasenkatarrh, Schnupfen
Rhinitis atrophicans	Nasenentzündung, atrophische mit Borkenbildung
Rhinopharyngitis	Nasen- und Rachenschleimhautentzündung
Rhinopharyngobronchitis	Nasen- und Rachenschleimhautentzündung mit Entzündung der Bronchien
Sarkoid	Hauttumor, linsen- bis bohnengroßer
Sarkom	Bindegewebsgeschwulst, bösartige
Scharlachnephritis	Scharlach-Nierenentzündung
Scheuermann-Krankheit	Bandscheibenveränderung bei Jugendlichen, infolge Wirbelsäulenüberlastung
Schizoide Symptome	Schizophrenie im leichteren Grade, seelisch gespalten
Schizophrenie	Spaltungsirresein, Jugendirresein
Schlatter-Krankheit	Knochenerkrankung, chronische, ohne entzündliche Ursache bei Jugendlichen
Schock	Kreislaufsyndrom, akutes, mit ungenügender Sauerstoffversorgung lebenswichtiger Organe
Seborrhö	Talgdrüsenabsonderung, krankhaft gesteigerte
Sedativum	Beruhigungsmittel
Sekrete	Drüsenepithel vom, produzierter und abgesonderter Stoff
Sepsis	Bakterielle Allgemeininfektion
Sinusitis	Nasennebenhöhlenentzündung
Sklerose	Gewebensverhärtung, krankhafte von Organen oder Organteilen
Skoliose	Wirbelsäulenverkrümmung, seitliche
Skorbut	Vitamin-C-Mangelkrankheit
Skrofulose	Tuberkulöse Haut- und Lymphknotenerkrankung bei Kindern

Skrofulose Diathese	Skrofulose, abnorme Bereitschaft des Organismus zu
Smegma	Vorhautdrüsenabsonderung, talghaltige
Soor	Mundschleimhautbelag, grau-weißer, bei Säuglingen
Spasmen	Krämpfe
Spasmophile Diathese	Spasmophilie, abnorme Bereitschaft des Organismus zur
Spasmophilie	Stoffwechselstörung des Kindes, mit Neigung zu Krämpfen
Sphinkter	Schließmuskel
Spondylarthritis	Wirbelgelenksentzündung
Spondylarthrose	Wirbelgelenksveränderungen, chronisch-degenerative
Spondylopathie	Wirbelgelenkserkrankung
Spondylose	Wirbelsäulenerkrankung, degenerative, nicht entzündliche
Spontanhypoglykämie	Zuckergehaltsmangel im Blut, ohne äußere Einflüsse
Status apoplektikus	Schlaganfall, allgemeiner Zustand beim
Status hämorrhoidarius	Hämorrhoiden, allgemeiner Zustand bei
Sterilität	Unfruchtbarkeit der Frau, Zeugungsun-fähigkeit beim Mann
Sternokleidomastoideus M.	Kopfnickermuskel
Sternum	Brustbein
Still-Krankheit	Gelenksentzündung, chronische mehrerer Gelenke mit Lymphknotenschwellung, Milzschwellung und Herzbeutelentzün-dung im Kindesalter
Stomatitis	Mundschleimhautentzündung
Struma	Kropf
Subikterus	Augenskleren-Gelbfärbung, schwache, bei leichter Erhöhung des Serumbillirubin-spiegels
Subinvolution post partum	Gebärmutterrückbildung, ungenügende nach der Geburt
Submandibulardrüsen	Unterkieferspeicheldrüse
Subokzipitalneuralgie	Nervenschmerzen unter dem Hinterhaupt-bein
Sudeck-Krankheit	Vegetativ-dystrophisches Geschehen an allen Geweben
Sugillation	Blutunterlaufung, oberflächlicher Bluterguß
Supraorbitalschmerzen	Schmerzen oberhalb der Augenhöhle
Sykose	Bartflechte

Sympathikus	Nervus Sympathikus: thorakolumbaler Teil des vegetativen Nervensystems
Symphyse	Schambeinfuge
Symptome	Beschwerden, Krankheitszeichen
Synkopen	Ohnmacht, plötzliche
Synovialmembran	Gelenkkapsel-Innenschicht
Syringomyelie	Höhlenbildung innerhalb der grauen Rückenmarkssubstanz
Szirrhöse Prozesse	Schrumpfprozesse
Tabes	Auszehrung, Schwindsucht
Tachykardie	Herzjagen
Tarsalknochen	Fußwurzelknochen
Teleangiektasien	Endgefäß-Erweiterungen, bleibende, auf der Haut sichtbare
Tendovaginitis	Sehnenscheidenentzündung
Tenesmus	Stuhl- oder Harndrang, andauernder, schmerzhafter
Testikel	Keimdrüsen, eiförmige im Hodensack
Tetanie	Neuromuskuläre Übererregbarkeit
Tetanus	Wundstarrkrampf
Thorakalsyndrom	Brustkorberkrankung
Thromboembolien	Embolie infolge Verschleppung eines Thrombus mit dem Blutstrom
Thrombophlebitis	Venenentzündung mit Ausbildung einer Thrombose
Thrombose	Gefäßlumen-Verschluß durch ortsständige Blutgerinnsel
Thyreotoxikose	Schilddrüsen-Überfunktion mit schwerem toxischen Krankheitsbild
Tic	Muskelzuckung, nervöse
Tonsillen	Halsmandeln
Tophus	Knoten (meist entzündlicher Art)
Tortikollis	Schiefhals, spastischer
Toxin	Giftstoffe, die von Bakterien, Pflanzen oder Tieren ausgeschieden werden
Tracheobronchitis	Luftröhren- und Bronchien-Entzündung
Trachom	Augenkrankheit, ägyptische
Trauma	Wunde, Verletzung
Trias	Drei-Symptomen-Gruppe, die eine bestimmte Krankheit charakterisiert
Trigeminusneuralgie	Trigeminus-Nerv am, atackenweise auftretende Schmerzanfälle eines oder mehrerer Äste

Tuberkulose	Infektionskrankheit, chronische, durch Tuberkelbakterien hervorgerufene
Tumor	Geschwulst
Typhoid	Typhusähnliche, jedoch nicht durch Typhusbakterien verursachte Krankheit
Typhus	Infektionskrankheit, septische
Ulcus cruris	Unterschenkelgeschwür
Ulcus duodenie	Zwölffingerdarmgeschwür
Ulcus pepticum	Dünndarmgeschwür
Ulcus ventriculi	Magengeschwür
Urämie	Harnvergiftung
Uratdiathese	Harnsauren Salzen, abnorme Bereitschaft des Organismus zur Bildung von
Urina spastika	Harn, wasserheller, der nach Krampfanfällen entleert wird
Urobillinogen	Billirubinabbauprodukt im Harn
Urogenitalsystem	Harn- und Geschlechtsorgan-System
Urogenitaltuberkulose	Harn- und Zeugeschwindsucht
Urtikaria	Nesselsucht, Hautausschlag mit juckenden Quaddeln
Vagina	Scheide
Vaginismus	Scheidenkrampf
Vagatonie	Parasympathisches Nervensystem, erhöhte Erregbarkeit des
Vagusparalyse	Lähmung des Nervus vagus
Vagusreizung	Reizung des Nervus vagus
Varikozele	Krampfaderbruch
Varizen	Krampfadern
Vaskularisation	Gefäß-Neueinsprossung in Binde- und Narbengewebe
Vasolabil	Reaktion-Überschießen der Gefäßbahn bzw. des Vasomotorenzentrum
Vasomotorenkollaps	Kreislaufversagen, peripheres mit plötzlichem Blutdruckabfall
Vasomotoren	Gefäßnerven, die der glatten Gefäßmuskulatur Impulse zuführen
Vegetative Dystonie	Vegetatives Nervensystem, Fehlregulation des mit Funktionsstörungen an verschiedenen Organen
Vegetatives Nervensystem	Autonomes Nervensystem, Innenwelt- oder Lebensnervensystem
Vertigo	Schwindel
Vestibularapparat	Gleichgewichtsorgan im Ohr

Vitiligo	Hautausschlag, Hautflechte
Vulva	Weibliche Scham
Werlhof-Krankheit	Blutfleckenkrankheit
Zerebralgefäße	Hirngefäße
Zerebralsklerose	Durchblutungsstörung, zerebrale, arteriosklerotischer Herkunft
Zerebrospinalmeningitis	Hirnhaut und Rückenmarksentzündung
Zervikalsyndrom	Halswirbelsäulen-Syndrom
Ziliarneuralgie	Neuralgieforme Schmerzen im Bereich des Augapfels, der Augenhöhle und der Schläfe
Zosterneuralgie	Schmerzen bei Gürtelrose
Zyanose	Haut-, und Schleimhautverfärbung, bläuliche, bei vermindertem Sauerstoffgehalt im Blut
Zysten	Gewebe-Hohlraum, mit Flüssigkeit gefüllter
Zystopyelitis	Blasen und Nierenbecken-Entzündung

Literaturnachweis

Beuchelt, Helmut
Haug, Heidelberg

Konstitutions- und Reaktionstypen in der Medizin mit Berücksichtigung ihrer therapeutischen Auswertbarkeit in Bild und Wort

DHU, Karlsruhe

Homöopathisches Repititorium

Dorci, Mathias
Haug, Heidelberg

Homöopathie, Band 5
Arzneimittellehre

Dorci, Mathias
Haug, Heidelberg

Homöopathie, Band 6
Symptomenverzeichnis

A.v. Fellenberg- Ziegler
Haug, Heidelberg

Homöopathische Arzneimittellehre

Köhler, Gerhard
Hippokrates, Stuttgard

Lehrbuch der Homöopathie

Pschyrembel, Willibald
Walter de Gruyter
Berlin - New York

Klinisches Wörterbuch

Redaktion Naturwissenschaft und Medizin des Bibliographischen Institus Mannheim
Georg Thieme, Stuttgart

Duden, Das Wörterbuch medizinischer Fachausdrücke

Staufer
Haug, Heidelberg

Staufers Homöopathisches Taschenbuch

Voegeli, Adolf
Haug, Heidelberg

Leit- und Wahlanzeigende Symptome der Homöopathie

Verlagsprogramm 1994, Buchneuerscheinungen

Walter Binder
Leben im Lebensbaum- eine Einführung
Das Buch bietet eine kurze und prägnante Einführung in den kosmischen Lebensbaum. Nur die wesentlichen Elemente der Kabbala, welche für die esoterische Praxis relevant sind, wurden beschrieben. Die Engelshierachie und ihre Bedeutung für die spirituelle Evolution, die zehn Sefiroth, die 24 Wegeverbindungen und die Integration von Gegensätzen. Etwas ausführlicher wurde der Fünferzyklus des Unbewußten und seine Bedeutung in den horizontalen und vertikalen Wegen dargestellt. Das Hauptanliegen des Buches gilt jedoch der täglichen Wegearbeit, die es dem Leser ermöglicht, durch gezielte Fragen und affirmative Verstärkungen auf das Unbewußte positiv einzuwirken.
Format 16x23, 508 Seiten, 94 Abbildungen, 9 Tabellen, DM 45,- gebunden.

Walter Binder
Lebensbaum-Kartenset
Die 40 Wegekarten zum Lebensbaum ergänzen den Einführungsband und die drei Kabbalabände in hervorragender Weise. Ihr aufbauendes Frage- und Antwortspiel und die tiefschürfenden Belehrungen der zehn himmlischen Exponenten machen sie zu einem unumgänglichen, praktischen Handwerkszeug. Wichtige Wegeattribute, esoterische Symbole und Bilder wurden den Texten beigefügt. Durch die tägliche Anwendung kann sich der Benutzer sein spirituelles Thema vor Augen halten und die innere Achtsamkeit im Alltag lernen. Wer mit diesen Karten regelmäßig arbeitet, macht große spirituelle Fortschritte. Kartenformat 13x10 cm, 43 Karten, mehrfarbig und drucklackiert im Karton. DM 39,-.

In Vorbereitung, Band I

Walter Binder
Der Mensch im Lebensbaum
Das Buch, aus ältesten Quellen geschürft, führt systematisch in die Psychologie und Spiritualität des kosmischen Lebensbaumes ein. Die völlig neue Ikonographie der zehn Sefirothtafeln ermöglicht dem Leser die richtige Handhabung der Ursymbole, Archetypen, Aurafarben, Formen, Zahlen, Töne, Buchstaben, Chakren und I-Ging-Zeichen. Letztere wurden mit dem genetischen Code und der Hierarchie des Lebensbaumes in Verbindung gebracht und neu interpretiert. Detailliert eingegangen wurde auch auf die zehn himmlischen Exponenten, den Fall Luzifers, die Engelschöre und ihren Einfluß auf die spirituelle Evolution. Sehr ausführlich wurde der Fünferzyklus des Unbewußten und seine Bedeutung in den *horizontal*-diagonalen und *vertikal*-diagonalen Wegen dargestellt und wie die Gegensätze zu einer spirituellen Wahrnehmungseinheit verschmelzen. Ein sehr wichtiges Anliegen sind dem Autor die individuelle Bewußtseinshaltung und die jeweiligen Wandlungszustände in den Wegen. Im letzten Drittel wird der Leser in die kosmischen Zyklen des platonischen Jahres und ihre Markierungen im Lebensbaum eingeführt. Im praktischen Teil gibt der Autor Anleitungen zur Integration von Teilpersönlichkeiten, aggressiven Energien und in die kabbalistische Operationen von Numerologie, magischen Quadraten sowie Methoden der richtigen Intonation der zehn Gottesnamen. F.16x23, ca.S.650, 105 Abb., 30 Tabellen, DM 65, gebunden.
Voraussichtlicher Erscheinungstermin: Herbst 1995

Walter Binder

Die Wegearbeit im Lebensbaum

Das Hauptanliegen des Buches ist die praktische Wegearbeit, die es dem Leser ermöglicht, durch gezielte Fragen und affirmative Verstärkungen in Verbindung mit symbolischen Attributen, Bildern und Zitaten aus dem Volksmund auf das Unbewußte positiv einzuwirken. Die didaktisch ausgezeichnete Anleitung in der Wegearbeit führt den Praktiker durch die Hierarchie der Bewußtseinsstufen- ihre analoge und duale Vernetztheit, und er lernt so seine seelische Landkarte kennen. Systematisch gewinnt er nach und nach ein klares Orientierungsbild auf dem Weg zu seiner Fokussierung im Urglanz- dem göttlichen Funken in uns. Er wird unterwiesen, die korrespondierenden blockierten Wege der seelischen Landkarte richtig zu erschließen, um die innere Mitte und seelische Harmonie wiederzufinden. Im praktischen Teil wurden mentale Übungsanleitungen für Mantra- und Mandala-Meditation sowie Achtsamkeitsübungen eingefügt, so wie sie in den Seminaren des Autors seit Jahren praktiziert werden.
F.16x23, ca.S.450, 25 Abb., 30 Tabellen, DM 45, gebunden.
Voraussichtlicher Erscheinungstermin: Herbst 1995

Walter Binder

Krankheitsdeutung und Therapie im Lebensbaum

Das Buch ist ein Novum in der spirituellen Literatur. Nach siebenjährigem Studium gelang es dem Autor, die psycho-spirituellen Ursachen von seelischen und körperlichen Krankheiten zu erforschen. Ausgehend vom Quellenstudium der 24 Wege der Weisheit und den Sefiroth-Einfärbungen, erfährt der Leser die wahre spirituelle Bedeutung seiner organischen und seelischen Erkrankung. In Anlehnung an die Homotoxikologie von Dr. med. H.H. Reckeweg und die drei humoralen und zellulären Phasen wird der Fachwelt, aber auch dem medizinischen Laien, die Paralellität zu den möglichen sechs Wandlungszustände der Bewußtseinshaltungen und Wahrnehmungsweisen aufgezeigt. Insofern kann dieses Buch die gesamte Psychologie und Medizin revolutionieren, weil es einen völlig neuen Ganzheitsansatz in Diagnose und Therapie anbietet. Dieses Buch erweitert wesentlich die orthodoxen Theorien der Psychosomatik und zeigt, wie durch über- oder unterwertige Bewußtseinshaltungen und Wahnehmungsweisen psychovegetative Blockaden entstehen können, die sich dann in den entsprechenden humoralen oder zellulären Phasen manifestieren. Das volle Verständnis des Buches setzt das Studium des ersten und zweiten Bandes voraus. F.16x23, ca.S.300, 20 Abb., Krankheitstabellen, DM 42-, gebunden.
Voraussichtlicher Erscheinungstermin: Herbst 1995

Walter Binder

Herzensübergabe

Ein Buch, ja ein spirituelles Juwel, das zur Hingabe an die göttliche Liebe und Langmut aufmuntert. Die aufbauende, vertrauliche Zwiesprache mit einem Diener des Herrn der unentwegt mit geduldiger Güte auffordert, entschlossen dem Höchsten die inneren Schatten des Ego zu übergeben, macht ihn so menschlich und zum liebenswerten Partner, den man am liebsten anfassen möchte. ER ist der große Heiler, der alles neu macht, und nur ER verfügt über die Macht, den Menschen völlig aus den Verstrickungen des Ego zu befreien. *Siehe, ich mache alles neu!* Diese schöne Offenbarung, diese lebendige Weisheit, diese zur Religion erblühte praktische Philosophie ist es, was wir in der Zeit der großen Bedrängnisse dringend brauchen. F. 15x21, ca.S.80, DM 32,- gebunden.

Walter Binder
Die kommende Lichtmaterie
Der wahrhaft atemberaubende Inhalt des Buches bietet eine Gesamtschau von wesentlichen Engelsbotschaften, Zitaten aus der Bibel und dem Koran, Versen aus der Bhagavadgita und einigen Centurien des Notradamus, und vermittelt wichtige Einsichten über die kommende Lichtmaterie, jenem neuen Bewußtsein, das die Menschheit in Kürze wie ein Dieb in der Nacht überraschen wird. Es werden die astronomischen und gesellschaftspolitischen Voraussetzungen für dieses äonale Ereignis geschildert, und welche inneren Prozesse dabei ablaufen.
F.12x17, S.46, DM 12,- kartoniert.

In Vorbereitung

Jürgen Klokow
Praktisches Handbuch der Homöopathie mit Indikationsverzeichnis
Das praktische Handbuch der Homöopathie wurde von einem Fachmann so konzipiert, daß auch ein Laie sein Mittel treffsicher bestimmen kann. Alle Symptome und Mittel sind systematisch in alphabetischer Reihenfolge parallel aufgelistet. Eine einfache, leicht verständliche Arbeitsanleitung erspart dem Sucher umständliches Herumblättern und gibt ihm ein wichtiges Rüstzeug an die Hand, um bei Bedarf sich selbst helfen zu können. Neben den üblichen Symptomen wurden auch die seltenen und sonderlichen Symptome und ihre Mittel aufgenommen, so daß auch Problemfälle angegangen werden können.
F.16x22, ca.S.756, schematische Suchbeschreibung, DM 120-, gebunden.
Voraussichtlicher Erscheinungstermin: Herbst 1994

Walter Binder
Erfolgreiche Naturheilbehandlung bei Magen- Darm- Leber- und Galleerkrankungen
Ein Buch, das einfach und prägnant typische Symptome und Krankheiten im Bauchbereich beschreibt und klare, praktische Behandlungsvorschläge mit rezeptfreien Naturheilmitteln und Behandlungsmethoden gibt.
F.15x21, S.150, kartoniert, DM 23-, 2. Auflage.

Walter Binder
Naturheilkundliches Ernährungsbrevier mit Topvollwertrezepten für gesunde und kranke Tage
Das Buch schließt eine Lücke in der Krankenheilkost. Es werden die wichtigsten Lebensmittel und ihr Heilwert vorgestellt und wie man sie in erprobten Vollwertrezepten bei Krankheiten einsetzt. Mit über 100 Vollwert-Heilrezepten ist dieses Buch ein wertvoller Ratgeber in der täglichen Küche für alle, die eine wirksame Heilkost zusammenstellen wollen.
F.15x21. S.295, kartoniert DM 35-, 4.Auflage 1994.

Walter Binder
Die Natur, der beste Arzt
Anleitung zur gefahrlosen Selbstbehandlung von 150 Krankheiten, mit Kräuterrezepten und Naturheilbehandlungen.
F.12x18, S.341, kartoniert DM 18,- 7.Auflage.

Walter Binder
Erfolgreiche Naturheilbehandlung bei Kopf- Hals- und Erkältungskrankheiten
Ein Buch, das einfach und prägnant typische Symptome und Krankheiten im Kopf-Halsbereich beschreibt und klare praktische Behandlungsvorschläge mit rezeptfreien Naturheilmitteln und Behandlungsmethoden gibt. Drei Akupressurtafeln mit genauer Indikation vervollständigen das Buch zu einem wichtigen Ratgeber.
F.15x21, S.232, kartoniert, DM 25,- 1.Auflage.

Walter Binder
Klassische Akupunktur und klinische Leitsymptome
Dieses Standardwerk der Akupunktur schließt die Lücke zwischen klinischen Leitsymptomen und klassischer Akupunkturanwendung. Die 82 mehrfarbig. Bildseiten mit exakter Punkteeinzeichnung geben dem Buch einen hohen praktischen Wert und es sollte in keiner Praxis fehlen. F.21x30, S.400, 38 Seiten Stichwortregister, geb., DM 159,- 1.Auflage.

Walter Binder
Akupunktur-Wandtafel-Set incl.Aufhängeleisten
Drei Akupunkturwandtafeln zur schnellen Auffindung von Punkten mit einfachem Orientierungs-Schemata der klassischen Akupunkturregeln. F.45x67 cm, einrollbar, drucklackiert, 3 Tafeln, DM 59,90-, 1.Auflage.

Walter Binder
Krebszellen sind SOS-Zellen
Naturheilkundliche Vorbeuge- u. Behandlungsmöglichkeiten in der Krebstherapie
Das Buch bietet eine umfassende Anleitung zur Stimulierung des Immunsystems. Besonders in der Krebsnachsorge gibt es auch dem interessierten Laien einen 9-wöchigen Therapieplan an die Hand, mit dem er Strahlen- und Chemoschäden schnell beseitigen kann.F.15x21, S.96, kartoniert, DM 20,- 1.Auflage.

Das besondere Reiki- und Chakra-Handbuch
Walter Binder
Der Energiekörper im Feld der Reiki-Kraft
Dieses faszinierende Buch ist eine gelungene Synthese von mystisch-spiritueller Erfahrung und Erkenntnissen aus der Psychologie und modernen Physik über die lebensenergetischen Prozesse, sowohl im äußeren wie inneren Erfahrungsbereich. In einem kühnen Bogen fächert der Autor dem Leser die mythologischen und geschichtlichen Phasen der universalen Lebensenergie auf und zeigt wichtige Querverbindungen zu den ganzheitlichen Ansätzen moderner Erkenntnisse. Der Leser erfährt, wie die Energie der Symbole auf die Energiehüllen wirken und wie es im rituellen Akt zur Öffnung der Energiezentren kommt. Er wird umfassend eingeführt in die universalen Gesetze der Energieschichten und erfährt Wesentliches über die Hierarchie der Bewußtseinsstufen. Systematisch wird der Leser mit der energetischen Dynamik der Chakrenphysiologie vertraut gemacht und erfährt Grundlegendes über ihre Rolle im spirituelle Wachstumsprozeß. Er gewinnt so ein originales Grundlagenwissen, das über die übliche Hermeneutik der Chakras bedeutend hinausreicht. Im praktischen Teil werden dem an der Chakraharmonisierung interessierten Heiler u.a. gefahrlose Behandlungsvorschläge bei ererbten oder erworbenen Chakradissonanzen vermittelt. Ebenso ausführlich wird die Anwendungsmöglichkeit der Reiki-Kraft

erörtert. Der Leser bekommt in Wort und Bild präzise Anleitungen für Behandlungstechniken, z.B. Handpositionen, Behandlungszeiten, und kann mit den reichen Bildmaterial des Buches praktisch arbeiten. Der letzte Abschnitt befaßt sich mit dem Sterbebeistand und zeigt die praktischen Möglichkeiten der Reiki-Anwendung. Im Anhang gibt der Autor noch Tips zur gewerblichen Ausübung von Reiki. Der umfassende Bezug des Buches macht es für den Praktiker und für Seminarleiter zu einem wichtigen Ratgeber und Nachschlagewerk.

F.15x21, S.305, 57 Abb., fünf Übersichtstabellen u. Stichwortreg., DM 34,50, kartoniert, 3.Auflage 1994.

Bestellungen bei allen Buchhandlungen im deutschsprachigen Raum!

Verlag für Naturmedizin und Bioenergetik
94469 Deggendorf
Tel. 0991/22155, Fax. 0991/22852